全国高等医药院校护理系列教材

中医护理

总主编　翁素贞

主　编　张雅丽

副主编　林　勋　池建淮　宁亚利

编　者（按姓氏笔画排序）

王　婷　安徽中医药大学

尤元梅　安徽中医药大学

宁亚利　西安市中医医院

孙　青　上海中医药大学附属曙光医院

江　琳　上海中医药大学附属曙光医院

冯　琴　西安中医脑病医院

池建淮　安徽中医药大学

张雅丽　上海中医药大学附属曙光医院

余安胜　上海中医药大学附属曙光医院

吴继萍　上海中医药大学附属曙光医院

林　勋　上海中医药大学护理学院

杭嘉敏　西安市中医医院

周俭美　上海中医药大学附属曙光医院

陶　莹　上海中医药大学护理学院

崔　屹　上海中医药大学附属曙光医院

盖海云　西安市中医医院

学术秘书　江　琳

复旦大學 出版社

内容提要

本书依据中医护理特点,将内容分为上中下三篇,分别为:中医护理基础知识、中医中药护理技术、中医临床常见病证护理。根据高职高专学生特点,以贴近学生、贴近岗位、贴近职业环境为教材编写宗旨,理论知识以"必须、够用"为原则,适应职业教育大众化、技能教育大众化的新要求,以使教材"可教学可自学,可深学可浅学,可专修可免修",方便"教师教,学生学";并根据需要,在相应模块插入相关知识内容的链接,激发阅读兴趣,拓展知识面,以启发、引导阅读对象的学习。上篇主要从绪论、阴阳五行学说、藏象学说、经络学说、病因病机、诊法与辨证等方面阐述中医护理基础知识;中篇主要描述中医中药护理技术,着重介绍了中药护理技术、常用中医护理技术;下篇中医临床常见病证护理主要涵盖内科病证护理、外科病证护理、妇科病证护理、儿科病证护理、中医护理与养生总则等知识模块。

全国高等医药院校护理系列教材

编写委员会名单

总主编 翁素贞

编　委（按姓氏笔画排序）

叶文琴　叶志霞　刘晓虹　刘薇群　孙建琴

张雅丽　姜安丽　施　雁　席淑华　席淑新

徐筱萍　栾玉泉　曹新妹　章雅青　黄　群

程　云　蒋　红　楼建华

秘　书 庹　焱

序 foreword

护理学属于医学的重要分支,在人类健康发展的历史长河中,医学因它的存在而生动,生命因它的奉献而灿然。幸福人生是一种超然的状态,在人们通往健康的大道上,每天都在演绎着心灵的故事,无论是个人还是家庭,患者还是健康者,均有可能接触到医学护理,通过这一"生命驿站"将健康之光代代延续。无疑,护士(师)在任何时代都是最有医学使命和文化责任的崇高职业,之所谓:赠人玫瑰,手有余香。南丁格尔——在我们的精神世界是最为圣洁的使者,她创造了历史的永恒!

今天,我们生活的世界无限扩展,生命的长度不断延伸,这给我们的护理学科带来了空前发展的机遇。护理学是以维护和促进健康、减轻病痛、提高生命质量为目的,运用专业知识和技术为人民提供健康服务的一门科学。随着人类疾病谱改变、社会结构转型及人口老龄化发展趋势,公众对护理服务的需求和护理质量提出新的要求,亟须医药院校培养更多的具有国际化视野、适应我国国情特点的技能型护理人才,护理的职业教育前景广阔。护理职业教育必须着眼于职业教育与护理专业这两个基本特征,而编撰一套符合我国护理职业教育特点、紧密与临床实践结合、权威而有新意的护理学教材显得尤为重要。

为了进一步贯彻、落实《国家中长期教育改革和发展规划纲要(2010～2020年)》关于"大力发展职业教育"的精神,我们汇集了上海市护理界临床、教学方面的资深专家,并整合全国医药高等职业学校护理专业方面的优质资源,策划、编写了本系列护理教材。在编写过程中,我们特别强调结合临床护理的实际需要,忠实体现以"任务引领型课程"为主体的理念与编写思路,以确保教材的编写质量。全套教材包括主教材、实训指导、习题三大部分。其中主教材又分为基础课程、核心课程、专业方向课程、人文素养课程 4 个版块，并配套课件、操作视频和教学资源网络平台。

本系列教材针对护理职业教育的实际情况，突出以下特点：内容设计上，以理论知识"必须和够用"为原则，着重于对学生解决实际问题能力的培养，在技能方面体现其最新技术和方法，以保持教材的科学性与前沿性；体例编排上，突出能力培养特点，以"案例导入"为特色，引入启发式教学方法，便于激发学生的学习兴趣；版面设计上，采用目前国际流行的教材版式，风格清新，特色鲜明，版面活泼。此外，以模块结构组成教材，既可以适应职业教育大众化、技能教育大众化的新要求，又能达到"可教学可自学，可深学可浅学，可专修可免修"的教学目的，方便教师教、学生学，同时可以使职业教育学分制具有实际意义。

衷心希望本系列教材能得到护理学科广大师生的认同和喜爱。教材中难免存在疏漏和错误，恳请各院校师生和护理界同仁不吝指正，以便在修订过程中日臻完善。

上海市护理学会理事长

2015 年 5 月 1 日

前 言 preface

随着现代医学模式和人民健康观念的转变,医药卫生体制改革的深入推进,社会对护理人员的数量和质量都提出了更高的要求。为深化护理教育改革,为社会培养更多应用型、创新型护理人才,2014 年 5 月,复旦大学出版社启动了全国高等医药院校护理系列教材的编写工作。《中医护理》为该系列教材之一。

《中医护理》不同于传统教材,本教材根据全国高等医药院校高职高专教学的特点,力求实用、针对性强。每个章节内容包括学习目标、案例导入、知识链接、思考题。其中学习目标、案例导入、知识链接是为学生提示本章需要掌握的主要知识,思考题是提示学生复习的重点内容。以贴近学生、贴近护理、贴近护士执业环境为教材编写宗旨,理论知识以"必须、够用"为原则,适应职业教育大众化、技能教育大众化的新要求,以使教材"可教学、可自学,可浅学、可深学、可专修、可免修",方便"教师教,学生学"。

《中医护理》涵盖中医护理基础知识、中医中药护理技术和中医临床常见病证护理三大篇内容:上篇主要从绪论、阴阳五行学说、藏象学说、气血津液、经络学说、病因病机、诊法与辨证等方面阐述中医护理基础知识;中篇主要阐述中医药护理技术,着重介绍了临床中药用药的护理、中医护理技术操作规范流程;下篇主要强调临床辨证施护,涵盖内科病证护理、外科病证护理、妇科病证护理、儿科病证护理、中医护理与养生总则等知识模块。

由于我们水平和编写经验有限,疏漏、不足之处在所难免,敬请使用本教材的各院校师生和广大读者提出宝贵意见,以利再版时进一步修订完善。

张雅丽

2015 年 5 月

目 录 contents

中篇　中医中药护理技术

下篇　中医临床常见病证护理

上篇 中医护理基础知识

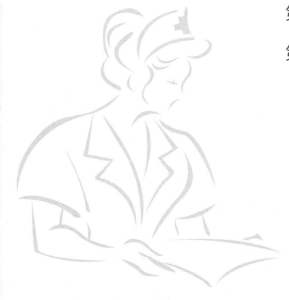

第一章 绪论

中医护理学是中医药学的重要组成部分,是在中医理论指导下,应用整体护理观和辨证施护方法,指导临床护理、预防、保健和康复的一门学科。中医护理学起源于中医学,中医历来主张"三分治,七分养",养即调理、侍疾的过程。几千年来,中医诊治疾病医、药、护为一体。近代随着中医事业的迅猛发展,中医护理学已成为一门独立的学科,在医疗、预防、保健、康复,以及重大传染病的防治方面发挥着积极的作用,维护和促进了人民群众的健康。

项目一 中医护理学的发展简史

任务一 古代中医护理学

一、远古至春秋时期(公元前 475 年以前)

1. 萌芽时期 原始社会时期,我们的祖先为了生存,在与大自然的斗争中,逐步学会了以植物和野兽为食,用树叶和兽皮遮体,过着"穴巢而居"的生活。氏族公社后,部落间时常发生斗争,人们逐渐发现受伤后采用泥土、树叶、草茎等涂裹伤口可以促进伤口愈合,这是外用护理法的雏形。原始社会早期人类大部分的自疗和互助的医疗活动,形成了中医护理的萌芽。

2. 夏商至春秋时期(公元前 476 年以前) 夏商时期,人们已有洗脸、洗手、洗脚、沐浴和洗涤食具等卫生习惯。到了周代,开始养成早晨盥洗、漱口的习惯。《左传》中已记载:"土厚水深,居之不疾"和"土薄水浅……其恶易觏"的论述,说明当时已注意到水土等居住条件与健康的关系,并开始进行灭鼠除虫、改善环境卫生等防病调护活动。在河南安阳殷王墓中发掘出来的甲骨文中记载的"沐"字,很像人在盆中用水洗澡,说明当时人们已有定期沐浴的卫生习惯。

《周礼》记载的四季发病:"春时有病首疾,夏时有痒疥疾,秋时有疟寒疾,冬时有咳上气"。说明四季气候变化对人类健康的影响,气候失常会导致疾病的爆发和流行,以提示人们顺应四时变化,避免疾病的发生。《周记·天官》中云:"凡民之疾病分而治之,死终则各书其所以而入医师"。说明当时已经开始有了分科治疗和护理,并已建立了治疗文件、死亡报告等医疗文件的记录制度。这一时期,护理学基本形成的另一标志是护理和治疗患者不再求助于巫术占卜,而是通过客观检查和观察来判断疾病的吉凶。如《周记》以五音(角、徵、宫、商、羽)、五声(呼、笑、歌、哭、呻)和五色(青、赤、黄、白、黑)来判断疾病的吉凶,这是运用中医五音、五声和五色配肝、心、脾、肺、肾五脏的学说,通过观察声音和面色来判断五脏的病变和吉凶。同时随着文化的发展,中药知识也得以发展,从而扩大了给药途经和方法。

二、战国至东汉时期(公元前 476～公元 220 年)

战国时期七国争雄,新兴封建制度建立,思想文化领域中出现了"百家争鸣"的局面。出现了《黄帝内经》、《伤寒杂病论》、《神农本草经》等医学专著,为中医药学的发展奠定了基础。

1.《黄帝内经》 《黄帝内经》(下称《内经》)是我国现存最早、最完整的一部医学专著,包括《素问》和《灵枢》两部分。《内经》系统地阐述了人体的解剖、生理、病理、疾病的诊断、预防与养生,其内容包括了藏象、经络、病因、病机、诊法、辨证、治则、病证、针灸和汤液治疗等,奠定了中医护理学的理论基础,包含的基本观点主要有天人整体观、阴阳平衡观、邪正斗争观、疾病预防观等。

该书从饮食调摄、情志调护、急症急救、中医用药、音乐疗法、护理技术等方面,对中医护理学做了论述。如在生活起居方面,提出:"夫四时阴阳万物之根本也,所以圣人春夏养阳,秋冬养阴,以从其根,时序运行,阴阳变化,天地合气,生育万物,故万物之根悉归于此"。说明四时气候阴阳变化对人体会产生影响,提示人们顺应四时气候变化,起居有常,以预防疾病的发生。在饮食方面,《内经》认为饮食必须多样化,提出"五谷为养,五果为助,五畜为益,五菜为充,气味合而服之,以补益精气"的主、副食品结构,并告诫"谷肉果菜,食养尽之,无使过之,伤其正也","饮食自倍,肠胃乃伤"。此外,还强调了情志护理的重要性,提出"怒则气上、喜则气缓、悲则气消、恐则气下、惊则气乱、思则气结"。说明不良的情志刺激可导致人体气血失调、脏腑功能紊乱,诱发或加重疾病。故要求医护人员在与患者交流时要注意方式方法,"告之以其败,语之以其善,导之以其便,开之以其所苦"。若医务人员态度生冷、语言生硬,则可使患者"精神不进,志意不治,致病不可愈"。这些道理内涵深刻,直到现在也是现实生活实践中所需要遵循的。最早见于《内经》的音乐疗法是五音疗法,是根据宫、商、角、徵、羽五种调式的特性与五脏、五志关系来选曲编排,对疾病进行辨证施治。《内经》在某些篇章中,在一定程度上对急症进行了归纳分类,其中《素问·至真要大论》中"病机十九条"用病机统诸疾,使六淫病邪属性、致病特点和五脏生理功能、病理变化与疾病的临床表现密切结合,浑然一体。在中医护理操作技术方面,对劳逸和情志变化所致的各种病证提出了针灸、导引、推拿、热熨、熏蒸等护理诊疗技术。

知识链接

《黄帝内经》：古代养生圣典

《黄帝内经》是集众人智慧之大成,从春秋、战国开始,一直到秦、汉几百年间,由许多医术汇集、增补删减而成,大部分内容形成于战国。后世简称为《内经》,素有"百科之母、医学之宗"的美誉。《内经》部分内容还译成日、德、法等文字,对世界医学的发展产生了不可忽视的影响。现分为两本书:一是《黄帝内经素问》,简称《素问》;二是《灵枢经》,简称《灵枢》。《素问》中的"素"字,可作本源、根本解释;"问"就是黄帝问岐伯的意思。对于《灵枢经》中的"灵枢"二字,明代张景岳提出:"神灵之枢要,是谓灵枢"。意思是说这本书论述了"神"与"灵"的精要内容。人身属于阳的精气叫神,属于阴的精气叫灵,结合阴阳五行,积累精气神,注意内炼,达到长寿养生。

（资料来源:陈倩,赵佳.千古中医千古事 细说中医源流典故.武汉:武汉出版社,2009.）

2.《伤寒杂病论》 东汉末年,著名医家张仲景所著的《伤寒杂病论》是我国最有影响的一部医学巨著。《伤寒杂病论》成书后,由于兵火战乱而散失,后经王叔和搜集整理编成《伤寒论》和《金匮要略》两部书,与《内经》和《神农本草经》被尊称为中医四大经典著作。该书不仅为中医护理技术增添了许多新的内容,奠定了中医辨证论治的理论基础,也为护理人员对患者进行辨证施护开创了先河。

该书强调用药护理的重要性,记载了大量汤药的煎煮法,包括服药温度、时间、次数,药后的观察,服药注意事项及饮食宜忌等内容,并确立了用药护理要遵循辨证施护的原则。如服桂枝汤后,所载"服已须臾,啜热稀粥一升余,以助药力。温覆令一时许,遍身漐漐微似有汗者益佳"。同时,还指出服药的注意事项与饮食关系:"凡服汤发汗,中病即止,不必尽剂也","禁生冷、黏滑、肉面、五辛、酒、酪、臭恶等物"。认为合理的饮食是人体五脏六腑、四肢百骸得以濡养的源泉;饮食不当则可使人体正气虚弱,抵抗力下降,导致多种疾病的发生。《金匮要略·禽兽鱼虫禁忌并治第二十四》云:"凡饮食滋味,以养于生,食之有妨,反能为害,自非服药炼液,焉能不饮食乎? 切见时人,不闲调摄,疾疢竞起,若不因食而生,苟全其生,须知切忌者矣"。《伤寒杂病论》中论及多种情志疾病,如奔豚气、脏躁、梅核气、百合病、妇人杂病等。指出了痈肿可通过用手触诊病变部位的皮肤来判断有无脓液,主张通过观察患者的饮食、饮水情况,可以了解脾胃之气是否健旺,如"消谷引食"、"食不下"、"水浆不下"、"饥不欲食"、"饮食入口即吐"、"喜食糜粥"、"欲食冷食"、"口燥,但欲漱水不欲咽"、"渴欲引水"、"消渴引饮"等,以及津液丢失程度。另外,书中记载了药物灌肠法、舌下给药法、急诊复苏术等护理操作内容。在饮食护理方面,提出了脏病食忌、四时食忌、冷热食忌、妊娠食忌、合食禁忌等,为后世中医护理学的发展奠定了基础。

3.《神农本草经》 是我国现存最早的药物学专著,对战国至东汉时期的药物学知识和用药经验作了系统的总结。全书共收载药物 365 种,其中植物药 252 种,动物药 67 种,矿物药 46 种,并按药物的功效和主治,将药物分为上、中、下三品。指出上品药物"为君,主养命以应天",可作为保健养生、延年益寿之用,如人参、干地黄、阿胶等;中品药物"为臣,主养性以应人",可选择性地作为补益及治疗疾病者之用,其中可补虚扶弱和祛邪抗病,如百合、当归、黄连、白芷等;下品药物"为佐使,主治病以应地",多为除寒热、破积聚的药物,主要作为治疗疾病之用,如大黄、附子。

书中较系统地概括了中药药性:四气(寒、热、温、凉),五味(酸、苦、甘、辛、咸),用药七情(单味、相须、相使、相畏、相反、相恶、相杀)等药物学理论。认为"药有酸、咸、甘、苦、辛五味","药有阴阳配伍,子母兄弟,根茎花实,草石骨肉。有单行者,有相须者,有相使者,有相畏者,有相恶者,有相反者,有相杀者"。书中还论述了一系列用药原则,如"欲疗病,先察其源,先候病机","疗寒以热药,疗热以寒药"。对有毒性作用的药物,强调必须从小剂量开始,逐渐增加剂量,以免造成药物中毒的严重后果,为中药护理理论的发展奠定了基础。此外,三国时期的名医华佗,不仅首次使用麻沸散进行手术麻醉,为外科学的发展做出了贡献;还根据虎、鹿、熊、猿、鸟五种动物的动作姿态,创造了"五禽戏",将体育医疗、护理等卫生保健系统相结合,至今仍广泛应用于护理实践。

三、晋隋唐时期(公元 265～960 年)

从晋到五代,随着社会经济的繁荣,中医护理学也向纵深发展。晋代著名医药学家葛洪所著的《肘后备急方》,又称《肘后救卒方》,记载了颞颌关节脱位口内整复方法及使用竹筒(夹板)固定骨折,指出固定后患肢勿令转动,避免骨折再次移位,同时要求夹缚松紧要适宜。隋代名医巢元方所著的《诸病源候论》一书,对各种病证从病因、病理到治疗护理等内容描述都有相当的深度。如在"漆疮候"中提到:"禀性畏漆,但见漆便中毒……",说明当时已认识到疾病与过敏体质的关系。

唐代孙思邈所著的《备急千金要方》(简称《千金要方》或《千金方》),蕴含了丰富而精湛的护理内容,书中详细介绍了各科临证护理、给药、食疗、婴幼儿护理保健等内容,为我国第一部医学百科全书。他还非常重视医护人员的医德,《大医习业》和《大医精诚》两篇专论医德,指出"若有疾危来求救者,不得以其贵贱贫富……普同一等,皆如至亲之想",值得后人学习和效仿。此外,孙思邈还针对尿潴留患者首创了"葱管导尿术",这一方法比 1850 年法国人发明的橡皮管导尿术要早 1 200 多年。

四、宋金元时期(公元 960～1368 年)

宋金元时期,医学发展迅速,流派纷呈,出现了金元四大家等著名医家。刘完素提倡"火热论",认为"六气皆从火化"、"五志过极皆生火",主张以寒凉药清热降火,为"寒凉派";张从正弘扬"汗、吐、下"祛邪三法,为"攻下派";李东垣善用温补脾胃之法,认为"内伤脾胃,百病由生",为"补脾派";朱丹溪认为人体"阳常有余,阴常不足",提出应摄护阴精,为"滋阴派",要求人们清心寡欲,以养生保健等。

忽思慧所著的《饮膳正要》是当时饮食营养学的代表作。全面总结并发展了饮食护理,并列举了"妊娠食忌"、"乳母食忌"、"食疗诸病"、"养生避忌"等饮食护理内容,记载了大量医疗、保健饮食等。南宋医家陈自明所著的《妇人大全良方》是中医妇产科学的奠基之作,篇中论述了妊娠随月数服药及将息法,对将护孕妇论、产前将护法、产后将护法,以及食忌、孕妇药忌等进行了专门的论述,突出胎教的重要性,其内容丰富,至今对妇产科临床护理仍有指导意义。

五、明清时期(公元 1368～1840 年)

明清时期,中医护理学理论与实践更加充实,逐步向独立和完整的体系发展。明代张景岳所著的《景岳全书》,对产妇的环境、饮食、起居、衣着、室温等诸方面提出了调摄护理方法,以保证产妇身心舒适、产程顺利。李时珍在《本草纲目》中,详细记载了药物疗法及用药护理、注意事项,并亲自采药,为患者煎药、喂药,为后世研究饮食、服药等护理提供了重要理论依据,也为医护人员树立了一个无私奉献的楷模。

温病学家吴有性在《温疫论》中,详细论述了传染病的护理措施,提出用焚烧檀香、沉香之类的药物进行空气消毒。吴鞠通在《温病条辨》中针对流行性热病的不同病程和病情,制定了具体而合理的食谱,其以"雪梨浆"治温病口渴。清代钱襄编著的《待疾要语》是现存古代中医文献中最早的、较全面论述中医护理的专著,记载了饮食护理、起居护理和老年护理,其中广为流传的"十叟长寿歌",就是表述了 10 位百岁老人延年益寿、防病防老的经验,是具有中国特色的保健常识。

知识链接

　　"养生十六宜",至今对护理和养生有着重要的指导意义。其内容包括:"发宜多梳、面宜多擦、目宜常运、耳宜常凝、舌宜抵腭、齿宜常叩、津宜数咽、浊气宜常呵、背宜常暖、胸宜常护、腹宜常摩、谷道宜常撮、肢节宜常摇、足心宜常擦、皮肤宜常干沐浴、大小便宜闭口勿言。"

(资料来源:明代冷谦《修龄要旨》)

任务二　近代中医护理学

　　1840 年鸦片战争以后,西方医学在我国广泛流传和渗透。此外,北洋政府以来,采取了一系列限制乃至消灭中医的反动措施,致使中医学的发展步履维艰。总体上看,这一时期的中医护理学,延续了前期的发展,并融入了一些新的理念,形成了中西混杂的态势,出现了中西汇通和中医科学化思潮。

1. 中医护理学的发展 这一时期的中医护理学,运用中医固有的各种护理知识和手段,由医生、徒弟、助手、患者和家属共同承担护理职责。在情志护理方面,《医药卫生录·服侍部》认为:"患者应心情平和,对人对己均应宽容,对世事淡然处之,遇事要善于自我调节、自我解脱,切忌事事过于计较,怨天尤人。同时应注意患者的饮食宜忌,这样才能使疾病早日康复"。随着医护经验的积累,吴师机于 1970 年刊行了《理瀹骈文》。他是中国医学史上最擅长应用膏药治疗百病的第一人,主张用外治法通治内、外诸病,对内病外治机制、遣方用药、穴位敷贴等作了系统的阐述。不仅满足了当时"内病外治"的需要,同时也为中医护理提供了许多简便实用的操作技术。书中认为:"凡病多从外入,故医有外治法。经文内取外取并列,未尝教人专用内治也,内治之理,即外治之理,外治之药即内治之药",以及"内外治殊途同归之旨",如"中风口眼歪斜乃经络之病,用生瓜蒌汁和大麦面为饼,炙热熨心头(熨贴心口),此治本之法也"、"水肿,捣葱一斤坐身下,水从小便出"等。该书还把个人日常卫生和保健、防病、除疾等联系起来,主张瘟疫时,宜与患者分房别舍,健康人不得与之同住,亲朋亦不使入室,只留一二身体壮实者服侍患者,以阻断传染源,控制传染病的蔓延。

2. 兴办护校,培养人才 鸦片战争以后,清廷一些主张"自强求富"的官员,开办了京师同文馆,是我国近代最早的医学院。戊戌变法之后,建校之风日起,为最终成立中医护校,奠定了基础。随着西方列强文化侵略的逐步深入,帝国主义开始在我国各通商口岸和大都市开设了医院,并逐步招收少量中国学员,这可能是我国最早出现的护士。至20 世纪初,各西方国家教会、政府甚至个人在中国设立的医院、护士学校日益增多。那时医院的护理领导和护校校长、教师等多由外国人担任,护士教材、护理技术操作规程、护士的培训方法等都承袭了西方的观点和习惯,形成欧美式的中国护理专业。

1983 年,我国著名护理专家王秀瑛教授以她高尚的品德、渊博的学识,成为我国第一位南丁格尔奖章获得者。此后,又有中华护理学会名誉理事长林菊英等 10 多位护理工作者获此殊荣。

1912 年中华护士会成立护士教育委员会,1914 年 6 月在上海召开第一次全国护士代表大会。在这次会议上,钟茂芳是第一位被选为学会副理事长的中国护士。钟茂芳认为从事护理事业的人是学识的人,应称之为"士",故将"nurse"创译为"护士",被沿用至今。那时的理事长由外国人担任,直至 1924 年才由我国护士伍哲英接任。1922 年,我国参加国际护士会。1925 年,中华护士会第一次派代表出席在芬兰召开的国际护士会会员国代表大会。

1931 年底创立的我军第一所医校——中国工农红军军医学校,护理教育趋向正规,培养了大批优秀护理人才。1941 年、1942 年护士节,毛泽东同志亲笔题词"护士工作有很大的政治重要性"、"尊重护士,爱护护士",极大地鼓舞了我国的广大护理工作者,在我国近代护理史上留下了光辉的一页。

任务三　现代中医护理学

新中国成立以后,党和政府十分重视中医药工作,制定了一系列保护和发展中医药的政策,大力开展了对中医药学的继承发扬和研究工作,中医护理学的发展进入了一个崭新的历史时期。1958~1959年,上海、南京和北京先后开办中医护士学校,开启中西医结合护理教育的新纪元。

"十年动乱"中,内地中西医结合护理工作受到很大的损失。中医护士学校停办,造成人才的青黄不接。不少中医医院的护士下放到农村,实行"医护一条龙"服务,参加农村医疗队,利用"一根针、一把草"为群众防病治病,并开展新型中医疗法等,用中医传统技术和理论为贫下中农服务,为以后中西医结合护理工作的开展打下了良好基础。1966年台湾地区"中国医药大学"设立了护理专修科(大专),以"培养兼具中医、西医理念的护理专业人员"为宗旨,除给予完整的护理专业教学,更重视中医及西医的知识平衡发展,培养具有批判性思维能力、创造力、自主独立的专业护理人员。

1. 中医护理成为一门独立学科　随着全国中医护理临床、教育科研工作的迅速发展,各地认真做好中医古籍中有关护理内容的收集、整理、发掘和提高工作。通过临床的不断实践,陆续编写出版中医、中西医结合方面的护理著作,如《中医护理学》《中西医结合护理浅说》《中医护理手册》等一系列中西医护理专著。根据2003年出版的《全国中医药统计摘编》,截止2002年底,我国共有3 801家中医医疗机构,其中有6万多名护士以上技术职务的人员从事中医护理工作。涌现出一批既有丰富临床经验,又有一定科研能力和管理水平的中医护理技术骨干。

2011年3月8日,国务院学位办颁布了新的学科目录设置,其中护理学从临床医学二级学科中分化出来,成为一级学科,中医护理学成为护理学科下设的14个研究方向中不可或缺的一部分。通过不断地深入探讨中医护理学的理论,开展中医护理科研,使中医护理学更加系统完善,逐步成为一个独立、完整、系统的科学理论体系。《中国护理事业发展规划纲要(2011~2015年)》强调大力发展中医护理。到2015年,培养中医护理骨干人才2万名,促进了中医护理的可持续发展。中医护理面临前所未有的机遇和挑战。

2. 辨证施护与中医技术成为特色优势　中西医结合护理学科在较长时间的临床实践基础上,已逐步总结出一套从理论到实践的辨证施护方法和具有中医特色的操作规范。1984年卫生部中医司组织湖南、北京、南京的护理专家编写《中医护理常规和技术操作规程》,对中医护理提出了初步的规范和要求。1992年,国家中医药管理局医政司为加强临床护理常规、技术操作规程和护理文件书写质量管理,进一步完善全国中医院分级管理中护理工作的检查评分办法,组织全国有关人员对《中医护理常规和技术操作规程》(1984年版)进行全面修订和补充,形成了有内、外、妇、儿等各科常见疾病护理常规和有21项常用的技术操作规程,增加了5种护理文件书写规范,并附有评分标准和流程图,从而解决了长期以来中医医院护理工作中存在的职责不明和无章可循的问题,为中西医结合护理临床应用实现规范化、标准化提供了依据。2013 年至今,国家中医药管理局已经陆续制定并推广 33 个优势病种中医护理方案,为保持发挥中医护理特色优势,提高中医护理效果,规范中医护理行为,开辟了新路经。

3. 中医护理高学历教育已成规模 中医护理的专业教育与在职教育从 20 世纪 60 年代初开始,随着江苏南京第一期中医护理培训班的开展,逐步发展出研究生、本科、高职、中专、函授、短期培训等各类中医特色的护理教育。1999 年有 3 所院校开设中医护理本科教育,2006 年有 4 所院校开设中医护理硕士研究生教育。高等中医护理教育经过 20 多年的发展,培养了一批具有中医护理能力的高素质护理人才。台湾地区"中国医药大学",1966 年设立护理大专班,1997 年培养兼具中西医理念的硕士护理人才,2002 年培养兼具中西医理念的博士护理人才。2009 年南京中医药大学在全国首次成为中西医结合护理专业博士点,从而逐步形成了中专、大专、本科、硕士及博士完整的中医护理教育体系。

4. 中医护理学术水平不断提高 1983 年,中华护理学会第十九次理事会上决定增设中医、中西医结合护理专业委员会后,中西医结合护理学术活动开展得十分活跃而有成效。1984 年 6 月,在南京市召开首届中医、中西医结合护理学术会议,会上宣布成立中华护理学会中医、中西医结合护理专业委员会。1985 年,在北京举办首次全国中医护理理论提高学习班。1987 年 6 月在大连市召开首次辨证施护研讨会。通过研讨,更加完善和丰富了责任制护理与辨证施护的内涵,也看到了中西医结合护理发展的前景,为创建具有中国特色的护理学开辟了新思路。1991 年 5 月全国首届中医护理工作会议在北京隆重召开,这是国家中医药管理局召开的首次中医护理专业工作会议,在回顾总结新中国成立以来中医护理工作基础上,交流经验,表彰先进,制定"八五"期间中西医结合护理发展计划,是中西医结合护理学科迈向 21 世纪一个重要里程碑,具有深远的历史意义。

2013 年 9 月 25 日,经中华人民共和国国务院批准,民政部登记注册的世界中医药学会联合会护理专业委员会正式成立,同年 11 月在南京召开了成立大会暨首届中医护理国际学术交流大会,开展了跨国际、跨学科中医护理科学研究,使中医护理走向国际。目前,各类国内、国际间的学术交流活动日益增多,来自欧、美、亚、澳等近 30 个国外护理代表团体经常到我国参观考察中医护理工作,不仅增进世界各国(地区)中医药护理团体之间和中医药护理学科与世界各种医药护理学科的交流与合作,同时加强了世界各国(地区)的学术交流,提高了中医护理业务水平,继承和发展了中医护理学科,加快了中医护理现代化和国际化的进程,促进了中医护理进入各国医疗卫生保健体系,为人类健康做出了更大贡献。

5. 中医护理科研成果日渐丰富 随着中医护理学科的发展,护理科研工作亦生机勃勃。1989 年,成都中医学院附属医院的护理研究项目在国家中医药管理局科研招标中首次中标,接下来北京、上海、南京、广州等多家医院的中医护理重点学科与重点专科建设项目对中医护理模式、辨证施护内涵、中医护理管理等方面进行研究,并取得成果。1993 年,中华护理学会在北京召开的首届护理科技进步奖颁奖会上,北京针灸骨伤学院附属中医药学校吕素英主编的《中医护理学》获一等奖的科研成果。2011 年 12 月 20～

22 日，由中华护理学会召开的第二届中华护理学会科技奖颁奖大会上，上海中医药大学附属曙光医院张雅丽的《功能性便秘的中医外治贴穴护理研究》获得"中华护理学会科技进步奖三等奖"。中华护理学会科技进步奖在 2009 年由国家科技部批准，已成为中国护理学科最高奖。至此，中医护理工作者从不同角度对中医护理内涵、概念、模式等进行有益的探讨，取得了可喜的绩效，相继发表了许多中医护理方面的论文，出版了中医护理专著，获得了省部级科学技术成果奖。

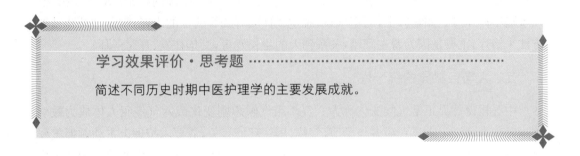

学习效果评价·思考题 ··
简述不同历史时期中医护理学的主要发展成就。

项目二　中医护理学的基本特点

中医理论体系是通过长期的临床实践，在中国古代的唯物论和辨证法思想的影响和指导下逐步形成的。中医护理学的基本特点也是中医学的基本特点，主要包括整体观念和辨证施护。整体观念是中医护理的指导思想，辨证施护是中医护理的基本原则。

任务一　整体观念

整体是指事物或现象的完整性和统一性。所谓整体观念，即以统一性和完整性来认识事物，强调人体自身整体性并与外界环境相统一的思想。中医学认为人体是一个有机的整体，构成人体的各个组成部分，在生理上是相互协调的，在病理上是相互影响的；同时，人体与自然界密切相关、与社会不可分割，这种人体自身整体性和内外环境统一性的思想，称为整体观念。整体观念是古代唯物论和辨证法思想在中医学科中的体现，它贯穿了中医生理、病理、辨证和护理等各个方面。

一、人是一个有机的整体

人体是一个有机的整体，是由若干脏腑、器官和组织所组成。这些脏腑、器官和组织均有不同结构和功能，但它们不是孤立的，而是相互为用、相互制约的。中医藏象学说认为，人体是一个以五脏为中心，通过精、气、血、津液的作用，完成机体统一的功能，是"内联脏腑,外络肢节",把各脏腑、器官和组织联系在一起的有机整体。如心与小肠相表里,主血脉,主神志,其体合脉,开窍于舌,其华在面。心主血脉功能正常,则神清气爽,精力充沛,面色红润光泽,脉搏和缓有力。心、小肠、脉、舌构成"心系统",脾、胃、肉、口构成"脾系统"。以五脏为首形成的五小(子)系统组成一个大(母)系统,从而构成了一个合理完善的有机整体。另一方面,人体某一脏腑、器官或局部区域发生了病理变化,亦能反映人体气血阴阳的盛衰、脏腑经络的病理变化。因此,在临床护理中,必须从整体出发,通过观察患者的外在变化,了解机体内在脏腑的病变,从而提出护理问题和采取护理措施,使疾病早日痊愈。如临床上,对于早衰、脱发、耳鸣、耳聋等病症的患者,常通过补肾精的方法来治疗,主要是因为肾主藏精,关系到人的生长发育,其华在发、开窍于耳。

二、人与自然界的统一性

中医将自然界正常气候变化称为六气。当气候急剧变化或六气侵犯人体成为致病因素时称为六淫。六淫致病多与季节、气候、居住环境有关,故要求护理上主动掌握气候变化规律,做好防范工作,并提倡春夏养阳、秋冬养阴、动静结合的养生方法。护理工作要求做到因人、因时、因地制宜,针对患者不同年龄、不同体质和发病的不同季节,以及所处的不同环境,采取不同的护理措施。因此,中医关于整体观护理理论特点与现代护理所提倡的对患者进行系统、整体、全身心的护理是完全一致的。

1. 季节气候对人体的影响　一年四时气候的变化规律为春温、夏热、秋燥、冬寒等气候变化,生物受其影响,有春生、夏长、秋收、冬藏的变化。为了与自然界相适应,人体也有类似变化。如《灵枢·五癃津液别篇》中说:"天暑衣厚则腠理开,故汗出……天寒则腠理闭,气湿不行,水下流于膀胱,则为溺爱……"

2. 昼夜晨昏对人体的影响　一日之内随着昼夜晨昏的变化,人体的阴阳气血也会进行相应的调节。早晨阳气初生,中午阳气隆盛,人的精力旺盛而投入工作;到夜晚则阳气内敛,是休息睡眠的时候。由于阳气在白昼偏盛且趋于表,夜间偏衰而趋于里,故疾病在一日内也会呈现"旦慧、昼安、夕加、夜甚"的规律。

知识链接

黄帝曰:夫百病者,多以旦慧昼安,夕加夜甚者,何也?岐伯曰:四时之气使然。春生夏长,秋收冬藏,人亦应之。以一日分为四时,朝则为春,日中为夏,日入为秋,夜半为冬。朝则人气始生,病气始衰,故旦慧;日中则人气长,长则胜邪,故安;夕则人气始衰,邪气始生,故加;夜半人气入脏,邪气独居于身,故甚也。帝曰:其时有反者何也?曰:是不应四时之气,脏独主其病者,是必以脏气之所不胜时者甚,以其所胜时者起也。曰:治之奈何?曰:顺天之时,而病可与期。顺者为工,逆者为粗也。

(资料来源:《针灸甲乙经》.)

3. 地域对人体的影响　不同的地理环境对疾病也有不同的影响，气候、水土、人文、风俗会在一定程度上影响人体，如江南多湿热，人体腠理多疏松；北方多燥寒，人体腠理多致密。易地居住跨度太大，自然环境突然改变等，均可引起人体不适。

总之，人体与自然界息息相通、密切相关，人类生活在自然界中，其病理、生理都受到自然环境的影响。因此，护理工作也要根据季节气候、地理环境、昼夜的不同而因时、因地、因人制宜。

三、人与社会环境的统一性

人是社会的组成部分，其生命活动必然受到社会环境的影响。政治、经济、文化、宗教、法律、婚姻、人际关系等社会因素，通过与人的信息交换影响着人体的各种生理、心理和病理变化，而人也在认识世界和改造世界的交流中，维持着生命活动的稳定、有序、平衡、协调。良好的社会环境，有利于人的身心健康；而不利的社会环境，可使人精神压抑或紧张、恐惧，从而危害身心健康。如环境的污染、激烈的社会竞争，会带来精神和心理的变化，势必影响人的身心健康。所以在护理工作中不但要做好患者本身的护理，而且要关注家庭、社会等给患者造成的影响，并给予相应的指导和护理措施。

任务二　辨 证 施 护

辨证施护是中医护理的基本特点，是中医的一种独特的护理方法，源于中医理论中的整体观念及辨证论治思想，是中医护理在现代护理领域中的具体运用，是中医理论的发展和重要组成部分。所谓辨证，就是用望、闻、问、切的方法，采集患者的临床表现来分析、辨别、认识疾病的证候。中医护理的原则是以中医辨证治疗指导护理工作的，针对不同病情，用扶正祛邪、标本缓急、同病异护、异病同护、正护反护、因人因时因地制宜及预防为主等护理原则制定相应的护理措施。所谓施护，则是根据辨证的结果，确定相应的护理方法，辨证是决定施护的前提和依据，施护是护理疾病的手段和方法。通过施护的效果可以检验辨证的正确与否。辨证施护的过程，就是认识和护理疾病的过程。辨证与施护是诊治疾病过程中相互联系不可分割的两个方面，是理论联系实践的具体体现。

"病"、"证"和"症"在中医护理学中是三个不同的概念。"病"，即疾病，是指在临床表现上具有一定的共同特征，不因个体差异或其他因素而改变的某种疾病全过程的综合概括，如卒中、消渴、眩晕等。通常是从总的方面来反映疾病，并不对疾病过程中的某一阶段予以反映。"症"，即症状：是疾病的客观反映，如咳嗽、头痛、腹泻、乏力等。"证"，即证候，则是机体在疾病发展过程中的某一阶段的病理概括。证候能反映疾病发展过程中某一阶段病理变化的本质，比症状更全面、更深刻地揭示了疾病的本质，比"病"更具体、更贴切。由于它包括了病变的原因、部位、性质及邪正关系，因而比症状更全面、更深刻、更正确地揭示了疾病的本质。中医认识和护理患者是既辨病又辨证，辨证着眼于证的分辨，然后才有正确的施护。如感冒患者，属风寒，根据寒者热之的护理原则，应采用避风寒保暖,室温宜偏温暖,饮食上可给生姜红糖水等辛温解表之护理;若属风热感冒,根据热者寒之的护理原则,应采用室温宜凉爽,使患者感到舒适,减轻患者心烦、口干等不适感,饮食应予绿豆汤、西瓜、苦瓜等清热生津辛凉之品。

由于同一种疾病不同阶段可出现不同的证候,而不同的疾病有时在其发展过程中,却可以出现相同的证候。因此,同一个疾病由于证候不同,因而其治疗护理原则和方法也就不同,称为"同病异治"、"同病异护",而不同的疾病只要是出现相同的证候,就可以采用相同的治疗和护理方法,称为"异病同治"、"异病同护"。正所谓"证同护亦同,证异护亦异",反映了中医辨证施护的精髓所在。如急性和慢性肾小球肾炎、尿毒症等均可发生水肿,无论在肾、在脾、在肺,尽管中医有宣肺利水、健脾利湿、清热利湿、温中健脾、温肾利水的不同治疗方法,但在护理上均应活动不可过多,适当室内活动,忌盐不可太严,允许患者进少许食盐,以增加食欲,减少患者因控制食盐过久所造成的疲乏,并注意生活起居,防止受凉感冒。

辨证施护的方法在临床医疗实践中还体现在辨证施术、辨证施药、辨证施食物(膳)、辨证施教、辨证施养等具体实践操作中,如辨证施术,术即指操作方法、技能。中医护理学有许多独特的护理技术和方法,如针灸、推拿、导引、拔罐、刮痧、刺血、熏洗等,可以根据患者症状、体质的不同,予以实施相应的护理操作。这些护理技术操作方便、适应证广、疗效独特、方便易行、经济安全,易于推广和普及。中医护理非常重视心理因素,把精神调护作为护理工作的重要环节,重视"天人合一"以及人们的生活起居,强调顺应自然的养生护理观。中医护理还特别注重药疗与食疗相结合,根据疾病的性质、患者的体质、季节气候及食物的性味功能,适当照顾患者的生活、饮食习惯,配制相应的饮膳食物,以提高疗效,促进患者康复。

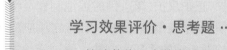

学习效果评价·思考题
1. 简述整体观念的内涵。
2. 试述辨证与施护的关系。

(张雅丽　江　琳)

第二章　阴阳五行学说

1. 识记阴阳、五行的基本概念。
2. 理解阴阳、五行的相互关系。
3. 运用阴阳学说、五行学说指导护理工作。

项目一　阴 阳 学 说

案例导入

　　杨某,女,61岁。12年前因受风寒,咳嗽反复发作迁延至今,秋冬咳喘较为严重。此次于夏季入院就诊。护士查体可见:患者面色萎黄;阵发性咳嗽,偶有喉间痰鸣;痰清稀,量少,粘白不黄。患者主诉:平时怕冷,畏风,时有胸闷气短,夜间容易鼻塞、打喷嚏、流涕,容易感冒,入夜往往忧思难眠。X线胸片提示两肺纹理增多。护士为患者进行了初步的健康宣教:平时应注意保暖,不能待在空调房过久,夏季少吃冷饮,坚持适当运动以保持心情舒畅。

　　请问:杨某的疾病属于阴证还是阳证,在护理措施上应注意哪些方面?

分析提示

　　阴阳平衡失调将会导致疾病的发生,疾病的临床表现均可以阴阳概括。试从阴阳的基本概念、阴阳学说在中医护理中的应用方面进行阐述。

任务一　阴阳的基本概念

　　阴阳学说是中国古代哲学的基本理论之一,是人们对自然界对立统一规律的认识,对中国人民的生产、生活具有深远影响。

一、阴阳的概念

阴阳是事物或者现象内部相互对立的两种基本属性,体现了自然界的基本规律。对于两个相互关联的事物,阴阳可标示其对立的特定属性,如日和月、水与火等;对于同一事物,阴阳可标示其内部的对立属性,如人体中的脏和腑、表与里等;对于两种特定的现象,阴阳可标示其对立的运动趋势或状态,如动与静、迟与数等。

二、阴阳学说的形成

阴阳学说最初源于人们对日光的观察。向着阳光的地方温暖、明亮,背着阳光的地方寒冷、阴暗。人们由此以温暖、寒冷、光明、黑暗来定义阴阳。随着其使用的不断引申,人们逐渐以阴阳来指代自然界所有对立属性的事物和现象。例如日常生活中就空间而言,向南的一面称为阳面,向北的一面称为阴面;就物质状态而言,气态为阳;固态和液态则归为阴。

阴阳学说成形于春秋战国时期,哲学家们提出阴阳不仅存在于万事万物中,而且是可以相互作用,互相转化的,这两种势力的相互作用推动了万事万物的产生和变化。例如晓日东升时,则月亏而落;月上柳梢时,则夕阳西沉,从而实现了时光的更替。春秋战国时期,医学家们尝试将阴阳应用于医学理论之中。战国至秦汉时期形成的中医学奠基之作《黄帝内经》确立了中医阴阳学说,使其逐渐成为中医学的重要思维方法之一,用来阐释医学中的诸多问题。例如在人体的化气成形过程中,精(营养物质)归属于阴,气(能量)归属为阳,精代谢可转化为气,消耗气能够获得精,这种阴阳之间的转换维持了人体的生长发育。

三、阴阳属性的特点

1. 阴阳属性的普遍性　阴阳代表着所有事物或现象之间的对立统一关系,是天地万物共有的性质。阴阳的相互作用推动了万物的发生发展,是自然界运动变化的总规律。《素问·阴阳应象大论》中说:"阴阳者,天地之道也,万物之纲纪,变化之父母,生杀之本始"。

2. 阴阳属性的相对性　随着运用范围的不同和时间的推移,阴阳属性是相对的、不断变化着的。自然界的任何相关联的事物都可分出阴和阳,任何一种事物内部又可再分出阴和阳两个方面。例如白昼为阳,然而白昼之中,上午为阳中之阳,下午为阳中之阴;夜晚为阴,但前半夜为阴中之阴,后半夜为阴中之阳。因此,事物或现象中所包含的阴阳,都是相对的,通过比较可以不断一分为二,以至无穷。在一定条件下,阴阳还可互相转化。

3. 阴阳属性的关联性　能够运用阴阳来概括属性的事物或者现象应当是彼此有关联的,阴阳是一对经过比较得出的概念,因此采用阴阳来分析的事物或者现象应归属于同一层次。比如天与地可分阴阳,寒与热可分阴阳,但是天与寒就不能以阴阳划分了。

任务二　阴阳学说的基本内容

阴阳学说是形成于中国古代的矛盾理论,体现了对立统一的哲学思想,其基本内容主要包括阴阳的对立、阴阳的互根、阴阳的消长和阴阳的转化。

一、阴阳的对立

阴阳是一对相反的概念,能够涵盖自然界一切相互关联事物的矛盾双方。世界上的万事万物并不是互不相干,彼此独立存在的,它们之间有着千丝万缕的联系,这些关系推动了自然界的演进,而阴阳则是推动事物生成变化的最根本关系。

阴阳之间的相互斗争和排斥维持着自然界的动态平衡。冬属阴,夏属阳,长久的冬天会令万物萧条,夏天却能带来枝繁叶茂,使得植物在衰与盛之间维持动态平衡。就人而言,动为阳,静为阴,一味地动会耗竭人的体力,因此需要静来潜心蓄力,使得人体在兴奋与抑制之间维持动态平衡。阴阳这种相互斗争的特性能够很好地起到制约和协调的作用,使得人体的生长发育不会走极端,而趋向于平和稳定发展。反之,如果阴阳之间的对立制约关系失调、动态平衡被破坏,疾病就会随之产生。比如阴阳双方中的一方过于亢盛,就会因为过度抑制另一方而导致其不足。《素问·阴阳应象大论》将其总结为"阴盛则阳病,阳盛则阴病"。

二、阴阳的互根

阴阳互根是事物发生变化的根源,阴阳相互依存,相互蕴藏,为阴阳的互相转化提供了内在依据。春夏是阳气逐渐旺盛的季节,与此同时,阴气也在随之增长,从而出现了天气虽热,雨水却渐渐增多的气象;秋冬阳气逐渐衰退减少,阴气也随之潜伏,从而出现了天气寒冷,但降水偏少的气象。阴阳的相辅相成存在人体中显得尤为重要。人体内的阴精(营养物质),不断地生发为阳气(能量),是阳气产生的根源;阳气保卫于体表,使得阴精不致外散,是阴精贮存于脏腑之内的前提。如果阴阳之间互根的关系遭到破坏,出现了"孤阴、独阳"的情形,那么人体的健康状况就会被打破,甚至会出现《素问·生气通天论》中所提及的"阴阳离绝,精气乃绝",最终导致死亡。

三、阴阳的消长

阴阳的消长是一种量变的过程,而导致这种运动变化的根本原因是阴阳之间的对立和互根关系。阴阳的对立关系主要体现两者的此增彼减,阴消阳长,阳消阴长;阴阳的互根关系主要体现在阴阳之间的同趋向变化,阴长阳也长,阴消阳也消。

自然界的四季变化和昼夜更替都遵循着阴阳消长的规律。以四季为例,《素问·厥论》中说:"春夏阳气多而阴气少,秋冬阴气盛而阳气衰"。冬至和夏至这两个节气是一年中阴阳消长的转折点。天地间以冬至日阴气最盛,随后以此为节点,阴气渐弱而阳气渐升;夏至日阳气最盛,之后阳气渐弱而阴气渐升。人体的阴阳消长节律与自然界是一致的,这是人类长期适应自然的结果。白天阳气旺盛,人的各项生理活动就比较活跃,夜晚阴气重,人体各项生理活动抑制,进入睡眠的状态。日中和子夜不仅是一天中阴阳消长的转折点,同时也是人体内阴阳消长的时间节点。人体在阴阳消长的动态平衡中实现平衡与健康,如果阴阳的消长超过了人体可调节的限度,疾病就会发生。

四、阴阳的转化

阴阳属性在一定条件下可以向着自己相反的方向转化。阴可以转化为阳,阳也可以转化为阴,是两者之间质的转化。在事物阴阳消长的过程中,如果超过了阴阳正常消长可调节的限度,事物的属性就会朝着相反的方向变化。"物极必反"讲的就是阴阳转化所需要的条件,当阴阳的消长达到一个极限或者极值时,就会出现阴阳转化这个结果。

阴阳的转化可以是逐渐发生的,也可以是短时间内发生的。例如春夏属阳,秋冬属阴。当气候经由春夏到达最高温的时候,便进入凉爽的秋季,由阳逐渐转化为阴。夏季酷热天气时下冰雹,则是阴阳短时间内急骤变化的结果。

在人体的生命活动过程中,阴阳的消长和转化是和谐统一的。疾病状态下,阴阳的异常转化主要表现在患者表证与里证、寒证与热证等的相互转变。例如邪热壅肺的患者往往表现为咳喘气粗、痰稠黄、高热、烦躁等,这是因为机体反应旺盛,属于阳证。如果疾病愈演愈烈,热毒过盛,患者在持续高热、烦躁的情形下,会突然出现面色苍白、四肢厥冷、精神萎靡等虚寒的阴证。这种热证到寒证的转化就是阴阳的转化。

任务三　阴阳学说在中医护理中的应用

阴阳学说是中医学的指导思想,中医护理工作应当以阴阳学说为理论基础,以其普遍联系、运动变化的辨证观点说明人体的组织结构,树立正确的健康观念,分析疾病的发展规律,掌握疾病的防治与护理。

一、说明人体的组织结构

人体是一个有机的整体,其组织结构既是相互联系的,也可划分为相互对立的阴阳两个部分。人体脏腑组织的阴阳属性,就大体部位来说,上部为阳,下部为阴;体表为阳,体内为阴;外侧为阳,内侧为阴。就体内脏腑来说,胆胃大肠小肠膀胱三焦六腑属阳,肝心脾肺肾五脏属阴;脏腑中可再分阴阳,如上部的心肺属阳,下部的肝肾属阴;具体到每一脏腑,又有阴阳之分,如心有心阴心阳、肾有肾阴肾阳等。

总之,人体的上下、内外、表里和各组织结构之间,以及每一组织结构本身,都包含着阴阳的对立统一,都可用阴阳来加以概括说明。

二、树立正确的健康观念

阴阳平和,阴平阳秘,是谓"平人"。"平人"即指健康人。也就是说,当人体内的阴阳二气不至过度亢进，或者过度衰减，而始终保持对立统一关系的时候，才能达到生命体的和谐状态，即阴平阳秘，见图2-1。人体中的阴阳二气，阴静阳躁，各司其职。功能属于阳，阳气主要为四肢、肌肉提供营养，实现肢体功能；物质属于阴，阴气主要为脏腑提供营养，实现物质与能量的转换。人体的生理活动主要表现为阳气（功能）与阴精（物质）的矛盾运动。首先，物质是基础，没有物质就无以产生生理功能，而生理功能的运作结果，又不断促进着物质的新陈代谢。这种阴阳间相互依存、相互消长的关系帮助机体达到内部与外界环境之间的平衡，实现健康状态。

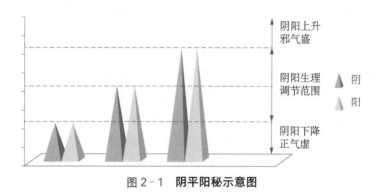

图2-1　阴平阳秘示意图

人体的生命历程是阴阳间不断运动变化的过程，阴阳学说能够概括人体生命活动生、长、壮、老、已的自然规律，指导人们以辨证的、动态的观点树立正确的健康观念。

三、分析疾病的发生规律

机体阴阳平衡的失调将会导致疾病的发生，任何疾病尽管其临床表现错综复杂、千变万化，都可用阴阳加以概括。疾病的发生是由于病邪侵入人体，引起邪正相争。邪正之气均有阴阳之分，两者相争可导致阴阳失调，从而出现各种疾病。无论哪种疾病，其发生、发展的本质原因无外乎是阴阳的偏盛、偏衰或者互相损害。阴阳偏盛形成的是实证，阳邪侵犯人体导致阴伤而阳盛，从而出现高热、烦躁等阳证；阴邪侵犯人体导致阳衰而阴盛，从而出现面白、脘腹痛等寒证（图2-2）。阴阳偏衰形成的是虚证，阳虚则寒，阴虚则热。当阴阳偏衰到一定程度就会出现阴阳互损的局面，阳虚过度则不能生阴，阴损过度则不能生阳，最终出现阴阳两虚，即阴精和阳气均低于人体生理可调节的范围。

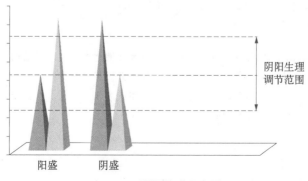

图2-2　阴阳偏盛示意图

疾病过程中,阴阳的消长与转化是疾病发生、发展的内在原因,而护理措施是促使其转化的外在条件。以阴阳的观点分析疾病的发生规律,有助于护理人员把握根本矛盾,运用合理的护理措施促进患者康复。

四、掌握疾病的防治与护理

1. 疾病预防　阴阳学说认为,当人体阴阳变化顺应自然界四时阴阳变化时,可以延年益寿,养生是预防疾病发生的有效措施。因此对患者的疾病预防宣教中,护士应鼓励患者顺应自然、春夏养阳、秋冬养阴、饮食有节、起居有常,以保证机体内部与外界环境之间的阴阳平衡。

2. 疾病诊断与治疗　疾病发生后,护理诊断首先应分清阴阳,才能执简驭繁,抓住本质。例如望诊中色泽鲜明者属阳证,晦暗者属阴证;闻诊中,语洪亮者属阳证,低微无力者属阴证;问诊中,口渴喜凉为阳证,口渴喜热属阴证等。

疾病的治疗原则主要是调整阴阳,使之恢复正常的动态平衡状态。例如阴寒盛而损及阳气者,应以温热药制约其阴性;因阳邪盛而损及阴液者,应以寒凉药制约其阳性。反之,如果阴液不足,不能制阳导致阳亢者,应用滋阴降火的方法抑制阳亢;因阳气不足,不能制阴而造成阴盛者,应当扶阳制阴,使阴阳恢复新的相对平衡。

3. 疾病护理　中医护理应当以阴阳学说为指导,辨识疾病发生时阴阳属性的本质变化,采用情志护理、生活起居护理、施药护理、施膳护理、施治护理方面,协助调整疾病过程中的阴阳失调,从而达到治愈疾病和减缓病痛的目的。例如人的精神状态与体内阴阳平衡关系密切,如长期处于紧张的精神状况下,会使阴精损耗、肝阳上亢,患者出现头痛、眩晕、心悸、失眠等病证。护士应帮助患者保持精神愉悦、情志舒畅,以使阴阳平衡、脏腑功能协调。生活居所与生活习惯也会影响疾病的产生与发展,例如,夏季炎热,如果不采取任何保护措施长时间野外工作,容易受热邪所侵,发生中暑。中药作为中医治疗中的主要手段,因病选药,因药施护能够最大限度地发挥药物功效。护士应当了解药物药性,注意配伍禁忌,并且结合患者体内阴阳属性的变化,配合采取用药期间护理措施。

阴阳学说对中医护理的开展实施具有重要意义,通过对人体内外环境的阴阳划分,不仅揭示了生命体运动变化的基本原理,也阐明了健康与疾病、疾病预防和治疗的普遍规律。

知识链接

阴阳太极图中的阴阳关系:阴阳太极图的大圆圈代表太极。黑色的部分表示阴,阴由右降;白色部分表示阳,阳从左升。黑色部分中的白色小圆圈代表阴中有阳;白色部分中的黑色小圆圈代表阳中有阴。从而说明阴阳是相辅相成,不可分割的。

项目二　五 行 学 说

案例导入

刘某,女,18 岁。4 个月前在高考中发挥失利,情绪深受打击,自觉羞愧难当,终日不思饮食,入夜抑郁难眠,近 1 个月体重下降 10 kg。患者自述常觉脘腹胀痛,目前已闭经 3 个月。护士从家属处得知患者经常悲伤哭泣,且暴躁易怒。

请问:杨某的疾病发生、发展过程中,脏腑之间的五行关系转换是怎样的,并请提出护理措施。

分析提示

五行之间相生相克的规律使得脏腑之间彼此联系、相互影响,共同维持着机体的平衡。当五行制化调节失衡时,疾病由此产生。试从五行与事物属性对应关系、五行学说基本内容及其在中医护理中的应用方面进行分析。

任务一　五行的基本概念

五行学说是一种朴素的普通系统论,强调整体观念,认为世界上的一切事物,都是由木、火、土、金、水五种基本物质构成的。任何事物都不是孤立、静止的,而是在不断的相生、相克运动之中维持着协调平衡,五行之间的不断运动和相互作用可以解释事物之间的联系。中医将古代哲学理论中五行学说运用到中医学,使之成为中医学理论体系的重要组成部分。

一、五行的概念

五行是指木、火、土、金、水五种物质及其运动变化,其中,五是指构成世界的五类基本物质;行是指这五种物质的运动变化。五行能够反映事物的属性以及宇宙的基本运动变化。

中医学的五行学说将五行的概念赋予了阴阳的意义,通过分析这五类事物内部的阴阳矛盾运动,阐述人体局部与局部、局部与整体、内环境与外环境之间的有机联系,揭示健康与疾病的发生、发展规律。

二、五行学说的形成

五行来自五材,我国古代劳动人民认识到木、火、土、金、水五种材料是生产生活所需的最基本的物质,并且发现这几种物质相互作用可以产生新的事物。《尚书》中首次明确提出了五行一词,并对其特点做了概括。《黄帝内经》将哲学上的五行与医学相结合,应用五行的功能特点认识机体脏腑官窍、肢体百骸等,并与自然界相互联系,形成了中医的五行学说。

三、五行的特点

古人通过在长期的生活生产实践中对木、火、土、金、水五种物质的直观观察和朴素认识,进行抽象而逐渐形成对五行特点的认识。《尚书·洪范》对五行的特点做了经典性概括:"水曰润下,火曰炎上,木曰曲直,金曰从革,土爰稼穑"。其意义分述如下。

1. 木的特性 木曰曲直是指树木的枝条具有生长、柔和,能屈能伸的特性。引申为凡具有生长、升发、条达、舒畅等性质或作用的事物和现象,归属于木。

2. 火的特性 火曰炎上是指火具有炎热、上升、光辉的特性。引申为凡具有温热、升腾、明亮、茂盛等性质或作用的事物和现象,归属于火。

3. 土的特性 土爰稼穑是指土具有播种和收获的特性。稼指春天播种,穑指秋天收获。引申为凡具有生化、承载、受纳等性质或作用的事物和现象,归属于土。

4. 金的特性 金曰从革是指金属具有刚柔相济、变革、坚固的特性。引申为凡具有肃杀、收敛、沉降、清洁、收敛等性质和作用的事物和现象,归属于金。

5. 水的特性 水曰润下是指水具有润泽、向下、冻结闭塞的特性。引申为凡具有滋润、寒凉、闭藏、向下运行等性质或作用的物质和现象,归属于水。

由此可见,中医学的五行学说不是指五种物质其本身,而是五种物质不同属性的概括。例如,五行中的水并不是指日常生活中所喝的水,而是指具有寒冷、滋润闭藏属性的事物与现象,冬天的季节、恐惧的情志都属于水的属性。事物属性的五行分类见表2-1,该表中所列的自然界和人体事物属性分别对应于中间的木、火、土、金、水五种物质特性。

表 2-1 事物属性五行分类表

自然界							五行	人体						
五季	五音	五方	五气	五色	五味	五化		五脏	五腑	五官	五体	五志	五脉	五态
春	角	东	风	青	酸	生	木	肝	胆	目	筋	怒	弦	握
夏	徵	南	暑	赤	苦	长	火	心	小肠	舌	脉	喜	洪	忧
长夏	宫	中	湿	黄	甘	化	土	脾	胃	口	肉	思	缓	哕
秋	商	西	燥	白	辛	收	金	肺	大肠	鼻	皮	悲	浮	咳
冬	羽	北	寒	黑	咸	藏	水	肾	膀胱	耳	骨	恐	沉	栗

任务二 五行学说的基本内容

五行学说认为万事万物都可以按照木、火、土、金、水这五种物质的特性归纳为五个系统,系统之间或者系统内部存在一定的内在联系。五行学说通过五行的相生与相克、相乘与相侮关系探索事物之间的内在联系及其维系平衡的调节机制。

一、五行相生相克

1. 五行相生　相生是相互滋生、促进的意思，五行之间互相滋生和促进的关系称作五行相生。五行相生的次序为：木生火，火生土，土生金，金生水，水生木。依次往复，循环不尽（图2-3）。例如古人在生产生活中所见，木、火、土、金、水这五种物质互相依存，互为所用：木经火能够燃烧，燃烧后的灰烬可以化

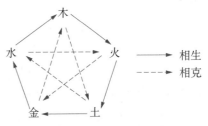

图2-3　五行相生相克示意图

为泥土，土中多矿藏有金属，金属冶炼可融化成液态物质，液态的水能够促使草木生长。

五行相生关系中，任何一行都有"生我"和"我生"两个方面。《难经》把其比喻为"母"与"子"的关系。"生我"者为"母"，"我生"者为"子"。所以五行相生是指五行中"母"对"子"的滋生和促进。以火为例，木生火，"生我"者木，则木为火之"母"；火生土，"我生"者土，土由火生，则土为火之"子"。

2. 五行相克　相克是制约、克制、抑制的意思。五行之间存在着有序间隔的相互制约、相互抑制的关系称作五行相克。五行相克的次序为：木克土，土克水，水克火，火克金，金克木，木克土。与五行相生一样，这种相克关系也是往复无穷的。木得金敛，则木不过散；水得火伏，则火不过炎；土得木疏，则土不过湿；金得火温，则金不过收；水得土渗，则水不过润。五行相克规律在自然界中普遍存在，例如树木的根苗具有强大的生长力量，能够突破土的障碍，这是木克土规律的体现；土能够通过填埋堆积防治水患，这是土克水规律的体现。

五行相克关系中，任何一行都有"克我"和"我克"两个方面。《内经》称之为"所不胜"与"所胜"。"克我"者为"所不胜"，"我克"者为"所胜"。因此五行相克是指五行中"所不胜"一方对"所胜"一方的制约和抑制。以木为例，木克土，"克我"者木，则木为土之"所不胜"；金克木，"我克"者木，则木为金之"所胜"。

五行的相生相克关系中，任何一行都有"生我"、"我生"、"克我"和"我克"四个方面的关系。五行之间不断化生、制约，从而实现整体的协调与稳定。

3. 五行制化　制化是指掌握事物的变化。五行制化，是指五行之间相互生化、相互制约，以维持协调、稳定的变化与发展。五行制化是系统在正常情况下的自我调节机制。

五行的相生与相克是不可分割的：没有生，事物就没有发生与成长；没有克，事物的发展会脱离规律，过度亢盛而失去稳定与平衡。五行制化的调节旨在相生中保持克制，在克制中寻求发展。其规律是：木生火，火生土，而木又克土；火生土，土生金，而火又克金；土生金，金生水，而土又克水；金生水，水生木，而金又克木；水生木，木生火，而水又克火，并以此往复循环。

五行制化是事物发展变化的正常现象，在人体中表现为正常生理状态，通过"生"与"克"的不断调整，保持着动态平衡。

二、五行相乘相侮

1. 五行相乘　相乘指乘虚侵袭。五行相乘是指五行之间过度的克制和制约，即过

度相克。因为相乘是由相克过度演化而来,因此五行相乘的次序与相克相同,即木乘土、土乘水、水乘火、火乘金、金乘木。

五行相乘主要是由于相克的两行"太过"或"不及"引起。

(1)某一行过于亢盛,因而对其所胜的一行过度制约,使其虚弱,从而打破平衡关系。以木克土为例,如果木行过于旺盛,就会过度克制土,导致土行虚弱不足,称为"木乘土"。

(2)某一行过于虚弱,则克其的一行乘虚侵袭,使虚弱的一行更显虚弱,难以维系平衡关系。以木克土为例,如果土行过于虚弱不足,木克土的力量相对增强,使土行更显不足,称为"土虚木乘"。

2. 五行相侮　相侮含有恃强凌弱的意思。五行相侮是指任意一行本身太过,原来克制它的那一行,非但不能克制它,反而被其反向制约,又称反克,也称反侮。由于它反向克制的特点,五行相侮的次序与相克、相乘是相反的,即木侮金、金侮火、火侮水、水侮土、土侮木。

五行相侮产生的原因,也可由于相克的两行"太过"或"不及"引起。

(1)某一行过于亢盛,使原来克它的一行不能制约它,反而被异常亢盛的一行反向克制。以金克木为例,如果木行过于亢盛,则金行不仅不能制约木行,反而会被木行欺侮,称为"木侮金"。

(2)某一行虚弱不足,不能够制约原先所克的那一行,反而受到其反向克制。以金克木为例,金行如果虚弱不足,则木行就相对偏亢进,金行不但不能制约木行,反而被木行反向克制,称为"金虚木侮"。

五行相乘相侮是系统平衡破坏时的表现。相乘是五行间递向克制太过,相侮则是与相克次序相反的克制异常。发生相乘时,有时也可同时出现相侮;发生相侮时,有时也可同时伴有相乘,两者是休戚相关的。

3. 五行胜复　主要是指胜气和复气之间的关系,五行中某一行过于亢盛(即胜气),则会引起其克制一行(即复气)的报复性制约,从而使五行系统从异常状态中复归于协调和稳定。胜气出现的原因主要有两种:一是由于五行中某一行太过;二是由于五行中某一行不足而导致原本克制其的另一行相对偏盛。复气是因胜气的出现而产生的,报复性制约胜气,使五行之间复归平衡。

五行胜复的规律是:"有胜则复"。以木行的偏盛为例,木行为胜气,过度克制土行,土行因而衰弱,不能克制水行,水行因此偏盛而加剧克制火行,火行减弱不能克制金行,金行因而旺盛,最终金行将太过的木行克制下去,系统恢复正常。这个过程中,木行为胜气,金行为复气。五行胜复是系统整体对于太过或不及的异常状态进行自我调节的机制,旨在使其恢复正常的五行制化调节状态。中医护理过程中,可以根据这个反馈调节机制,说明人体系统出现异常时的自我调节过程,并指导疾病的治疗与护理。

任务三　五行学说在中医护理中的应用

五行学说不断运动和相互联系的观点已成为中医学理论体系的重要组成部分,也是指导中医护理学发展的重要理论基础。中医护理学运用五行特点,分析归纳人体结构及功能;运用五行乘侮胜复规律分析疾病发生发展规律,并据此采用合理的护理措施帮助患者达到疾病预防、治疗和康复的目的。

一、说明人体的组织结构

中医五行学说将自然界与人体通过五行系统联系起来,阐释了人与自然界相适应、天人一体的自然规律。它将人体的五脏分别纳入五行系统之中,以五行的特性来说明五脏的生理功能。如木有枝叶条达、生长舒展的特性,肝属木,故有疏通气血、调畅情志的功能,肝气应保持柔和舒畅、升发条达的特性,才能维持其正常的生理功能。火有温热、升腾、光明的特性,心属火,因而能够主持血脉、维持体温。土有生化万物的特性,脾属土,故能运化水谷,化生精微物质以营养人体。金有清净、收敛的特性,肺属金,因而能够清除废气,保持人体的洁净。水有滋润、闭藏的特性,肾属水,故有调节水液、藏精的功能。

人是一个有机整体,心、肝、脾、肺、肾五脏的功能活动不是孤立的,而是相互联系、有机配合的。中医学五行理论,充分运用了五行生克制化规律,阐释健康状态下,五脏生理功能的内在关系。五脏相生的次序是:肝生心,心生脾,脾生肺,肺生肾,肾生肝。以肝生心为例,《黄帝内经素问》中说:"肝藏血,心行之。"意为肝有调节血量的功能,而心主血脉,肝藏血功能正常必有助于心的功能正常发挥。五脏相克的次序是:肝克脾,脾克肾,肾克心,心克肺,肺克肝。以肝克脾为例,脾主运化,为脏腑提供营养物质。如果肝气郁结、肝气过于旺盛,就会对脾克伐太过,影响脾的运化功能。

二、分析疾病的发生规律

五行学说不仅可以说明生理状况下脏腑间的关系,也可以说明脏腑间在病理情况下的相互影响。人体正常生理状态下的五行制化调节失衡的时候,疾病由此产生。当邪气侵犯人体时,由于五行同气相求,因此外邪多先伤及其五行属性相同的脏腑。例如肝、春同属木行,肝对应于春;心、夏同属火行,心对应于夏;脾与长夏同属土行,脾气对应于长夏;肺、秋同属金行,肺对应于秋;肾、冬同属水行,肾对应于冬。五脏在其所对应的季节最易受到相应邪气的侵袭而发病,如春多发肝病,夏多发心病,长夏多发脾胃病,秋多发肺病,冬多发肾病,形成季节性多发病。

由于五脏相生关系变化引起的疾病过程,可以分为母子相及与相乘相侮两种。母病及子是指疾病由母脏传到子脏的病理过程。例如肾属水,肝属木,水生木,肾为母脏,肝为子脏。肾病波及于肝,就称为母病及子。子病及母是指疾病由子脏传到母脏的病理过程。例如肝属木,心属火,木生火,肝为母脏,心为子脏。如果心血不足引起肝血亏虚,就称为子病及母。

由于五脏相克关系变化引起的疾病过程,包括相乘和相侮两个方面的变化。相乘方面,以肝与脾之间的病理影响为例,肝属木,脾属土,木克土,如果肝气郁结、过于亢盛,就会影响脾的运化功能,称为肝乘脾;相侮方面,以肺和肝为例,肺属金,肝属木,金克木,肝气太盛,如患者出现暴怒的情况,肺不仅无力制约肝气,反而会被肝火克制,出现面红耳赤、咳嗽咯血的肝火犯肺的症状,称为木侮金。

三、掌握疾病的防治与护理

1. 预防疾病 人体内的五行系统与自然界是相通相系的,人体的生理变化受到内外环境的影响。护理人员在进行预防宣教时应把握五行系统的基本规律,帮助患者在生活中顺应五行的生克制化,实现系统内外五行制化的平衡发展,达到防病于未然的目的。例如人体的脏腑之气会随着季节气候的演变而产生相应的生理变化,春易伤风,夏易中暑,秋易伤燥,冬易病寒。人们如果能够根据时令变化早做增减衣物,调整起居的预防措施,那么就可以避免或者减少一些季节性疾病的发生了。

2. 指导疾病诊断与治疗 人体作为一个有机整体,内脏疾病可以反映到体表的组织器官,出现声音、肤色、脉相等多方面的变化,因此临床诊断可结合五行的特点来推断病情。例如在护理评估时,护士观察到患者的面为赤色,口味苦,脉象洪,赤色、苦味和洪脉均对应火行的属性,心属火,因此可推测可能为心火旺盛的疾病。

在疾病的治疗中,五行学说可以指导不同色、味药物的选择搭配、针灸取穴等治疗方法。治疗过程中不仅要处理病之本脏,还要考虑其他脏腑之间的关系,避免其五行系统调整太过或不及。根据五行相生的规律,治疗上可采用补母和泻子的方法。补母是指当某一脏出现虚弱的表现,不仅要补益本脏,还要同时补益母脏。例如肾生肝,当肝不足时,除了运用补肝的药物,还要补肾。泻子是指某一脏太过时,不仅泻除本脏的盛气,还要泻除其子脏。根据五行相克的规律,治疗上多采用"抑强扶弱"的原则。抑强用于相克太过时,抑制克者的过强属性;扶弱是指相克不及时增强被克者的衰弱属性。

3. 指导疾病护理 中医护理以五行学说为依据,关注病变局部与整体的联系,关注患者内环境与外环境的沟通,以变化联系的观点开展施膳护理、施治护理、情志护理等工作。以饮食和起居为例,人类常用的食物多分为酸、苦、甘、辛、咸五类,与五脏之气分别相合。肝喜酸,心喜苦,脾喜甘,肺喜辛,肾喜咸。气候也与五脏相合,夏季心病较多发,这是因为心属火,夏季也属火,因此在护理患者有心方面的疾病时,护士应嘱其平静心神,避免因心绪不宁而使夏季时心火更旺,膳食方面可选择苦味的食物,如苦瓜、绿豆等。此外,五行相克、以情胜情的中医情志护理原则有助于疾病的治疗。正如《素问·阴阳应象大论》指出的:怒伤肝,悲胜怒;喜伤心,恐胜喜;思伤脾,悲胜思;忧伤肺,喜胜忧;恐伤肾,思胜恐,帮助患者合理调节情绪,有助于人体五行系统的制化平衡。

知识链接

五福娃中所蕴藏的五行学说:五福娃是我国在举办 2008 年奥运会时的吉祥物,它的设计是我国传统文化与现代文明的成功结合,实现了中国传统哲学文化的传承与传播。五福娃由五个角色构成,熊猫福娃晶晶代表木、人形福娃欢欢代表火、藏羚羊福娃迎迎代表土、燕子福娃妮妮代表金、中华鲟福娃贝贝代表水。将五行与自然界的不同生物、不同生活环境相结合,很好体现了五行学说的事物本源特性。

项目三 阴阳学说和五行学说的关系

阴阳和五行学说是中国古代朴素的自然观和方法论,均属于世界本原的物质概念。两者渗透入中医领域后,对中医学理论体系的形成起到指导作用。阴阳学说和五行学说既各有所指,又相互关联。

阴阳学说主要阐释事物的阴阳属性和对立统一关系,五行学说说明物质的特性和生克关系;阴阳是五行的基础,五行是阴阳变化的具体承载形式。宇宙间的一切事物之间或者内部都存在矛盾对立的两面,即阴和阳:阴具有柔弱、向下、收敛、隐蔽等特征;阳具有刚健、向上、生发、积极等特性。自然界的万事万物,根据其特征又可分成五类:木、火、土、金、水,称为五行,五行是对万事万物五种不同属性的抽象概括。

阴阳与五行是密不可分的,阴阳包括五行,五行含有阴阳。任何一个具体事物都具有阴阳的两面性,即阴中有阳,阳中有阴。阴阳有动静,五行有生克,五行通过内部阴阳的矛盾运动,内蕴生克制化之机,最终形成稳定、动态的自动调控系统。

中医学将哲学的阴阳五行学说应用于医学领域,形成了较为系统的中医理论体系,为临床中医护理工作提供了坚实的理论基础和实践指导。

学习效果评价·思考题

1. 请简述阴阳的含义及其相互关系。
2. 请简述五行的含义及其相互关系。
3. 尝试运用阴阳学说分析人体健康与疾病状态。
4. 尝试运用五行学说分析人体健康与疾病状态。
5. 运用阴阳学说指导中医护理工作。
6. 运用五行学说指导中医护理工作。

(陶 莹)

第三章 藏象学说

学习目标

1. 识记五脏、六腑的基本概念。
2. 识记奇恒之腑的功能与特点。
3. 理解五脏、六腑的相互关系。
4. 理解精、气、血、津液作用及相互关系。
5. 学会运用藏象学说指导护理工作。

项目一　藏象学说的基本概念与特点

案例导入

患者小王,19岁,女大学生。来院就诊时面部可见密集的炎性丘疹,头部部分丘疹化脓,面红瘙痒,咽痒胸闷,口干烦渴,尿赤舌红,苔黄腻,脉浮滑数。

患者主诉:喜食辛辣食物。诊断为痤疮,试以藏象学说为依据,分析该患者症状之间的联系,并提供生活护理指导。

分析提示

痤疮易发面部与肺的功能有关,可从肺与形体官窍的关系入手分析患者的症状。生活护理可结合患者日常习惯给予对症指导。

藏象学说是关于人体生理和病理生理的理论,主要研究人体各脏腑、组织器官的生理功能、病理变化及其关系,以及人体内外环境之间联系的学说,它是历代医家在医疗实践的基础上,在阴阳五行学说的指导下,概括总结形成的,是中医学理论体系中极其重要的组成部分。

"藏象"一词,出自《素问·六节藏象论》。藏,指隐藏于体内的内脏;象,指表现于外的生理、病理现象。藏象,指隐藏于体内的内脏实体及其对外表现出来的生理活动和病理现象。藏象学说的构建与《周易》象的理论和方法颇有渊源。其"以象测藏"的方法,由表及里地将脏腑的生理功能、系统联系及其与自然界相呼应的规律有机联系成一个整体,构成了中医藏象学说的核心内容。人体作为一个统一的整体,内脏虽然隐藏于体内,但是它的各种变化会在体外表现出一定征象,人们也可以通过观察这些外在的征象,了解内脏的情况。

　　藏象学说的形成主要依赖于三个方面:一是来源于古代的解剖知识。《灵枢·经水》中已提及解剖之说,《灵枢·肠胃》及《难经·四十二难》等古医籍更是详细描述了人体脏腑的解剖形态、重量、色泽、容积等。藏象学说中的脏腑概念与西医学中内脏的解剖名称有差别,但其理论构建是以初始解剖概念为基本依据的。二是通过观察人体生命活动中生理、病理现象,来研究内脏的活动规律及其相互关系。例如因皮肤受凉而感冒,会出现鼻塞、流涕、咳嗽等症状,因而认识到皮毛、鼻窍和肺之间存在着密切联系。三是长期医疗经验的总结。如从一些补肾药能加速骨折愈合的认识中产生了"肾合骨"之说。

　　藏象学说阐释的主要内容包括:一是内脏生理功能和病理变化;二是五脏与形体官窍之间的关系,如五脏与五体及五官九窍之间的联系等;三是脏腑之间的关系。藏象学说以脏腑为基础,脏腑是内脏的总称。依据脏腑生理功能特点,可分为脏、腑、奇恒之腑三类。脏即五脏,包括肝、心、脾、肺、肾。五脏共同的生理特点是化生和贮藏精气;腑即六腑,包括胆、胃、小肠、大肠、膀胱、三焦。六腑的共同生理特点则受盛和传化水谷;奇恒之腑包括脑、髓、骨、脉、胆、女子胞。

　　中医藏象学说与阴阳五行学说一样,将人体视作一个有机系统,通过维持内外环境的动态平衡达到健康状态。因此,在学习藏象学说的过程中需要采用联系和整体的观点。藏象学说中的脏腑并不单是一个解剖学的概念,而是概括了人体某一系统的生理和病理学概念。一个脏腑的生理功能,可能包含着现代解剖生理学中多个脏器的生理功能;而现代解剖生理学中一个脏器的生理功能,则可能分散在藏象学说的某几个脏腑的生理功能之中。中医五脏的实质是人体与天地自然相对应的五大功能系统代名词。唐代孙思邈所著的《千金要方》记述了五脏六腑的轻重、大小、长短、阔狭、容量等,并且将五脏、五时(春、夏、长夏、秋、冬)、五方(东、南、中、西、北)、五体(筋、脉、肉、皮、骨髓)等共同纳入五行的范畴,说明脏腑器官之间以及与自然界之间的整体联系。

项目二　脏　　腑

任务一　五　　脏

　　五脏,包括心、肺、脾、肝、肾。五脏之间的各种生理功能是相互依存、相互制约的,其生理活动与自然环境的变化及精神因素密切相关。

一、心

心位于胸中,居两肺叶之间,有心包卫护于外。心,起着主宰生命活动的作用,其生理功能主要有两方面:一是主血脉,二是主神志。心开窍于舌,其华在面,在志为喜,在液为汗。手少阴心经与手太阳小肠经在心与小肠之间相互络属,因此心与小肠相为表里。

1. 心的主要生理功能

(1)主血脉:心主血脉,包括主血和主脉两个方面。心气能够推动血液在脉管中运行,且有助于血液生成。因此,《素问·五脏生成篇》说:"诸血者,皆属于心"。

心之所以能够维持血脉的运行,主要依赖于心气。心气充沛,才能维持正常的心力、心率和心律,血液才能在脉内川流不息,营养全身。进而出现面色红润光泽、脉象和缓有力等外在的表现。血液的正常运行,也有赖于血液本身的充盈。如果血衰少、血脉空虚,同样也能直接影响心脏的正常搏动和血液的正常运行。如果心气不足、血液亏虚、脉道不利,势必形成血流不畅或血脉空虚,从而可见面色无华、脉象细弱无力等外在表现,甚至会发生气血瘀滞、血脉受阻,导致面色灰暗、唇舌青紫、心前区憋闷和刺痛,以及脉涩结代等外在表现。

(2)主神志:心主神志,即心主神明,或称心藏神。神有广义和狭义之分。广义的神,是所有人体生命活动的外在表现,如人的面色、眼神、言语、肢体活动姿态等;狭义的神,是与心直接关联的神志,如人的精神、意识、思维活动。

虽然人的精神、意识和思维活动是大脑的生理功能,但在中医学藏象理论中则将人的精神、意识、思维活动不仅归属于五脏,而且主要归属于心的生理功能。古人之所以把心称作"五脏六腑之大主",是与心主神明的功能分不开的。

心主神志的生理功能与心主血脉的生理功能密切相关。血液是神志活动的物质基础,因此,心主血脉的功能异常,亦必然出现神志的改变。

2. 心与志、液、体、窍的关系

(1)心在志为喜:心的生理功能和精神情志的"喜"有关。藏象学说认为,人对外界信息引起情志变化,是由五脏的生理功能所化生,故把喜、怒、忧、思、恐称作五志,分属于五脏。适度的喜属于良性刺激,有益于心的生理功能。但是如果喜乐过度,则又可使心神受伤。

(2)心在液为汗:汗是由津液生化而成的,血与津液又同出一源,因此有"汗血同源"的说法。血为心所主,心血充足,则津液充足,汗液也不会匮乏。而且汗的生成受到心神的调节,例如精神紧张时会出汗,因此又称"汗为心液"。

(3)心在体合脉,其华在面:全身的血脉都属于心。当心气旺盛,血脉充盈时,面部红润有泽;当心气不足时,则可见面色苍白、晦滞;血虚则面色无华;血瘀则面色青紫等。

(4)心在窍为舌:心的生理病理表现可以通过舌象的变化表现出来。如心的阳气不足,则舌质淡白胖嫩;心的阴血不足,则舌质红绛瘦缩;心火上炎则舌红,甚至生疮;若心血瘀阻,则舌质暗紫或有瘀斑;心神志失常,则舌卷、舌强、语謇或失语等。

二、肺

肺位于胸腔,左右各一个。由于肺在五脏之中,所处位置最高,故称"华盖"。肺叶娇嫩,不耐寒热,易被邪侵,故又称"娇脏"。肺为魄之处、气之主,在五行属金。肺的主要生理功能是:主气、司呼吸;主宣发肃降;通调水道;朝百脉而主治节。肺上通喉咙,外合皮毛,开窍于鼻,在志为忧,在液为涕。手太阴肺经与手阳明大肠经相互络属于肺与大肠,故肺与大肠为表里。

1. 肺的主要生理功能

(1) 主气、司呼吸:肺主气的功能主要包括一身之气和呼吸之气。全身之气都由肺所主。特别是宗气的生成,主要来源于肺吸入的清气与脾消化饮食后,吸收的精微物质的结合。呼吸之气,指肺是体内外气体交换的场所。通过不断的呼浊吸清、吐故纳新,从而保证了人体新陈代谢的正常进行。

(2) 主宣发和肃降:肺主宣发的生理作用,主要体现于三个方面:一是排出体内浊气;二是将脾所转输水谷精微布散到全身;三是将代谢后的津液化为汗液,排出体外。因此,肺失于宣散,即可出现呼气不利、胸闷、咳喘,以及鼻塞、喷嚏和无汗等病理现象。肺主肃降的生理作用,主要体现于三个方面:一是吸入自然界的清气;二是将肺吸入的清气和由脾转输至肺的水谷精微向下布散;三是肃清肺和呼吸道内的异物。肺的宣发和肃降,在生理情况下互依互存,在病理情况下相互影响。

(3) 通调水道:肺对体内水液的运行起着疏通和调节的作用。肺不但能将津液和水谷精微宣发至全身,而且代谢之后以汗液的形式排泄出毛孔;肺不但能将吸入之清气下纳于肾,而且也将体内的水液不断地向下输送,经肾和膀胱的作用,生成尿液而排出体外。如果肺的通调水道功能减退,将会发生水液在体内停聚,出现痰饮、水肿等病变。

(4) 朝百脉、主治节:肺与全身的血脉都有密切联系。血液通过经脉聚会于肺,通过肺的呼吸,进行气体的交换,然后再输送到全身,因此肺的作用是助心行血。心脏搏动是血液运行的基本动力。而血液运行,又依赖于气的推动,肺主呼吸,因而调节着全身的气机,所以血液的运行,亦有赖于肺气的调节。肺主治节作用,主要体现于四个方面:一是肺主呼吸,人体的呼吸运动通过有节奏地一呼一吸,完成气体交换;二是治理和调节气机,调节其升降出入运动;三是助心行血;四是调节津液的运行和排泄。肺主治节,实际上是对肺主要生理功能的高度概括。

2. 肺与志、液、体、窍的关系

(1) 肺在志为忧:忧愁和悲伤,都属于非良性刺激的情绪反映,对人体生理活动的影响,主要是不断地消耗气,因而忧和悲同属肺志。悲忧的情绪易于伤肺,反之,在肺虚时,较易于产生悲忧的情绪变化。

(2) 在液为涕:涕有润泽鼻腔的功能。鼻为肺窍,正常情况下,鼻涕润泽鼻窍而不外流。如果肺寒,则鼻流清涕;肺热,则流黄浊涕;肺燥,则少涕。

(3) 在体合皮、其华在毛:肺具有宣发卫气、输精皮毛等生理功能。当肺的生理功能正常,则皮肤致密、有光泽,能够抵御外邪侵袭;反之,肺气虚时,易多汗、易于感冒,或出现皮毛憔悴枯槁等现象。

（4）在窍为鼻：肺开窍于鼻，鼻与喉相通而联于肺，鼻和喉是呼吸的门户，故有"鼻为肺之窍"、"喉为肺之门户"的说法。鼻的嗅觉与喉部的发音，都是肺气的作用。所以肺气和、呼吸利，则嗅觉灵敏，声音能彰。《灵枢·脉度》说："肺气通于鼻，肺和则鼻能知臭香矣。"正由于肺开窍于鼻而与喉直接相通，所以外邪袭肺，多从鼻喉而入；肺的病变，也多见鼻、喉的证候，如鼻塞、流涕、喷嚏、喉痒、音哑和失音等。

三、脾

脾位于中焦，在膈之下。它的主要生理功能是主运化、升清和统摄血液。足太阴脾经与足阳明胃经，相互络属于脾胃，脾和胃相为表里。脾和胃同属于消化系统的主要脏器，机体的消化运动主要依赖于脾和胃的生理功能。机体维持生命活动和气血津液的生化，有赖于脾胃运化的水谷精微。脾开窍于口，其华在唇，在五行属土，在志为思，在液为涎，主肌肉与四肢。

1. 脾的主要生理功能

（1）脾主运化：脾具有把食物化为精微物质，并运输至全身的生理功能。脾的运化功能，可分为运化水谷和运化水液两个方面。

运化水谷是指对饮食物的消化和吸收。胃和小肠消化与吸收食物之后，必须依赖于脾的运化功能，才能将水谷化为精微物质。同时，也有赖于脾将水谷精微输送到全身。因此，脾的运化功能旺盛，机体的消化吸收功能才能健全，才能为机体提供充分的营养，确保正常生理活动。反之，若功能失常，则出现腹胀、便溏、食欲不振，以至倦怠、消瘦等病变。

运化水液是指对水液的吸收、转输和布散作用。被吸收的水谷精微中多余水分，将转输至肺和肾，通过肺、肾的气化功能，化为汗和尿排出体外。因此，脾的运化水液功能正常，就能防止水液在体内停滞。反之，会引发水肿等问题。

脾胃的功能，在养生护理方面有着重要意义。在日常生活中不仅要注意饮食营养，而且要善于保护脾胃；如在患病时，针对病情进行忌口，用药时也要顾及脾胃等等，都是其具体应用。

（2）脾主升清："升清"指水谷精微等营养物质的吸收和上输于心、肺、头目，进而通过心肺的作用化生气血，用以营养全身。脾的升清功能正常，水谷精微等营养物质才能吸收和正常输布，使机体内脏不致下垂。若脾气不能升清，则可出现头目眩晕、腹胀、泄泻等症，脾气下陷，则可见久泄脱肛，或内脏下垂等病症。

（3）脾主统血：脾具有统摄血液在经脉之中运行的功能。脾统血主要依赖气的固摄作用。脾的运化功能健旺，则气血充盈，固摄作用也较健全，不会出现出血；反之，易导致便血、尿血、崩漏等症状。

2. 脾与志、液、体、窍的关系

（1）脾在志为思：思虑过度等情况，会影响气的正常运动，导致气滞和气结。由于气结于中，影响了脾的升清，所以常能导致不思饮食、脘腹胀闷、头目眩晕等症。

（2）脾在液为涎：涎具有保护口腔黏膜、滋润口腔的作用，进食时有助于食品的吞咽和消化。在正常情况下,涎液上行于口中,但不会溢出。若脾胃不和,往往导致涎液分泌急剧增加,口涎会不自觉流出。

(3)脾在体合肌肉、主四肢:脾能够运化水谷精微,全身的肌肉都需要依靠营养物质,使其健壮。因此,脾的运化功能强健,则人体肌肉壮实;脾胃的运化功能障碍,则肌肉瘦削无力。人体的四肢,同样需要脾所运化的营养物质。因此,脾气健运,则四肢活动有力;若脾失健运,则四肢倦怠无力。

(4)脾在窍为口,其华在唇:脾主消化,因此饮食、口味等与脾的功能有关。脾胃健运,则口味正常、食欲旺盛;若脾失健运,则会出现口淡无味、口腻、口苦等异常的味觉,影响食欲。脾的功能状态会在口唇的色泽上表现出来。口唇的色泽红润,说明脾的运化功能良好。

四、肝

肝位于腹部,右胁之内。肝的主要生理功能是主疏泄和主藏血。肝开窍于目,主筋,其华在爪,在志为怒,在液为泪。足厥阴肝经与足少阳胆经相互络属于肝胆之间,肝与胆互为表里。

1.肝的主要生理功能

(1)肝主疏泄:肝主升、主动的生理特性,使其能够调畅全身气机,推动血和津液运行。肝的疏泄功能,主要表现在以下四个方面。

1)调畅气机:机体各脏器的活动,有赖于气的升降出入运动。肝的疏泄功能能够调节气的平衡。肝的疏泄功能正常,则气血调和、经络通畅,脏腑、器官等活动正常。如果肝的功能异常,则肝的疏泄功能减退时,会出现胸胁、两乳或少腹胀痛不适等病理现象;如肝的疏泄功能过盛时,会出现头目胀痛、面红目赤、易怒等病理表现。

2)促进血与津液的运行:肝的疏泄功能通过调畅气的运动促进血液循环和津液代谢。气机郁结时,可导致妇女经行不畅、痛经、闭经等,也会导致痰饮、水肿。

3)协助脾胃的运化功能:肝通过疏泄作用协调脾胃的运化功能。如肝的疏泄功能异常,不仅能影响脾的升清功能,出现眩晕、泄泻等病证,还能影响胃的降浊功能,出现嗳气、腹胀等表现。胆与肝相连,胆汁的分泌与排泄,也是肝主疏泄功能的一部分;肝气郁结,会出现胁下胀满、疼痛、口苦、黄疸等病证。

4)调畅情志:正常的情志活动,依赖于气血的正常运行。肝的疏泄功能通过调畅气机调节情志活动。肝的疏泄功能正常,则气血和调、心情开朗;肝的疏泄功能减退,则肝气郁结、心情抑郁。反之,在反复持久的情志异常影响下,也会影响肝的疏泄功能。

此外,妇女的排卵和月经来潮、男子的排精,与肝的疏泄功能也有密切关系。

(2)主藏血:肝有贮藏血液、调节血容量和防止出血的功能。肝内须贮存一定的血量,才能濡养自身,抑制肝阳过亢,维护肝的疏泄功能。肝通过调节人体各部分血量的分配,支持正常生理活动。人体各部分的血量,在肝的调节下,随着机体活动量的增减、情绪的变化,以及外界气候的变化等因素而改变。当机体活动剧烈或情绪激动时,肝脏就把所贮存的血液向机体的外周输送,以供机体的需要。当人体在安静休息及情绪稳定时,机体外周的需血量相对减少,部分血液便藏之于肝;当肝藏血不足时,可引起头晕目眩、肢体乏力、月经量少,甚则闭经;当肝不能藏血时,会导致各种出血,如吐血、便血、月经量多,甚则崩漏等。

2. 肝与志、液、体、窍的关系

(1)肝在志为怒:怒是机体的一种不良刺激,可使气血上逆、阳气升泄。大怒势必造成肝的阳气升发太过,称为"怒伤肝"。如果肝的阴血不足,肝的阳气升泄太过,则稍有刺激,即极易发怒。

(2)肝在液为泪:泪有滋润眼睛、保护眼睛的功能。正常情况下,泪液润目而不外溢,但在异物侵入目中时,泪液即可大量分泌,起到清洁眼目和排除异物的作用。病理情况下,可出现两目干涩、目眵增多等。在极度悲哀的情况下,泪液的分泌也可大量增多。

(3)肝在体合筋,其华在爪:筋是联结关节、肌肉的组织,能够维持肢体、关节运动的屈伸或转侧。肝血的营养和肝阴的滋润保持筋的正常生理功能。如果肝阴血不足,会出现手足震颤、肢体麻木、屈伸不利、易疲劳等症。爪,包括指甲和趾甲。肝血充足,则爪甲坚韧明亮、红润光泽,否则爪甲软薄,易变形脆裂。

(4)肝在窍为目:肝的经脉上达于目,目的视力有赖于肝气疏泄和肝血营养。因而肝的功能是否正常,可以从目上反映出来。如肝阴不足,则两目干涩,视物不清或夜盲;肝火上炎,则目赤生翳等。

五、肾

肾位于腰部两侧,左右各一。肾在五行属水,因此它的主要生理功能为藏精,主生长、发育、生殖和水液代谢。肾主骨生髓,外荣于发,开窍于耳和二阴。在志为恐与惊,在液为唾。足少阴肾经与足太阳膀胱经相互络属于肾与膀胱,肾与膀胱相为表里。

1. 肾的主要生理功能

(1)藏精,主生长、发育与生殖:肾对于精气有闭藏的作用。精气是人体生长发育的物质基础。来自父母的"先天之精"和后天通过饮食摄入的"后天之精"相辅相成,在肾中密切结合形成肾中精气。肾中精气与机体生、长、壮、老、已的自然规律联系紧密。人在出生以后,"先天之精"不断地得到"后天之精"的培育,逐渐充盈肾中精气,出现了幼年时期的齿更发长等生理现象。肾中精气的不断发展,到了青春期,逐渐产生促进性腺发育成熟的物质,称作"天癸",于是男子就产生精子,女子就按期排卵,性腺的发育日趋成熟,具备生殖能力。以后,随着肾中精气由充盛转向衰退,天癸的生成亦随之而减少,甚至耗竭,人也就从中年而转入老年。

肾中精气的生理效应,可以概括为肾阴和肾阳两个方面。肾阴对机体各个脏腑组织器官起着滋养、濡润作用;肾阳对机体各个脏腑组织器官起着推动、温煦作用。肾阴和肾阳的平衡如果遭到破坏而又不能自行恢复时,即形成肾阴虚或肾阳虚。出现内热、眩晕、耳鸣、遗精、口舌少津等肾阴虚证候;或是出现疲惫乏力、形寒肢冷、腰膝冷痛、遗尿失禁、性功能减退和水肿等肾阳虚的证候。

(2)主水:主要是指肾有调节人体水液代谢的功能。肺、脾等内脏对津液的气化,均依赖于肾中精气的蒸腾气化,特别是尿液的生成和排泄,更是与肾中精气的蒸腾气化直接相关。而尿液的生成和排泄,在维持体内津液代谢平衡中起着关键作用。如果肾主水功能失常,则可引起尿少、水肿或者小便清长、尿量大增等病理现象。

(3)主纳气:指肾有摄纳肺所吸入的清气,协同体内外气体交换的功能。肺的呼吸如要保持一定的深度,有赖于肾的纳气作用。因此,肾的纳气功能正常,则呼吸均匀调和;若肾的纳气功能减退,呼吸就表浅,可出现气喘等病理现象。

2. 肾与志、液、体、窍的关系

(1)肾在志为恐:恐是人们对事物惧怕的精神状态,是一种机体的不良刺激。人在恐惧的状态中,上焦的气机闭塞不畅,气迫于下焦,下焦胀满,甚至导致遗尿。

(2)肾在液为唾:唾为肾精所化,有滋养肾中精气的作用。若多唾或久唾,则易耗损肾中精气。古代养生提倡以舌抵上腭,待津唾满口后,咽而不吐,则能回滋肾精。

(3)肾在体为骨,生髓,其华在发:肾的精气具有促进机体生长发育的功能。骨的生长发育,有赖于骨髓的充盈及其所提供的营养。如果肾精亏虚,骨骼失去骨髓的营养之源,便会出现小儿囟门迟闭、骨软无力,以及老年人的骨质脆弱、易于骨折等。齿与骨同出一源,牙齿也需要肾精滋养。肾中精气充沛,则牙齿坚固而不易脱落;肾中精气不足,则牙齿易于松动,甚至早期脱落。

头发的生长,全赖于精和血。青壮年时,由于精血充盈,则发长而光泽;老年人的精血多虚衰,毛发变白而脱落,这是正常规律。但如果未老先衰、头发枯萎、早脱早白者,与肾精不足和血虚相关。

(4)肾在窍为耳及二阴:耳的听觉灵敏与否,与肾中精气的盈亏有密切关系。肾中精气充盈,则听觉灵敏、分辨力较高;反之,可见听力减退,或见耳鸣,甚至出现耳聋。老年人的肾中精气多有衰退,因此听力多减退。

二阴指前阴和后阴。前阴是排尿和生殖的器官,后阴是排泄粪便的肛门。尿液的排泄须依赖肾的气化作用。因此,尿频、遗尿、尿失禁、尿少或癃闭,与肾的气化功能失常有关。肾的藏精和固摄作用与人的生殖功能密切相关。肾与后阴的关系主要通过影响脾、大肠和肛门的功能来实现。肾阴不足时,可致肠液枯涸而便秘;肾阳虚损时,可致阳虚便秘或阳虚泄泻;肾的固摄失常时,可致久泄滑脱。

任务二　六　腑

六腑,即胆、胃、大肠、小肠、膀胱和三焦。主要的生理功能是:消化食物,吸收精微,排泄糟粕。六腑在传化水谷的过程中需要保持通畅下行,因此也有六腑"以降为顺"、"以通为用"的说法。

一、胆

胆,居六腑之首,又属于奇恒之府。胆与肝相连,附于肝下,肝和胆互为表里。胆的主要生理功能是贮存和排泄胆汁,肝的疏泄功能调节胆汁的化生和排泄。若肝的疏泄功能正常,则胆汁排泄畅通,脾胃运化功能也健旺;反之,出现胁下胀满疼痛、食欲减退、腹胀、便溏等症;如果胆汁上逆,则可见口苦、呕吐黄绿苦水;如果胆汁外溢,则可出现黄疸。

二、胃

胃,又称胃脘,上接食道、下通小肠。胃的主要生理功能是受纳与腐熟水谷,即接受和容纳食物,并进行初步消化,形成食糜,下传于小肠,其精微经脾的运化而营养全身。胃的功能依赖于胃气的推动,胃气的运动以降为主,经胃腐熟后的饮食物必须下行入小肠,才能进一步消化吸收。所以说胃以通为和,以降为顺。胃失通降,不仅可以影响食欲,还会发生口臭、脘腹胀闷或疼痛,以及大便秘结等症状,胃气进而上逆,还可出现嗳气、恶心、呕吐、呃逆等症。

三、小肠

小肠位于腹中,其上口在幽门处与胃相接,其下口在阑门处与大肠相连。小肠与心互为表里。小肠的主要生理功能是受盛化物和泌别清浊。

1. 受盛化物　小肠接受经胃初步消化的饮食物,饮食物通过在小肠内的停留,促进进一步消化和吸收。小肠的化物功能是将经胃初步消化的饮食物,进一步进行消化,将水谷化为精微。

2. 泌别清浊　小肠将消化后的饮食物,分别为水谷精微和食物残渣两个部分。吸收其中的水谷精微,并将食物残渣向大肠输送。同时小肠也吸收了大量的水液,故又称"小肠主液"。尿液量的多少与小肠泌别清浊功能有关。如小肠的泌别清浊功能正常,则二便正常;反之,则大便变稀薄,而小便短少。小肠的功能与脾胃的升清降浊功能有联系。因此,小肠的功能失调,可引起浊气在上的腹胀、腹痛、呕吐、便秘等症,也可引起清气在下的便溏、泄泻等症。

四、大肠

大肠上接小肠、下接肛门,与肺互为表里。大肠的主要生理功能是接受经过小肠后所剩下的食物残渣,吸收其中多余的水液,形成粪便,经肛门而排出体外,大肠的传导变化依赖于大肠之气的推动。其功能失常会出现便秘、腹泻等。

五、膀胱

膀胱位于小腹中央,为贮尿器官。膀胱和肾互为表里,其主要生理功能是贮尿和排尿。膀胱的功能,全赖于肾气的固摄和气化作用。如果固摄不足,主要表现为尿频、遗尿、小便失禁;如果气化不利,则见尿闭、淋漓不爽等。

六、三焦

三焦分为上焦、中焦、下焦。它既是对人体胸腹部为及其所藏脏腑器官的划分,也是对某些人体生理功能的概括。上焦包括横膈以上的胸部、心脏、肺脏和头面部,称作上焦,也有人将上肢归属于上焦,上焦主气的升发和宣散,所以称"上焦如雾"。如果外邪侵犯上焦,可见心烦、心悸、咳嗽、胸闷等。中焦指膈以下、脐以上的上腹部和胃、脾、肝、胆、小肠。"中焦如沤"概括了脾胃肝胆在消化吸收方面的功能。如果中焦失常,则可见腹胀、呕吐、腹泻等。下焦包括胃以下的部位和脏器,如小肠、大肠、肾和膀胱等。下焦的生理功能概括了肾与膀胱在生成和排泄小便方面的功能,也称为"下焦如渎"。如果邪侵下焦,可见尿少、尿频、尿急、尿痛等肾与膀胱的病变。

三焦的生理功能主要包括以下两个方面。

1. 协调全身的气机和气化功能　元气,是人体的根本之气,它源于肾,经过三焦而充沛于全身,温养脏腑组织。如果元气虚弱、三焦运行不通,则可引起某些部位的气虚现象。

2. 主管水液运行通道全身的水液代谢　是由肺、脾胃和肠、肾和膀胱等许多脏腑的协同作用而完成的,三焦将脾、肺、肾联结形成水液输布系统。三焦所具有的疏通水道、运行水液作用,使其成为水液升降出入的通路。

三焦的上述两个方面的功能相互关联。水液的运行有赖于气的升降出入;人体的气又是依附于血、津液而存在的。因此,气升降出入的通道,必然是血或津液的通道;津液升降出入的通道,必然是气的通道。

任务三　奇 恒 之 府

奇恒之府,包括脑、髓、骨、脉、胆、女子胞六个脏器组织。它们形态多属中空,与六腑相似,而在功能上主要贮藏精气,与五脏类同,它不同于五脏六腑,但又具有脏腑的一些恒常特性,因此称为"奇恒之府"。

一、脑

脑居于颅内,由髓汇集而成。脑能够调节全身的生命活动,主宰五脏六腑的功能,是生命活动的中枢。中医学藏象学说,将脑的生理和病理统归于心而分属于五脏,把人的精神意识和思维活动统归于心,故曰"心藏神"。同时,又把神分为五种不同表现的神,即魂、魄、意、志、神,这五种神分别归属于五脏,但都是在心的统领下而发挥作用的。临床中发现,精神活动与心、肝、肾三者关系最为密切,因此精神活动的异常,多可从这三脏分析。人体各种感觉器官,分别接受外来的声、光、味等刺激,脑通过经脉接受刺激而产生感觉,从而主管感觉和运动。脑的功能失调可导致耳鸣、目眩及精神萎顿等病变。

二、女子胞

女子胞,又称胞宫,即子宫,位于小腹、膀胱之后。具有发生月经和孕育胎儿的功能。

女子约从 14 岁开始,女子胞逐渐发育成熟,月经来潮。成年受孕之后,子宫就成了孕育胎儿的场所。

女子胞主管的月经来潮和胎儿孕育,是一个复杂的生理活动过程。主要有如下三个方面的生理因素。

1. 肾中精气的作用　肾中精气充盈到一定程度时产生"天癸","天癸"具有促进性腺发育而至成熟的生理效应。成年时,在"天癸"的促发下,女子生殖器官发育成熟,月经来潮,为孕育胎儿准备条件。反之,进入老年,肾中精气逐渐衰少,而"天癸"亦随之衰少,甚至衰竭,则进入绝经期。

2. 冲、任二脉的作用　冲、任二脉,同起于胞中。冲为血海,能调节十二经脉的气血;任主胞胎,与女子妊娠有关。冲、任二脉的盛衰,受"天癸"的调节。幼年时期,肾中精气未盛,"天癸"未至,因此任脉未通,冲脉未盛,没有月经;进入老年,由于"天癸"逐渐衰竭,冲、任二脉的气血也逐渐衰少,因而进入绝经期,出现月经紊乱,以致绝经。临床上,由于某些原因引起冲、任二脉失调时,即可出现月经周期紊乱,甚至不孕等症。

3. 心、肝、脾三脏的作用　由于心、肝、脾对全身血液的化生和运行均有调节作用,而月经的来潮和周期,以及孕育胎儿,均离不开气血的充盈和血液的正常调节。因此,月经的来潮与心、肝、脾三脏的生理功能状态有关。

从藏象学说中,我们可以看到,人体是一个统一的有机整体,由脏腑、经络等许多组织器官构成。各脏腑、组织器官的功能不是孤立的,它们不仅在生理功相互制约、相互依存,而且还以经络为联系通道,彼此相互传递着各种信息,在气血津液的循环下,形成了一个协调和统一的整体。

知识链接

人体生、老、壮、已规律与肾中精气的关系

女子七岁,肾气盛,齿更,发长;二七而天癸至,任脉通,太冲脉盛,月事以时下,故有子;三七,肾气平均,故真牙生而长极;四七,筋骨坚,发长极,身体盛壮;五七,阳明脉衰,面始焦,发始堕;六七,三阳脉衰于上,面皆焦,发始白;七七,任脉虚,太冲脉衰少,天癸竭,地道不通,故形坏而无子也。丈夫八岁,肾气实,发长齿更;二八,肾气盛,天癸至,精气溢泻,阴阳和,故能有子;三八,肾气平均,筋骨劲强,故真牙生而长极;四八,筋骨隆盛,肌肉满壮;五八,肾气衰,发堕齿槁;六八,阳气衰竭于上,面焦,发鬓斑白;七八,肝气衰,筋不能动,天癸竭,精少,肾脏衰,形体皆极;八八,则齿发去。

《素问·上古天真论》

学习效果评价·思考题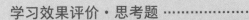

1. 藏象学说对临床护理工作有何指导意义。
2. 简述五脏的生理功能。
3. 简述六腑的生理功能。

（林　勋）

第四章　气、血、津液

学习目标

1. 理解气、血、津液对人体的作用。
2. 在临床护理工作中,运用气、血、津液的功能,分析实施辨证施护。

案例导入

患者,沈某,女,49岁,已婚,会计职业,平素性格多虑。就诊主诉:入院前无明显诱因而出现的身痒,持续3年,1年前自觉身痒较前加重,伴有尿黄1年,期间经退黄、激素治疗。由于患者不能接受激素治疗,曾先后3次自行停药,造成病情反复。近来1周身痒、尿黄等症较前加重,自觉乏力、四肢酸懒、恶心、呕吐、夜寐不安。观其形体消瘦、面目肌肤淡黄晦暗,其神不振。舌紫苔白腻,舌边有瘀斑,舌下络脉怒张,脉滑涩不利。中医诊断为:黄疸(瘀血阻络)。西医诊断为:原发性胆汁性肝硬化。

试从气血津液的角度分析患者出现这些症状的相关因素。从护理角度可为患者提供何种建议和护理干预。

分析提示

患者疾病和性格等原因均会导致气机循环不利,从而引起脏腑功能失常。护理干预可从气、血、津液与脏腑的关系进行分析。

气、血、津液是维持生命活动的基本物质。它们起源于脏腑,又滋养脏腑,在人体中流动不息,互相联系。本章节主要阐述气、血、津液的生成、作用及其相互关系。

项目一　气

任务一　气的基本概念

我国古代哲学家认为"气"是构成世界的最基本物质;宇宙间的一切事物,都是由气的运动变化而产生的。《素问·宝命全形论》中提到："人以天地之气生,四时之法成",这就是说,人的形体构成,实际上是以"气"为物质基础的。正如《医门法律》所言："气聚则形成,气散则形亡"。人的生命活动,需要从"天地之气"中摄取营养成分,以养五脏之气,从而维持机体的生理活动。

任务二　气 的 生 成

人体的气,来源于禀受父母的肾气、饮食物中的营养物质和存在于自然界的清气。通过肺、脾胃和肾等脏器综合作用,将三者结合起来维持气的循环。

气的生成,除了与先天禀赋、后天饮食营养,以及自然环境等状况有关外,还与肾、脾胃、肺的生理功能密切相关。肾、脾胃、肺等生理功能正常,人体的气才能充沛;反之,会形成气虚等病理变化。在气的生成过程中,脾胃的运化功能非常重要。因为生命活动的维持必须依赖饮食物的营养,而机体从饮食物中摄取营养物质,又完全依赖脾胃的受纳和运化功能,才能对饮食物进行消化、吸收,把营养物质化为水谷精气。来源于父母的"先天之精气",有赖于水谷精气的充养,才能发挥其生理效应。

任务三　气的生理功能

气是维持人体生命活动的最基本物质,具有多种生理功能。主要包括以下五个方面的作用。

1. 推动作用　气能够推动并激发各脏腑、经络等组织器官的生理活动,如血的生成和运行,津液的生成、输布和排泄等。如果气的推动、激活作用减弱,会出现早衰,或使脏腑、经络等组织器官的生理活动减弱,或使血和津液的生成不足和运行迟缓,从而引起血虚、血液运行不利和水液停滞等病理变化。

2. 温煦作用　气是人体热量的来源。气的温煦作用能够维持人体恒定的体温,具有温煦作用的气称为阳气。各脏腑、经络等组织器官、血和津液等液态物质,都要依靠气的温煦作用进行正常的生理活动。如果气的温煦作用减弱,会出现畏寒喜热、四肢不温、体温低下、血和津液运行迟缓等寒象;还可因某些原因,引起气郁化热,出现恶热喜冷、发热等热象。

3. 防御作用　气的防御作用,主要体现于护卫全身的肌表,防御外邪的入侵。发挥防御作用的气被称为"正气"。"正气"不仅能够预防外邪的入侵,还能够在外邪侵入机体致病后,与"邪气"斗争,促使疾病痊愈。

4. 固摄作用　气的固摄作用,可防止血、津液等液态物质的流失。具体表现在:固摄血液,可使血液循着血管而行,防止其逸出;固摄汗液、尿液、唾液、胃液、肠液和精液等,控制其分泌排泄量,防止其流失。气的固摄作用减弱,可导致各种出血、自汗、多尿或小便失禁、流涎、遗精和早泄等。

5. 气化作用　通过气的运动推进生命的产生、发育、成长、衰老等一系列变化。例如:气、血、津液的生成,需要将饮食物转化成水谷之精气,然后再化生成气、血、津液等;津液经过代谢,转化成汗液和尿液;饮食物经过消化和吸收后,其残渣转化成糟粕等等。气化作用的过程,实际上就是体内物质代谢的过程,是物质转化和能量转化的过程。

任务四　气的运动和运动形式

人体的气,是不断运动着的。它循行于全身各脏腑、经络等组织器官,时刻推动着人体的各种生理活动。气的运动,称作"气机"。在理论上可以归纳为升、降、出、入四种基本运动形式。

气的升降出入运动在脏腑、经络等组织器官的生理活动中得到具体体现。例如:肺的呼吸功能,呼气是出,吸气是入;宣发是升,肃降是降;脾胃和肠的消化功能,以脾主升清,胃主降浊来概括机体对饮食物的消化、吸收、输布和排泄过程;机体的水液代谢,是以肺的宣发肃降、脾胃的运化转输、肾的蒸腾气化和吸清排浊,来概括水液代谢的全过程。

气的升和降、出和入,是对立统一的矛盾运动。局部来看,每一种生理活动各有所侧重,如肝、脾主升,肺、胃主降等。整体来看,升和降、出和入之间必须协调平衡,才能维持正常的生理活动。当气的运动能够协调平衡各种生理功能时,称作"气机调畅";反之称为"气机失调"。

任务五　气的分类与分布

人体的气由于其主要组成部分、分布部位和功能特点的不同,可分为以下四种。

1. 元气　元气又称"原气"、"真气",是人体最根本的气,是人体生命活动的原动力。

(1) 组成与分布:元气依赖于肾中精气所化生,肾中精气以受之于父母的先天之精为基础,又赖后天水谷精气的培育。元气的盛衰可由先天禀受于父母之精后天水谷精气共同决定。元气是通过三焦而流行于全身的,作用于机体的各个部分。

(2) 主要功能:元气的主要功能推动人体的生长和发育,温煦和激发各个脏腑、经络等组织器官的生理活动。机体元气充沛,则各脏腑、经络等组织器官的活力就旺盛,机体强健而少病。若因先天禀赋不足,或因后天久病损耗,以致元气的生成不足或耗损太过时,就会形成元气虚衰而产生种种病变。

2. 宗气 宗气是由后天而成,是一种后天的根本之气。它积于胸中,输出后分为营气和卫气,输布全身。

宗气生成于肺从自然界吸入的清气和脾胃从饮食物中运化成的水谷精气。因此,肺的呼吸功能与脾胃的运化功能直接影响着宗气的旺盛与衰少。宗气贯注于心肺之脉,可影响心脉、肺及呼吸道功能。

宗气的主要功能有两个方面:一是温养肺和上呼吸道,维持呼吸和发声功能,如语言、声音、呼吸的强弱;二是温养心脉,维持气血的运行。

3. 营气 主要来自脾胃运化的水谷精气,由其中的精华部分所化生。营气分布于血脉之中,作为血液的组成部分营运于全身。营气的主要生理功能有营养和化生血液两个方面。营气将水谷精微中的精专部分提供给脏腑、经络等生理活动所需,同时又是血液的组成部分。

4. 卫气 卫气主要由水谷精气所化生,它的活动力特别强,流动很迅速。所以它不受脉管的约束,可运行于体内外组织器官之间。卫气的生理功能有三个方面:一是护卫肌表,防御外邪入侵;二是温养脏腑、肌肉、皮毛等;三是调节控制腠理的开合、汗液的排泄,以维持体温的相对恒定等。

项目二 血

任务一 血的基本概念

血即血液,是构成人体和维持人体生命活动的基本物质之一,具有营养和滋润作用。血必须在脉中运行,才能发挥生理效应。脉具有阻遏血液逸出的功能,亦称为"血府"。

任务二 血的生成

血主要由营气和津液所组成。营气和津液,都来自脾和胃消化吸收饮食物而生成的水谷精微。因此饮食营养的优劣和脾胃运化功能的强弱,直接影响着血液的化生。饮食营养的长期摄入不足,或脾胃运化功能的长期失调,均可导致血液的生成不足,而形成血虚的病理变化。

精和血之间存在相互资生和转化的关系。精藏于肾,血藏于肝。肾中精气充盈,则肝有所养,血有所充;肝的藏血量充盛,则肾有所藏,精有所资,故有"精血同源"的说法。

任务三　　血的生理功能

血具有营养和滋润人体的生理功能。血在脉中循行,内至脏腑,外达皮肉筋骨,循环不息,对全身各脏腑组织器官起着持续的营养和滋润作用。其作用具体体现在面色红润、肌肉强健、皮毛发润泽、感觉和运动的灵活自如等方面。如果血的生成不足或持久地过度耗损,或血的营养和滋润作用减弱,可引起头昏目花、面色不华或萎黄、毛发干枯、肢体或肢端麻木等临床表现。

血是机体精神活动的主要物质基础。人的精力充沛、神志清晰、感觉灵敏、活动自如,均有赖于血气的充盈,血脉的调和与流利。如出现血虚、血热或运行失常,均可出现精神衰退、健忘、多梦、失眠、烦躁,甚则可见神志恍惚、惊悸不安,以及谵狂、昏迷等神志失常的多种临床表现。

此外,血液运输浊气的功能,可将浊气经血液运送至肺,从呼气排出;或经血液运送至肾,从小便排出;或经体表,从汗排出。

任务四　　血　的　运　行

血在脉管中运行不息,流布于全身,环周不休。随着血的运行,为全身各脏腑组织器官提供了丰富的营养,以供其需要。

血液的正常运行,决定于气的推动作用和固摄作用。血运行的动力来自于心脏的搏动。血液正常的循行,与其他某些脏器生理功能相关,如肺的宣发和朝会百脉、肝的疏泄等,是推动和促进血液运行的重要因素;脾的统血和肝的藏血等,是固摄血液的重要因素。此外,脉道是否通畅,血的寒、热等,更是直接地影响着血液的运行。

项目三　津　　液

任务一　　津液的基本概念

津液,是机体各脏腑组织器官的内在体液及其正常的分泌物,如肠液、胃液和涕、泪等,是构成人体和维持人体生命活动的基本物质。

津和液都来源于饮食,有赖于脾和胃的运化功能而生成。津,一般性质较清稀、流动性较大,布散于体表皮肤、肌肉和孔窍,并能渗注于血脉,起滋润作用;液,性质较稠厚、流动性较小,灌注于骨节、脏腑、脑、髓等组织,起濡养作用。津和液在一定条件下可以相互转化。

任务二　津液的生成、输布和排泄

津液的生成，是通过脾、胃及大小肠的消化吸收功能而产生的。津液的输布和排泄，主要是通过脾的转输、肺的宣降和肾的蒸腾气化，以三焦为通道遍及全身。

脾胃通过经脉，一方面将津液灌及全身；另一方面，则将津液"上输于肺"。肺通过宣发作用，将津液输布于全身体表，以发挥津液的营养和滋润作用，津液通过代谢化为汗液而排出体外。另一方面，津液通过肺的肃降作用，向下输送到肾和膀胱，最后化为尿液而排出体外。此外，肺在呼气中也排出了大量的水分。

肾所藏的精气，是机体生命活动的原动力，能够促进脾、胃、肺、小肠等对津液的作用。全身的津液，最后亦都要通过肾的蒸腾气化，使"清者"蒸腾上升，从而向全身布散；"浊者"下降化为尿液，注入膀胱。通过尿液排泄调节全身津液的代谢平衡。因此，气的病变或脏腑的病变，均可影响津液的生成、输布、排泄，从而形成伤津、脱液等津液不足的病理变化，或形成内生水、湿、痰、饮等津液停滞积聚的病理变化。

任务三　津液的功能

津液有滋润和濡养的生理功能。如：布散于肌表的津液，具有滋润皮毛肌肤的作用；流注于孔窍的津液，具有滋润和保护眼、鼻、口等孔窍作用；渗入于血脉的津液，具有充养和滑利血脉的作用。津液也是组成血液的基本物质，为全身运输营养物质。津液能够容纳人体所产生的各种浊气、废物，并把它运送到相关器官，以尿液、汗液或呼吸的形式排出体外。

气、血、津液是维持生命活动的基本物质。三者可通过气化作用相互转化。不论是在生理功能上，还是病理变化上，气、血、津液之间都相互关联，因此临床护理中，应注重调节气、血、津液之间的关系。

知识链接

中医学里的气

机体从饮食物中吸取的营养物质，称作"水谷精气"、"谷气"；人体的正常生理功能和抗病能力，称作"正气"；致病的物质，称作"邪气"；体内异常的水液，称作"水气"；把中药的寒、热、温、凉四种性质和作用，称作"四气"等。由此可见，"气"在中医学里是一字多义，有作为"性质"，有作为"功能"，也有作为"气候"等。

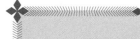

学习效果评价·思考题 ··

1. 简述气、血、津液的概念。
2. 简述气、血、津液的生理功能。

（林　勋）

第五章　经络学说

学习目标

1. 识记经络的基本概念和基本内容。
2. 理解经络的相互关系。
3. 运用经络学说指导护理工作。

项目一　经络的概念及经络系统的组成

案例导入

　　余某,女,43 岁,银行职业,2013 年 4 月 28 日初诊。左侧偏头痛、时眩晕、失眠 3 年。主诉:长期工作紧张劳累,生活要求严谨,情急时易发作。病时左侧头痛牵扯至左肩背,体瘦,烦躁易怒,口苦,两胁时有胀痛,大便干结,尿黄。血压 130/90 mmHg,诊断为"神经性偏头痛",用止痛药可暂时缓解,停药后常复发,平时隐隐作痛,舌红、苔薄黄,脉弦细。

　　请问:本例患者是属哪条经络疾病,相关的脏腑经络有几条? 头痛部位不同各由哪些经络所主?

分析提示

　　《黄帝内经》引入经络学说的基本概念和基本内容,以阐述人体的生理功能、病理变化以及自然界的关系,并将经络腧穴与医学结合,形成了具有特色的中医经络学说。试从经络的基本概念、基本内容和经络学说在中医学中的应用方面进行阐述。

任务一　经络的基本概念

一、经络

经络是运行全身气血、联络脏腑肢节、沟通上下内外的通路,是经脉和络脉的统称。

经犹如直行的径路,是经络系统的主干;络,则有网络的含义,是经脉的细小分支。经络内属腑脏,外络肢节,行气血,通阴阳,沟通表里内外,网络周布全身,把人体各个部分联结成一个统一的整体,以保持其功能活动的协调和平衡。这种平衡一旦遭到破坏,就会导致疾病的发生。

经络学说就是阐明经络在人体生命活动过程中的生理作用和病理变化规律的学说。《灵枢·经别》指出:"十二经脉者,人之所以生,病之所以成,病之所以治,病之所以起,学之所始,工之所止也。"《灵枢·经脉》:"经脉者,所以决死生,处百病,调虚实,不可不通。"充分说明了学习和研究经络学说的重要意义。经络的形成是古人在平时身体不适或疼痛时,经按压或锤击身体,发现能减轻痛苦或疾病。发现的针感传导通路,发现许多不同的位点(即腧穴),经反复检验与总结,通过体表病理现象,推理解剖生理知识的启发而形成的,是中国文明发展的奇葩。

经络和腧穴感应与传导现象及效应是针灸临床中最为常见的一种经络现象,一般是指用毫针、电针和按压等方法刺激人体穴位,所产生的一种酸、麻、胀、重等感觉,沿着古典经脉路线传导的现象,一直被人们认为是古人创立经络学说的主要依据。

经络和腧穴的感应主要特征:酸麻胀重、虫爬、麻跳、流水、冷感。其宽度与深度有时呈线状、有时呈绳索状,往往是在肌肉厚处较深处。感传有单方向:从四肢向胸腹;也有双方向:向经络两端。回流:由原传导路线向刺激穴位回流。一般传导速度:每秒0.1 m,也有不同速度。对脏腑影响:所达脏腑发生反应,明显与隐性,如按压或针刺足三里时肚腹中的胃肠运动有所改变。趋病性:调节病之所在。可阻滞性:如同河流之迂回,郗门阻内关之效。

二、经络系统

(1) 正经十二经脉:正经有十二条,即手三阴经、足三阴经、手三阳经、足三阳经,共四组,每组三条经脉,合称十二经脉。

(2) 十二经别:十二经别是十二经脉别出的经脉,分别起于四肢,循行于体内,联系脏腑,上出颈项浅部。阳经的经别从本经别出而循行体内,上达头面后,仍回到本经;阴经的经别从本经别出而循行体内,上达头面后,与相为表里的阳经相合。为此,十二经别不仅可以加强十二经脉中相为表里的两经之间的联系,而且因其联系了某些正经未循行到的器官与形体部位,从而补充了正经之不足。

(3) 十二经筋:十二经筋是十二经脉之气"结、聚、散、络"与筋肉、关节的体系,是十二经脉的附属部分,是十二经脉循行部位上分布于筋肉系统的总称,有联缀百骸、维络周身、主司关节运动的作用。

(4) 十二皮部:十二皮部是十二经脉在体表一定部位上的反应区。全身的皮肤是十二经脉功能活动反映于体表的部位,所以把全身皮肤分为十二个部分,分属于十二经,称为"十二皮部"。

(5) 奇经:奇经有八,即督脉、任脉、带脉、阴跷脉、阳跷脉、阴维脉、阳维脉,合称奇经八脉。奇经八脉有统率、联络和调节全身气血盛衰的作用。

(6) 络脉系统:络脉有别络、孙络、浮络之分。

1) 别络:别络有本经别走邻经之意,共有十五支,包括十二经脉在四肢各分出的络,躯干部的任脉络、督脉络及脾之大络。十五别络的功能是加强表里阴阳两经的联系与调节作用。

2) 孙络:孙络是络脉中最细小的分支。

3) 浮络:浮络是浮行于浅表部位而常浮现的络脉。

三、腧穴

腧穴是人体脏腑经络之气输注于体表的部位,又称穴位,穴道,孔穴。

腧等于输:转输,输注;穴:孔隙。

腧穴是人体上与脏腑器官和有关部位相联系的特殊区域。腧穴从属于经络,具有输注气血、反映病痛和感受信息的特性。《内经》中又将它称作"节"、"会"、"空"(孔)、"气穴"等。"腧"原写作"输",有"内外相输应"的意思,说明腧穴通过经络而与脏腑和其他部位相输通;"穴"是空隙凹陷的意思,说明腧穴多位于肌肉纹理和骨节空隙凹陷处。《千金要方》说:"肌肉纹理、节解缝会──宛陷之中,及以手按之,病者快然。"指按压腧穴处常较为敏感或呈现舒适感。

从形态结构的观察证明,穴位部的皮肤、皮下、肌层等组织内包含有各种感受器,游离神经末梢、神经束和神经丛等,形成敏感的区域。

现代把经络和腧穴的形态结构可归纳为:神经系统相关学说,体液学说,血管、淋巴管相关学说,结缔组织学说,内分泌免疫学说,肌肉学说,立体构筑学说等。

腧穴可分为十四经穴(经穴):十四经脉上的腧穴,有 361 穴。经外奇穴(奇穴):十四经脉之外的腧穴,有穴名的 78 穴。阿是穴(天应穴):无穴名,无固定位置,以痛为腧,敏感点,压痛点。

腧穴的基本特性:从经络理论来分析,腧穴从属于经络,是通过经络系统与体内的脏腑和有关部位相联系。形式上,腧穴与经络是"点"与"线"的关系。这些"点"有的直接与经脉相通,有的与其"支而横者"的络脉相通,位置有深有浅、区域有大有小,如位于四肢末端的穴位较小较浅,位于大关节附近的穴位则较大较深。《内经》称腧穴为"脉气所发"和"神气之所游行出入"处,即指腧穴为经络气血集散之处,这是腧穴输注气血的特点。

腧穴部感觉、色泽和形态的异常,在一定程度上能反映出脏腑经络的病变。其主要表现在压痛、酸楚、硬结、隆起、瘀血、松陷等。结聚,当是指皮下硬结等现象,这种现象的出现并不限定在四肢,更多见于躯干部穴位。腧穴既可反映局部软组织的疾患,还可反映脏腑病证。如肺脏病证常可在中府、肺俞、膏肓俞等穴出现压痛;胃下垂患者常在足三里处出现条索状物,中脘处出现结节,胃俞处出现凹陷等。据穴位能反映脏腑病症这一特点,近代还发现了一些新的穴位,如在小腿外侧部的足三里和上巨虚之间找到反应阑尾病变的阑尾穴。有学者还应用穴位温度测定、电学测定、光学测定等法,以进一步探索研究腧穴和脏腑及其疾病的关系。

明·汪机《针灸问对》说："经络不可不知,孔穴不可不识。不知经络无以知气血往来;不知孔穴无以知邪气所在。知而用,用而的,病乃可安。"指出了经络与穴位的关系及其重要性。针灸等法都是通过作用于腧穴而实现,它基于经络腧穴所具有的传导感应和调整虚实的功能。针刺穴位时所出现的"得气"和"行气"现象就是经络传导感应功能的具体表现。"刺之要,气至而有效",主要是指谷气。《千金翼方》说："凡孔穴者,是经络所行往来处,引气远入抽病也。"说明穴位是通过经络与人体各部发生联系,能"引气远入"而治疗有关病证。

近代大量的观察和研究证明,针刺穴位所起的调整作用是多方面的,除对神经系统功能有明显影响外,还对内分泌、呼吸、血液循环(包括微循环)、消化、排泄、防御等系统的功能,以及体温与物质代谢等方面的调节都有着不同程度的影响。

任务二 经络系统的组成

一、经络组成的一般规律

经络包括手或足、阴或阳、脏或腑。分布于上肢的为手经,分布于下肢的为足经;位于肢体内侧的为阴经,外侧的为阳经;脏为阴经,腑为阳经。

躯干部:手三阳经行于肩胛部;手三阴经从腋下走出;足阳明经行于前(胸腹),太阳经行于后(背),小阳于是行于侧面;足三阴经行于腹面(自内向外为少阴、阳明、太阴、厥阴)。

表里属络关系:脏腑表里关系肺与大肠、脾与胃、心与小肠、肾与膀胱、心包与三焦、肝与胆。

走向与交接规律:手之三阴,从脏走手;手之三阳,从手走头;足之三阳,从头走足;足之三阴,从足走腹。同名的手足阳经在头面部交接(头为诸阳之会),手足阴经在胸部交接,相为表里的阴经和阳经在四肢末端交接。

流注次序:

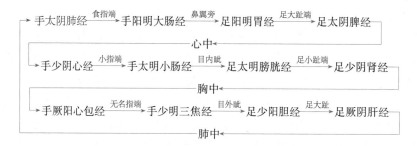

任脉:阴脉之海,督脉:阳脉之海,冲脉:血海,带脉:约束诸经。督任冲脉皆起于胞

中,同出会阴称为"一源三岐"。

二、十四经走行

1. 手太阴肺经(11穴) 自胸部外上方(中府穴),出腋下,沿上肢内侧前缘下行,过肘窝入寸口上鱼际,直出拇指之端(少商穴),见图5-1。

2. 手阳明大肠经(20穴) 起于示指桡侧端(商阳穴),经过手背行于上肢外侧前缘,上肩,至肩关节前缘,再向前下行入锁骨上窝(缺盆)。从锁骨上窝上行,经颈部至面颊,入下齿中,回出挟口两旁,左右交叉于人中,至对侧鼻翼旁(迎香穴),见图5-2。

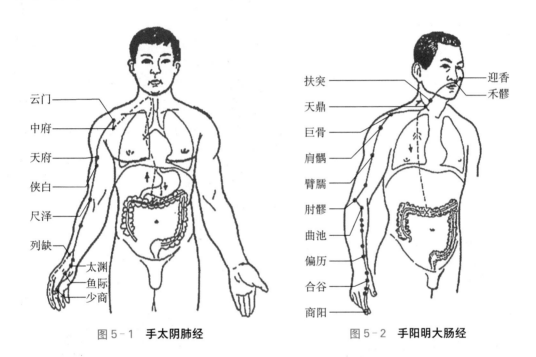

图5-1 **手太阴肺经**   图5-2 **手阳明大肠经**

3. 足阳明胃经(45穴) 自目下七分(承泣穴)向下沿鼻柱外侧,入上齿中,还出挟口两旁,环绕口唇,在颏唇沟处左右相交,退回沿下颌骨后下缘至大迎穴,沿下颌角上行过耳前经过上关穴,沿发际,至额前(头维穴)。

另从大迎穴前方下行至人迎穴,入缺盆,从缺盆出体表,沿乳中线下行,挟脐两旁(旁开2寸),下行至腹股沟处的气冲穴。而后下行大腿前侧,过膝盖,沿下肢胫骨前缘下行至足背,入足第二趾外侧端(厉兑穴),见图5-3。

4. 足太阴脾经(21穴) 起于足大趾内侧端(隐白穴),沿足内侧赤白肉际上行过内踝前缘,沿内腿内侧正中线上行,在内踝上8寸处,交出足厥阴肝经之前,沿大腿内侧前缘上行进入腹部挟脐两旁(旁开4寸)行至胸部(正中线旁开6寸),终于大包穴,见图5-4。

5. 手少阴心经(9穴) 起于心中,自腋下(极泉穴)沿上肢内侧后缘,过肘中,经掌后锐骨端进入掌中,沿小指桡侧,出小指桡侧端(少冲穴),见图5-5。

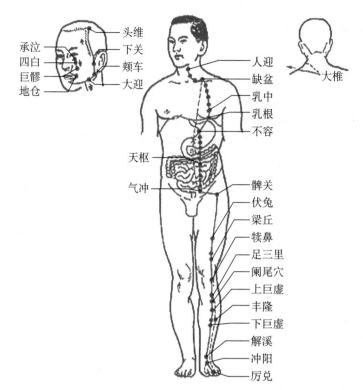

图 5-3　足阳明胃经

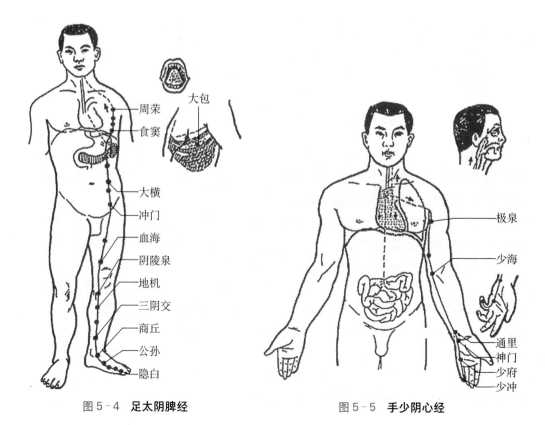

图 5-4　足太阴脾经　　　　图 5-5　手少阴心经

6. 手太阳小肠经(19穴) 起于小指外侧端(少泽穴),沿手背、上肢外侧后缘,过肘部,到肩关节后面,绕肩胛部,交肩上(大椎穴),前行入缺盆,从缺盆出来,沿颈部上行到面颊,至目外眦后,退行进入耳中(听宫穴),见图5-6。

7. 足太阳膀胱经(67穴) 起于目内眦(睛明穴),向上到达额部,左右交会于头顶部。从头顶部分别向后行至枕骨处,下行到项部(天柱穴),下行交会于大椎穴,再分左右沿肩胛内侧,脊柱两旁(1.5寸)到达腰部(肾俞穴),沿脊柱两旁下行,穿过臀部,从大腿后侧外缘下行至腘窝(委阳穴)。另一支从项(天柱穴)分出下行,经肩胛内侧,从附分穴挟脊(3寸)下行至髀枢(股骨大转子),经大腿后侧至腘窝中,与前支脉会合后下行穿过腓肠肌,出走于足外踝后,沿足背外侧缘至小趾外侧端(至阴穴),见图5-7。

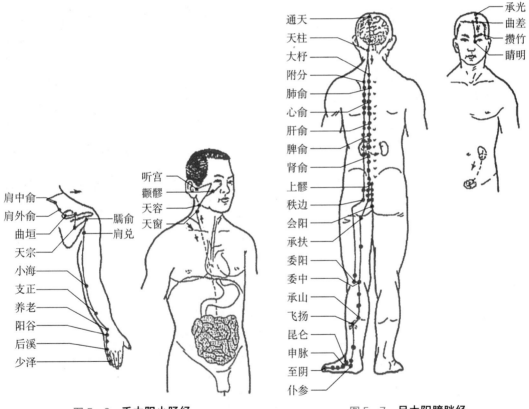

图5-6 手太阳小肠经　　　　图5-7 足太阳膀胱经

8. 足少阴肾经(27穴) 起于足小趾下,斜行于足心(涌泉穴),出行于舟骨粗隆之下,沿内踝后,分出进入足跟,向上沿小腿内侧后缘,至腘内侧,上股内侧后缘行至腹部,挟脐两旁(0.5寸),至胸部内侧(前正中线旁开2寸),止于俞府穴,见图5-8。

9. 手厥阴心包经(9穴) 走于胸中,从腋下三寸处(天池穴)向上至腋窝下,沿上肢内侧中线入肘,过腕部,入掌中(劳宫穴),沿中指桡侧,出中指桡侧端(中冲穴),见图5-9。

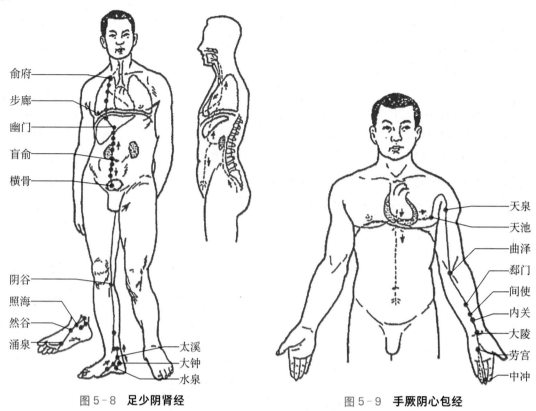

图 5-8　足少阴肾经

图 5-9　手厥阴心包经

　　10. 手少阳三焦经(23 穴)　起于无名指尺侧端(关冲穴),向上沿无名指尺侧至手腕背面,上行尺、桡骨之间,通过肘尖,沿上臂外侧向上至肩部,向前行入缺盆,布于膻中,从膻中分出,上行出缺盆行至项,沿耳后(翳风穴)直上出耳上角,然后屈曲向下经面颊部至眉梢外侧(丝竹空穴),见图 5-10。

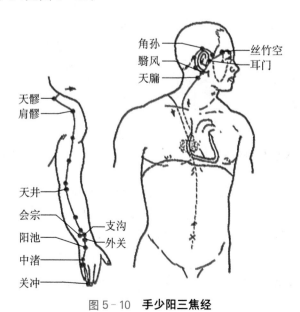

图 5-10　手少阳三焦经

11. 足少阳胆经(44穴) 起于目外眦(瞳子髎穴),上至头角(颔厌穴),再向下到(完骨穴),再折向上行,经额部至眉上(阳白穴),又向后折至风池穴,沿颈下行至肩上(肩井穴),前行入缺盆。从缺盆下行至腋,沿胸侧,过季肋,下行至环跳穴,再向下沿大腿外侧、膝关节外缘,行于腓骨前面,直下至腓骨下端,出外踝前,沿足背行于足第4趾外侧端(足窍阴穴),见图5-11。

12. 足厥阴肝经(14穴) 起于足大趾爪甲后丛毛处(大敦穴),向上沿足背至内踝前1寸处(中封穴),向上沿胫骨内缘,在内踝上8寸处交出足太阴脾经之后,上行过膝内侧,沿大腿内侧中线进入阴毛处,绕阴器,至小腹,挟胃两旁,向上穿过膈肌,分布于胁肋部(期门穴),见图5-12。

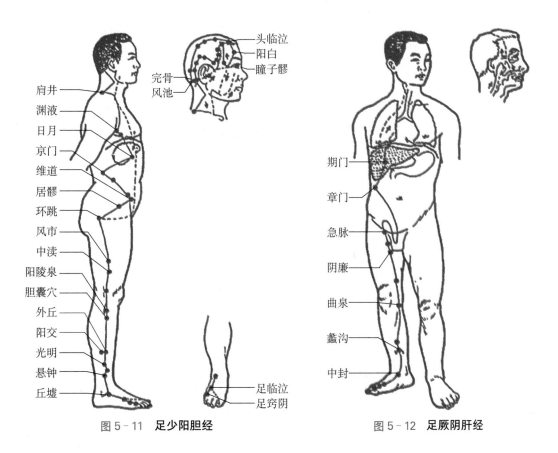

图5-11 足少阳胆经　　　　　　图5-12 足厥阴肝经

13. 督脉(28穴) 起于胞中,下出会阴(长强),沿脊柱里面上行,至项后风府穴处进入颅内,络脑,并由项沿头部正中线,经头顶、额部、鼻部、上唇,到上唇系带处(龈交),见图5-13。

14. 任脉(24穴) 起于胞中,下出会阴,经阴阜,沿腹部和胸部正中线上行,至咽喉,上行至下颌部,环绕口唇,沿面颊,分行至目眶下(承浆),见图5-14。

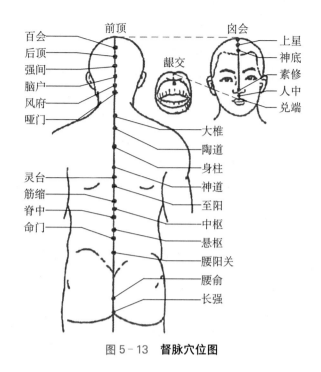

图 5-13　督脉穴位图

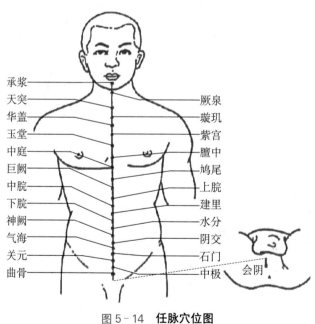

图 5-14　任脉穴位图

二、腧穴分布规律

腧穴经穴共361个,经外奇穴78个,分布在经络上的穴位,如同交通干线上的站点,也如同城市中的管道系统中的窨井,相同的外形还有不同的特点,具有以下规律。

1. 五腧穴　十二经脉分布于肘膝关节以下的井、荥、输、经、合穴。

从四肢末端向肘膝排列:井—手足之端,荥—掌指或跖趾关节之前,输—掌指或跖趾关节之后,经—腕踝关节以上,合—肘膝关节附近,以自然界水流作比喻。经气所出为井,所溜为荥,所注为输,所行为经,所入为合。

2. 原穴、络穴　①原穴:脏腑原气经过和留止的部位。"十二原","五脏有疾,当取十二原"。六阳经原穴单独存在于四肢,排列于输穴之后;六阴经以输为原。②络穴:络脉从经脉分出的部位各有一个腧穴,起联络表里两经的作用,"十五络穴"。十二经的络穴在肘膝以下,任脉鸠尾,督脉长强,脾之大络大包。

3. 俞穴、募穴　①俞穴:脏腑经气输注于背腰部的腧穴。足太阳膀胱经第一侧线上,依脏腑位置自上向下排列,每一脏一腑各有一俞穴,共十二穴。②募穴:脏腑经气汇聚于胸腹部的腧穴。有本经,有他经,有单穴,有双穴。每一脏一腑各有一俞穴,共十二穴,均位于躯干部。

4. 八会穴　脏、腑、气、血、筋、脉、骨、髓的精气聚会的八个腧穴。分布于躯干部和四肢部。腑会中脘脏章门,髓会绝骨筋阳陵,血会膈俞骨大杼,脉会太渊气膻中。

5. 郄穴　各经经气深集的部位。十二经、阴维、阳维、阴跷,阳跷各一个,计 16 个,位于肘膝以下。主治脏腑的急性病证,阴经郄穴治血证,阳经郄穴治痛证。

6. 下合穴　手足阳六腑之气下合于足三阳经的六个腧穴,又称"六腑下合穴",位于膝关节附近。主治六腑病证。

7. 八脉交会穴、交会穴　八脉交会穴:奇经八脉与十二经脉之气相交会的 8 个腧穴,位于腕踝上下。交会穴:指两经以上的经脉相交或会合处的腧穴。位于躯干部。三阴交—足三阴经,大椎—手足三阳、督脉,关元、中极—任脉、足三阴经。

三、定位方法

1. 骨度分寸法(折量法)　以骨节为主要标志,测量全身各部的长短、大小,并依照其尺寸,按比例折算作为定穴的标志。

(1) 头部:前发际至后发际为 12 寸,眉心至大椎为 18 寸,耳后两完骨(乳突)之间为 9 寸。

(2) 胸腹部:胸骨上窝(天突穴)至胸剑联合(歧骨)为 9 寸,胸剑联合至脐中为 8 寸,脐中至耻骨联合上缘为 5 寸,两乳头之间为 8 寸。

(3) 腰背部:大椎以下至尾骶为 21 椎,两肩胛骨脊柱缘为 6 寸。

(4) 上肢部:腋前皱襞至肘横纹为 9 寸,肘横纹至腕横纹为 12 寸。

(5) 侧胸部:腋以下至第 11 肋端(季胁)为 12 寸。

(6) 侧腹部:第 11 肋端至股骨大转子(髀枢)为 9 寸。

(7) 下肢部:内耻骨联合上缘至股骨内上髁上缘为 18 寸,侧胫骨内侧髁下缘至内踝高点为 13 寸,股骨大转子至膝中为 19 寸,臀横纹至膝中为 14 寸,外侧膝中至外踝高点为 16 寸,外踝高点至足底为 3 寸(图 5-15)。

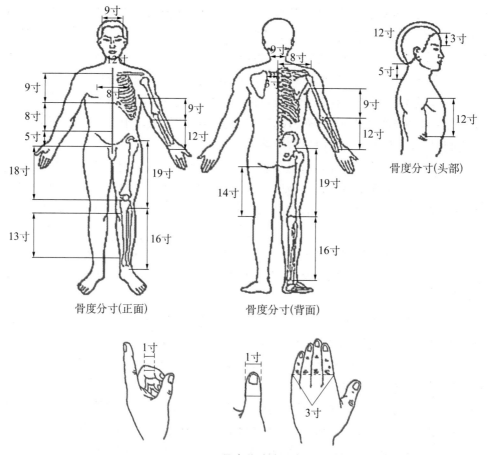

图 5 - 15　**骨度分寸法示意图**

2．解剖标志法

（1）固定标志法：利用五官、毛发、爪甲、乳头、脐及各种骨性和肌性的标志作为取穴的标志，如：鼻尖取素髎，两眉中间取印堂，第七颈椎棘突下取大椎，腓骨头前下方取阳陵泉，两乳头之间取膻中，脐旁开2寸取天枢。

（2）活动标志法：关节、肌肉、皮肤随活动而出现的孔隙、凹陷、皱纹作为取穴标志，如握拳在掌后横纹头取后溪，张口取听宫，闭口取下关，屈肘取曲池，上臂平举取肩髃。

3．手指同身寸法

（1）中指同身寸法：中指屈曲中节两端纹头之间为1寸。

（2）拇指同身寸法：拇指指骨间关节的横度为1寸。

（3）横指同身寸法：又名一夫法，食、中、无名、小指并拢，以中指近节指间关节的横纹为标准，4指的横径为3寸，见图5-15。

4．简便取穴法　垂手中指端取风市，两手虎口自然平直交叉，在食指端到达处取列缺。

知识链接

　　大自然的经络：大自然也是一个有机整体，它有着自身的循环规律，如大江大河如同人体的经脉，小河小溪如同人体的脉络，从小河汇集到大河，再奔向大海，通过太阳的能量化成蒸汽，成云成雾，在太阳风能的作用下飘散到山川和雨林，周而复始，往返无数，灌输着万物与生灵，如同经络中的气血滋润着五脏六腑、四肢百骸。所以人是通过运行在经络中的气血与自然同呼吸，共命运。

项目二　经络的生理功能及经络学说的临床应用

案例导入

　　李某，男，50 岁，大学教授，2014 年 4 月 28 日初诊。胃脘痛，纳差，时有反酸 2 年。主诉：长期思虑紧张，情急时尤甚。病时左膝时常酸痛，行走乏力，体瘦，烦躁易怒，口酸口苦，两胁时有胀痛，大便干结，尿黄。血压 140/95 mmHg，诊断为"胃脘痛"、"慢性胃炎"，常服制酸药达喜和奥美拉唑，用止痛药可暂时缓解，平时隐隐作痛，舌红少津、苔薄黄中间剥落，膝下外侧肌肉及背部第 9～11 胸椎旁时常压痛，捶击后叶有呃逆，反胃排气，脉弦细数。

　　请问：本例患者是属哪条经络疾病，相关的腧穴是哪几个？

分析提示

　　经络与腧穴的作用都有近治和远治作用，许多穴位还有特殊作用，通常有一般的规律与常规的生理和病理反应，有诸内，必行于外，脏腑的变化与体表的反应多是一致表现，且在于四诊的综合诊断，穴位与经络是脏腑气血变化的主要反应部位，所以查其表而知其内。

任务一　经络的生理功能

　　经络与腧穴的生理功能，实际上是"经气"的作用，主要有沟通表里上下联系脏腑器官；通行气血，濡养脏腑组织；感应传导以及调节人体各部分功能等方面，达到统摄有关经脉气血、协调阴阳的作用。

一、沟通表里上下，联系脏腑器官

　　人体是由脏腑、四肢百骸、五官九窍、皮肉脉筋骨等组成，它们虽各有不同的生理功能,但又共同组成有机的整体活动,使机体内外、上下保持协调统一,构成一个有机的整体。这种有机的联系,主要是依靠经络的沟通和联络作用而得以实现。由于十二经脉及其分支的纵横交错,入里出表,通上达下,相互络属于脏腑;奇经八脉联系沟通于十二正经、十二经筋、十二皮部联络筋肉皮肤。从而使人体的各个脏腑组织器官有机地联系起来,构成了一个表里上下彼此间紧密联系、协调共济的统一体。经络对全身脏腑组织器官的沟通联系,主要有以下 4 种。

1. 联络脏腑外周肢节　《灵枢·海论》说:"夫十二经脉者,内属于脏腑,外络于支节。"说明十二经脉是沟通、联系脏腑同体表的通路。十二经脉中每一条经脉既络属于一定的脏腑,其经脉之气又散布于筋肉、皮肤。

"外络于支节"的"支"、"节","支"是指四肢;"节"是指骨节,又可指穴位。如指出"节"不是皮肉筋骨,而是"神气之所游行出入"的所在,即穴位。

2. 联络脏腑与五官九窍　目、舌、口、鼻、耳、前阴、后阴,都是经脉循行所过的部位,而经脉又多内属于脏腑,这样,五官九窍同内脏之间可通过经脉的沟通而联系起来。如:手少阴心经属心络小肠,系"目系",其别络"系舌本";足厥阴肝经属肝,络胆,绕"阴器",系"目系";足阳明胃经属胃,络脾,环绕口唇,夹鼻;手太阳小肠经、手少阳三焦经、足少阳胆经均进入耳中;足太阳膀胱经的经别进入肛门等。

3. 联络脏与腑　十二经脉中每一经都分别络属一脏一腑,从而加强了相为表里的一脏一腑之间的联系。有的经脉还联系多个脏腑,如足厥阴肝经属肝、络胆、夹胃、注肺中,足少阴肾经属肾、络膀胱、贯肝、入肺、络心等等;再加上经别补正经之不足,如胃经、胆经、膀胱经的经别都通过心,这样就构成了脏腑之间的多种联系。

4. 经脉之间联络　十二经脉的阴阳表里相接,有一定的衔接和流注次序,十二经脉之间的交会;十二经脉与奇经八脉之间的纵横交错;奇经八脉之间又彼此联系。从而构成了经脉与经脉之间的多种联系。例如:十二正经的手三阳经与足三阳经均会于督脉的大椎穴,阳跷脉与督脉会于风府穴,所以称督脉为"阳脉之海";十二正经的足三阴经与奇经中的阴维脉、冲脉均会于任脉,足三阴经又上通手三阴经,所以称任脉为"阴脉之海";冲脉,前与任脉相并于胸中,后则通督脉,而督、任两脉通会于十二经脉,加上冲脉"其上者,出于颃颡,渗诸阳……其下者,并于少阴之阴,渗三阴"(《灵枢·逆顺肥瘦》),容纳了来自十二经的气血,所以称冲脉为"十二经脉之海";督、任、冲三脉同起于胞中,"一源而三歧"等。

二、通行气血,濡养脏腑组织

人体各个组织器官,都要得到气血的濡养,才能维持其正常的生理活动。而气血之所以能通达全身,发挥其营养脏腑组织器官、抗御外邪、保卫机体的作用,则必须依靠经络的传注。经络遍布全身内外,能将气血输送到全身各部。

三、感应传导

感应传导,是指经络系统对于针刺或其他刺激的感觉传递通导作用。针灸中的"得气"现象和"行气"现象,就是经络感应传导作用的表现。

四、调节功能平衡

经络能运行气血和协调阴阳,使人体功能活动保持相对的平衡。当人体发生疾病时,出现气血不和及阴阳偏盛偏衰时,即可运用针灸等治法以激发经络的调节作用,以"泻其有余,补其不足,阴阳平复"(《灵枢·刺节真邪》)。实验证明,针刺有关经络的穴位,可对脏腑功能产生调整作用,即原来亢进的可使之抑制,原来抑制的可使之兴奋。早在1956年,张纯亮就曾在X线透视下发现针刺中脘、合谷、曲池、胃俞、手三里和承山等穴可使痉挛着的胃立即弛缓,幽门不开的立即开放,蠕动迟缓者立即好转。以后张天皎等用钡餐检查进行了观察,发现针刺足三里,多数表现为胃蠕动波行缓慢,针刺手三里后,多数表现为胃蠕动波行加速。不久以后,汪绍训等对218例正常人进行胃运动功能影响的观察,发现针刺手三里后,主要表现为胃蠕动的增强,针刺足三里后,主要表现为胃蠕动的抑制。无论是手三里或足三里,针刺后蠕动弛缓的胃可以加强,紧张的胃可以放松。针刺足三里与中脘后,能使幽门开放时间加速,并对胃蠕动速度有调整作用。

任务二 经络学说在中医学中的应用

经络学说是中医学的理论体系的重要基础,指导医学各科的应用,用以说明人体的组织结构、生理功能、疾病的发生发展规律,并指导着中医的临床诊断和治疗。

一、阐释病理变化

在正常生理情况下,经络有沟通表里上下、运行气血、感应传导的作用。当人体发生病变时,经络就成为传递病邪和反映病变的途径。《素问·皮部》说:"邪客于皮肤则腠理开,开则邪入客于络脉,络脉满则注于经脉,经脉满则入合于脏腑也。"由于经络内属于脏腑外络于肌肤,所以外邪可通过经络从皮毛肌腠逐步深入,内传五脏六腑。

经络学说可以用来阐释病邪由表入里传变的机制。至于脏腑之间病变的相互影响,除运用藏象学说来阐释,也需要运用经络学说,才能作出比较全面的分析。由于经络的沟通,使脏腑之间有多种联系,所以,当一个脏腑发生病变时,即可通过经络而影响至另外的脏腑。例如:心与小肠通过经脉的相互络属而构成表里关系,所以,心火亢盛,可通过经脉而下移小肠;足厥阴肝经属肝、夹胃、注肺中,所以肝火可以犯胃、犯肺;足少阴肾经属肾、入肺、络心,所以肾虚水泛可以凌心、射肺等。

经络不仅是传递病邪的途径,而且也是脏腑病变反映于体表的途径。这就是说,内脏发生病变时,可通过经络的传导,在体表某些特定的部位或与其相应的孔窍,出现各种病理性反应。如《灵枢·九针十二原》说:"五脏有疾也,应出十二原。"因此,对某些因内脏病变而出现在体表的症状、体征可以用经络学说来阐释。例如:手少阴心经循行于上肢内侧后缘,所以"真心痛"不仅表现为心前区疼痛,且放射至上肢内侧尺侧缘;足厥阴肝经抵小腹、布胁肋,所以肝气郁结常见两胁少腹胀痛;足阳明胃经入上齿中,手阳明大肠经入下齿中,所以胃肠积热可见齿龈肿痛;足厥阴肝经系"目系",所以肝火上炎可见目赤,等等。

二、对疾病诊断的指导

由于经络有一定的循行部位和络属的脏腑,经络又是脏腑病变反映于体表的途径,所以,可根据疾病症状出现的部位,结合经络的循行部位及所属脏腑,来辨析病症所属的经脉和脏腑,这种方法可称为"分经辨证"。例如头痛一症,可根据不同的疼痛部位,结合经脉的循行部位,辨明属于何经的病变。病在前额者,多与阳明经有关;痛在两项者,多与少阳经有关;痛在后头部者,多与太阳经有关;痛在巅顶者,多与厥阴经有关。例如手阳明大肠经和足阳明胃经的功能失常,可引起牙痛。两经的循行经路都经过牙齿。但上齿痛属足阳明胃经,下齿疼痛属手阳明大肠经。治疗时取穴亦应根据"经脉所过、主治所及"的原则选穴。又如上肢疼痛,痛在内侧(屈侧),是手三阴经病变;痛在外侧(伸侧),是手三阳经的病变;沿上肢外侧后缘一线疼痛是手太阳小肠经病变;沿上肢内侧后缘一线疼痛是手少阴心经的病变。

临床实践中发现,在经络循行的部位,特别是在经气聚集的某些穴位处,可出现病理性的反应。这种病理性的反应,有的表现为感觉过敏,即手指轻压穴位,患者就感觉酸、麻、胀或痛,尤以压痛为最常见;有的表现为穴位的组织松弛、凹陷、隆起或坚硬;有的表现为在穴位皮下出现结节状或条索状的反应物。这种反应,常在机体患病时出现,而健康人一般不出现,以此可作为诊断的依据之一。

有人对冠心病患者100例和健康人100名作神堂穴的检查,结果发现冠心病患者95%有压痛,而健康人仅4%为阳性。据吴秀锦报道:对105例胃病患者(包括胃、十二指肠溃疡、胃下垂、慢性胃炎、胃癌、胃大部切除术后及胃神经官能症等)观察了胃俞、中脘、足三里、阳陵泉、脾俞、上脘、地机8个穴位,并比较各穴与胃的关系及反应的特点,结果发现:足三里与胃俞的阳性率最多,阳陵泉和中脘次之,其余4穴更少。足三里与阳陵泉以出现条索状反应物为主,胃俞与脾俞以出现松弛或凹陷或酸感为主。

体表病理反应点,会随病情的进退而发生变化,病轻者阳性反应的穴位数量较少,反应物也少,反应物较软;病变严重者阳性穴位较多,反应物也多而较硬。例如,患胃癌或肝癌时,一个病例各穴位的反应物总数可达25～50个,此时分别在胃俞或肝俞出现反应物。当胃只有功能紊乱,或轻症肝吸虫病患者,可能不出现反应物。正如《灵枢·官能》所说:"察其所痛,左右上下,知其寒温,何经所在。"经络学说对于临床诊断确有十分重要的指导意义。

三、对疾病治疗的指导

经络学说应用于临床治疗很广泛,针灸疗法和按摩(推拿)疗法,主要是对某一经或某一脏腑的病变,在病变的邻近部位或经络循行的远隔部位上取穴,通过针灸或按摩(推拿),以调整经络气血的功能活动,从而达到治疗的目的。而穴位的选取,则必须先运用经络学说进行诊察和辨证,断定病症属于何经或哪一脏腑的病变,然后再按经络的循行分布路线及联系范围来选定,这就是"循经取穴"。依经络与腧穴的作用可分为以下几方面。

1. 近治作用 一切腧穴主治作用所具有的共同特点,即每个腧穴均能防治该穴所在部位及邻近组织、器官的病证。如:眼区的睛明、瞳子髎、承泣、四白、丝竹空可治目疾,耳区的耳门、听宫、听会可治耳疾,胃部的中脘、梁门、建里可治胃痛等。

2. 远治作用 十四经穴的基本规律,十四经穴中,特别是肘膝关节以下的腧穴,不仅能治局部病症,还可防治本经循行所及远隔部位的脏腑、组织、器官的病证,此即"经脉所过,主治所及"。如:合谷穴不仅治腕部病,还治头面五官部病证;足三里不仅治下肢病,还可治胃肠病证,以及昆仑治头痛等。四穴总歌:肚腹三里留,腰背委中求,头项寻列缺,面口合谷收。

3. 特殊作用 某些腧穴所具有的特殊作用,如:大椎退热,丰隆化痰,后溪止盗汗,至阴矫正胎位,内关治心动过速及心动过缓,天枢治泄泻及便秘。

药物归经,经络学说应用于药物治疗,主要是"分经用药",就是当辨明病症所属的经络和脏腑后,选用对某经或某一脏腑有特殊选择性作用的药物来治疗。某药对某经或某一脏腑有特殊选择性的作用,称为"归经"。药物归经的理论,在宋·寇宗奭的《本草衍义》中才开始提出,他在泽泻条下说:"张仲景八味丸用之者,亦不过引桂附等归就肾经,别无他意。"后来金元时期的医家发展了这方面的理论,如张洁古、李东垣等创"引经报使"理论,提出了十二经的引经药、报使药。至清代,更有药物归经方面的专著,如《得配本草》、《本草分经》等。如引经药:前额痛归阳明经,用白芷;两侧痛归少阳经,用柴胡;巅顶痛属厥阴经,用蔓荆子;后头及项部痛属太阳经,用羌活等。

此外,当前被广泛应用于临床的针刺麻醉,以及耳针、电针、穴位埋线等治疗方法,也都是在经络理论的指导下进行的。

四、指导疾病的预防

经络学说将人体联系与气血通行路径一目了然,当脏腑有病,或一部位有疾时,可以提前预知疾病的转变,对未受邪侵之处先行加强和预防。

知识链接

城市的腧穴:生活的城市是由人组成的,但人与人的联系是依据各种方式进行联系的,如广播、电视电话、水电煤气管及各种组织机构相互联系与制约的,如水煤系统如同人体的循环系统,而电线电话如同人体的神经系统,中医把其都归纳到经络系统中,在各个交互点或共同通道中形成不同的管道与窨井,如同经络中的腧穴,好比车站,是气血交换的地方和通道,发生问题如疾病时也是维修的节点,是内脏有疾病的表现地方,也是针刺推拿点穴治疗之处。

学习效果评价·思考题

1. 请简述经络的含义及其相互关系。
2. 请简述十四经的走行。
3. 尝试运用十四经分析人体健康与疾病状态。
4. 尝试运用重要穴位分析人体健康与疾病状态。
5. 运用腧穴学说指导中医护理工作。
6. 运用经络学说指导中医护理工作。

（余安胜）

第六章 病因病机

学习目标

1. 识记病因病机的基本概念和内容。
2. 理解病因病机在中医护理学中的应用。

项目一 病 因

案例导入

赵某,女,45 岁,家庭主妇,2013 年 6 月 18 日初诊。发热恶寒、头痛鼻塞、流清涕 1 天。主诉:因天气炎热,在家做完家务卧床休息时在电风扇长时间吹风后,感头痛、肩颈不适,到晚间发热、怕冷,继而鼻塞流涕,咽中不适,喝热水后出汗体舒。今晨起诸症加重,发热 38.5℃,舌苔薄白,质淡,脉浮紧。血压 130/85 mmHg,诊断为"风寒感冒",用麻黄汤内服出汗则解热。

请问:本例患者是感受什么邪气? 侵犯何脏腑? 为什么得热或发汗则症除?

分析提示

病邪有外感与内伤,继发性致病也有,更有虫兽刀伤,中医学认为正气存内,邪不可干,但在邪气强,或正气弱时才会感受外邪,驱邪外出的最佳方式是针对病性进行治疗,如寒者热之,热者寒之,实者泻之,虚者补之。

任务一 外感病因——六淫

外感病因,是指由外而入,或从皮毛,或从口鼻,侵入机体,引起外感疾病的致病因素。外感病是由外感病因而引起的一类疾病,一般发病较急,病初多见恶寒发热、咽痛、骨节酸楚等。外感病因大致分为六淫和疫疬两类。

所谓六淫,是风、寒、暑、湿、燥、火六种外感病邪的统称。阴阳相移,寒暑更作,气候变化都有一定的规律和限度。如果气候变化异常,六气发生太过或不及,或非其时而有其气(如春天当温而反寒,冬季当凉而反热),以及气候变化过于急骤(如暴寒暴暖),超过了一定的限度,使机体不能与之相适应的时候,就会导致疾病的发生。于是,六气由对人体无害而转化为对人体有害,成为致病的因素。能导致机体发生疾病的六气便称之为"六淫",又称"六邪"。

一、六淫致病的特点

1. 季节性与地域性

(1)六淫致病与季节的关系:由于六淫本为四时主气太过或不及,故容易形成季节性多发病。如春季多风病、夏季多暑病、长夏初秋多湿病、深秋多燥病、冬季多寒病等,这是一般规律。但气候变化是复杂的,不同体质对外邪的感受性不同,所以同一季节可以有不同性质的外感病发生。

(2)六淫致病与环境的关系:工作或居处环境失宜,也能导致六淫侵袭而发病。如久处潮湿环境多有湿邪为病、干燥环境又多燥邪为病等。

2. 单一性与相兼性 六淫邪气既可单独致病又可相兼为害。其单独使人致病者,如寒邪直中脏腑而致泄泻,其由两种以上同时侵犯人体而发病者,如风寒感冒、湿热泄泻等。

3. 转化性 六淫致病以后,在疾病发展过程中,不仅可以互相影响,而且在一定条件下,其病理性质可向不同于病因性质方向转化,如寒邪可郁而化热,暑湿日久又可化燥伤阴,六淫又皆可化火等等。人的体质有强弱、气有盛衰、脏有寒热,因此,病邪侵入人体,多从其脏气而转化。阴虚体质,最易化燥;阳虚体质,最易化湿。

4. 外感性 六淫为病,六淫之邪多从肌表或口鼻而入,侵犯人体而发病。六淫致病的初起阶段,每以恶寒发热、舌苔薄白、脉浮为主要临床特征,称为表证。表证不除,由表入里,由浅及深。故六淫致病,多有由表及里的传变过程。即使直中入里,没有表证,都称为"外感病"。

二、六淫的性质及其致病特点

1. 风 风具有轻扬开泄、善动不居的特性,为春季的主气,因风为木气而通于肝,故又称春季为风木当令的季节。风虽为春季的主气,但终岁常在,四时皆有。风邪的性质和致病特征:风性轻扬,善行数变,风胜则动,为百病之长,这是风邪的基本特点。

(1)轻扬开泄:风为阳邪,其性轻扬升散,具有升发、向上、向外的特性。所以风邪致病,易于伤人上部,易犯肌表、腰部等阳位。肺为五脏六腑之华盖,伤于肺则肺气不宣,故现鼻塞流涕、咽痒咳嗽等。风邪上扰头面,则现头晕头痛、头项强痛、面肌麻痹、口眼歪斜等。风邪客于肌表,可见恶风、发热等表证。

(2)善行数变:风善动不居,易行而无定处。"善行"是指风邪具有易行而无定处的性质,故其致病有病位游移、行无定处的特性。如风疹、荨麻疹之发无定处,此起彼伏;行痹(风痹)之四肢关节游走性疼痛等,均属风气盛的表现。"数变",是指风邪致病具有变化无常和发病急骤的特性,如风疹、荨麻疹之时隐时现。因其兼挟风邪,所以才表现为发病急、变化快。

(3) 风性主动:"风性主动"是指风邪致病具有动摇不定的特征。常表现为眩晕、震颤、四肢抽搐、角弓反张、直视上翻等症状,故称"风胜则动"。如外感热病中的热极生风,内伤杂病中的"肝阳化风"或"血虚生风"等证,均有风邪动摇的表现。

(4) 风为百病之长:风邪是外感病因的先导,寒、湿、燥、热等邪,往往都依附于风而侵袭人体。如:与寒合为风寒之邪,与热合为风热之邪,与湿合为风湿之邪,与燥合则为风燥,与火合则为风火等。故称风为百病之长,六淫之首。

风与肝相应。风为木气,通于肝。外感风邪可导致胃脘痛、腹胀、肠鸣、呕吐、泄泻等。这是风邪伤肝、木盛克土所致。

2. 寒　寒具有寒冷、凝结特性,为冬季的主气。寒为水气而通于肾,故称冬季为寒水当令的季节。寒邪的性质和致病特征:寒邪以寒冷、凝滞、收引为基本特征。

(1) 寒易伤阳:寒为阴气的表现,其性属阴,故寒为阴邪。阳气本可以制阴,但阴寒偏盛,则阳气不仅不足以驱除寒邪,反为阴寒所侮,故称"阴盛则寒","阴盛则阳病"。所以寒邪最易损伤人体阳气。阳气受损,失于温煦之功,故全身或局部可出现明显的寒象。如寒邪束表,卫阳郁遏,则现恶寒、发热、无汗等,称之为"伤寒"。若寒邪直中于里,损伤脏腑阳气者,谓之为"中寒"。

(2) 寒性凝滞:凝滞,即凝结阻滞之谓。人身气血津液的运行,赖阳气的温煦推动,才能畅通无阻。寒邪侵入人体,经脉气血失于阳气温煦,易使气血凝结阻滞,涩滞不通,不通则痛,故疼痛是寒邪致病的重要特征。因寒而痛,其痛得温则减,逢寒增剧,得温则气升血散,气血运行无阻,故疼痛缓解或减轻。

(3) 寒性收引:收引,即收缩牵引之意。寒性收引是指寒邪具有收引拘急之特性。"寒则气收"。寒邪侵袭人体,可使气机收敛,腠理闭塞,经络筋脉收缩而挛急;若寒客经络关节,则筋脉收缩拘急,以致拘挛作痛、屈伸不利或冷厥不仁。

3. 暑　暑为火热之邪,为夏季主气,暑邪有明显的季节性,主要发生在夏至以后、立秋以前。暑邪独见于夏令。暑邪的性质和致病特征:暑为火所化,主升散,且多挟湿。

(1) 暑性炎热:暑为夏月炎暑,盛夏之火气,具有酷热之性,火热属阳,故暑属阳邪。暑邪伤人多表现出一系列阳热症状,如高热、心烦、面赤、烦躁、脉象洪大等,称为伤暑(或暑热)。

(2) 暑性升散:升散,即上升发散之意。升,指暑邪易于上犯头目,内扰心神,因为暑邪易入心经;散,指暑邪为害,易于伤津耗气。暑为阳邪,阳性升发,故暑邪侵犯人体,多直入气分,可致腠理开泄而大汗出。汗多伤津,津液亏损,则可出现口渴喜饮、唇干舌燥、尿赤短少等。在大量汗出的同时,往往气随津泄,而致气虚,故伤于暑者,常可见到气短乏力,甚则突然昏倒,不省人事之。中暑则兼见四肢厥逆,称为暑厥。

(3) 暑多挟湿:暑季不仅气候炎热,且常多雨而潮湿,热蒸湿动,湿热弥漫空间,人身之所及,呼吸之所受,均不离湿热之气。暑令湿胜必多兼感。其临床特征,除发热、烦渴等暑热症状外,常兼见四肢困倦、胸闷呕恶、大便溏泄不爽等湿阻症状。虽为暑湿并存,但仍以暑热为主,湿浊居次,非暑中必定有湿。所以,临床上以壮热、阴亏、气虚、湿阻为特征。

4. 湿　湿具有重浊、黏滞、趋下特性,为长夏主气。湿与脾土相应。夏秋之交,湿热熏蒸,水气上腾,湿气最盛,故一年之中长夏多湿病。湿亦可因涉水淋雨、居处伤湿,或以水为事。湿邪为患,四季均可发病,且其伤人缓慢难察。湿的性质和致病特征:湿为阴邪,阻碍气机,易伤阳气,其性重浊、黏滞、趋下。

(1)湿为阴邪,易阻气机,损伤阳气:湿性类水,水属于阴,故湿为阴邪。湿邪侵及人体,留滞于脏腑经络,最易阻滞气机,从而使气机升降失常。胸胁为气机升降之道路,湿阻胸膈,气机不畅则胸闷;由于湿为阴邪,阴胜则阳病,故湿邪为害,易伤阳气。脾主运化水湿,且为阴土,喜燥而恶湿,对湿邪又有特殊的易感性,所以脾具有运湿而恶湿的特性。化气利湿通利小便,可使气机通畅、水道通调,则湿邪可从小便而去。

(2)湿性重浊:湿为重浊有质之邪。所谓"重",即沉重、重着之意。故湿邪致病,其临床症状有沉重的特性,如头重身困、四肢酸楚沉重等。若湿邪外袭肌表,湿浊困遏,清阳不能伸展,则头昏沉重,状如裹束。所谓"浊",即秽浊垢腻之意。故湿邪为患,易于出现排泄物和分泌物秽浊不清的现象。如湿浊在上则面垢、眵多;湿滞大肠,则大便溏泻、下痢脓血黏液。

(3)湿性黏滞:"黏",即黏腻;"滞",即停滞。所谓黏滞是指湿邪致病具有黏腻停滞的特性。一是症状的黏滞性,即湿病症状多黏滞而不爽,如大便黏腻不爽,小便涩滞不畅,以及分泌物黏浊和舌苔黏腻等。二是病程的缠绵性,因湿性黏滞、蕴蒸不化、胶着难解,故起病缓慢隐袭,病程较长,往往反复发作或缠绵难愈。

(4)湿性趋下:水性就下,湿类于水,其质重浊,故湿邪有下趋之势,易于伤及人体下部。其病多见下部的症状,如水肿多以下肢较为明显。其他如带下、小便浑浊、下痢等,亦多由湿邪下注所致。

5. 燥　燥具有干燥、收敛清肃特性,为秋季主气。秋季天气收敛,其气清肃,气候干燥,水分匮乏,故多燥病。燥气乃秋令燥热之气所化,属阴中之阳邪。燥邪为病,有温燥、凉燥之分。初秋有夏热之余气,久晴无雨,秋阳以曝之时,燥与热相结合而侵犯人体,故病多温燥。深秋近冬之际,西风肃杀,燥与寒相结合而侵犯人体,则病多凉燥。燥与肺气相通。燥邪的性质和致病特征:燥胜则干,易于伤肺,为燥邪的基本特征。

(1)干涩伤津:燥与湿对,湿气去而燥气来;燥为秋季肃杀之气所化,其性干涩枯涸,故曰"燥胜则干"。燥邪为害,最易耗伤人体的津液,形成阴津亏损的病变,表现出各种干涩的症状和体征,诸如皮肤干涩皲裂、鼻干咽燥、口唇燥裂、大便干燥等。

(2)燥易伤肺:肺为五脏六腑之华盖,性喜清肃濡润而恶燥,称为娇脏。肺主气而司呼吸,直接与自然界大气相通,且外合皮毛,开窍于鼻,燥邪多从口鼻而入。燥为秋令主气,与肺相应,故燥邪最易伤肺。燥邪犯肺,使肺津受损,宣肃失职,从而出现干咳少痰,或痰中带血,以及喘息、胸痛等。

6. 火（热）　火具有炎热特性,旺于夏季,为火气主令,故火与心气相应。但是火并不像暑那样具有明显的季节性,也不受季节气候的限制。温、暑、火、热四者性质基本相同,但又有区别。

(1) 暑与火（热）:暑为夏季的主气,乃火热所化,可见暑即热邪。但暑独见于夏季,纯属外邪,无内暑之说。温、热、火虽同为一气,但温能化热,热能生火,所以在程度上还是有一定差别的。温为热之微,热为温之甚;热为火之渐,火为热之极。

(2) 生理之火:是一种维持人体正常生命活动所必需的阳气,它内藏于脏腑之内,具有温煦生化作用。这种有益于人体的阳气称为“少火”,属于正气范畴。

(3) 病理之火:是指阳盛太过,耗散人体正气的病邪。这种火称为“壮火”,又有内火、外火之分。

1) 外火:一是感受温热邪气而来;二是风寒暑湿燥等外邪转化而来,即所谓“五气化火”。

2) 内火:多因脏腑功能紊乱、阴阳气血失调所致。情志过极亦可久郁化火,即所谓“五志化火”。

(4) 火邪的性质和致病特征:火邪具有燔灼、炎上、耗气伤津、生风动血等特性。

1) 火性燔灼:燔即燃烧;灼,即烧烫。燔灼,是指火热邪气具有焚烧而熏灼的特性,故火邪致病,临床上表现出高热、恶热、脉洪数等热盛之征。总之,火热为病,热象显著,以发热、脉数为其特征。

2) 火性炎上:火为阳邪,其性升腾向上。故火邪致病具有明显的炎上特性,其病多表现于上部。如心火上炎,则见舌尖红赤疼痛,口舌糜烂、生疮;肝火上炎,则见头痛如裂、目赤肿痛等。

3) 伤津耗气:火热之邪,蒸腾于内,最易迫津外泄,消烁津液,使人体阴津耗伤,故火邪致病,其临床表现除热象显著外,往往伴有口渴喜饮、咽干舌燥、小便短赤、大便秘结等津伤液耗之征。

4) 生风动血:火邪易于引起肝风内动和血液妄行。

生风:火热之邪侵袭人体,往往燔灼肝经,劫耗津血,使筋脉失于濡养,而致肝风内动,称为热极生风。风火相煽,症状急迫,临床上表现为高热、神昏谵语、四肢抽搐、颈项强直、角弓反张等。

动血:血得寒则凝,得温则行。火热之邪,灼伤脉络,并使血行加速,迫血妄行,易于引起各种出血,如吐血、衄血、便血、尿血,以及皮肤发斑,妇女月经过多、崩漏等。

(5) 易致肿疡:火热之邪入于血分,聚于局部,腐肉败血,则发为痈肿疮疡。“痈疽原是火毒生”。“火毒”、“热毒”是引起疮疡的比较常见的原因,其临床表现以疮疡局部红肿热痛为特征。

(6) 易扰心神:火与心气相应,心主血脉而藏神。故火之邪伤于人体,最易扰乱神明,出现心烦失眠、狂躁妄动,甚至神昏谵语等症。

任务二　外感病因——疠气

一、疠气的基本概念

疠气是一类具有强烈传染性的病邪,又名戾气、疫疠之气、毒气、异气、杂气、乖戾之气等。疠气通过空气和接触传染。疠气与六淫不同,不是由气候变化所形成的致病因素,而是一种人们的感官不能直接观察到的微小物质(病原微生物),即"毒"邪。疠气经过口鼻等途径,由外入内,故属于外感病因。由疠气而致的具有剧烈流行性传染性的一类疾病,称为疫、疫疠、瘟疫(或温疫)等。温病与瘟疫不同,温病为多种外感急性热病的总称,温病无传染性和流行性。

二、疠气的性质及其致病特点

1. 发病急骤,病情危笃　疫疠之气,其性急速、燔灼,且热毒炽盛。故其致病具有发病急骤、来势凶猛、病情险恶、变化多端、传变快的特点,且易伤津、扰神、动血、生风。疠气为害颇似火热致病,具有一派热盛之象,但毒热较火热为甚,不仅热毒炽盛,而且常挟有湿毒、毒雾、瘴气等秽浊之气,故其致病作用更为剧烈险恶,死亡率也高。

2. 传染性强,易于流行　疫疠之气具有强烈的传染性和流行性,可通过口鼻等多种途径在人群中传播。疫疠之气致病可散在发生,也可大面积流行。因此,疫疠具有传染性强、流行广泛、死亡率高的特点。诸如大头瘟(由疫毒感染而发病,以头面红肿或咽喉肿痛为特征)、烂喉丹痧、天花、霍乱、鼠疫等,实际包括现代医学许多传染病和烈性传染病。

3. 特适性与偏中性　特适性指疠气致病的病位与病种的特异性。疠气作用何腑何脏,发为何病,具有特异性定位的特点。疠气对机体作用部位具有一定选择性,从而在不同部位上产生相应的病证。疠气种类不同,所致之病各异。每一种疠气所致之疫病,均有各自的临床特征和传变规律,所谓"一气致一病"。偏中性指疠气的种属感受性。疠气有偏中于人者、偏中于动物者。偏中于人的,则不传染给动物;偏中于动物的,也不传染给人。即使偏中于动物的,因动物种属不同,也不互相传染。

六淫和疠气,均属外感病邪,其性质和致病特点各有不同,但因其所致之病,多以火热之候为之,故常统称为外感热病。

任务三　内　伤　病　因

内伤病因,又称内伤,泛指因人的情志或行为不循常度,超过人体自身调节范围,直接伤及脏腑而发病的致病因素,如七情内伤、饮食失宜、劳逸失当等。内伤病因系导致脏腑气血阴阳失调而为病。由内伤病因所引起的疾病称为内伤病。

一、七情内伤

1. 七情的基本概念　七情是指喜、怒、忧、思、悲、恐、惊等七种正常的情志活动,是人的精神意识对外界事物的反应。七情与人体脏腑功能活动有密切的关系。七情分属于五脏,以喜、怒、思、悲、恐为代表,称为五志。

七情是人对客观事物的不同反映,在正常的活动范围内,一般不会使人致病。只有突然强烈或长期持久的情志刺激,超过人体本身的正常生理活动范围,使人体气机紊乱、脏腑阴阳气血失调,才会导致疾病的发生。因此,作为病因,七情是指过于强烈、持久或突然的情志变化,导致脏腑气血阴阳失调而发生疾病的情志活动。因七情而病称为因郁致病。此外,由于某些慢性疾病,体内脏腑功能长期失调,引起人的精神情志异常,称为因病致郁。七情不仅可引起多种疾病的发生,而且对疾病的发展有重要影响,它可促进病情的好转与恶化。由于七情是造成内伤病的主要致病因素之一,故又称"内伤七情"。

2. 七情与脏腑气血的关系

(1) 七情与脏腑的关系:人体的情志活动与脏腑有密切关系。其基本规律是:心主喜,过喜则伤心;肝主怒,过怒则伤肝;脾主思,过思则伤脾;肺主悲、忧,过悲过忧则伤肺;肾主惊、恐,过惊过恐则伤肾。这说明脏腑病变可出现相应的情绪反应,而情绪反应过度又可损及相关之脏腑。七情生于五脏又伤五脏的理论在诊断和治疗中均有重要的指导意义。

(2) 七情与气血的关系:气和血是构成机体和维持人体生命活动的两大基本物质。气对人体脏腑具有温煦推动作用,血对人体脏腑则有濡养作用。气血是人体精神情志活动的物质基础,情志活动与气血有密切关系。脏腑气血的变化,也会影响情志的变化。故曰:"血有余则怒,不足则恐。"

3. 七情的致病特点

(1) 与精神刺激有关:七情属于精神性致病因素,其发病必与明显的精神刺激有关。在整个病程中,情绪的改变可使病情发生明显的变化。如癫病多由情志所伤,抑郁伤肝,肝气郁结,损伤于脾,脾失健运,痰浊内生,痰气上逆,迷蒙心神,不能自主而成。

(2) 直接伤及脏腑:七情过激可影响脏腑之活动而产生病理变化。不同的情志刺激可伤及不同的脏腑,产生不同的病理变化。如喜伤心,心伤则心跳神荡、精神涣散、思想不能集中,甚则精神失常等。七情过激虽可伤及五脏,但与心肝的关系尤为密切。

(3) 影响脏腑气机:"百病皆生于气"。喜、怒、忧、思、悲、恐、惊,称为七气,即七情。七情之外,加之以寒热,称为九气。气出入有序,升降有常,周流一身,循环无端,而无病。若七情变化,五志过极而发,则气机失调,或为气不周流而郁滞,或为升降失常而逆乱。

七情损伤,使脏腑气机紊乱,血行失常,阴阳失调。不同的情志变化,其气机逆乱的表现也不尽相同。怒则气上,喜则气缓,悲则气消,思则气结,恐则气下,惊则气乱。

(4) 情志波动,可致病情改变:异常情志波动,可使病情加重或迅速恶化,如眩晕患者,因阴虚阳亢,肝阳偏亢,若遇恼怒,可使肝阳暴张,气血并走于上,出现眩晕欲仆,甚则突然昏仆不语、半身不遂、口眼歪斜,发为中风。

二、饮食失宜

饮食是健康的基本条件。饮食所化生的水谷精微是化生气血,维持人体生长、发育,完成各种生理功能,保证生存和健康的基本条件。

饮食失宜包括饥饱无度、饮食不洁、饮食偏嗜等。饮食失宜能导致疾病的发生,为内伤病的主要致病因素之一。

1. 饮食不节

(1) 饥饱失常:饮食应以适量为宜,过饥过饱均可发生疾病。明显低于本人适度的饮食量,称为过饥;明显超过本人的适度的饮食量,称为过饱。过饥,则摄食不足,化源缺乏,终致气血衰少;气血不足,则形体消瘦,正气虚弱,抵抗力降低,易于继发其他病症。反之,暴饮暴食,过饱,超过脾胃的消化、吸收功能,可导致饮食阻滞,出现脘腹胀满、嗳腐泛酸、厌食、吐泻等食伤脾胃之病。故有"饮食自倍,肠胃乃伤"之说。

饥饱失常,在小儿尤为多见,因其脾胃较成人为弱,食滞日久,可以郁而化热;伤于生冷寒凉,又可以聚湿、生痰。婴幼儿食滞日久还可出现手足心热、心烦易哭、脘腹胀满、面黄肌瘦等症,称为"疳积"。成人如果久食过量,还常阻滞肠胃经脉的气血运行,发生下利、便血、痔疮等。过食肥甘厚味,易于化生内热,甚至引起痈疽疮毒等。

(2) 饮食无时:按固定时间,有规律地进食,可以保证消化、吸收功能有节奏地进行活动,脾胃则可协调配合,有张有弛,水谷精微化生有序,并有条不紊地输布全身。自古以来,就有一日三餐,"早饭宜好,午饭宜饱,晚饭宜少"之说。若饮食无时,亦可损伤脾胃,而变生他病。

2. 饮食偏嗜 饮食结构合理,五味调和,寒热适中,无所偏嗜,才能使人体获得各种需要的营养。若饮食偏嗜或膳食结构失宜,或饮食过寒过热,或饮食五味有所偏嗜,可导致阴阳失调,或某些营养缺乏而发生疾病。

(1) 种类偏嗜:饮食种类合理搭配,膳食结构合理,才能获得充足的营养,以满足生命活动的需要。人的膳食结构应该谷、肉、果、菜齐全,且以谷类为主,肉类为副,蔬菜为充,水果为助,调配合理,根据需要,兼而取之,才有益于健康。若结构不适,调配不宜,有所偏嗜,则味有所偏,脏有偏胜,从而导致脏腑功能紊乱。如过嗜酵酿之品,则导致水饮积聚;过嗜瓜果乳酥,则水湿内生,发为肿满泻利。

(2) 寒热偏嗜:饮食宜寒温适中,否则多食生冷寒凉,可损伤脾胃阳气,寒湿内生,发生腹痛、泄泻等症。偏食辛温燥热,可使胃肠积热,出现口渴、腹满胀痛、便秘,或致痔疮。

(3) 五味偏嗜:人的精神气血,都由五味资生。五味与五脏,各有其亲和性,如酸入肝,苦入心,甘入脾,辛入肺,咸入肾。如果长期嗜好某种食物,就会使该脏腑功能偏盛偏衰,久之可以按五脏间相克关系传变,损伤他脏而发生疾病。如多食苦味的东西,会使血脉凝滞,面色失去光泽;多食辛味的东西,会使皮肤干燥而毫毛脱落;多食酸味的东西,会使筋脉拘急而爪甲枯槁;多食甘味的东西,会使皮肉坚厚皱缩,口唇干薄而掀起;多食咸味的东西,则骨骼疼痛而头发脱落。此外,嗜好太过,可致营养不全,缺乏某些必要的营养,而殃及脏腑为病。脚气病、夜盲症、瘿瘤等都是五味偏嗜的结果。只有"谨和五味"才能"长有天命"。

3. 饮食不洁　进食不洁,会引起多种胃肠道疾病,出现腹痛、吐泻、痢疾等;或引起寄生虫病,如蛔虫、蛲虫、寸白虫等,临床表现为腹痛、嗜食异物、面黄肌瘦等症。若蛔虫窜进胆道,还可出现上腹部剧痛、时发时止、吐蛔、四肢厥冷的蛔厥证。若进食腐败变质有毒食物,可致食物中毒,常出现腹痛、吐泻,重者可出现昏迷或死亡。

三、劳逸过度

劳逸,包括过度劳累和过度安逸两个方面。正常的劳动和体育锻炼,有助于气血流通、增强体质。必要的休息,可以消除疲劳,恢复体力和脑力,不会使人致病。只有比较长时间的过度劳累,或体力劳动,或脑力劳动或房劳过度,过度安逸,才能成为致病因素而使人发病。

1. 过劳　是指过度劳累,包括劳力过度、劳神过度和房劳过度三个方面。

(1)劳力过度:主要指较长时期的不适当活动和超过体力所能负担的过度劳力。劳力过度可以损伤内脏功能,致使脏气虚少,从而出现少气无力、四肢困倦、懒于语言、精神疲惫、形体消瘦等,即所谓"劳则气耗"。

(2)劳神过度:指思虑劳神过度。劳神过度可耗伤心血,损伤脾气,出现心悸、健忘、失眠、多梦及纳呆、腹胀、便溏等症,甚则耗气伤血,使脏腑功能减弱,正气亏虚,乃至积劳成疾。

(3)房劳过度:是指性生活不节,房事过度。正常的性生活,一般不损伤身体,但房劳过度会耗伤肾精,可致腰膝酸软、眩晕耳鸣、精神萎靡,或男子遗精滑泄、性功能减退,甚或阳痿。

2. 过逸　是指过度安逸。不劳动,又不运动,使人体气血运行不畅,筋骨柔脆,脾胃呆滞,体弱神倦,或发胖臃肿,动则心悸、气喘、汗出等,继发其他疾病。

任务四　病理产物性致病因素

痰饮、瘀血、结石都是在疾病过程中所形成的病理产物。滞留体内而不去,又可成为新的致病因素,作用于机体,引起各种新的病理变化,因其常继发于其他病理过程而产生,故又称"继发性病因"。

一、水湿痰饮

1. 痰饮的病因学含义　痰饮是机体水液代谢障碍所形成的病理产物。这种病理产物一经形成,就作为一种致病因素作用于机体,导致脏腑功能失调而引起各种复杂的病理变化,故痰饮是继发性病因之一。痰饮是致病因子和病理结果的统一体。一般说来,痰得阳气煎熬而成,炼液为痰,浓度较大,其质稠粘;饮得阴气凝聚而成,聚水为饮,浓度较小,其质清稀。故有"积水为饮,饮凝为痰","饮为痰之渐,痰为饮之化","痰热而饮寒"

之说。在传统上,痰饮有有形和无形、狭义和广义之分。

有形的痰饮是指视之可见、触之可及、闻之有声的实质性的痰浊和水饮而言。如咳咯而出的痰液、呕泄而出之水饮痰浊等。无形的痰饮是指由痰饮引起的特殊症状和体征,只见其症,不见其形,看不到实质性的痰饮,因无形可征,故称无形之痰饮。其作用于人体,可表现出头晕目眩、心悸气短、恶心呕吐、神昏谵狂等,多以苔腻、脉滑为重要临床特征。

狭义的痰饮是指肺部渗出物和呼吸道的分泌物,或咳吐而出,或呕恶而出,易于被人们察觉和理解,又称为外痰。广义的痰饮泛指由水液代谢失常所形成的病理产物及其病理变化和临床症状,不易被人察觉和理解,又称为内痰。

2. 痰饮的形成　痰饮多由外感六淫,或饮食及七情所伤等,使肺、脾、肾及三焦等脏腑气化功能失常、水液代谢障碍,以致水津停滞而成。肺、脾、肾及三焦功能失常,均可聚湿而生痰饮。痰饮形成后,饮多留积于肠胃、胸胁及肌肤;痰则随气升降流行,内而脏腑,外而筋骨皮肉,泛滥横溢,无处不到。既可因病生痰,又可因痰生病,互为因果,危害甚广,从而形成各种复杂的病理变化。

3. 痰饮的致病特点

(1) 阻碍经脉气血运行:痰饮随气流行,机体内外无所不至。若痰饮流注经络,易使经络阻滞,气血运行不畅,出现肢体麻木、屈伸不利,甚至半身不遂等。若结聚于局部,则形成瘰疬、痰核,或形成阴疽、流注等。"瘰疬"是指发生于颈部、下颌部的淋巴结结核。小者为瘰,大者为疬,以其形状累累如珠故名。

(2) 阻滞气机升降出入:痰饮为水湿所聚,停滞于中,易于阻遏气机,使脏腑气机升降失常。例如,肺以清肃下降为顺,痰饮停肺,使肺失宣肃,可出现胸闷、咳嗽、喘促等。胃气宜降则和,痰饮停留于胃,使胃失和降,则出现恶心、呕吐等。

(3) 影响水液代谢:痰饮本为水液代谢失常的病理产物,其一旦形成之后,便作为一种致病因素反过来作用于机体,进一步影响肺、脾、肾的水液代谢功能。如寒饮阻肺,可致宣降失常,水道不通;痰湿困脾,可致水湿不运;从而影响人体水液的输布和排泄,使水液停聚于体内,导致水液代谢障碍更为严重。

(4) 易于蒙蔽神明:痰浊上扰,蒙蔽清阳,则会出现头昏目眩、精神不振、痰迷心窍,或痰火扰心、心神被蒙,则可导致胸闷心悸、神昏谵妄,或引起癫狂痫等疾病。

(5) 症状复杂,变幻多端:饮多见于胸腹四肢,与脾胃关系较为密切。痰之为病,则全身各处均可出现,无处不到,与五脏之病均有关系,其临床表现也十分复杂,多表现为胸部痞闷、咳嗽、痰多、恶心、呕吐、腹泻、心悸、眩晕、癫狂、皮肤麻木、关节疼痛或肿胀、皮下肿块,或溃破流脓,久而不愈。饮之为害,多表现为咳喘、水肿、疼痛、泄泻等。

总之,痰饮在不同的部位表现出不同的症状,变化多端,其临床表现,可归纳为咳、喘、悸、眩、呕、满、肿、痛八大症。

二、瘀血

瘀血,又称蓄血、恶血、败血。瘀乃血液停积,不能活动之意。所谓瘀血,是指因血行失度,使机体某一局部的血液凝聚而形成的一种病理产物,成为某些疾病的致病因素。故瘀血又是一种继发性的致病因素。瘀血证则是由瘀血而引起的各种病理变化,临床上表现出一系列的症状和体征。

1. 瘀血的形成

(1)外伤:各种外伤,诸如跌打损伤、负重过度等,或外伤肌肤,或内伤脏腑,使血离经脉,停留体内,不能及时消散或排出体外,或血液运行不畅,从而形成瘀血。

(2)出血:或因出血之后,离经之血未能排出体外而为瘀,所谓"离经之血为瘀血";或因出血之后,专事止涩,过用寒凉,使离经之血凝,未离经之血郁滞不畅而形成瘀血。

(3)气虚:气虚运血无力,血行迟滞致瘀;或气虚不能统摄血液,血溢脉外而为瘀,此为因虚致瘀。

(4)气滞:气行则血行,气滞血亦滞,气滞必致血瘀。

(5)血寒:血得温则行,得寒则凝。感受外寒,或阴寒内盛,使血液凝涩、运行不畅,则成瘀血。

(6)血热:热入营血,血热互结,或使血液粘滞而运行不畅,或热灼脉络,血溢于脏腑组织之间,亦可导致瘀血。可见,寒热伤及血脉均可致瘀。

(7)情绪和生活失宜:情志内伤,亦可导致血瘀,多因气郁而致血瘀。此外,饮食起居失宜也可导致血瘀而变生百病。

2. 瘀血的致病特点　瘀血形成之后,不仅失去正常血液的濡养作用,而且反过来影响全身或局部血液的运行,产生疼痛、出血、经脉淤塞不通,脏腑发生癥积,以及"瘀血不去,新血不生"等不良后果。其临床症状如下:①疼痛:一般多刺痛,固定不移,且多有昼轻夜重的特征,病程较长。②肿块:肿块固定不移,在体表色青紫或青黄,在体内为癥积,较硬或有压痛。③出血:血色紫暗或夹有瘀块。④发绀:面部、口唇、爪甲青紫。舌质紫暗或瘀点瘀斑,脉细涩沉弦或结代。

此外,面色黧黑、肌肤甲错、皮肤紫癜、精神神经症状(善忘、狂躁、昏迷)等也较为多见。

3. 常见瘀血病证　瘀血致病相当广泛,其临床表现因瘀阻的部位和形成瘀血的原因不同而异。瘀阻于心,可见心悸、胸闷心痛、口唇指甲青紫;瘀阻于肺,可见胸痛、咳血;瘀阻胃肠,可见呕血,大便色黑如漆;瘀阻于肝,可见胁痛痞块;瘀阻胞宫,可见少腹疼痛、月经不调、痛经、闭经、经色紫色成块,或见崩漏;瘀阻肢末,可成脱骨疽;瘀阻肢体肌肤局部,可见局部肿痛青紫。

三、结石

结石停聚,阻滞气机,影响气血,损伤脏腑,使脏腑气机壅塞不通,而发生疼痛,为其基本特征。

1. 多发于胆、胃、肝、肾、膀胱等脏腑　肝主疏泄,关系着胆汁的生成和排泄;肾的气化,影响尿液的生成和排泄,故肝肾功能失调易生成结石。也可发生于眼(角膜结石、前房结石)、鼻(鼻石)、耳(耳石)等部位。

2. 病程较长,轻重不一　结石多半为湿热内蕴、日久煎熬而成,故大多数结石的形成过程缓慢而漫长。结石小、病情较轻,有的甚至无任何症状;结石过大,则病情较重,症状明显,发作频繁。

3. 阻滞气机,损伤脉络　结石为有形实邪,停留体内,势必阻滞气机,影响气血津液运行。可见局部胀闷酸痛等,程度不一、时轻时重,甚则结石损伤脉络而出血。

4. 疼痛　结石引起的疼痛,以阵发性为多,亦呈持续性,或为隐痛、胀痛,甚或绞痛。疼痛部位常固定不移,亦可随结石的移动而有所变化。结石性疼痛具有间歇性特点,发作时剧痛难忍,而缓解时一如常人。

任务五　其 他 病 因

中医病因学中除了外感病因、七情内伤和病理性因素以外,还有外伤、寄生虫、胎传等。因其不属外感内伤和病理因素,故称其为其他病因。

一、外伤

外伤指因受外力如扑击、跌仆、利器等击撞,以及虫兽咬伤、烫伤、烧伤、冻伤等而致皮肤、肌肉、筋骨损伤的因素。外伤的致病特点有如下几种。

1. 枪弹、金刃、跌打损伤、持重努伤　这些外伤,可引起皮肤肌肉瘀血肿痛、出血,或筋伤骨折、脱臼。重则损伤内脏,或出血过多,可导致昏迷、抽搐、亡阳等严重病变。

2. 烧烫伤　又称"火烧伤"、"火疮"等。烧烫伤多由沸水(油)、高温物品、烈火、电等作用于人体而引起,一般以火焰和热烫伤为多见。

烧烫伤总以火毒为患。机体受到火毒的侵害以后,受伤的部位立即发生外证,轻者损伤肌肤,创面红、肿、热、痛,表面干燥或起水泡,剧痛。重度烧伤可损伤肌肉筋骨,痛觉消失,创面如皮革样、蜡白、焦黄或炭化、干燥。严重烧烫伤热毒炽盛,热必内侵脏腑,除有局部症状外,常因剧烈疼痛、火热内攻,体液蒸发或渗出,出现烦躁不安、发热、口干渴、尿少尿闭等,及至亡阴亡阳而死亡。

3. 冻伤　是指人体遭受低温侵袭所引起的全身性或局部性损伤。冻伤在我国北方冬季常见。温度越低,受冻时间越长,则冻伤程度越重。全身性冻伤称为"冻僵";局部性冻伤常根据受冻环境而分类,如"战壕足"、"水浸足"等,而指、趾、耳、鼻等暴露部位受寒冷影响,出现紫斑、水肿等,则称为"冻疮"。寒冷是造成冻伤的重要条件。冻伤一般有全身冻伤和局部冻伤之分。

4. 虫兽伤　虫兽伤包括毒蛇、猛兽、疯狗咬伤等。轻则局部肿痛、出血,重则损伤内脏,或出血过多,或毒邪内陷而死亡。

二、寄生虫

寄生虫是动物性寄生物的统称。寄生虫寄居于人体内,不仅消耗人的气血津液等营养物质,而且能损伤脏腑的生理功能,导致疾病的发生。

中医学早已认识到寄生虫能导致疾病的发生,诸如蛔虫、钩虫、蛲虫、绦虫(又称寸白虫)、血吸虫等。患病之人,或因进食被寄生虫虫卵污染的食物,或接触疫水、疫土而发病。由于感染的途径和寄生虫寄生的部位不同,临床表现也不一样。如蛔虫病,常可见胃脘疼痛,甚则四肢厥冷等,称为"蛔厥";蛲虫病可有肛门瘙痒之苦;血吸虫病,因血液运行不畅,久则水液停聚于腹,形成"蛊胀"。上述蛔虫、钩虫、绦虫等肠道寄生虫,其为病多有面黄肌瘦、嗜食异物、腹痛等临床特征。

三、遗传与胎传因素

胎传是指禀赋与疾病由亲代经母体而传及子代的过程。禀赋和疾病经胎传使胎儿出生之后易于发生某些疾病。胎传因素引起的疾病称之为胎证、胎中病。胎寒、胎热、胎肥、胎弱、胎毒、解颅、五软等,均属胎疾范围。胎病发生的原因,一般分为胎弱和胎毒两类。胎传的致病特点有如下。

1. 胎弱　又称胎怯、胎瘦,为小儿禀赋不足、气血虚弱的泛称。胎儿禀赋的强弱主要取决于父母的体质。

胎弱的表现是多方面的,如皮肤脆薄、毛发不生、形寒肢冷、面黄肌瘦、筋骨不利、腰膝酸软,以及五迟、五软、解颅等病证。

2. 胎毒　指婴儿在胎妊期间受自母体毒火,因而出生后发生疮疹和遗毒等病的病因。胎毒多由父母恣食肥甘,或多郁怒悲思,或纵情淫欲,或梅疮等毒火蕴藏于精血之中,隐于母胞,传于胎儿而成。胎毒为病,一指胎寒、胎热、胎黄、胎搐、疮疹等;二指遗毒,又名遗毒烂斑,即先天性梅毒,系胎儿染父母梅疮遗毒所致。

知识链接

人类社会的健康发展:人类社会与大自然是一个有机整体,而每一个人与整个社会和家庭有着密切的联系,如人生病有内外因,如同家庭与国家都有自己自身成长,需要每一个人的共同努力与健康生长,国家的发展需要每个家庭与单位健康发展,创造各种各样的社会财富,也需要外部的物质和人员的协作。如果自身有疾,家庭不和,单位组织不善,国家不稳定,就是自身的内因致病生害了,如果受外国的强权加害,外敌入侵就是外因生乱了,国家及社会也不稳定,赔款割地受损害了。再如地震与天灾,如同人体受到外伤与虫咬伤一样,其虽处理方式不一样,但处置原则上却有异曲同工之处。

项目二 病 机

案例导入

患者,张某,男,75岁,2006年4月20日初诊。去年11月曾因突然晕倒,诊为冠心病、浅表性胃炎、颈椎退行性改变、椎2基底动脉供血不足。MRI示:轻度脑白质病损征象。出院后,自觉头晕、失眠、右上肢抖动、四肢乏力、头重脚轻、胃脘不舒、胸部憋闷、轻度焦虑、大便不畅。BP:156/76 mmHg,苔少偏燥,脉弦滑。诊断:眩晕(颈椎病)。治疗:针灸穴取头八针、中脘、足三里,均行温针灸各1壮;针后于背部督脉和两侧足太阳膀胱经拔罐,留罐5分钟。中药以理气和胃、活血宽胸之品为主。

请问:本例患者是属何种主要病因造成,其病机是什么? 治疗考虑从哪几方面着手?

分析提示

病机年老体衰,阴阳平衡失调,气血偏衰,不能行气血,痰浊内生,瘀阻胸中气血及颈脑脉络,试从虚弱不足与内生邪两方面考虑,两者相互影响而造成相关脏腑与头窍病变方面进行回答。

病机,指疾病发生、发展及其变化的机制,又称病理,包括病因、病性、证候、脏腑气血虚实的变化及其机制,其揭示了疾病发生、发展与变化、转归的本质特点及其基本规律。"病机"二字的原意,前人释为"病之机要"、"病之机栝",含有疾病之关键的意思。

中医学认为,疾病的发生、发展和变化,与患病机体的体质强弱和致病邪气的性质密切相关。病邪作用于人体,人体正气奋起而抗邪,引起了正邪相争。斗争的结果,邪气对人体的损害居于主导地位,破坏了人体阴阳的相对平衡,或使脏腑气机升降失常,或使气血功能紊乱,并进而影响全身脏腑组织器官的生理活动,从而产生了一系列的病理变化。

病机学说是阐明疾病发生、发展和变化规律的学说,其任务旨在揭示疾病的本质,是对疾病进行正确诊断和有效防治的理论基础。病机学说的内容,包括疾病发生的机制、病变的机制、病程演变的机制三个部分。

任务一 邪 正 盛 衰

一、正气与邪气的概念

正气,简称正,通常与邪气相对而言,是人体功能的总称,即人体正常功能及所产生的各种维护健康的能力,包括自我调节能力、适应环境能力、抗邪防病能力和康复自愈能力。

正气的作用方式有三:一是自我调节,以适应内外环境的变化,维持阴阳的协调平衡,保持和促进健康;二是抗邪防病,或疾病发生后驱邪外出;三是自我康复,病后或虚弱时自我修复,恢复健康。

邪气,又称病邪,简称邪,与正气相对而言,泛指各种致病因素。包括存在于外界环境之中和人体内部产生的各种具有致病或损伤正气作用的因素。诸如前述的六淫、疫疠、七情、外伤及痰饮和瘀血等。

二、邪正斗争与发病

疾病的发生、发展和变化,是在一定条件下邪正斗争的结果。中医学认为,在疾病发生、发展过程中,病邪侵害和正气虚弱都是必不可少的因素。强调"必有因加而发",告诫人们"避其毒气"。邪气与正气的斗争贯穿于疾病过程的始终,两者互相联系又相互斗争,是推动疾病发展的动力。

1. 正气在发病中的作用 人体脏腑功能正常,气血充盈,卫外固密,常足以抗御邪气的侵袭,病邪便难以侵入,即使邪气侵入,亦能驱邪外出,一般不易发病,即使发病也较轻浅易愈。正气不足时,或邪气的致病能力超过正气的抗病能力限度时,邪正之间的力量对比表现为邪盛正衰,正气无力抗邪,感邪后又不能及时驱邪外出,更无力尽快修复病邪对机体造成的损伤,及时调节紊乱的功能活动,于是发生疾病。所谓"邪之所凑,其气必虚"《素问·评热病论》。

邪气侵入人体以后,究竟停留于何处而为病,取决于人体各部分正气之强弱。一般说来,人体哪一部分正气不足,邪气即易于损伤哪一部分而发病。如脏气不足,病在脏;腑气不足,病在腑;经脉不足,病在经脉。

2. 邪气在发病中的作用 邪气是发病的必要条件,在一定的条件下,甚至起主导作用,如高温、高压电流、化学毒剂、枪弹杀伤、毒蛇咬伤等,即使正气强盛,也难免不被伤害。疫疠在特殊情况下,常常成为疾病发生的决定性因素,因而导致了疾病的大流行。所以中医学提出了"避其毒气"的主动预防措施,以防止传染病的发生和播散。

(1) 疾病与病邪的关系:一般来说,感受阳邪,易致阳偏盛而出现实热证;感受阴邪,易致阴偏盛而出现实寒证。如火为阳邪,心火炽盛,则现面赤舌疮、心烦失眠、小便短赤等实热之证;而寒为阴邪,寒邪直中,伤及脾胃,则出现吐泻清稀、脘腹冷痛、小便清长等阴寒之候。

(2) 疾病与感邪轻重的关系:疾病的轻重,除体质因素外,决定于感邪的轻重,邪轻则病轻,邪重则病重。例如,同一风邪袭人,因感邪轻重不一,其病则有伤寒和伤风之异,邪甚而深者为伤寒,邪轻而浅者为伤风。

(3) 疾病与病邪所中部位的关系:病邪侵犯人体部位不同,临床表现也不尽一致。如寒客肌表经脉,则头身四肢疼痛;寒邪犯肺,则咳嗽喘促、痰液稀白等。

3. 邪正斗争的胜负 决定发病与不发病:正能胜邪则不发病:邪气侵袭人体时,正气奋起抗邪。若正气强盛,抗邪有力,则病邪难于侵入,或侵入后即被正气及时消除,不产生病理反应而不发病。如自然界中经常存在着各种各样的致病因素,但并不是所有接触这些因素的人都会发病,此即正能胜邪的结果。邪胜正负则发病:在正邪斗争过程中,若邪气偏胜,正气相对不足,邪胜正负,从而使脏腑阴阳、气血失调、气机逆乱,便可导致疾病的发生。

发病以后,由于正气强弱的差异、病邪性质的不同和感邪的轻重,以及所在部位的浅深,从而产生不同的病证。

任务二　阴 阳 失 调

阳阳失调是归纳病理总纲。阴阳的协调平衡是生命正常活动的保证,也是健康的标志。反过来,疾病则是因为某种原因使阴阳失调所引起的。

阴阳学说认为:正气、邪气以及它们之间的斗争,都可以用阴阳来进行说明(比如正气分阴阳,则包括阴液和阳气。邪气分阴阳,则有阴邪、阳邪),在疾病过程中,邪正斗争的结果无非也是引起阴阳消长平衡失调。所以无论疾病的病理变化多么复杂,都不外乎阴阳失调这一病机,阴阳失调是致病的主要机制。

阴阳平衡失调在临床上又表现阴阳的偏盛偏衰。一切病理现象及其过程又都可以进一步用阴阳的偏盛偏衰和互损来加以概括,阴阳失调的主要表现形式是阴阳的偏盛偏衰和互损。"阳胜则热,阴胜则寒"概括了阴阳偏盛一类的病理现象和病机。"阴虚则热,阳虚则寒"概括了阴阳偏衰一类的病理现象和病机。"阳胜则阴病,阴胜则阳病"概括了阴阳偏盛偏衰失调的相互影响。

所以说"阳胜则热,阴胜则寒"、"阳胜则阴病,阴胜则阳病"、"阳虚则寒,阴虚则热"是中医学(寒热性疾病)的病理总纲,是阴阳学说对纷繁复杂的病理变化进行归纳概括综合的结果。

一、阴阳偏胜(盛)

阴阳偏胜(盛)包括阴偏胜和阳偏胜两种,都是属于阴或阳的一方高于正常水平的病变。

1. 阳偏胜(阳胜则热)　阳胜——阳邪盛。阳邪侵犯人体致病可以导致阳的绝对亢盛。热——热性病变(性质为实热)。"阳胜则热"指阳邪盛则出现热性病变(实热证)。

这是一种病理状态,并不是生理情况下的阳气充沛。阴并不虚,或者只是相对不足,阴还处在正常水平,只是和绝对亢盛的阳比较来说显得有些不足。阳胜则阴病——阳偏盛的病变必然会损伤机体的阴液,导致阴的绝对亏虚。

阳证是体内阳气亢盛、正气未衰的证候。一般而言阳证必见热象,以身发热、恶热、肢暖、烦躁口渴、脉数有力等为主证。

2. 阴偏胜(阴盛则寒)　阴胜——阴邪盛。阴邪侵犯人体可以导致阴的绝对亢盛。寒——寒性病变(性质属实寒)。"阴胜则寒"指阴邪盛则出现寒性病变(实寒证)。

阳并不虚,或只是相对不足,阳气仍然处在正常水平,只是和绝对亢盛的阴相比较来说显得有些不足。阴胜则阳病——阴偏胜的病变必然会损伤到人体阳气,导致阳的绝对亏虚。

阴证是阴偏盛的证候。一般而言阴证必见寒象,以身畏寒、不发热、肢冷、精神萎靡、脉沉迟等为主证。

二、阴阳偏衰(虚)

阴阳偏衰(虚)包括阴偏衰和阳偏衰两种,都是属于阴或阳的一方低于正常水平的病变。

1. 阳虚则寒(阳偏衰)　阳虚——阳气绝对不足;寒——虚寒。指阳气虚损,脏腑功能减退,热量不足,阳绝对不足,阳气不能制约阴,阴相对亢盛,从而出现虚寒性的病变。

阴证是体内阳气虚衰的证候。一般而言阴证必见寒象,以身畏寒、肢冷、精神萎靡、脉沉无力等为主证。由脏腑器官功能低下、机体反应衰减而形成,多见于年老体弱,或久病,呈现一派虚寒的表现。

2. 阴虚则热(阴偏衰)　阴虚——阴液绝对亏虚;热——虚热。指人体阴液绝对不足,阴虚不能制约阳气,阳相对亢盛而出现虚热性的病变。

阳证是由体内脏腑器官功能亢进而形成,正气已衰的证候。一般而言阳证必见热象,以身发热、恶热、肢暖、烦躁口渴、脉数等为主症。

"阳胜则热,阴胜则寒,阳虚则寒,阴虚则热",阴和阳双方表现出一盛一衰的状态,因此,都是以阴阳消长规律的破坏为主的病理表现。

阴证与阳证鉴别见表6-1。

表6-1　阴证与阳证鉴别表

证候四诊	阴证	阳证
望	面色苍白或暗淡,身重蜷卧,倦怠无力,萎靡不振,舌质淡而胖嫩,舌苔白而润滑	面色潮红或通红,狂躁不安,口唇燥裂,舌质红绛,舌苔厚,甚则燥裂,或黑而生芒刺
闻	语声低微,静而少言,呼吸怯弱,气短	语声洪壮、烦而多言,甚则狂言,呼吸气粗,喘促痰鸣
问	饮食减少,喜温热,口不渴,口淡无味,大便溏薄,小便清长或少	口干口苦,喜凉,烦渴引饮,大便燥结,小便短赤
切	疼痛喜按,身寒足冷,脉沉、细、涩、迟、弱、无力	疼痛拒按,身热足暖,脉浮、洪、滑、数、实而有力

三、阴阳互损

阴阳互损是指机体阴或阳的任何一方虚损到一定程度必然会导致另一方的化生不足,从而在阴虚的基础上导致阳虚或阳虚的基础上导致阴虚,形成阴阳两虚为特征的病理状态,称为"阴阳互损",包括"阴损及阳"和"阳损及阴"两种。

阳损及阴:阳虚到一定程度,阳虚不能生阴,继而阴虚的现象。亏虚到一定程度,无阴则阳无以化。

阴损及阳:阴虚到一定程度,阴虚不能生阳,继而阳虚的现象。虚弱到一定程度,无阳则阴无以生。

四、亡阴与亡阳

亡阴与亡阳,是疾病过程中两种危险证候,多在高热、大汗不止、剧烈吐泻、失血过多、有阴液或阳气迅速亡失情况下出现,常见于休克病人。亡阴亡阳虽属虚证范围,但因病情特殊且病势危笃,而又区别于一般虚证。

亡阴与亡阳的临床表现,除原发疾病的各种危重症状外,均有不同程度的汗出。

亡阴之汗,汗出热而粘,兼见肌肤热、手足温、口渴喜饮、脉细数疾而按之无力等阴竭而阳极的证候。

亡阳之汗,大汗淋漓,汗凉不粘,兼见畏寒倦卧、四肢厥冷、精神萎靡、脉微欲绝等阳脱而阴盛的证候。

由于阴阳是互根的,阴液耗竭则阳气无所依附而散越;阳气衰竭则阴液无以化生而枯竭,所以亡阴与亡阳的临床表现难于截然割裂,其间可迅速转化、相继出现,只是有先后主次的不同而已。

亡阴与亡阳的治疗都以扶正固脱为主。亡阴者,应益气敛阴、救阴生津,大补元气以生阴液而免致亡阳,常用方有生脉散;亡阳者,应益气固脱、回阳救逆,常用方有独参汤、参附汤等。

亡阴与亡阳的鉴别,见表6-2。

表6-2 亡阴亡阳的鉴别表

	汗	四肢	其他症状	舌	脉	治则
亡阴	汗热、味咸而粘	尚温畏热	面色潮红、全身灼热、烦躁、昏迷、气促、渴喜冷饮	红绛而干	细数疾而按之无力或虚大	益气敛阴救阴生津
亡阳	汗冷、味淡不粘	厥冷畏寒	面色淡色、呼吸微弱、淡漠、昏迷气微、口不渴或喜热饮	淡白滑润	微细欲绝或浮而空	益气固脱回阳救逆

> **知识链接**
>
> 社会道德的邪正观:社会道德正常的发展如同正邪斗争的结果,早期的人类每一个群体在与自身发展和与大自然斗争中形成了各自的社会道德观念,虽有曲折的道路,也发生过诸多的错误思想,但最终是正义战胜邪恶。积极向上的思想,公正而透明,符合人伦道德力量也约束着每一个人和每一个团体融入社会的大家庭,遵守着人类的道德规范,是正能量也是正气,它时刻同那些违反道德规范的行为做斗争,尽管有时在社会的某一阶段可能大部分人思想有偏差,甚至一个国家也走向邪恶的道路,但终究在整个人类正义的道德观念能战胜邪恶,再建立一个新的道德社会体系。

学习效果评价·思考题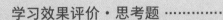

1. 请简述人体致病因素有哪些,各有什么特点。
2. 试述外感病因与内伤七情致病各有什么突出症状,两者有什么相关性。
3. 瘀血与痰湿邪如何形成,会致哪些疾病。
4. 请简述正邪盛衰的病机内容。
5. 试述阴阳失调的病机变化。

(余安胜)

第七章 诊法

学习目标

1. 识记中医诊法的基本原理;望神、望色的方法;舌诊、脉诊的方法。
2. 理解问现在症的内容和闻诊的内容。
3. 学会运用望小儿指纹、望排出物的内容。

案例导入

患者,男,19 岁,学生。就诊日期:2014 年 6 月 17 日。患者自述:昨天下午下课后,操场踢球,出汗较多,用冷水冲澡,当晚出现鼻塞、流清涕,夜间怕冷,发热,浑身酸痛。查体:体温 39℃,舌淡红,薄白苔,脉浮紧。

要求:

1. 根据以上临床资料,写出该案例的主诉。
2. 怕冷的同时伴有体温升高,是何热型? 临床诊断意义如何?
3. 舌淡红、薄白苔,临床诊断意义如何?
4. 脉浮紧,临床诊断意义如何?

分析提示

(1) 注意自述与主诉概念的区别,主诉是一个特定的概念,是对现病史的高度概括,应包括主症加时间。

(2) 发热常见热型有:发热恶寒、寒热往来、但寒不热、但热不寒,分别主表证、半表半里证、里寒证、里热证。

(3) 舌象和脉象与病证的意义是一致的。

诊法,又称为四诊,是医护人员采用望、闻、问、切四种基本方法,观察病情变化,有目的、有计划、有系统地收集临床资料、核实资料,并将资料按中医辨证归类的方法进行分析和整理的过程。在中医护理程序中,四诊是中医护理评估的特色方法,为中医护理诊断和辨证施护提供依据。

诊法，是以整体观念和藏象学说为核心，形成了具有以外测内、以常测变和见微知著基本原理的独具特色的信息采集系统。

学习诊法，应仔细观察病情，客观收集临床资料，并以此推测内里变化。在对临床资料分析时，应先掌握正常标准，以此判定临床资料是否正常。常态的确立是关键，判断分析时，要因人而异，区分常规变化与特殊情况。由于人是一个有机整体，所以观察局部变化可以反映全身情况。学习中，必须四诊并重，四诊收集的临床资料应互相参照，才会保证资料的正确性、完整性，才能为中医护理提供可靠的依据。

项目一　望　诊

望诊是医护人员运用视觉对护理对象进行有目的的观察，以了解健康状况与测知病情的一种方法。中医理论认为，人体是一个有机整体，外部各种生理病理的表现与内在脏腑的生理功能有着非常密切的联系。局部的病变可以影响全身，体内脏腑气血的病理变化也必然反映到体表。所以，医护人员通过有目的地观察人体外部的异常变化，可以测知人体体内的气血、脏腑、经络等的病理变化。

望诊被列为四诊之首，是由于人的视觉在认识客观事物中占有极为重要的地位。望诊中要求医护人员具有敏锐的观察能力，依据正常标准并排除各种干扰因素，所收集的资料既要客观真实，又要完整突出重点。通过综合分析，对疾病本质作出正确判断。

望诊的内容主要包括：全身望诊、局部望诊（包括望舌，望小儿指纹）、望排出物三个部分。

任务一　全身望诊

全身望诊，又称整体望诊，是医护人员对护理对象的神、色、形、态等整体表现进行大体的诊察，以期对病情的寒热虚实和轻重缓急获得一个总体印象。

一、望神

望神，是通过重点观察人体生命活动的现象，得出综合性印象，以判断健康与病情轻重的方法。

1. 望神的原理　神，是生命活动。神的外在表现与脏腑功能是否正常、精气血津液等物质基础是否充盈、运行是否正常关系十分密切，同时也能通过神的盛衰反映体内正气和邪气的情况，反映病情的轻重预后和健康状况。

2. 望神的重点　生命活动的外在表现有许多，但重点反映在人的眼神、色泽、神情、体态诸方面，这是望神的重点。必要时还要结合神在其他方面的表现，如语言、呼吸、饮食、舌象、脉象等，进行综合分析。

(1) 眼神：目为五脏六腑精气之所注，目系通于脑，目为肝之窍、心之使、神之舍，望目可以反映脏腑精气的盛衰。观察眼睛，主要观察目色清浊、目光明暗、眼球运动、瞳孔调节等方面。一般而言，凡目色清亮、精彩内含、视物清晰、眼球运动灵活、瞳孔调节正常者为有神，是脏腑精气充足之象。凡目色浑浊、目无精彩、视物模糊、眼球运动不灵活、瞳孔调节失常者为无神，是脏腑精气虚衰之征。

(2) 色泽：色乃神之旗也，皮肤色泽荣润或枯槁，是脏腑精气盛衰的重要表现。主要观察色调变化、色的明暗度，以及色的隐藏和显露。色泽明润、红黄隐约可见为精气充足内含。色泽枯槁或显露，多为精气和脏腑功能衰竭，提示病重。

(3) 神情：人的精神意识思维活动和面部表情是心神和脏腑精气盛衰的外在表现。心神正常，则人神志清晰、思维有序、表情自然、反应灵敏；若心神失常，则神识昏蒙、思维混乱、表情淡漠、反应迟钝。邪气盛扰乱心神，则神昏谵语、手足躁扰、表情烦躁或痛苦。

(4) 体态：指观察人的形体和动静姿态。通过观察形体的强弱胖瘦、动作是否自如协调，以反映神之盛衰。

3. 神的分类及临床诊断意义　神的盛衰分为得神、少神、失神、假神四级，其诊断意义从反映脏腑功能、物质基础状况、正邪斗争、病情轻重预后等方面综合分析。

(1) 得神：又称有神。临床表现为两目灵活、明亮有神，面色荣润、含蓄不露，精神良好、表情自然、反应灵敏、言语清晰、意识清楚，形体强壮、体态自如协调。提示脏腑功能正常、精气充足、体健神旺，或虽病，但病轻，预后好。

(2) 少神：又称神气不足。临床表现为精神不振、目光乏神、面色少华、少气懒言、肌肉松软、动作乏力。提示精气不足，机体功能减退，多见于虚证患者或疾病恢复期患者。多为亚健康状态。

(3) 失神：又称无神，可分为正虚失神和邪盛失神两类。正虚失神者，临床表现为目光呆滞、面色晦暗、神情萎靡、意识朦胧、反应迟钝、语声断续，提示脏腑功能衰竭、正气大伤、精气衰竭、病情深重，预后不良。多见于久病、病重之人。邪盛失神者，临床表现为意识昏迷，或卒然昏倒、目闭口张、手撒遗尿等，是邪陷心包、精气已脱，病情更为严重，或见神昏谵语、循衣摸床、撮空理线、手足躁扰，表情烦躁或痛苦，是邪气盛扰乱心神之失神的又一种表现。

(4) 假神：常见于久病、重病、精气极度衰竭的患者。在失神的基础上，突然出现个别的似有神的虚假现象，且持续时间短暂，与病情发展不同步，与治疗措施不同步。如原本不欲言语、语声低微、时断时续，突然转为语声高亢、谈吐不休；或原精神萎靡、意识不清，突然精神转"佳"，意识似清，但常烦躁不安；或原面色晦暗，或苍白，忽然两颧泛红如妆。古人将假神的现象喻为回光返照、残灯复明。假神提示脏腑精气衰竭殆尽，阴阳即将绝离。病情危重，多为危重患者临终前的征兆。

另有神乱，是指以神志错乱为主要特征的一类疾病，一般不将神乱列入神的等级分类，因其神志异常只在疾病诊断中有意义，而不能根据神乱判定为失神。

二、望色

望色，又称色诊，是通过观察人体皮肤的色泽变化以诊察病情的方法。

1. **望色的原理及观察的要点**　色是脏腑气血的外荣，望色主要望皮肤、黏膜的颜色、光泽及其色的含蓄或显露。皮肤的颜色主要有青、赤、黄、白、黑五种色调，简称五色，其变化主要反映疾病的不同性质、气血盈亏和运行情况、不同脏腑的病证。皮肤的光泽，即皮肤之荣润或枯槁，主要反映脏腑精气的盛衰。色的含蓄或显露，主要反映脏腑精气是内含或外泄。因面部的气血充盛、面部皮肤薄嫩，色泽变化显而易见。所以望色，多以面部为代表，观察面部色泽，以候脏腑气血的盛衰，是望色的主要内容。

2. **面色的分类及临床诊断意义**　面部色泽可分为常色和病色两类。

(1) 常色：是指健康人的面部色泽。我国黄种人的正常肤色是红黄隐隐，明润含蓄，为气血平和，脏腑功能正常，精气内含，容光外发。由于禀赋原因导致的肤色个体差异，一生中基本保持不变的，属于常色，称为主色。随着季节、气候变化，发生色调略有变化，但依然不失润泽，是人类适应自然的正常调节，也属于常色，称为客色。还有因年龄、性别、职业、情绪等因素影响而发生的变化，在推断临床诊断意义时应加以考虑。

(2) 病色：是指人在疾病状态下面部显现的色泽。从色、泽、藏三方面分类，常见病色主要有以下几种情况：仅色调发生变化，但依然有光泽，提示病变轻浅、气血未衰，其病易治、预后良好，此为病色中的善色。不论色调有无变化，而色泽发生变化，如面色晦暗、枯槁，说明病情深重、精气已伤、预后欠佳，故为病色中的恶色。或色暴露如涂油彩，或色枯槁而独一色显露，提示精气外泄，病情多危重。

根据面部五色变化进行诊察疾病的方法称为五色诊。一般而言，青、赤、黄、白、黑五色，某种颜色单独出现，或非红黄相兼色，提示相应的脏腑发生病变，也提示不同性质的病证。《灵枢·五色》说："以五色命脏，青为肝，赤为心，黄为脾，白为肺，黑为肾"，又说："青黑为痛，黄赤为热，白为寒"。五色诊的具体内容如下：

1) 青色：主气滞、血瘀、寒证、疼痛、惊风。色青多为寒凝气滞血瘀、经脉不通的表现。若小儿高烧，鼻柱、眉间及口唇四周现青色，常是惊风的先兆。

2) 赤色：主热证，也见于戴阳证。赤色多为血热致血行加速、脉络充盈的表现。如满面通红，多见于外感发热，或脏腑阳盛之实热证。如午后两颧潮红，是阴虚之虚热证。久病重病的患者，面色苍白，但时时泛红如妆、游移不定者，称戴阳证，是阴寒内盛、阴盛格阳、虚阳浮越的真寒假热之危重证候。

3) 黄色：主脾虚证、湿证。黄色为脾虚、湿蕴的征象。脾失健运，气血不充，或水湿不化，湿邪浸淫，面部常呈黄色。如面色淡黄无华，称为萎黄，是脾胃气虚、运化无力、水谷精微不能上荣的表现。面色黄而虚浮，为黄胖，多是脾气虚弱、湿泛肌肤，或内有虫积、消耗气血所致。如面、目、肌肤俱黄，是为黄疸。黄而鲜明如橘子色者，为阳黄，多属湿热内蕴。黄而晦暗如烟熏者，为阴黄，多属寒湿郁阻，或为瘀血阻滞。

4) 白色：主虚证、寒证。白色为气血不荣之候。因气虚血少，或阳虚寒盛、气血运行无力、气血不能充盈脉络所致。若面色淡白消瘦，或面白无华而略带黄色，多为气血亏虚。面色白而虚浮,多属阳气不足、水湿内停;若失血后面色苍白,常为夺气脱血之象;若面色苍白、疼痛剧烈,多因阴寒凝滞、经脉拘急所致。

5)黑色:主寒证、瘀血、疼痛、肾虚、水饮。黑色为阳虚寒盛、气血凝滞或水饮内停所致。黑色是青色的进一步发展,其主病中的寒证、瘀血、疼痛也较青色为重。黑色为水色,肾虚之色。面色淡黑,多为阳虚寒盛之水气证。妇女眼眶发黑,多为肾阳虚寒湿下注的带下证。

三、望形

望形体主要是观察皮毛、脉、筋、骨、肉等五体变化,结合精神、饮食等情况,判定形体的强、弱、胖、瘦和体质形态的表现以诊察病情的方法。形体与脏腑的盛衰是一致的,观察形体之强弱胖瘦,可以测知内脏的虚实、气血的盛衰、邪正的消长。

1. 强壮 可见皮肤润泽、胸廓宽厚、肌肉充实、骨骼粗壮,且精力充沛、饮食正常,为形气有余,是身体强壮。提示脏腑坚实、气血旺盛、抗病力强。

2. 虚弱 可见皮肤枯槁、胸廓狭窄、肌肉瘦削、骨骼细小,且神疲乏力、食少,为形气不足、脏腑衰弱之征。提示脏腑虚衰、气血不足、抗病力弱,预后较差。

3. 肥胖 可见肤白无华、肌肉松软且分布不均匀,精神不振、食少、乏力、气短,是形盛气虚。多因阳气不足、痰湿内盛所致。

4. 消瘦 可见形瘦、面色萎黄、皮肤干焦,能食者多属阴虚火旺。食少、乏力者,多属脾气亏虚、气血不足所致。如久病卧床不起、骨瘦如柴、大肉已脱者,甚者形销骨立,是精气衰竭的危重表现。

四、望姿态

望姿态,是通过观察人的动静姿态、体位变化和异常动作,以诊察病情的方法。

1. 动静姿态 以自主协调为正常。病人的姿态、体位动作变化,根据"阳主动,阴主静"的原则,以测知阴阳盛衰和病势顺逆。喜动者,多为阳证;喜静者,多为阴证。如病人坐卧转侧、面常朝外者、仰面伸足、欲揭衣被,多属阳证、热证、实证;如卧时身重、难于转侧、面常朝里、蜷卧宿足、喜加衣被、向火取暖者,多属阴证、寒证、虚证。坐而仰首、喘粗痰多,多是痰涎壅盛的肺实证;坐而俯首、气短懒言,属肺虚或肾不纳气;坐不得卧、卧则气逆,是心阳不足、水气凌心所致;卧而不能坐、坐则昏眩,是气血俱虚。

2. 异常动作 观察患者肢体有无颤动、抽搐、寒战、偏枯、痿软、关节强硬等异常动作,有助于相应病证诊断。异常动作的出现,多见于肝风内动或为肾虚。

任务二 局 部 望 诊

局部望诊是在望全身的基础上,根据病情及诊断需要,对患者某些局部异常变化进行重点、细致的观察,以测知相应脏腑的病变情况的一种方法。

局部望诊是从上到下、从外到内,观察头、发、目、鼻、耳、口唇、牙齿、齿龈、舌、咽喉、躯干、四肢、皮肤等处神色形态的表现,进而判断其临床意义。其中因望舌和望小儿指纹已发展较为成熟,成为具有特色的诊法,故单列篇目讨论。此处重点介绍临床常用的望五官、望皮肤的内容。

1. 望头部　头为诸阳之会、精明之府,中藏脑髓,髓为肾所主。发为肾之华、血之荣,所以望头与发,可以了解肾精、脑髓及脏腑精气盛衰。

(1) 望头:主要观察头的形状及动态。如头形过大或过小,伴有智力发育不全,多属肾精亏损。囟门下陷,多属虚证;囟门高突,多属热证、实证;囟门迟闭、颈软者,多为肾精不足、发育不良。无论大人小儿,头摇或抖动不能自主的,皆为风证。

(2) 望发:主要观察发的质和色的变化。如头发稀疏易落,或干枯不荣,多为精血不足之证。突然出现片状脱发,多属血虚生风,或精神刺激所致。年少脱发,多属肾虚或血热;年少发白,伴有健忘、腰膝酸软者,多属肾虚。小儿发结如穗,常见于疳积病或为热入营血之重证。

2. 望面部　望面部色泽、面容等。面部浮肿,多见于水肿病;一侧或两侧腮部以耳垂为中心肿起、边缘不清、按之有柔韧感及压痛者,为痄腮,多见于儿童,因外感温毒之邪所致。面部肌肉消瘦、两颧高耸、眼窝凹陷,多见于慢性病的危重阶段;口眼歪斜兼半身不遂者,多为中风。

3. 望五官　眼、耳、鼻、口、舌五官,与五脏相关联。望五官的异常变化,可以了解脏腑的病变。应注意观察五官的色泽及形态变化。

(1) 望目:目为肝之窍、心之使、血之宗,五脏六腑之精气皆上注于目。望目应重点观察目神、目色、目形、目态的异常改变。

(2) 望鼻:鼻为肺之窍,脾之所应,是呼吸气体出入的通道。望鼻,主要观察鼻的外形和鼻内分泌物。鼻头色红生粉刺者,是酒渣鼻,多因血热入肺所致;鼻柱溃陷,多见于梅毒患者。鼻柱崩塌、眉毛脱落多见于麻风病。鼻翼煽动,多见于肺热,或肺肾精气衰竭而出现的喘证。鼻流清涕,多为外感风寒;流浊涕,则属风热;久流浊涕而有腥臭气味者,是为鼻渊,因感受外邪或胆经蕴热所致。

(3) 望耳:耳为肾之窍,属少阳胆经,为宗脉之所聚。望耳应注意耳的色泽及耳内的情况。耳轮干枯焦黑,多是肾精亏耗、精不上荣所致,属危证。耳背有红络、耳根发凉,多是麻疹先兆。耳内流脓,为脓耳或聍耳,多为肝胆湿热所致。

(4) 望口与唇:脾开窍于口,其华在唇,手足阳明经环绕口唇,故望口与唇的异常变化,主要可以诊察脾与胃的病变。口角流涎,小儿多为脾虚湿盛,成人多为中风口歪不收。口疮口糜,多由湿热内蕴上蒸所致。口形异常动态,口张开而不闭,为虚证。若状如鱼口,张口气直,但出不入,则为肺气将绝危证。口闭而难开,牙关紧闭,属实证,多因筋脉拘急所致,可见于中风、痫病、惊风、破伤风等。口眼喝斜,见于中风,为风痰阻络。若口角掣动不止,则为热极生风或脾虚生风之象。

(5) 察唇:唇色红润,是胃气充足、气血调匀的表现。唇色淡白,多属血虚。唇色深红,多属热盛。唇色青紫,多属血瘀。唇色青黑,多属寒盛、痛极。唇干而裂,多属燥热伤津或阴虚液亏。嘴唇糜烂,多为脾胃积热。唇边生疮、红肿疼痛,为心脾积热。

(6)望齿与龈:齿为骨之余,骨为肾所主,胃之经脉络于龈中,所以齿与肾、龈与胃有着密切的联系。望齿,应注意色泽、润燥、形态几个方面。如牙齿干燥,多是胃热炽盛、津液大伤;干燥如枯骨,多为肾精枯竭,肾水不能上承所致。牙齿松动稀疏、齿根外露者,多属肾虚或虚火上炎。齿龈淡白者,多是血虚不荣;红肿者,多属胃火上炎。牙龈出血、红肿者为胃火伤络;不痛不红而微肿者,或为气虚,或为肾火伤络。

(7)望咽喉:咽通于胃腑,是饮食之道,为胃所系;喉连于气道,是气息之门,归肺所属。足少阴肾经循喉咙,故望咽喉可察肺、胃、肾的病变。咽部深红、肿痛明显,属实热证,多由肺胃热毒壅盛所致。咽部嫩红、肿痛不显,属阴虚证,多由肾阴亏虚、虚火上炎所致。咽部淡红漫肿,多由痰湿凝聚所致。咽喉红肿、一侧或两侧喉核红肿肥大,形如乳蛾,表面有脓点、咽痛,为乳蛾,属肺胃热盛,或虚火上炎、气血瘀滞所致。咽喉部红肿高突、疼痛剧烈、吞咽困难、身发寒热,为喉痈。多因脏腑蕴热、复感外邪、热毒客于咽喉所致。咽部溃烂处表面所覆盖的一层黄白或灰白色膜为伪膜。如伪膜松厚,容易拭去者,病情较轻,为肺胃热甚、火毒熏蒸;若伪膜坚韧、不易拭去、重剥出血,很快复生者,为白喉,属传染病,乃感受疫邪所致,多见于儿童。

4. 望皮肤　皮肤居一身之表,内合于肺,卫气循行其间,有保护机体的作用。通过诊察皮肤的改变,以判断病邪的性质、脏腑的虚实、气血的盛衰、病情的轻重和预后等。

望皮肤,除重点望色外,还应观察外形的变化和表现于皮肤的某些病证。如皮肤虚浮肿胀,多属水湿泛溢肌肤为病。皮肤干瘪枯槁,多由津伤液耗所致等。除此而外,还要注意斑疹、水痘及痈、疽、疔、疖等病证变化。

(1)斑疹:斑和疹都是全身性疾病表现于皮肤的症状。点大成片,或点小如粟,色红或紫,凡平摊于皮肤,摸之不碍手者,是谓斑;而高出肤面、扪之碍手的则为疹。

(2)疹:常见麻疹、风疹、瘾疹。疹以分布均匀、疏密适中为顺;疏密不匀,或先后不齐,或见而即陷者,多为正气不足、病邪内陷的危候。

(3)斑:有阴斑和阳斑之分。阳斑多见于外感热病,邪热郁于肺胃,内迫营血,从肌肉而出,斑色红。若色深红,或紫暗,为阴斑,多为热毒炽盛,阴液大伤。阴斑常见于内伤杂病,斑大小不一,多散在胸腹四肢,色淡或紫,出没无常,患者神志清楚。若散在肌表、色淡紫、兼食少便溏的,多为脾气亏虚、脾不统血,若斑色紫暗、舌紫、脉涩,多为瘀阻脉络、血不循经。

(4)水痘:水痘是一种儿童常见的传染病,证候较轻。患儿皮肤出现粉红色斑丘疹,很快变成椭圆形小水泡,顶满无脐,大小不等,痘疹易破,浆薄如水,色晶莹明亮,不结厚痂,不留痘痕。多由外感时邪、内蕴湿热所致。

(5)疮疡:疮疡发于皮内筋骨之间,常见的有痈、疽、疖、疔。痈,病变部位范围较大,红、肿、热、痛,根盘紧束,易破溃,脓液稠厚,多发高热,属阳证。因感受热毒、湿热蕴结、气血壅滞所致。疽,漫肿无头、皮色不变,破溃后脓液清稀、难以收口,属阴证。多为气血亏虚、阴寒凝滞而发。疔,初起如粟,根深如钉,根脚坚硬,或痒或麻或木,顶白灼热而痛,多发于颜面和手足。因感受火毒、疫毒所致。疖,起于皮肤浅表,形小而圆,红肿热痛不甚,脓出即愈。因外感热毒或湿热蕴结所致。

任务三 望 舌

望舌是观察舌质、舌苔和舌下络脉的变化以诊察病情的方法,又称舌诊。舌诊是中医的特色诊法之一。舌诊简便易行,舌象的变化能客观准确地反映病情,可作为诊断疾病、了解病情的发展变化和辨证的重要依据。

一、舌诊的原理

舌与脏腑的关系密切,舌为心之苗,脾之外候。舌与脏腑通过经络直接或间接相联,如手少阴心经之别系舌本、足太阴脾经连舌本、散舌下,足少阴肾经挟舌本,足厥阴肝经络舌本等等。舌为血脉丰富的肌性组织,有赖气血的濡养和津液的滋润。舌体的颜色和形质与气血的盛衰和运行状态有关。舌苔是由胃气蒸发谷气上承于舌面而成,与脾胃运化功能相应。舌体和舌苔的润燥与津液的盈亏和输布有关。所以,脏腑的精气皆可上荣于舌,舌如同一面镜子一样,反映体内脏腑气血的变化。

脏腑的病变反映于舌面,具有一定的分布规律。把舌划分为舌尖、舌中、舌根、舌边四个部分,分属于心肺、脾胃、肾、肝胆等有关脏腑,即舌尖多反映上焦心肺的病变;舌中多反映中焦脾胃的病变;舌根多反映下焦肾的病变;舌边多反映肝胆的病变。另外,还有舌反映胃的分法,即舌尖属胃上脘、舌中属胃中脘、舌根属胃下脘。根据临床观察,某些内脏病变在舌象变化方面有一定的规律,可作为诊断的参考依据。

二、望舌的方法及注意事项

1. 伸舌的姿势 口张开,将舌自然伸出,充分暴露舌体,舌尖略向下,舌面展平。
2. 诊舌的方法 望舌的顺序是先看舌尖、舌中、舌边,最后看舌根部。先看舌质,再看舌苔。既要迅速敏捷,又要全面准确,尽量减少患者伸舌的时间。必要时配合刮舌或揩舌验苔法,以鉴别舌苔的有根无根,以及是否属于染苔。对舌上味觉和痛、麻等异常感觉、舌体运动是否灵活等,可以通过问诊了解。
3. 诊舌注意事项 注意光线影响、光线的强弱与色调,对颜色的影响很大。望舌时,需要充足的自然光线。如晚间望舌,必要时白天须复查。注意饮食或药物对舌象的影响,某些食物或药物,可使舌苔染上颜色,称为染苔。应注意询问其饮食及服药情况,以防染苔造成假象。饮食的摩擦或是刮舌,可使苔由厚变薄,进热饮食或刺激性食物,可使舌质变红,应加以注意。

三、常见舌象及临床意义

舌质和舌苔的综合变化统称舌象。舌质,又称舌体,是指舌的肌肉脉络组织,与脏腑气血密切相关。舌苔,是舌体上附着的一层苔状物,由胃气上蒸而生。望舌质主要是从舌的神色形态等方面了解舌质的变化,望舌苔主要是通过苔质、苔色等方面了解舌苔的变化,以诊察病情。

正常舌象的特征是:舌色淡红润泽,舌体柔软,活动自如,舌面铺有薄薄的、颗粒均匀、干湿适中、刮之不脱的白苔,称为淡红舌、薄白苔。提示脏腑功能正常,气血充足,胃气旺盛,是健康的表现。即或有病,病轻预后好。

正常舌象受内外环境的影响,可以产生生理性变异。如年龄、性别因素、体质禀赋因素、气候环境因素等,可以引起舌象变化,但无任何不适症状者,多属于生理变异。否则,应考虑是疾病的前期表现,必要时进行随访观察。

对病理舌象的认识,主要观察舌质和舌苔的颜色、润燥、形态等方面的变化,以判断脏腑精气盛衰、疾病预后转归。

1. 望舌色　舌色是舌质的颜色。与正常舌色淡红润泽相比较,不正常的舌色变化常有淡白、红绛、青紫等。舌色变化主要提示脏腑和气血津液的变化。

(1) 淡白舌:较正常舌色浅淡,称为淡舌。枯白无血色,称为白舌。二者同类,主病有程度的差别。主虚证,或虚寒证。因气血亏虚,血不荣舌,或因阳气衰微,运血无力,血不上荣,致舌色浅淡。如舌淡白,舌体瘦小,多属气血亏虚。舌淡白稍胖嫩,或舌边有齿痕,多为阳气亏虚,水湿内停。

(2) 红绛舌:舌色鲜红,称为红舌。舌色深红,称为绛舌。二者同类,主病有程度的差别。主热证,有实热证和虚热证之不同,可以结合舌形和舌苔的变化加以区别。舌色越红热越重。因阳热亢盛,血络充盈,气血上壅于舌,或热入营血,耗伤营阴,血热充斥于舌,或因阴虚水涸,虚火上炎舌络所致。如舌红而干,兼黄厚苔,多为实热证,津液已伤;舌红无苔,或少苔,或有裂纹,多为阴虚火旺;舌红起刺,多为营分热盛;舌色由红转绛,主内热深重。外感热病中见此,表示邪由气分转入营血分,多见于热性病极期。内伤杂病中,常见于久病、重病,多属阴虚火旺。此外,舌尖红者,为心火亢盛;舌边红者,为肝胆火旺;舌中红者,为脾胃热盛。

(3) 青紫舌:舌色或青或紫,称为青紫舌。舌上见青紫斑点,称瘀斑、瘀点,属青紫舌之类。主瘀血证、寒证或热证。舌色青紫或见瘀斑、瘀点,多为气滞血瘀;色紫绛而干,多为热证兼瘀血;色淡紫或青紫润滑,多为里寒证兼瘀血。

2. 望舌形　舌形是指舌质的形状。正常舌形和体形相应,称为适中。不正常的舌形变化主要有老嫩、胖大、瘦薄、裂纹等,其诊断意义当与舌色结合考虑。

(1) 老嫩舌:舌色深暗,舌形坚敛苍老,纹理粗糙,为老舌,多主实证;舌质纹理细腻,浮胖娇嫩,舌色浅淡,为嫩舌,多主虚证。

(2) 胖大舌:一般指舌体胖嫩,边有齿痕,色淡,舌无痛觉,多属阳虚、水饮痰湿内停。若舌体肿胀满口,转动不灵,色深红,舌体疼痛,则称肿胀舌,多是心脾热盛。若舌形肿大,色青紫而暗,多见于中毒。

(3) 瘦薄舌:舌体瘦小而薄,称为瘦薄舌,多是阴血亏虚、舌体不充之象。瘦薄而色淡,多是气血两虚。瘦薄而色红绛且干,多是阴虚火旺、津液耗伤所致。

(4) 齿痕舌:舌体的边缘有牙齿的痕迹,即为齿痕舌。多因舌体胖大而受齿缘压迫所致。故齿痕舌常与胖大舌同见,多属脾虚水湿内停。

(5)芒刺舌:舌乳头增生、肥大、高起如刺,摸之棘手,称为芒刺舌。芒刺舌干燥,多属热邪亢盛,且热愈盛则芒刺愈多。

(6)裂纹舌:舌面上有裂沟,裂沟处无舌苔覆盖,称为裂纹舌。多由阴液亏损不能荣润舌面所致。若舌质红绛而有裂纹,多属热盛津伤,阴液亏损。舌色淡白而有裂纹,常是血虚不荣的反映。正常人亦有裂纹舌,为生理变异,或有习惯性便秘。

3. 望舌态　舌态是指舌体的动态。不正常的舌态变化主要有强硬、痿软、短缩、颤抖、歪斜、吐弄等。

(1)强硬舌:舌体失其柔和而强硬,屈伸不便或不能转动者,为强硬舌。多因热入心包,或高热伤津、舌脉失养或痰浊内闭心神所致。如舌质红干而强硬,兼神志不清,多属热扰心神、热盛伤津;如舌强不语、口眼㖞斜,常为脑卒中(中风)先兆。

(2)痿软舌:舌体软弱,伸缩无力,转动不便,称为痿软舌。多因气血虚极、阴液亏耗、筋脉失养所致。若久病舌淡而痿软,是气血俱虚。舌绛而痿软,是阴亏已极。新病舌干红而痿软,则为热灼阴伤。

(3)短缩舌:舌体短缩,不能伸长,无力伸出口外者,称为短缩舌,多为危重病证;舌短缩色白而润,多属寒凝筋脉;短缩而干红,多为热盛伤津;短缩胖而粘腻,多为痰湿阻闭。凡舌短缩、神昏难言者,多属危证。

(4)颤动舌:舌体不自主颤动,称为颤动舌。多因阴血亏虚、筋脉失养,或因邪热亢盛、燔灼肝经、筋脉拘急所致。如舌淡白而颤抖,属血虚生风;舌红绛而颤抖,为热极生风。

(5)歪斜舌:舌体偏斜于一侧,称为歪斜舌,多是中风或中风先兆。

(6)吐弄舌:舌不时吐露出口外为吐舌,舌时时伸出口外,立即收回口内,或舌舐口唇四周,称为弄舌。两者都属心脾有热。吐舌可见于疫毒攻心,或正气已绝;弄舌多为动风先兆,或小儿智力发育不全。

4. 望苔质　苔质是指舌苔的质地。异常的苔质有厚薄、润燥、腐腻、剥脱等。

(1)厚薄:舌苔薄薄铺于舌面,透过舌苔能隐约看到舌质,为见底。见底所对应的舌苔为薄苔。薄苔一般属正常舌苔,病中见薄苔,多为病邪轻浅的表证。透过舌苔看不到舌质,为不见底。不见底所对应的舌苔为厚苔,多为病邪深重的里证,或为痰湿积滞。观察舌苔的厚薄主要是判断正气与邪气的盛衰,尤其是胃气的盛衰。如虽病仍见薄苔,为胃气尚存,病轻。舌苔由薄变厚,为病进,邪气盛。舌苔由厚逐渐变薄,为胃气渐复。舌苔厚薄突然转变皆为病重。

(2)润燥:苔润,多提示津液未伤。如湿润而滑,多为水湿过盛;苔燥,多为病邪伤津。

(3)腻苔:苔质颗粒致密,紧贴于舌面,刮之不脱,多为痰湿食浊内蕴,阳气被遏所致。

(4)腐苔:苔质颗粒粗大,堆铺于舌面,刮之易脱,多为阳热有余,蒸腾胃中秽浊之邪上泛,聚积舌面而生。若病情发展、胃气亏虚,无以上蒸续生新苔,继而形成腐苔。

（5）剥落：舌苔部分或全部剥脱，多为胃气胃阴不足征象。

5. 望苔色　苔色是指舌苔的颜色变化，主要有白苔、黄苔、灰黑苔。

（1）白苔：一般多主表证、寒证。薄白苔为正常舌苔。若兼有发热恶寒、脉浮等症，则主表证。厚白苔或滑或腻，多主寒症、痰湿、食浊内停。

（2）黄苔：主热证、里证。黄苔有淡黄、深黄和焦黄之分。多因病邪入里，转为热证，脏腑内热，胃气挟邪热上泛，熏灼于舌，故苔色变黄。苔色愈黄，邪热愈重。淡黄为热轻，深黄为热重，焦黄为热结。苔薄黄而润，是病邪初入里，热未伤津；薄黄而干，为邪热不甚，但津液已伤。苔厚黄而润，是湿热内蕴；厚黄干燥，主热盛伤津；苔黄厚而腻，为湿热蕴结。舌苔焦黄干裂，多为邪热炽盛、津液枯涸之证。

（3）灰黑苔：主里寒证、里热证。苔色浅黑为灰苔，深灰色为黑苔。灰苔与黑苔有轻重程度的差别，常并称为灰黑苔。灰黑苔提示病情较重。如肾阳虚衰、里寒之极、寒水上泛，舌苔灰黑而润。如里热极盛，舌苔由黄发展成灰黑而干。

四、舌象的综合分析及舌诊的临床意义

由于舌苔、舌质反映的生理病理意义各有侧重，临床上要将舌苔、舌质的变化综合起来进行分析，才具有诊断意义。舌质主要反映人体脏腑的虚实、气血的盛衰。舌苔主要反映胃气的虚实、病邪的深浅、疾病的性质和正邪的消长。

1. 舌象的综合分析　临床上常见以下 3 种情况。

（1）舌质和舌苔只有一个方面发生变化，说明病情简单，以所变化提示的诊断意义为依据。

（2）舌质和舌苔都有变化，且诊断意义相一致，所提示的诊断意义信息更加充分，说明病变比较单纯。

（3）舌质和舌苔都有变化，且诊断意义不一致，说明病情复杂，要四诊合参，全面诊察，以作出正确诊断。

2. 舌诊的临床意义　主要有以下几个方面：可以辨别病位深浅、区别病邪性质、判断邪正盛衰、推断病势进退、估计病情预后等方面。因此，舌诊是中医护理评估常用的方法。

任务四　望小儿指纹

望小儿指纹是指通过观察 3 岁以内小儿食指掌侧前缘部的浅表脉络色泽与形态的变化，以诊察病情的一种方法。小儿食指内侧的脉络为手太阴分支，因此，观察小儿指纹的变化与诊寸口脉具有相似的临床意义。

以小儿食指的指节将指纹分为风、气、命三关，从掌指关节横纹向指尖排序为一、二、三指节，第一指节为风关、第二指节为气关、第三指节为命关。

望指纹方法：医生用左手食、拇指握住小儿食指末端，以右手拇指侧部在小儿食指掌侧从指端向根部轻轻推几次，使指纹更为显现，便于观察。

望指纹,主要观察其纹位、纹色及纹形三方面的情况。正常指纹隐现于风关以内,呈淡紫红色,粗细适中,单支不分叉。

临床观察时可采用三关测轻重:指纹显现于风关,表示邪浅、病轻。指纹透过风关至气关,为邪已深入,病情较重。若指纹透过风、气、命三关,直达指端,是谓透关射甲,提示病情危重。以三关测轻重,主要是在热证、实证中符合度较高,但如是虚证,病情越重,指纹越短,指纹色淡而细。以纹色辨寒热:纹色鲜红,且浮而显露,多属外感风寒;纹色紫红,多主热证;纹色青,主风证或痛证;纹色青紫或紫黑色,是血络瘀滞;纹色淡白,多属脾虚,气血不足。以纹形测虚实:浮沉分表里,指纹浮而显露,主病在表;沉隐不显,主病在里;纹细而色浅淡,多属虚证;纹粗而色浓滞,多属实证。

任务五　望排出物

望排出物是通过观察患者的分泌物、排泄物和某些排出体外的病理产物的色、质、形、量的变化,以了解脏腑病变的一种方法。分泌物主要是指人体官窍所分泌的液体,其具有濡润官窍等作用,如泪、涕、汗、唾、涎等。排泄物是人体排出的代谢废物,如大便、小便等,此外还有人体病时所产生的某些病理产物,如痰液、呕吐物也属排出物。一般而言,排出物色白而质清稀者,多属虚证、寒证;色黄而质稠者,多属实证、热证。此处仅以望痰涎、呕吐物、大小便为例说明。

一、望痰涎

（1）望痰:痰为体内水液代谢失常所形成的病理产物。因肺、脾、肾三脏均与水液代谢密切相关,故有肺为储痰之器,脾为生痰之源,肾为生痰之根的说法。望痰对诊察肺、脾、肾三脏的功能状态及病邪的性质有一定意义;痰稀、色白、量多,多为寒痰;痰稠、色黄,多为热痰;痰少而黏,难于咯出,多为燥痰;痰稠色白,滑而易出,多为湿痰;痰中带血,为咯血;咯吐大量脓血痰而气腥臭,多为肺痈。

（2）望涎:涎为脾之液,具有濡润口腔、协助进食和促进消化的作用。望涎可以诊察脾与胃的病变。口涎清稀量多,多属脾胃虚寒,为脾胃阳虚、气不化津所致。时吐黏稠口涎,多属脾胃湿热,为脾失运化、湿浊上泛所致。小儿口角经常流涎,颊颐湿烂,多为脾虚不能摄津所致。

二、望呕吐物

呕吐是胃气上逆所致,外感、内伤皆可引起。观察呕吐物的形、色、质、量的变化,有助于了解胃气上逆的病因和病性。呕吐清涎,伴胃脘冷痛,属寒邪犯胃,或胃阳虚;呕吐酸腐食物,伴胃脘胀痛,属食滞胃脘;呕吐黄绿苦水,伴胁下胀满,多属肝胆郁热或湿热;呕吐大量清水,伴胃脘振水音,属痰饮病;呕吐鲜血或紫暗有块,挟食物残渣,属肝火犯胃,胃热伤络,胃腑血瘀。

三、望二便

1. **望大便** 大便的形成与脾、胃、肠的功能密切相关,同时还受肝的疏泄、肾阳温运及肺气宣降等的影响。观察大便的形、色、质、量、次数等变化,可以诊察脏腑功能状况,对判断病性的寒热虚实有重要意义。大便清稀如水、腹胀肠鸣,为寒湿泄泻;大便稀溏、完谷不化,为脾肾阳虚;大便黄褐如糜而臭,多为湿热泄泻;大便夹黏液、脓血,患者伴腹痛、里急后重,为大肠湿热;大便灰白、溏结不调,多为肝胆疏泄失常,胆汁外溢;大便燥结如羊屎、排出困难,多为肠燥津亏;粪便带血或便血色鲜红,属近血,多为热伤肠络所致;粪便色黑如柏油或紫暗,粪血混合均匀,属远血,多为胃肠热盛或脾不统血所致。

2. **望小便** 小便的形成与体内的津液代谢相关,而津液代谢正常与否,又受机体阴阳盛衰、肾和膀胱的气化、肺的通调、脾的运化、三焦的决渎等脏腑功能影响。故观察小便色、质、量、次数的变化,不仅可以了解体内的津液代谢状况,也可以诊察人体的阴阳盛衰及脏腑的功能状态。小便清长,多属虚寒证,为阳虚,或肾气不固所致。小便短黄,多属实热证,为热盛伤津所致。尿中带血,多为热伤下焦血络,或脾肾不固所致。小便混浊,若混有砂石,为石淋;若浊如米泔,为膏淋或白浊。

▌项目二　闻　　诊

闻诊是通过听声音和嗅气味以测知病情的诊察方法。听声音,主要是听患者呼吸、语言、咳嗽、呕吐、呃逆、嗳气等声音有无异常,以分辨病情的寒热虚实;嗅气味,主要是嗅病体发出的异常气味、排出物和病室气味。

任务一　听　声　音

正常声音,具有发声自然、音调和畅、言语清楚、言与意相符等特点。个别生理差异,不属病态。

一、声音

发声重浊,声高而粗,多为实证;语音低微,多属虚证。新病声哑者,多为外邪袭肺、肺气不宣,称金实不鸣,属实证。久病声哑,多为内伤,肺肾阴虚、津液不能上承所致,称金破不鸣,属虚证。如久病重病,突然声音嘶哑,是脏气将绝之危象。呻吟,多为痛证或不适。鼾声大作、神志不清、手撒遗尿,多为中风之脱证。小儿惊呼、高热,或抽搐,多为惊风。

二、语言

语音高亢有力而多言,多为实热证。语言无力而懒言,多为虚寒证。语言异常与脏腑有关。

1. 与心有关　语言异常有谵语、郑声、狂言、独语等。

(1)谵语:高热,神识昏糊,语言错乱,声音高亢有力。常见热扰心神的实证。

(2)郑声:神志不清,语言重复,时断时续,声音低弱。多属心气大伤、精神散乱的虚证。

(3)狂言:神志不清,语无伦次,狂妄叫骂,或登高而歌,或弃衣而奔。常见于狂证,是痰火扰心所致。

(4)独语:神志恍惚,自言自语,见人即止。多为心气虚、神失所养的表现。

2. 与肺有关　异常声音有呼吸、咳嗽等。

(1)呼吸:呼吸表浅微弱,气少不足以息,称为气微,亦称少气,多属虚证;呼吸有力,声高而粗,称为气粗,多属实证。

(2)哮与喘:呼吸困难,短促急迫,甚则鼻翼煽动、张口抬肩、不能平卧,称为喘。呼吸急促似喘,且喉中哮鸣有声音,称为哮。临床上哮、喘常并称,实际上两者是有区别的。喘以气息急促为主,哮以喉中痰鸣而言。哮在发作期间,每与喘促相兼,而喘则未必兼哮。根据哮喘发病的新久、哮喘的声音强弱判定虚实。实证可因实邪犯肺,引动伏饮,或痰热壅肺、肺失宣降所致。虚证多因哮喘病久、肺肾亏虚、气失摄纳所致。

(3)短气:患者呼吸较常人急而短促,息快而不相接续,似喘而不抬肩,虽急并无痰鸣声者,称为短气。多由于痰、湿等实邪内阻,影响气机升降,或因元气大虚、气虚不足以息之故。

(4)咳嗽:是肺失宣肃、气机上逆的反映。诊察时应注意咳声及痰的色、质、量,结合兼症、病史判断病情变化。咳声重浊有力,多属实证,由于外感风寒或风热或内有痰湿所致。咳声低微无力,多为虚证,由于肺肾气虚所致。干咳无痰,或仅有少量稠痰,多属燥邪犯肺或阴虚肺燥。咳嗽痰多、色白易咯,属痰湿内蕴的痰咳;咳声不扬,痰黄而稠,不易咯出者,属邪热犯肺或痰热壅肺的热咳;咳声短促,呈阵发性、痉挛性,连续不断,咳后有回声,并持续发作难愈者,称为百日咳,多因风邪与痰热搏结所致,常见于小儿,该病有传染性。咳声如犬吠,伴有声音嘶哑、呼吸困难,是肺肾阴虚、疫毒攻喉所致,多见于白喉。

3. 与肝有关　异常声音有:语言謇涩、太息等。

(1)言謇:神志清楚,但吐字困难,或吐字不清。病中言语謇涩,每与舌强并见,多因风痰阻络所致,为中风先兆或后遗症。

(2)太息:胸中郁闷不舒,时时发出长吁短叹之声,称为太息,俗称叹气。常由肝气郁结所致。

4. 与胃有关　异常声音有:呕吐、呃逆、嗳气等。

(1)呕吐:是胃失和降、胃气上逆的表现。呕吐徐缓、声音低微,多为虚寒证;呕吐急剧、声音洪亮,多为实热证。患者朝食暮吐或暮食朝吐,称为胃反,多属脾胃阳虚证。

(2)呃逆:是胃气上逆所致。呃逆古称哕,其表现为有气上逆于咽喉,发出一种不自主的声短而频的声音。根据呃声高低、间歇时间推测病情的虚实寒热。一般呃声高亢有力而短,多属实热证;呃声低沉无力,多属虚寒证。如久病胃气衰败,出现呃逆、呃声低微无力者,是病情危重之征。

（3）嗳气:是胃气上逆所致。古称噫,指胃中气体上出咽喉所发出的一种长而缓的症状。食后嗳出酸腐气味,多为宿食停积或消化不良。嗳声低沉断续、食少,无酸腐气味,则为虚证。

任务二　嗅　气　味

嗅气味分为嗅病体气味与病室气味两种。嗅气味应与望排出物相结合,一般说,气味臭秽者,多属热证、实证;腥味者,多为寒证、虚证。

一、病体气味

1. 口气　正常人说话时,口中无异常气味。如口气臭秽,多属胃热;口气酸馊,是胃有宿食;口气腐臭,多是牙疳或有内痈;口中有酒臭,常因嗜酒或湿热内蕴;口中散发烂苹果气味,为消渴重症。

2. 汗气　患者身有汗气,可知曾出汗。汗气腥膻,多为湿热蕴于皮肤,津液蒸发所致,多见于风湿、湿温、热病,或汗后衣物不洁;汗出腥臭,多见于瘟疫或暑热火毒炽盛;腋下汗发臊臭,为湿热内蕴所致,可见于狐臭病。

3. 痰、涕之气　痰、涕清稀,无气味,常见于外感风寒。咳吐浊痰脓血、腥臭异常,多为热毒炽盛、瘀结成脓之肺痈;咳痰黄稠味腥,多因肺热壅盛所致;鼻流浊涕臭秽,是为鼻渊。

4. 二便之气　大便臭秽,是热结肠道的表现。便溏味腥,多因脾胃虚寒;尿清无臊味,属虚寒证,亦可见于正常人;尿臊黄少,甚至浊臭,多是湿热下注。如矢气酸臭,是宿食停滞、消化不良之征。

5. 呕吐物之气　呕吐物清稀无臭味,多见于胃寒;呕吐物气味酸臭秽浊见于胃热;呕吐未消化食物,气味酸腐见于食积;呕吐物无酸腐气味见于气滞;呕吐脓血而腥臭多见于溃疡。

二、病室气味

病室之气大多是由于病体本身或排出物所发出,散布室内所致。如室内有臭味,多见于瘟疫初期;如室内有腐臭或尸臭气味,是脏腑败坏之兆,病情重笃;室有血腥气,病人多患失血之征;病室尿臊气(氨气味),见于肾衰;病室有烂苹果气味(酮体气味),多为消渴患者,属于危重病症;病室有蒜臭气味,多见于有机磷农药中毒。

项目三　问　　诊

问诊是医护人员对患者或陪诊者进行有目的的询问,以了解病情的方法。

任务一　问诊的重要意义

有关疾病的发生原因、时间、经过、患者的痛苦所在、既往病史,以及生活习惯、饮食爱好等与疾病有关的情况,均要通过问诊才能了解,所以问诊是了解病情的重要方法之一,在四诊中占有重要地位。

任务二　问诊的方法及注意事项

问诊是通过与患者交谈,不仅是为了获取病情有关资料,更重要的还是要制订正确的治疗与护理的方法。在进行问诊时,首先要怀有关爱之心,态度认真,说话和蔼,以取得患者的信任和配合。注意场合和对象,选择适当方法提问。问诊中可进行必要的诱导,但应避免暗示。要用俗语交谈,避免用医学术语直接发问。收集资料要注意系统全面,又要抓住重点。对于危重患者,应抓住重点扼要询问,迅速进行必要的诊察,并及时抢救。问诊中要注意观察患者的思想情绪,切勿在患者面前有任何惊讶或烦恼的表现,否则会给患者精神上带来刺激,对疾病产生不良影响。问清情况后,用医学术语书写医案。

任务三　问诊的主要内容

1. 一般情况　包括姓名、性别、年龄、婚否、职业、民族、籍贯、住址、工作单位、现住址、联系方式、就诊时间等。

询问一般情况,可以获得与病情有关的资料,为疾病的诊断提供依据,也便于与患者或家属联系和随访。如姓名和现住址的记载,便于随访和病历归档。年龄、性别、婚否、职业、籍贯等不同,则有不同的多发病。

2. 主诉　是患者就诊时最主要的症状或体征的特点及其持续时间。如发热、咳嗽1天。

主诉与现病史的关系密切,主诉是医生在仔细询问病情之后,对现病史的高度概括。主诉中所涉及的主症,在现病史中一定会重点描述。

主诉是一个特定的概念,不是对患者述说的简单记录,因此,主诉有别于自述。主诉不等于疾病的病名,不能将病名写在主诉中。

由于主诉通常是患者的主要痛苦、就诊的主要原因,往往也是疾病的主要矛盾所在。通过主诉可以初步估计疾病的病位、病势的轻重、病证的性质等。因此,主诉具有重要的诊断价值,是调查、认识、分析、处理疾病的重要线索。

3. 现病史　是指本次发病的全过程,从起病到就诊时疾病发生、发展、治疗和变化的过程。现病史应注意从以下几方面进行询问。

(1) 起病情况：包括起病的时间、病程长短、突然发病或起病缓慢、发病原因或诱因、最初的症状及其性质、特点、部位、当时曾作何处理等。问起病情况对辨别疾病的病因病机等有重要作用。

(2) 病变过程：按时间顺序，询问从发病后至就诊时病情演变的主要情况。如哪一阶段有哪些主要表现，症状的性质、程度有何变化，何时好转或加重，何时有何新的病情出现、病情有无变化规律等。问病情演变对于了解邪正斗争的情况、病情的发展趋势有重要的作用。

(3) 诊治经过：询问病程中曾作过的诊断和治疗情况。如经过哪些检查，检查的结果怎样？作过何种诊断，诊断的依据是什么？经过哪些治疗，治疗的药物或疗法的名称、效果如何等。询问既往的诊治情况，为当前诊断和治疗作参考。

(4) 现在症：问本次发病过程中出现的主要症，是问诊的主要内容。因其内容较多，故另列篇目专门讨论。

4. 既往史　问以往健康情况，尤其是与本次发病有关的健康情况要重点询问。对老年人可按年龄阶段询问，给予适当的提示，以防遗漏重要信息。问过往一般健康情况，如健壮、体弱、多病等；问过往患过何种疾病，是否复发过，是否痊愈，对现在病有无影响等。了解有无患传染病和预防免疫接种情况、有无对药物或其他物品的过敏史等。

5. 个人生活史　主要包括个人生活经历、精神情志、饮食起居、婚姻生育等。问患者的出生地、居住地及经历地，应特别注意某些地方病或传染病的流行区域，以判断所患疾病是否与此相关。了解患者的性格特征，当前精神情志状况及其与疾病的关系。了解患者的生活习惯、饮食嗜好等对健康的影响。如有无烟、酒嗜好，饮食习惯有无偏食，生活起居是否有常。询问婚姻生育情况，如是否结婚，已婚的生育情况，妇女的月经、带下等情况。

小儿要询问出生前后情况：询问妊娠期及产育期母亲的营养健康状况，分娩时的情况，以了解小儿的先天情况。了解小儿的喂养情况和生长发育情况等。

6. 家族史　询问患者家庭成员的健康和患病情况。必要时应注意询问直系亲属的死亡原因。以了解传染病和遗传性疾病对该患者的影响，是诊断时重要的参考依据。

任务四　问现在症

问现在症是询问患者就诊时所感受到的痛苦和不适，以及与病情相关的全身情况。问现在症是诊断的主要依据，应有重点、有目的的询问。问现在症的内容很多，历代医家总结为"十问"，并编成《十问歌》，即"一问寒热二问汗，三问头身四问便，五问饮食六胸腹，七聋八渴俱当辨，九问旧病十问因，再兼服药参机变，妇女尤必问经期，迟速闭崩皆可见，再添片语告儿科，天花麻疹全占验。"临床运用时，要根据患者的具体情况，灵活而有主次地进行询问。

一、问寒热

问寒热，指询问患者有无怕冷或发热的感觉。怕冷和发热是临床最常见症状，是辨别机体阴阳盛衰的重要依据。在机体阴阳失调时，阳盛则热，阴盛则寒；阴虚则热，阳虚则寒。通过询问患者恶寒发热的症状，可以辨别阴阳盛衰。

问患者有无恶寒或发热的症状，如有，应询问恶寒与发热是否同时出现，还是单独出现；问寒热的轻重、出现的时间、持续的长短，以及寒热的伴随症状等。临床上常见以下几种类型。

1. 恶寒发热　指怕冷的同时伴有体温升高，即发热与恶寒同时出现，多见于外感表证的初期。恶寒重、发热轻，多为风寒表证；发热重、恶寒轻，多为风热表证，发热轻而恶风，为伤风表证。

表证寒热的轻重，不仅与病邪性质有关，而且与正气的盛衰亦有密切关系。如邪轻正虚的，恶寒发热常较轻；邪正俱盛的恶寒发热多较重。邪盛正衰的，恶寒重而发热轻等。

2. 寒热往来　恶寒与发热交替而作，称为寒热往来，是邪正分争、势均力敌、互为进退的表现。多为病邪在半表半里的少阳证，或为疟疾。

3. 但寒不热　患者只觉怕冷，而不发热，即为但寒不热。外感病恶寒不发热，多为表证初始的轻浅阶段，还没有出现发热。或寒邪直入，形成里寒证。久病怕冷，不伴有发热，称畏寒，多为阳虚的里寒证。

4. 但热不寒　患者只发热不恶寒，或反恶热者，一般主阳盛或阴虚的里热证。根据发热的轻重、时间、特点等，主要可分为以下几种热型。

(1) 壮热：患者高热不退，体温在39℃以上。多见于里热证，如阳明经证、气分证，常兼见大汗、大渴、脉洪大等症。

(2) 潮热：发热如潮水有定时，定时而发或定时热势升高，即为潮热。临床常见三种类型。

1) 阴虚潮热：多为午后或夜间五心烦热，一般为低热，甚或骨蒸潮热，即自觉有热自骨内向外透发，属阴虚证。兼见颧红、盗汗等症。

2) 阳明潮热：每于日晡(申时，即下午3～5时)发热，又称日晡潮热，其热势较高，属阳明腑实证。因邪热结于阳明，日晡为阳明经气当旺之时，正邪交争激烈，故日晡热甚。兼见腹胀、便秘等症。

3) 湿温潮热：多为午后热盛，且身热不扬，即肌肤初扪之不觉很热，但扪之稍久即感灼手，见于湿温病。因湿性粘腻、湿遏热伏，故身热不扬。但多兼见头身困重、便溏、舌苔厚腻等症。

(3) 低热：即微热，体温多在37～38℃之间，除阴虚发热外，可见于温热病的恢复期。

(4) 气虚发热：临床表现为长期微热，烦劳则甚，或高热不退。兼见少气懒言、神倦乏力、自汗等气虚证的表现。

(5) 小儿夏季热：小儿每于夏季发热不退，一般午后较高，早晨较低。常伴口渴多饮、多尿、无汗、食欲不振等症,至秋凉时不治而愈。是由于小儿气阴不足,不能耐受夏季炎热气候所致。

二、问汗

汗是阳气蒸化津液,从腠理达于体表而成。通过问汗,对分辨病邪的性质和机体的阴阳盛衰具有重要意义。汗出有无异常,主要与阳气、津液、邪气性质三方面分析其病机。①与阳气有关的:阳气亏虚,无力蒸化津液则无汗;若阳气亏虚,卫表不固又可多汗。亡阳时,津液外泄则冷汗淋漓。②与津液有关的:津液不足,汗无化源则无汗。阴虚内热,迫津外泄,可见盗汗。亡阴时,汗出热而粘,如珠如油。③与外邪性质有关的:凡阳热之邪侵袭人体,多使汗孔开而汗出。阴寒之邪,使腠理闭,则无汗。问汗,主要问有汗或无汗,问出汗的时间、出汗的部位、汗量的多少及其主要兼症等。

1. 表证辨汗　表证有汗,多见于风邪犯表证和风热表证,由于风性开泄、热性升散,故风邪、热邪袭表,使玄府不能密闭而汗出。表证无汗,多属风寒表证,因寒邪袭表、寒性收引、玄府闭塞所致。

2. 里证辨汗　里证有汗,多为里热证,里热炽盛,迫使津液外泄,则汗出量多。亦可见于里虚证,如阳气亏虚、肌表不固,或阴虚内热、迫津液外泄所致。里证无汗,多因津血亏虚,或阳气虚、无力化汗所致。

3. 特殊汗出　是指具有某些特殊形式的病理性汗出。主要有以下几种。

(1) 自汗:多汗,活动后更甚。多见于气虚、阳虚证。因阳气亏虚,不能固护肌表所致。

(2) 盗汗:入睡后汗出,醒后即止。多见于阴虚证或气阴两虚证。由于阴虚内热,入睡后阳入于阴,以致阳热亢盛于内,蒸发津液外泄,故而汗出,醒则阳气从阴出阳,能够卫外,故汗自止。

(3) 绝汗:是指在病情危重的情况下,大汗不止,冷汗淋漓,或汗出如油如珠,多见于亡阳、亡阴,又称脱汗。

(4) 战汗:先见全身战栗,继而汗出。战汗是邪正相争、疾病发展的转折点。如汗出热退、脉静身凉,是邪去正安的好转现象。若汗出而烦躁不安、脉来疾促,为邪盛正衰的危候。

4. 局部汗出　局部汗出异常,主要有以下几种。

(1) 头汗:汗出仅见于头部或头颈部出汗较多的症状,称为头汗。多由于上焦邪热,或中焦湿热上蒸,或病危虚阳上浮,或进食辛辣以致阳旺。

(2) 半身汗:身体一侧出汗,一侧无汗,或左侧,或右侧,或上半身,或下半身。汗出多见于健侧,无汗的半身为患侧。多因风痰、痰瘀、风湿之邪阻滞经脉,营卫不得周流、气血不得通利所致,可见于中风、痿证、截瘫等患者。

(3) 手足心汗:手足心微微汗出,多为生理现象。但若汗出过多,又兼见口干咽燥、便秘尿黄、脉细数者,则多为阴虚内热,或阳明燥热内结所致。

临床上除应辨别以上各种汗出异常外,还应注意辨别汗的冷热、色泽等。如冷汗多因阳虚所致;热汗多由外感风热或内热蒸迫所引起。汗出粘衣、色如黄柏汁者,名曰黄汗,多因风湿热邪交蒸所致。

三、问疼痛

疼痛是临床上最常见的一种自觉症状。患病机体的各个部位皆可发生。疼痛有虚实之分。实性疼痛多因感受外邪、气滞血瘀、痰浊凝滞,或食积、虫积、结石等阻滞脏腑经脉、气血运行不畅所致,即所谓"不通则痛"。虚性疼痛多因阳气亏虚、精血不足、脏腑经脉失养所致,即所谓"不荣则痛"。问疼痛,应注意询问疼痛的性质、部位、程度、时间及喜恶等。

1. 问疼痛的性质　由于导致疼痛的病因、病机不同,故疼痛的性质亦异。一般而言,新病疼痛,痛势剧烈,持续不解,或痛而拒按,多属实证;久病疼痛,痛势较轻,时痛时止,或痛而喜按,多属虚证。常见有以下几种。

(1) 胀痛:疼痛兼有胀感,是气滞作痛的特点。如胸、胁、脘、腹胀痛,多是气滞为患。但头目胀痛,则多因肝火上炎或肝阳上亢所致。

(2) 刺痛:疼痛如针刺之状,是瘀血致痛的特点。如胸、胁等部位刺痛,多是瘀血阻滞、血行不畅所致。

(3) 冷痛:疼痛有冷感而喜暖。常见于腰脊、脘腹、四肢关节等处。寒邪阻滞经络所致者,为实证;阳气亏虚、脏腑经脉失于温煦所致者,为虚证。

(4) 灼痛:疼痛有灼热感而喜凉。火邪窜络为实证;阴虚火旺为虚证。

(5) 重痛:疼痛兼有沉重感,多因湿邪困阻气机所致。由于湿性重浊黏滞,故湿邪阻滞经脉、气机不畅,使人有沉重而痛的感觉。但头重痛亦可因肝阳上亢、气血上壅所致。重痛常见于头部、四肢、腰部以及全身。

(6) 酸痛:疼痛兼有酸软感。多因湿邪侵袭肌肉关节、气血运行不畅所致。亦可因肾虚骨髓失养引起。

(7) 绞痛:痛势剧烈,如刀绞割。多因有形实邪阻闭气机,或寒邪凝滞气机所致。如心脉痹阻所引起的真心痛、结石阻滞胆管所引起的上腹痛、寒邪犯胃所引起的胃脘痛等,皆具有绞痛的特点。

(8) 空痛:疼痛兼有空虚感。多因气血亏虚、脏腑经脉失养所致。常见于头部或小腹部等处。

(9) 隐痛:疼痛不剧烈,但绵绵不休。多因阳气精血亏虚、脏腑经脉失养所致。常见于头、胸、脘、腹等部位。

(10) 走窜痛:疼痛部位游走不定,或走窜攻冲作痛。若胸胁脘腹疼痛而走窜不定,称之为窜痛,多因气滞所致;四肢关节疼痛而游走不定,多见于痹病,因风邪偏胜所致。

(11) 固定痛:疼痛部位固定不移。若胸胁脘腹等处固定作痛,多是瘀血为患;若四肢关节固定作痛,多因寒湿、湿热阻滞,或热壅血瘀所致。

(12) 掣痛:抽掣牵引作痛,由一处连及它处,又称引痛、彻痛。多因筋脉失养,或筋脉阻滞不通所致。

2. 问疼痛的部位　由于机体的各个部位与一定的脏腑经络相联系,所以通过询问疼痛的部位,可以了解病变所在,对于诊断有着重要的意义。

(1)头痛:由于手、足三阳经均直接循行于头部,故"头为诸阳之会",足厥阴肝经亦上行于头,与督脉相交,其他阴经也多间接与头部相联系,故根据头痛的部位,可确定病变在哪一经。阳明经与任脉行于头前,故前额连眉棱骨痛,病在阳明经。太阳经与督脉行于头后,故后头连项痛,病在太阳经。少阳经行于头两侧,故头两侧痛,病在少阳经。足厥阴经系目系达巅顶,故巅顶痛,病在厥阴经等。某些耳、目、鼻的疾病亦可引起头痛。

(2)胸痛:胸居上焦,内藏心肺,故胸痛多与心肺病变有关。左胸心前区憋闷作痛,时痛时止者,多因痰、瘀等阻滞心脉所致,可见于胸痹等病。胸痛剧烈、面色青灰、手足青冷者,多因心脉急骤闭塞所致,可见于真心痛等病。胸痛、颧赤盗汗、午后潮热者,多因肺阴亏虚、虚火灼络所致,可见于肺结核(肺痨)等病。胸痛、咳喘气粗、壮热面赤者,多因热邪壅肺、肺络不利所致,可见于肺热病等病。胸痛、壮热、咳吐脓血腥臭痰者,多因痰热阻肺、热壅血瘀所致,可见于肺痈等病。

(3)胁痛:胁为足厥阴肝经和足少阳胆经的循行部位,肝胆位于右胁下,故胁痛多与肝胆病变有关。肝郁气滞、肝胆湿热、肝胆火盛、肝阴亏虚及饮停胸胁。阻滞气机、经脉不利,均可导致胁痛。

(4)胃脘痛:胃失和降、气机不畅,则会导致胃脘痛。因寒、热、气滞、瘀血和食积所致者,属实证;因胃阴虚或胃阳不足,胃失所养引起者,属虚证。实证多在进食后疼痛加剧,虚证多在进食后疼痛缓解。

(5)腹痛:腹有大腹、小腹和少腹之分。脐以上为大腹,属脾胃;脐以下至耻骨毛际以上为小腹,属膀胱、大小肠及胞宫;小腹两侧为少腹,是足厥阴肝经循行的部位。因寒、热、寒湿、湿热、气滞、瘀血、结石、虫积和食积等所致者,多属实证;因气虚、血虚、阳虚、阴虚所致者,多属虚证。但某些外科、妇科疾病所出现的疼痛,不能单纯以虚实概括之。腹痛病因复杂,涉及内、妇、外、儿各科,需要问诊与按诊相配合,首先查明疼痛的确切部位,判断出病变所在的脏腑,然后根据病史、结合疼痛的性质及兼症,确定疼痛的原因。

(6)背痛:背部中央为脊骨,脊骨内有髓,督脉贯脊行于正中,足太阳膀胱经分行夹于腰背两侧,其上有五脏六腑腧穴,两肩背部又是手三阳经分布之处。脊痛不可俯仰者,多因寒湿阻滞或督脉损伤所致。背痛连项者,多因风寒客于太阳经腧所致。肩背痛,多因寒湿阻滞、经脉不利所致。

(7)腰痛:腰部中间为脊骨,腰部两侧为肾所在部位,腰为肾之府,带脉横行环绕腰腹,总束阴阳诸经。腰部经常酸软而痛,多因肾虚所致;腰部冷痛沉重,阴雨天加重,多因寒湿所致;腰部刺痛,或痛连下肢者,多因瘀血阻络或腰椎病变所致;腰部突然剧痛,向少腹部放射,尿血者,多因结石阻滞所致;腰痛连腹,绕如带状,多因带脉损伤所致。另外,骨痨、外伤亦可导致腰痛。临床应根据病史和疼痛的性质以确定引起腰痛的原因。

(8)四肢痛:四肢的肌肉、筋脉和关节等部位疼痛。多因风、寒、湿邪侵袭,或风湿郁而化热,或痰瘀、湿热阻滞气血运行所致。亦可因脾胃虚损、水谷精微不能布达于四肢引起。若独见足跟痛或胫膝酸痛者,多因肾虚所致。

（9）周身痛：新病周身痛者，多属实证，以外感风寒、风湿或湿热疫毒所致者居多。久病卧床不起而周身痛者，多属虚证，常因气血亏虚、形体失养所致。

四、问饮食和口味

主要询问饮水、食欲与食量以及味觉等情况。饮食及口味的异常，不仅提示津液的盈亏、脾胃运化情况，也能反映疾病的寒热虚实性质。

问饮食口味，应注意食欲情况、食量多少，以及口中的异常味觉和气味等。

1. 口渴与饮水　询问口渴与否、饮水多少、喜冷喜热等。口不渴饮，提示津液未伤，多见寒证；口渴多饮，多为热证。大渴喜冷饮，为热盛伤津；口渴喜热饮，饮量不多，多属寒证，或为痰饮内停，或阳气虚弱、水津不能上承所致。口渴不多饮，多属湿热内蕴，或热入营血。先吐而后渴饮，或失血后口渴，多为胃中津液受损和血虚。口渴多饮、食多、尿多，是为消渴。

2. 食欲与食量　食欲是指进食的要求和对进食的欣快感觉，食量是指实际的进食量。在疾病中，饮食如常，提示脾胃功能正常，虽病易治。在疾病过程中食欲恢复，食量渐增，多是胃气渐复之佳象。若食量渐减，多是脾胃功能逐渐衰弱的表现。若久病之人，本不能食，突然欲食，甚至暴食，称为除中，是脾胃之气将绝的征象。

常见的异常情况如下：

（1）食欲不振：食欲减退或不欲食，胃纳呆滞，多是脾胃功能失常的表现。若久病食少，兼有面色萎黄、形瘦、倦怠等，属脾胃虚弱。而食少伴有胸闷、腹胀、肢体困重、舌苔厚腻者，则多是脾湿不运。

（2）厌食：厌恶食物，或恶闻食臭，多见于伤食。厌油腻厚味，兼见身目发黄，多见于肝胆脾胃湿热的病证。妊娠亦可有厌食的反应，多因妊娠后冲脉之气上逆、胃失和降所致。

（3）多食善饥：食欲过于旺盛，食后很快又感饥饿，又称消谷善饥，是由于胃火炽盛、腐熟太过所致。

（4）饥不欲食：有饥饿感，但不想进食，或虽饥而进食不多者。多因胃阴不足、虚火内扰所致。

（5）偏嗜食物：是不良饮食习惯，久之可造成营养不良。有嗜食生米、泥土等异物现象者，称为嗜食异物。多见于虫积。妊娠期间，偏食酸辣等食物，一般不属病态。

3. 口味　指口中味觉。口味异常，是脾胃功能失常或他脏病变的反映；口淡乏味，常是脾胃气虚消化不良的表现；口甜，或有粘腻感，多属脾胃湿热；口中泛酸，多为肝胃不和、肝胃蕴热；口中酸馊，多为食积内停；口苦，多见于热证，特别是肝胆火旺、胆气上逆的病变；口咸，多为肾的病变及寒水上泛所致。

五、问二便

问大小便可以提示消化功能、水液代谢的情况，是判断疾病寒热虚实性质的重要依据。问二便应注意询问二便的性状、颜色、气味、时间、量的多少、排便次数、排便时的感觉,以及伴随的症状等。有关颜色、气味等内容,已述于望诊、闻诊中,这里仅介绍二便的性状、次数、便量、排便感等内容。

1. 问大便　健康人一般每日或隔日大便一次,排便通畅,成形不燥,多呈黄色,内无脓血黏液及未消化的食物。便次、便质以及排便感的异常,主要情况如下。

(1) 便秘:排便次数减少,便质干,排便困难。便秘兼有发热、口渴、腹满溲赤、舌红苔黄燥,多为热秘;兼有喜热怕冷、面色苍白、舌淡苔薄白、脉沉迟,多为冷秘;兼有形瘦气短,或老人血燥津枯,或妇女产后血虚,或病后气血未复,多为虚秘。如无明显兼症,多属习惯性便秘。

(2) 泄泻:排便次数增加,便质稀。如暴注下泻、水样便,多见于寒证;大便稀溏、腹痛即泄、肛门灼热、小便短赤,为热泄;腹痛绵绵、腹冷便溏、不思饮食,多为脾虚寒泄。黎明时腹痛作泄、完谷不化、泄后则安,称为脾肾阳虚的五更泻。大便溏结不调,多由肝郁脾虚、肝脾不和所致;若大便先干后稀,多属脾胃虚弱;若见于病久体弱,或久泄不愈,或年事甚高,出现大便滑泄失禁,多系肾阳虚衰。

(3) 完谷不化:大便中含有较多未消化的食物。病久体弱者见之,多属脾虚、肾虚,新起者多为食滞胃肠。

(4) 脓血便:大便中含有脓血黏液。多见于痢疾和肠癌。常因湿热疫毒等邪,积滞交阻肠道、肠络受损所致。

(5) 便血:血色暗红或紫黑,或大便色黑如柏油状者,谓之远血,多见于胃脘等部位出血;若便血鲜红,血附在大便表面或于排便前后滴出者,谓之近血,多见于肛门部的病变。除胃肠病变外,许多全身性疾病均可见到便血症状。

(6) 里急后重:腹痛,便意频数,急迫欲便,便时窘迫不畅,肛门重坠。常见于湿热痢疾。

(7) 大便失禁:大便不能随意控制,滑出不禁,甚至便出而不自知。常因督脉损伤、年老体衰、久病正虚、久泄不愈、脾虚气陷、肠道湿热瘀阻等,引起脾肾虚损、肛门失约所致。

2. 问小便　一般情况下,健康成人日间排尿 3~5 次,夜间排尿 0~1 次。一昼夜总尿量为 1 000~2 000 ml。尿量和尿次的多少受气温、体温、饮水、出汗和年龄等因素的影响。问小便主要应咨问尿次、尿量及排尿时的异常感觉。

(1) 尿量异常:尿量包括尿量增多与尿量减少。尿量增多、小便清长量多者,多属虚寒证。多尿、多饮而形体消瘦者,也常见于消渴病。尿量减少,多由热盛伤津、腹泻伤津、汗吐下伤津,小便化源不足;或心阳衰竭及脾、肺、肾功能失常,气化不利,水液内停;或湿热蕴结,或尿路损伤、阻塞等,水道不利所致。

(2) 尿次异常:尿次包括小便频数与癃闭。新病小便频数、尿短赤而急迫,多属下焦湿热。小便频而量多色清,为肾阳虚不能固摄。夜间尿次多,属下焦虚寒、肾气不足。新病小便频数,尿急、尿痛、小便短赤者,多因湿热蕴结膀胱、热迫气滞所致;久病小便频数、色清量多、夜间明显者,多因肾阳虚或肾气不固、膀胱失约所致。

(3) 癃闭:小便不畅,点滴而出为癃,点滴不出为闭,合称癃闭。癃闭有虚实之分。

实性癃闭多由瘀血、结石或湿热等,使膀胱气化失司、尿路阻塞所致。虚性癃闭,多因久病或年老气虚、阳虚,肾之气化不利、开合失司所致。

(4) 排尿感异常:小便涩痛,小便排出不畅,且疼痛,或伴急迫、灼热等感觉,多是湿热下注。小便后点滴不尽,称余沥不尽。常见于老年肾气虚弱,以致肾关不固。小便不能随意控制而自遗,称小便失禁。多属肾气不足、下元不固。若神志昏迷而小便自遗,属于危重证候。睡中不自主排尿,称遗尿,多属肾气不固的虚证。

六、问睡眠

询问睡眠的异常变化,可了解机体的阴阳盛衰情况。问睡眠,应注意询问睡眠时间的长短、入睡的难易程度、有无多梦等情况。

1. 失眠　又称不寐,是指患者经常不易入睡,或睡后易醒,难以复睡,或时时惊醒,睡不安宁,甚至彻夜不眠。患者失眠、精神不振,或食少倦怠、健忘、面色不华,多为思虑过度、心脾气血亏虚。脘腹胀满而失眠,多为胃气不和,胃不和则卧不安。虚烦失眠、舌红少津、脉细数,多为阴虚内热、热扰心神。失眠惊悸、难以入睡,多为胆郁痰扰。

2. 嗜睡　是指患者精神疲倦,不论昼夜皆睡意很浓,经常不自主入睡的症状。多因阳虚阴盛或痰湿内盛所致。患者多眠、身体困重、脉缓,多为湿邪过盛。倦怠无力而嗜睡,多为阳气虚弱。食后困倦多眠,多为脾气不足。病后嗜睡,多为正气尚未恢复。

七、问经带

问经带是询问妇女月经、带下、妊娠、产育等生理病理变化,以诊察病情的方法。妇女月经、带下的异常,不仅是妇科常见疾病,也是全身病理变化的反映。因此,询问妇女的月经、带下等情况,以便了解脏腑经络气血的状况。

1. 月经　询问月经的期、量、色、质及其兼症。经期,包括月经周期、行经期、初潮期、末次月经期和绝经期等。正常月经周期,约为 28 天,行经期一般 3～5 天。量适中,正红色,无血块。月经异常情况主要如下。

(1) 月经先期:月经周期经常提前八九天以上,若量多、色红、质稠,多为邪热迫血妄行,或因阴虚血热;若量多、色淡、质稀,多为气不摄血;血色紫、量或多或少,多为肝郁或血瘀。

(2) 月经后期:月经周期经常错后八九天以上,色紫、量少,多因寒凝气滞,血行不畅所致;若量少、色淡、质稀,多因血少而冲任失充所致。

(3) 月经先后不定期:月经或前或后,经期不定,或称经期错乱。多因肝气郁滞、血行不畅,或因脾肾虚损,或因瘀血阻滞等所致。

(4) 闭经:女子年逾 18 周岁,月经尚未来潮,或已行经,未受孕、不在哺乳期,而又停经达 3 个月以上。多因肝肾不足、气血亏虚、阴虚血燥、血海空虚,或气滞血瘀、阳虚寒凝、痰湿阻滞胞脉、冲任不通所致。

(5) 崩漏:指非正常行经期间阴道出血的症状。若来势迅猛、出血量多者,谓之崩;势缓而量少、淋漓不断者,谓之漏,合称崩漏。崩漏形成的原因主要是热伤冲任,迫血妄行;瘀血阻滞,血不循经;脾气亏虚,血失统摄;肾阳虚衰,冲任不固;肾阴不足,阴虚火旺,虚火迫血妄行所致。

(6)痛经:经行时腰腹疼痛,甚至剧痛,并随月经周期持续发作。经前或经期小腹胀痛或刺痛,多属气滞或血瘀。小腹冷痛,遇暖则缓者,多属寒凝或阳虚。经行后小腹隐痛、腰酸痛者,乃气血亏虚、胞脉失养所致。

2. 带下　正常情况下,妇女阴道内应有少量白色、无臭的分泌物,有濡润阴道的作用。若分泌物过多或绵绵不绝,即为病理性带下。问带下,应注意询问带下量、色、质和气味等变化。

(1)白带:带下色白量多,清稀如涕,无臭味。多属脾肾阳虚、寒湿下注。

(2)黄带:带下色黄,黏稠臭秽。多属湿热下注,常伴外阴瘙痒等症。

(3)赤白带:即白带中混有血液,赤白混杂。多属肝经郁热或湿毒蕴结。

3. 胎、产　妊娠厌食、恶心呕吐,甚则反复呕吐不能进食者,称为妊娠恶阻。妇女妊娠腰酸见红者,多为坠胎先兆。产后恶露不净,多为冲任受损;产后低热自汗,多为气血两虚。

八、问小儿病

小儿科古称哑科,很难自己口述病情或叙述不清,因此,多间接问其家长。问小儿病情,除一般问诊的内容外,还要注意询问出生前后情况,预防接种史、传染病史和传染病接触史。如是否患过痘疹,有无高热惊厥史,是否足月生产,出生时的情况,走路、说话迟早,采用什么方法喂养,父母的健康情况以及兄弟姐妹有无特殊的疾病等。

小儿曾有抽搐,又见壮热面赤、牙关紧闭、角弓反张,多为热极生风的急惊风证。午后潮热、日渐消瘦、烦渴自汗、尿浊泄酸、目干涩、羞明或成雀目,多为疳证。小儿睡中惊呼,多为心虚胆怯。如喜挖鼻孔或喜食泥土生米,或腹中时痛时止,多为腹中有虫积。阵发性痛哭,必有痛处。

▌项目四　切　　诊

切诊是医护人员用手进行触、摸、按、压、叩击,以诊察病情的方法,包括脉诊和按诊两个部分。

任务一　脉　　诊

脉诊是医护人员用手切按脉搏,根据脉动应指的形象,以了解健康状况、辨别病证的一种诊察方法,是中医特色诊法之一。

一、脉诊的原理及意义

脉，指脉道，是气血运行的道路。心气推动营血于脉道中运行，随着心脏的搏动而产生脉动。所以说心动应脉、脉动应指的形象，就为脉象。脉象的形成，与心、脉、血有密切的关系。血液在心气的推动下，运行脉道中，环流周身，内至脏腑经络，外达四肢百骸，无所不到，运行不息。如内脏有病，必然引起气血运行发生变化，引起脉象的改变。所以凡脏腑经络有病，气血盛衰，皆可影响心、血、脉，使之发生变化而从脉象上反映出来。因此，通过切脉，对于诊察脏腑气血的盛衰，判断病位、病性，推断疾病的进退预后，均有重要意义。

二、脉诊的部位和脏腑对应区

1. 脉诊的部位　关于诊脉的部位，经历了遍诊法、三部诊法和寸口诊法的发展。现临床常用的诊脉部位是寸口。寸口又称"气口"、"脉口"，寸口即桡动脉搏动处。寸口分为三部：掌后高骨（即桡骨茎突）对应处为关、关前为寸、关后为尺。每一部又有浮、中、沉三候，合称三部九候。

独取寸口可以反映全身病理变化的理论早在《难经》中就有论述，因寸口是手太阴肺经的动脉，起于中焦，与脾同属太阴，肺与脾胃之气相通，而脾胃为后天之本，气血生化之源，故脏腑气血的盛衰都可反映于寸口。因肺朝百脉，即五脏六腑的气血均会合于肺，是气血会聚之处，故脏腑病变均可反映于寸口。另外，寸口有脏腑的对应区，更准确地帮助判断脏腑病位。且寸口部位便于诊察。所以独取寸口，可以诊察全身的病变。

2. 寸口的脏腑对应区　关于三部脉分候脏腑的问题，历代论说颇多，但基本精神是一致的，现临床常用的划分方法是：右寸候肺，右关候脾胃，右尺候命门，左寸候心，左关候肝胆，左尺候肾。临证时须结合具体病证综合各方面情况加以分析，才能得出比较正确的结论。

三、诊脉的方法和注意事项

医生诊脉态度要认真，注意力要集中。切脉分以下几个步骤。

1. 诊脉的时间　诊脉常在平旦，但不必拘泥。诊脉前，要求患者候诊，待患者安静时进行诊脉，周围环境力求安静。医生一次诊脉应候足五十动，以防漏诊。

2. 布指定位　被诊者坐位或仰卧位，伸出手臂，平放，掌心向上，与心脏大致同高。医生先将中指按在掌后高骨处，向内推，寻至有脉搏动处，定为关部，以食指按在关前以定寸部，以无名指按在关后以定尺部。三指弯曲呈弓形，指尖齐平，以指目接触脉体。布指的疏密要使医生手指与被诊者臂长相适应，臂长则略疏，臂短则略密，以适中为度。对3岁以上的小儿，可用拇指一指定三关。随着年龄增长，医生手指可以滚动，体察三部脉的变化。

3. 调息　布指后，医生要调匀气息，呼吸平稳，用一呼一吸的时间，衡量被诊者脉动至数。一呼一吸,称为一息,一息脉动四到五至为正常。

4. 指法 用轻重不同的指力诊察脉象,根据指力不同分为举、按、寻。举即轻取,又称浮取;按即重取,又称沉取;寻手指可以移动左右上下寻找,以寻找最佳脉象显现处,称为寻取。三指同时切脉体察脉象的指法,称为总按法。单用一指体察一部脉象的方法,叫单诊法。

四、体察脉象

根据脉象形成的原理,体察脉象主要从心脏、血脉和血液运行情况等 3 个方面 8 个因素考虑。与心脏有关的重点通过脉搏跳动的力度、脉率、脉律体察;与血脉有关的从脉位深浅、长短、粗细、软硬度方面体察;与血液有关的可从血液流利度方面考虑。

五、平脉与生理变异

1. 平脉 指正常人的生理脉象,称为常脉。平脉从容和缓流利,一息脉来四至间或五至,相当于每分钟脉搏在 72～80 次,不浮不沉,粗细适中,节律均匀,应指有力,三部有脉。平脉具有有胃、有神、有根 3 个特点,是胃、心、肾在脉象上的具体体现。

(1) 有胃:人有胃气,气血充盈。脉象表现为不浮不沉、不疾不徐、从容和缓、流利,是有胃气的征象。

(2) 有神:脉之有神,是心气血脉充盈的反映。因心主血脉而藏神,脉为血之府,心神健旺,脉来有神。脉象表现为有力、有序、节律整齐。它与有胃是相辅相成的。

(3) 有根:指脉气形成脉象的根本,根即指肾气而言。诊脉时主要是以沉候肾、以尺候肾,有根脉即指尺脉或沉取有脉而言。尺脉不绝,表明肾气犹存,为有根脉。

因此,平脉提示脏腑功能正常,气血充盈,是健康的表现。

2. 平脉的生理变异 引起脉象发生生理变异常与年龄、性别、形体、体质、饮食、情绪、工种、季节、气候等有关。年龄越小,脉的至数越快。青壮年,脉多有力。老年人,脉多见弦。成年女性较成年男性一般脉来濡弱。身高,脉较长;个矮,脉较短。瘦人,脉常浮;肥胖,脉常沉。性急之人,脉常数;性缓之人,脉常迟。凡人体常见六脉沉细同等,而无病象的称六阴脉。六脉常见洪大同等,而无病象的称六阳脉。体力劳动、剧烈运动、饮酒饱餐,或情绪激动时,脉多数而有力;疲劳饥饿时,脉多较弱。若脉象不见于寸口部位,而见于关后,叫反关脉。脉从尺部斜向虎口的,叫斜飞脉。这是桡动脉位置异常所致,不作病脉论。

人与自然关系密切。一年四季气候的变化,对人体生理有一定影响,反映在脉象上亦有不同的变异。春季阳气渐次上升,脉象微弦;夏季气候炎热,脉象相应见洪;秋季阳气渐退,脉象见浮如毛;冬季气候严寒,脉象沉潜有力,如石沉水底。正如《四言举要》中所说:"春弦夏洪,秋毛冬石,四季和缓,是谓平脉"。地理环境也影响脉象。北方之人,每见实强;南方之人,恒多软弱。江南人元气薄,所以脉多不实;西北人习惯风寒,内外坚固,所以脉多沉实。

六、常见病脉

常见病脉主要有二十八脉,有以浮沉、迟数、虚实六纲脉为主,其余皆以相类脉介绍,也有以心、脉、血三方面为主线。反映心的情况有:心率迟数、心律促结代、力度虚实;反映血脉的情况有:脉位浮沉、脉管粗细、脉的长短、脉的弹性;与血液运行流利度有关的滑涩等八要素对举介绍,而其余则以相类脉比较说明。每种脉都从脉象特征、主病分述于下。

(一) 各种脉象与主病

主要介绍临床常见的 28 种脉象的脉象特征、主病及脉理分析。

【浮脉】

脉象特征:轻取即得,重按稍减而不空。

主病:表证。浮而有力为表实,浮而无力为表虚。

脉理:浮脉主表,反映病邪在经络肌表的部位。外邪侵袭肌腠,卫气抵抗外邪,则脉气鼓搏于外,故应指而浮。若因正气不足、气血衰弱,或因阴不敛阳、虚阳浮越于外,其脉亦浮,但多与其他因素脉组合成相兼脉,主里虚证。故久病脉见浮,见于里虚证。

【沉脉】

脉象特征:轻取不应,重按始得。

主病:里证。沉而有力为里实,沉而无力为里虚。

脉理:病邪在里,气血内困,则脉象沉而有力。若阳气虚陷,不能升举,则脉沉而无力。

【迟脉】

脉象特征:脉来迟慢,一息不足四至,相当于每分钟脉搏在 60 次以下。

主病:寒证。有力为实寒,无力为虚寒。

脉理:寒邪凝滞,或阳失温运,气血运行缓慢,故脉迟。迟而有力,多为实寒内盛。迟而无力,多为阳虚,即为虚寒。但邪聚热结,阻滞血脉流行,亦可见迟脉,此必迟而有力,且有实热兼症,故不可概以迟为寒论。运动员脉多见迟而有力,同时具备有胃、有神、有根的特点,故脉虽迟缓却是平脉。

【数脉】

脉象特征:脉来急促,一息五到六至,相当于每分钟脉搏在 90 次左右。

主病:热证。数而有力为实热,数而无力为虚热。

脉理:邪热亢盛,气血运行加速,故见数脉。实热内盛,正气不衰,邪正相争,气血受邪热鼓动而运行加速,则见数而有力。久病阴虚,虚热内生,亦可使气血运行加快,但阴虚不能充盈脉道,则脉象细数无力。若虚阳外越而见数脉,必数大无力,按之豁然而空。

【虚脉】

脉象特征:三部脉举按皆无力,是无力脉的总称。

主病:虚证。气血两虚及脏腑诸虚,尤多见气虚证。

脉理:气不足以运其血,血不足以充于脉,则脉来无力。

【实脉】

脉象特征:三部脉举按皆有力,是有力脉的总称。

主病:实证。

脉理:邪气实而正气不虚,邪正相搏,气血壅盛,脉道坚实,故脉搏动有力。

【滑脉】

脉象特征:往来流利,应指圆滑,如盘走珠。

主病:痰饮、食滞、实热。

脉理:滑为阳气有余的征象。气盛血涌,脉道充实,往来流利,故脉来应指圆滑。痰饮内盛,饮食停滞,邪实生热,多见滑脉。平人脉滑为冲和,是正气充沛之象,故属平脉。孕妇见滑脉,为气血聚以养胎之象,属平脉。

【涩脉】

脉象特征:往来艰涩不畅,如轻刀刮竹,是细迟软短的复合脉。

主病:气滞血瘀、伤精、血少。

脉理:气滞血瘀,血行艰涩不畅。营血亏少,精液损伤,脉来艰难。

【洪脉】(附大脉)

脉象特征:指下极大,滔滔满指,应指有力,来盛去衰。

主病:里实热证。

脉理:邪热炽盛,脉道扩大,气盛血涌,故脉来洪。

大脉,指脉体粗大,大而有力为实,大而无力主虚。

【细脉】(小脉)

脉象特征:脉细如线,但应指明显,按之不绝。

主病:气血两虚,诸虚劳损,亦主湿证。

脉理:脉细软如丝,主要是由于气血虚,不足充脉故细。一般诸虚劳损,尤其是血虚,血脉不充,常见细脉。又因湿邪阻遏脉道,则脉象细缓。

【长脉】

脉象特征:脉动应指超过寸关尺三部。首尾端直,超出本位。

主病:实热证。

脉理:脉长而和缓,是中气充足、气血充盛,是健康的征象。如脉长兼数而有力,主阳热亢盛的里实热证。

【短脉】

脉象特征:脉动应指不足寸关尺三部。

主病:有力主气郁,无力主气虚。

脉理:短脉是气虚或气滞不足以导其血,血不能充盈脉道,故见短脉。

【弦脉】

脉象特征:端直以长,如按琴弦,脉紧张度高。

主病:肝胆病,诸痛,痰饮,疟疾。

脉理:肝主疏泄,若肝气不舒,脉来强劲挺直有力,故成弦脉。

【濡脉】(软脉)

脉象特征:浮而细软,按之无力。

主病:虚证,湿证。

脉理:精血亏损,或脾虚不能制湿,脉无力运行,而见濡脉。

【促脉】

脉象特征:脉来数而时一止,止无定数。

主病:里实热证、里虚热证。

脉理:阳盛热实,阻遏脉道,脉气不相接续,故脉数而时一止,且脉促有力。脉促小而无力,多为气血阴阳虚损,以致脉气不相接续。

【结脉】

脉象特征:脉来缓而时一止,止无定数。

主病:里实寒证,阳气虚脱证。

脉理:阴盛气结,寒痰血瘀,癥瘕积聚,阻滞脉道气机,故见结脉。

【代脉】

脉象特征:脉来缓慢,动而中止,良久方来,止有定数。

主病:脏气衰微,疼痛,惊恐,跌打损伤。

脉理:脏气亏损,元气不足,故脉不能接续,并停止时间较长且有定数。有时痛证也见代脉,多因疼痛而使脉气不能接续,与脏气衰微的代脉不同。

【散脉】

脉象特征:浮大无根,节律不齐。

主病:元气离散,精气将绝。

脉理:元气大虚,脉行不聚,漫无根蒂,而见散脉。

【芤脉】

脉象特征:浮大中空而软,如按葱管。

主病:失血,伤阴。

脉理:由于失血过多,或阴津虚损于内,阳气浮散于外,而见芤脉。多见于大失血或大汗之后阴血损伤之病证。

【革脉】

脉象特征:浮大中空外坚,如按鼓皮。

主病:亡血,失精,半产,漏下。

脉理:是因精血亏虚、血脉不充且失养所致。女子半产、崩漏,男子遗精等病,可见革脉。

【伏脉】

脉象特征:重按推筋着骨始得,甚则伏而不见。

主病:邪闭,厥证,痛极。

脉理:伏脉多由寒邪凝滞经络脏腑,正气不得宣通,脉道潜伏不显所致。常见于气机郁伏、厥证、邪闭、剧痛等证。

【牢脉】

脉象特征:沉弦实大而长。

主病:阴寒内实,寒疝癥瘕。

脉理:阴寒凝聚,病气牢固,故脉沉于深部弦而实大。牢脉多见于疝、癥瘕积聚病证。寒证腹痛,肝气郁滞,有时也见牢脉。

【缓脉】

脉象特征:一息四至,脉来缓怠。

主病:虚证,湿证。

脉理:气虚无力推动血液运行,或气机为湿所困,故脉来怠缓。多见于脾胃虚弱、湿阻中焦之证。若脉来从容和缓,有胃、有神、有根,即为平脉。

【疾脉】

脉象特征:脉来疾急,一息六至以上,可达七至,相当于每分钟脉搏在120次左右。

主病:阳极阴竭,元气将脱。

脉理:疾脉多由真阴衰竭于下、孤阳亢极于上、虚阳浮越所致。脉疾而有力,为阳亢无制,真阴欲绝之象,常见亡阴证;脉疾而无力,多为阴邪暴虐、阳气将绝之征,常见亡阳证。

【微脉】

脉象特征:极细而软,按之欲绝,若有若无。

主病:气血大虚,阳气暴脱。

脉理:主要由于气血阳气衰微、鼓动无力所致,主亡阳证。

【弱脉】

脉象特征:沉细无力而软。

主病:阳气阴精亏损。

脉理:由于阳气阴精虚损、阴精不足则脉道不充,阳气虚弱则血行乏力而软,故见弱脉。

【紧脉】

脉象特征:脉来绷急,状如牵绳转索。

主病:寒证,痛证,宿食。

脉理:寒邪过盛则脉道收缩紧急,故见紧脉;寒邪在表,脉浮紧;寒邪在里,脉多沉紧。疼痛时气机阻滞、脉道收引,故亦常见紧脉。

【动脉】

脉象特征:脉形如豆,厥厥动摇,滑数有力。

主病:痛证,惊风。

脉理:动脉是因阴阳相搏、升降失常,使其气血冲动,故脉道随气血冲动而呈滑数有力。痛则阴阳不和、气血阻滞,惊则气窜,均可见动脉。

(二)相似脉的鉴别

28种病脉中,有些脉象很近似,容易混淆,应加以鉴别。

1. **比类法**　将相似的脉象归为一类进行比较,找出其特征的方法,常见分类有:

(1) 浮脉类:浮脉与散、芤、革脉,脉位均表浅。浮脉举之有余,按之不足而不空。散脉浮大无根,至数不齐。芤脉浮大中空而软。革脉浮大中空而硬。

(2) 沉脉类:沉脉与伏、牢脉,脉均在深部,轻取不应,重按始得。伏脉推筋着骨,始得脉动。牢脉沉取实大弦长,坚牢不移。

(3) 迟脉类:迟脉与缓脉比较,迟脉一息不足四至,缓脉稍快于迟脉,一息四至,但指感脉来缓怠。

(4) 数脉类:数脉与滑、疾脉,脉率均数。数脉一息六至。滑有数意,往来流利,如盘走珠,其势较数为柔。疾脉快于数,一息七至。

(5) 虚脉类:虚脉与微、弱、濡脉比较,此4种脉都属软弱无力。虚脉是无力脉总称。微脉极细而软,似有似无。弱脉沉细而软,重按乃得。濡脉浮细而软,轻取即得。

(6) 实脉类:实脉与洪脉,均属有力脉。实脉长大坚实,应指有力,举按皆然,来去皆盛,为有力脉的总称;洪脉浮大有力,来盛去衰,滔滔满指。

(7) 歇止脉类:促、结、代脉均为歇止脉。促脉数而一止,结脉迟而一止,二者歇止时间较短,止后自复迅速,止无定数。而代脉迟而一止,歇止时间良久方能复来,止有定数。

2. **对举法**　主要是针对8种因素两个对立的方面加以比较,此种学习方法,不仅便于掌握不同脉象,而且提示对举脉不会组合成相兼脉。

(1) 浮脉与沉脉:是反映脉位浅、深的一对脉象。浮脉轻取即得,位于上部,主表属阳;沉脉重按始得,位于下部,主里属阴。

(2) 迟脉与数脉:是反映脉率快、慢的一对脉象。迟脉一息不足四至,主寒属阴;数脉一息六至,主热属阳。

(3) 虚脉与实脉:是反映脉力度的一对脉象。虚脉三部举按均无力,主虚证;实脉举按皆有力,主实证。

(4) 滑脉与涩脉:是反映气血运行流畅程度的一对脉象。滑脉应指圆滑,往来流利,主气血运行流畅;涩脉往来艰涩,主气滞血瘀。

(三) 相兼脉与主病

在疾病过程中,由于病变机体的正气有盛衰不同,致病因素可有两种以上邪气相互兼挟,病变的部位和性质也不断变化,所以在临床上所见的病脉不是单一的脉象,而是两种或两种以上的脉同时出现。这种由两种以上单一脉相兼并复合而成的脉象,就叫相兼脉,又称复合脉。临床上以相兼脉多见,只要不是对举脉,都有可能形成相兼脉。

此外,以上讨论的28种脉象中,也有两个以上因素组合的脉象,如弱脉,就是沉、细、软3种因素的组合,但弱脉已有命名,故按单一脉看待。

相兼脉的主病,主要是组成该脉的各单一脉的综合。如浮数脉,浮脉主表,数脉主热,浮数脉主表热证。又如,沉细数脉,沉脉主里,细脉主虚,数脉主热,沉细数脉则主里虚热证。余可类推。

任务二　按　诊

按诊是对患者病变部位施行触摸按压叩击而推断疾病的部位和性质的一种诊察方法。按诊包括按胸胁、按肌肤、按手足、按脘腹、按腧穴等方面。

1. 按胸胁　按胸部主要了解心、肺等腔内的病变情况。按虚里，了解宗气强弱、疾病虚实、预后吉凶。按胁肋，主要了解肝、胆等病变情况。

2. 按肌肤　主要辨别肌肤的寒热、润燥、肿胀、疼痛等。肌肤热多为阳证，如初按热甚，久按热反转轻的，是热在肌表，属表热证。若久按其热反甚，热自内向外蒸发者，为热在里，属里热证。肌肤凉多为阳虚证。皮肤湿润多为津液未伤；肌肤甲错多属津液已伤，或内有瘀血。按压肿胀部位，按之凹陷不能即起者为水肿，按之凹陷，举手即起者为气肿。肌肤濡软而喜按者为虚证。患处肿痛拒按者为实证。轻按即痛者病在表浅；重按方痛者病在深部。

3. 诊疮疡　在外科，触按病变部位可辨别病证的阴阳和成脓情况。如疮疡按之肿硬不热属寒证，肿处灼手、压痛者属热证。根盘平塌漫肿，多属阴证，根盘紧束者多属阳证。按之固定、坚硬而热不甚者是未成脓，按之边硬顶软而热甚者是已成脓。轻按即痛者脓在浅表，重按方痛者脓在深部。至于肌肉深部脓肿，则以一手按压病灶，另一手静候深处有无波动感，若有波动感应手，即有脓，根据波动感的大小可以测知脓的多少。

4. 按手足　主要了解手足的寒热。手足俱冷多为阳虚阴寒证，手足俱热多为阳热亢盛证。手心热多为阴虚内伤，手背热多为外感风寒表证。两足皆凉多为阴寒证，两足心热多为阴虚证。

5. 按脘腹　主要了解脘腹的痛与不痛，软与硬，有无痞块，以辨别脏腑虚实和病邪性质及其积聚的程度。按脘部的软硬和有无压痛，可鉴别痞证与结胸。心下按之硬而痛的是结胸，属实证；心下满按之濡软而不痛的，多是痞证。腹痛喜按为虚，拒按为实。腹胀满，叩之如鼓，小便自利的属气胀；按之如囊裹水，小便不利的是水臌。腹内有肿块，按之坚硬，推之不移且痛有定处的，为癥为积，多属血瘀；肿块时聚时散，或按之无形，痛无定处的，为瘕为聚，多属气滞。左下腹部按之有块累累，当考虑燥屎内结。若腹痛绕脐，时有结聚，且可移动聚散的，多为虫积。右侧少腹部按之疼痛，尤以重按后突然放手而疼痛更为剧烈的，多是肠痈。

6. 按腧穴　通过对腧穴的按压，了解穴位的变化以验证疾病所属脏腑的诊察方法。腧穴是经络气血在人体表面聚集、输注或通过的重点部位，也是五脏六腑之气所转输的地方。若腧穴出现结节或条索样物，或有压痛和敏感反应，则提示所属脏腑发生病变。如肠痈，在上巨虚有压痛。胆病在胆腧穴呈条索状，并伴有压痛。胃病在胃腧和足三里穴有压痛。临床实践证明，五脏六腑之病皆在背部相应腧穴有反应，腧穴的按压为诊断内脏疾病提供了可靠的依据。

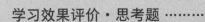

学习效果评价·思考题 ....

1. 望神的重点是什么？神的分类及临床诊断意义是什么？

2. 如何综合判断舌诊的临床诊断意义？

3. 何谓主诉？应包含几个要素？

4. 问寒热有哪些具体内容，不同的热型有何诊断意义？

5. 脉象形成与哪些因素有关？如何体察脉象？

（池建淮　尤元梅）

第八章 辨证

学习目标

1. 识记八纲辨证、脏腑辨证、气血津液辨证方法的临床应用；表证与里证、寒证与热证、虚证与实证的鉴别要点；气病证、血病证、津液病证的概念及常见证的辨证要点；常见脏腑病证的辨证要点。
2. 理解各致病因素的临床特点、中医辨证的思维方法。
3. 根据临床资料，综合运用不同辨证方法，提出中医护理诊断、外感病辨证方法。

案例导入

患者，男，19岁，学生。就诊日期：2014年6月17日。自述：昨天下午下课后，操场踢球，出汗较多，用冷水冲澡，当晚表现鼻塞、流清涕，夜间怕冷，发热，浑身酸痛。体检体温39℃，舌淡红，薄白苔，脉浮紧。目前不怕冷，只发热，咳嗽，吐黄痰，口渴，喜冷饮，出汗多。

要求：

1. 患者刻下是何热型？临床诊断意义如何？
2. 用八纲辨证诊断为何证？
3. 用脏腑辨证诊断为何证？
4. 根据以上临床资料，说明病证发生了何变化？

分析提示

这是第六章案例的病情发展，前者重点在于收集临床资料，判断临床意义，为辨证提供依据。本案例即是在前者的基础上，运用辨证思维方法进行辨证，为辨证施护提供依据。

辨证，是一种思维方法。是根据临床资料，辨别患者当前所处阶段的病因、病位、病性以及邪正盛衰所做概括性命名的思维过程。

辨证是中医护理诊断的特色。根据护理评估作出护理诊断是护理程序的第二步。中医护理诊断是在中医护理评估的基础上，对四诊收集的临床资料进行综合分析，辨别病证，提出护理诊断的过程。正确的护理诊断为护理实施提供可靠的依据。辨证施护是根据中医辨证的结果,确立和采取相应的护理措施,是在中医辨证论治和整体观念的基础上发展形成的护理模式,也是中医护理的特色。

中医护理诊断中涉及病、证、症 3 个不同的概念,应明确概念和其相互关系,正确诊断为护理实施提供依据。

1. 病　是对该病全过程的特点与规律所作的概括与抽象性命名。疾病诊断,又称辨病,是在中医学理论指导下,综合分析四诊资料,对疾病病种作出判断,提出病名的思维过程。明确疾病诊断可以为护理提供整体思路,有助于护士把握疾病的发展和预后,配合医生做好护理工作,提高护理质量。由于中医对疾病的诊断多是以主症命名,难以达到以上目的,故疾病诊断可结合医生的医疗诊断,对疾病的诊断做大体了解。

2. 证　是对疾病过程中所处当前阶段的病位、病因、病性以及邪正盛衰等所作的病理性概括。证是在护理评估中获取症的基础上建立起来的,是对致病因素与机体反应两方面情况的综合,是对疾病当前本质所作的结论。辨证,即分析、辨别疾病的证候。对望、闻、问、切所搜集的各种症状、体征及有关疾病发生、发展的各种资料,以整体观为核心,运用中医基本理论加以综合、分析、归纳,辨明其内在联系及相互关系,对疾病处在一定病理阶段下的病因、病位、病性、病势等做出高度病理概括的诊断,从而对疾病当前所属证作出判断、提出证名的思维过程。辨证,是中医护理诊断的特色、辨证施护的核心,也是中医护理诊断的重点。

3. 症　是疾病的表现,是辨证、辨病的依据。对于主要症,尤其是危及生命健康的急、危、重症,必须明确诊断,积极救护。

4. 辨证　是本章重点介绍的内容。辨证以症为依据,综合定性,整体性强,灵活多变,反映了中医辨证的整体性、复杂性、原则性、灵活性等特点,也说明了辨证的科学性。掌握辨证的方法是中医护理的基本技能,对临床各科均有广泛的指导意义。

根据中医对证的定义,证由病位、病因、病性等基本要素所组成。病位即确定疾病现阶段证候所在的位置,如五脏六腑、卫气营血等。病因即确定导致疾病当前证候的本质性病因,可分为外感病因和内伤病因。病性即疾病现阶段证候的病理属性,可分为一般病性和具体病性。如八纲中的寒、热、虚、实等抽象的病性概念为一般病性,具体病性以气血津液、阴阳盛衰的改变为主,多见于内伤杂病辨证。因此,现临床通用的较完整、较规范的证的名称,一般是由病位结合病因或病性,再加上与病势有关的连接词构成。

辨证的程序是:抓住主症,确定病位;全面分析,判断因性;分析病势,阐述病情;综合病机,提出证名。辨证要做到:内容准确全面,病位、病因、病性等辨证要素不可错误或遗漏,本质性要素应在证名中反映出来。证名要精练规范,辨证是一个动态过程,若证候改变,证名亦应随之改变。

辨证中要对证候进行分析,证候分析是运用传统的中医基础理论来分析临床出现的各种表现,对识别病证具有重要意义。鉴于本教材已对中医基础理论做过介绍,故本章不再对证候分析赘述。

辨证是一个思维过程,根据临床经验总结出的八纲辨证、病因辨证、气血津液辨证、脏腑辨证、经络辨证、六经辨证、卫气营血辨证、三焦辨证已形成较为稳定的辨证方法,其所辨之证又可区分"纲领证"、"基础证"、"具体证"递进的三类辨证层次。八纲辨证是纲领证,以表里定病位,以寒热、虚实辨病因病性,以阴阳对证候进行归类。此为辨证的基本纲领,临床较少据此论治施护。病因辨证、气血津液辨证是基础证的辨证方法,是对八纲辨证中寒热、虚实辨证的深入运用。其中,病因辨证是对当前证候各种病因的辨析,病性辨证是对机体当前气血津液、阴阳虚损情况的辨析。由于纲领证和基础证均缺少具体病位,临床较少据此论治施护。脏腑辨证、经络辨证、六经辨证、卫气营血辨证、三焦辨证是常用的具体证的辨证思维方法,均是以八纲辨证中表里病位为纲,以寒热、虚实等病因、病性为目的辨证方法,其中,脏腑辨证主要适用于内伤杂病的辨证,六经辨证、卫气营血辨证、三焦辨证主要适用于外感时病的辨证。具体证的辨证方法因其病位、病因、病性等要素齐备且具体,是临床各科护理诊断常用的方法。

本章着重介绍八纲辨证、病因辨证、病性辨证、脏腑辨证和其他辨证方法的审证要点。掌握辨证方法的思路,正确运用辨证方法,为辨证施护提供可靠依据。

项目一　八　纲　辨　证

八纲辨证,即是运用阴、阳、表、里、寒、热、虚、实八纲理论,对四诊所获得的各种病情资料,进行综合分析,从而辨别疾病当前病位的深浅、病性的寒热虚实以及病变的趋势与轻重,从而判断病证的一种辨证方法。

八纲是分析疾病共性的辨证方法,是各种辨证的总纲和基础,适用于临床各科。在八纲的基础上,结合脏腑病变的特点,则分支出脏腑辨证;结合气血津液病变的特点,则分支出气血津液辨证;结合温病的病变特点,则分支出卫气营血辨证等等。

八纲辨证并不意味着把各种证候截然划分为 8 个区域,它们是相互联系而不可分割的。进行八纲辨证,不仅要熟练地掌握各类证候的特点,还要注意八纲证候之间的相兼、转化、夹杂、真假的关系,才能正确而全面认识疾病,诊断疾病。

任务一　八纲基本证候

表证与里证,寒证与热证,虚证与实证,阴证与阳证,是四对既对立又相互有联系的八类证候。辨证时注意:表、肌表、表证相关概念的辨别;寒象与寒证、热象与热证的鉴别;相互对立两纲证候的鉴别。

一、表里辨证

表里是辨别和判断病变位置和病势趋向的一对纲领。表证病浅而轻,里证病深而重。表里辨证适用于外感病,护治原则是:在表发汗解表,入里方可治里。

1. 表证　是指六淫、疫毒等外邪经皮毛、口鼻侵犯机体,正气(卫气)与之抗争于肌表所表现的证候,多见于外感病的初期阶段。

临床表现:恶寒发热,头身疼痛,脉浮,舌苔薄白为主。兼见鼻塞、咳嗽、流涕、喷嚏、咽喉痒痛等症。起病急,病程短,病情轻。

2. 里证 与表证相对而言,里证是泛指病变部位深入于里,由脏腑、气血、骨髓等受病所反映的证候,病情一般较重。多见于外感病的中、后期或内伤疾病,如表证传里、外邪直中、情志内伤、饮食劳倦、脏腑功能衰退等。

临床表现:里证是一个广泛而笼统的概念,病因复杂,病位广泛,病情重,病程长,症状繁多,难以概括。常以或寒或热,或虚或实的形式出现,多以脏腑症状为主。识别里证可用排除法,即不是表证或半表半里的特定证候多为里证。

附:半表半里证:是指邪正相搏,病位处于表里进退变化之中所表现的证候。起病急、病程长,既非表证,亦非里证,乃邪犯少阳所致。

临床表现:寒热往来,胸胁苦满,目眩,脉弦为主;兼见心烦喜呕、默默不欲饮食、口苦咽干等。

二、寒热辨证

寒热是辨别和判断病性的一对纲领,主要反映机体的阴阳盛衰,阴盛或阳虚为寒证,阳盛或阴虚为热证。护治原则:寒者热之,热者寒之。

1. 寒证 寒证是指机体感受阴寒邪气或阳虚阴盛,所表现的具有一组寒象的症状和体征的证候。多因外感寒邪、过食生冷或久病阳虚所致。

临床表现:恶寒喜暖,口淡不渴,面色㿠白,肢冷蜷卧,舌淡苔白润滑,脉迟或紧等为主,兼见痰、涎、涕清稀,小便清长,大便稀溏。可概括为具有冷、白、迟、痛、静的特点。

2. 热证 热证是指感受阳热邪气或阴虚阳亢,所表现的具有一组热象的症状和体征的证候。多因外感暑热、过食辛辣、久病阴伤或五志化火所致。

临床表现:发热恶热,面红目赤,口渴喜冷,舌红苔黄而干燥,脉数等为主,兼见烦躁不宁,痰、涕黄稠,吐血衄血,小便短赤,大便干结等。可概括为具有热、赤、数、干、乱的特点。

三、虚实辨证

虚实是辨别和判断病变过程中人体正气强弱和致病邪气盛衰的一对纲领。虚指正气不足,实指邪气盛实。虚证反映人体正气虚弱而邪气也不太盛。实证反映邪气太盛,而正气尚未虚衰,邪正相争剧烈。邪正斗争是疾病过程中的根本矛盾。《素问·通评虚实论》说:"邪气盛则实,精气夺则虚"。护治原则是:虚者补之,实者泻之。

1. 虚证 虚证是对人体正气虚弱的各种不足的、衰退的临床表现的病理概括。

临床表现:面色淡白或萎黄,心悸气短,精神萎靡,神疲乏力,形寒肢冷,自汗,大便滑脱,小便失禁,舌淡胖嫩,脉虚沉迟;或五心烦热,口咽干燥,消瘦颧红,盗汗潮热,舌红少苔,脉虚数。一般认为,缓则为虚、出者为虚。

2. 实证 实证是对人体感受外邪,或体内病理产物蓄积而产生的各种有余的、亢奋的临床表现的病理概括。

临床表现：发热不恶寒，腹胀痛拒按，胸闷烦躁，甚至神昏谵语，呼吸气粗，痰涎壅盛，大便秘结，或下利清水，里急后重，小便不利，淋沥涩痛，脉实有力，舌质苍老，舌苔厚腻。一般认为，急则为实、入者为实。

四、阴阳辨证

阴阳辨证，是辨别疾病属性的一对纲领。阴阳两纲可统领其他六纲，即表、热、实属阳；里、寒、虚属阴。阴阳辨证是八纲中的总纲。

1. 阴证 以抑制、沉静、衰退、晦暗等表现为主的里证、寒证、虚证，症状表现于内的、向下的、不易发现的；阴邪致病，病情变化较慢等，均可归属为阴证。

临床表现：面色暗淡，形寒肢冷，倦怠乏力，精神萎靡，身重踡卧，语言低怯，纳呆，口淡不渴，大便腥臭，小便清长，舌淡胖嫩，脉沉迟或弱或细涩等。以正气不足、功能低下、出现寒象为主。

2. 阳证 以兴奋、躁动、亢进、明亮等表现为主的表证、热证、实证，症状表现于外的、向上的、容易发现的；阳邪致病，病情变化较快等等，均可归属为阳证。

临床表现：恶寒发热，面红目赤，肌肤灼热，呼吸气粗，喘促痰鸣，口干渴饮，心烦，躁动不安，语声粗浊或骂詈无常，大便秘结，小便涩痛、短赤，舌质红绛，苔黄黑生芒刺，脉象浮数、洪大、滑实等。

任务二 八纲证候间的关系

八纲证候中，表里寒热虚实阴阳，各概括一方面的病理本质。然而病理本质的各个方面是互相联系着的，即寒热病性、邪正相争不能离开表里病位而存在，反之也没有可以离开寒热虚实等病性而独立存在的表证或里证。因此，用八纲来分析、判断、归类证候，并不是彼此孤立、绝对对立、静止不变的，八纲证候间的相互关系，主要可归纳为证候相兼、证候转化、证候错杂、证候真假4个方面。

一、证候相兼

八纲证候中，两纲以上的证候在疾病某一阶段，其病位无论在表、在里，病性没有寒与热、虚与实等相对立的证候同时出现，即为证候相兼。常见的证候相兼有：表寒证、表热证、表虚证、表实证、里寒证、里热证、里虚证、里实证、虚寒证、实寒证、虚热证、实热证、表实寒证、表实热证、里实寒证、里实热证、里虚寒证、里虚热证等。

1. 表寒证、表热证、表虚证、表实证、表实寒证、表实热证 其共同点均属表证。表寒证的病因多为寒邪，发热恶寒、无汗、舌苔薄白、脉浮紧。表热证多为感受热邪而发，发热恶寒、咽痛、舌苔薄白或薄黄、脉浮数。表虚证多为感受风邪，发热恶风、汗出，脉浮缓。表实证与表寒证相似，无汗，脉浮有力。

2. 里寒证、里热证、里虚证、里实证 其共同点均属里证。辨证时可采取非表即里的简易诊断法。

3. 虚寒证、实寒证　其共同点均属寒证。虚寒证是指阳气虚弱，温煦失职，以畏寒肢冷、冷痛喜温喜按、便稀尿清、脉沉迟无力为主要表现的证候。实寒证是指感受寒邪，阴寒内盛，阳气被遏，以恶寒肢冷、不渴喜热饮、腹痛、便溏尿清、舌淡苔白、脉沉紧为主要表现的证候。

4. 虚热证、实热证　其共同点均属热证，虚热证是指阴液不足、阴虚阳亢，以潮热盗汗、五心烦热、口燥咽干、舌红少苔、脉细数为主要表现的证候。实热证是指感受热邪，邪热炽盛，灼伤津液，以壮热烦渴、腹痛拒按、便干尿黄、神昏谵语、脉洪或滑数为主要表现的证候。

二、证候转化

八纲证候中相互对立的证候之间，在一定条件下，由一种证候转化为对立的另一种证候。证候的本质与现象均发生转化。

1. 表里转化　表证不解，内传而成里证，里证形成表证已不存在，证候性质发生转化。这种转化临床上较为多见。而病邪由里向外透达，邪有出路，病症好转，如高热烦渴之里热证，汗出后热退身凉，是谓病邪由里出表，而非证候转化。

2. 寒热转化　寒证化热：邪盛而正气充盛，邪气从阳化热，如外感风寒之邪，机体阳气不衰，可化为里热证。热证转寒：邪热伤正，耗损阳气，正不胜邪，如高热病人大汗不止，阳从汗泄，转为虚寒证。

3. 虚实转化　实证转虚：实证失治、误治，大汗、大吐、大泻，耗损津液，如实证病人因失治，日久不愈，出现津气耗损的虚证。然而正气不足，气血无力运行而阻滞，病理产物蓄积，如脾肾阳虚，不能温运气化水液，水湿泛滥，形成水肿，邪实上升为矛盾的主要方面，但正气虚依然存在，故不能称此为证候转化。

三、证候错杂

八纲证候中相互对立的证候，在疾病某一阶段同时出现，即为证候错杂。可见表里同病、寒热错杂、虚实夹杂等证候。错杂的双方虽有主次缓急之别，但均反映着病变的本质。证候间的错杂关系如下。

1. 表里同病　寒热虚实性质相同，如表里俱虚、表里俱实、表里俱寒、表里俱热等。表里同病，而寒与热、虚与实的性质均相反，临床上可见表实寒里虚热证，多因阴虚外感风寒所致。

2. 寒热错杂　表里同病，虚实性质相同，其中表里寒热错杂常见表实寒里实热证，多为内有实热，复感寒邪。上下、脏腑寒热错杂可见上热下寒证、上寒下热证，或某脏腑寒而他脏腑热。这类证候错杂辨证关键在于分清寒热多少及病位所在。

3. 虚实夹杂　是指在疾病过程中实证与虚证同时存在。虚实错杂有虚中夹实和实中夹虚两种情况。虚中夹实是以正虚为主，又兼有实邪的状态，如临床上的脾虚夹湿证。实中夹虚指以邪实为主，又兼有正虚的状态，如外感热病中的热盛伤阴证。如果从病位来分析虚实错杂,尚有表里、上下等虚实不同的错杂证候,如表实里虚、里实表虚、上实下虚、下实上虚等。表里同病,寒热性质相同,其中表里虚实错杂常见表实寒里虚寒证,多因阳虚感寒所致;表实热里虚热证,多因阴虚感热所致。上下虚实常见上实下虚,如肝肾阴虚,肝阳上亢;上虚下实,如心肺气虚、肠道实热等。这类证候错杂辨证关键在于分清虚实主次轻重及病位所在。

在表里同病的情况下,疾病的证候一般由其内在的病理本质所决定,如内有积热或阳气偏亢者,其外感表证多从热化;内在阳气不足者,患外感病时,很少见表热证候。所以,表里寒热虚实的错杂证候,虽然从理论上尚可组合为:表虚寒里实寒证、表虚热里实热证、表实热里实寒证、表虚热里虚寒证、表虚寒里虚热证、表实热里虚寒证、表虚热里实寒证、表虚寒里实热证,但临床很少见到。因此证治原则,还应结合临床寒热虚实的程度与病位的变化情况,选择恰当的护理治疗方法。

四、证候真假

证候真假是研究八纲证候本质与现象是否一致的问题。"真"是指证的病理本质及与之相应的证候表现;"假"指与证本质不相符的证候表现。八纲中常见的证候真假有寒热真假和虚实真假。

1. 寒热真假　真热假寒,又称阳盛格阴、热深厥深,因邪热内盛,阳气被遏不能外达,以四肢厥冷、胸腹灼热、面色紫暗、口渴喜冷饮、尿赤便干、舌红、苔黄干、脉有力为辨证要点,其证治原则同实热证。真寒假热,又称阴盛格阳,因阴寒内盛,格阳于外、虚阳浮越,以自觉发热、面色浮红、下肢厥冷、口渴不欲饮、尿清便溏、舌淡、苔白、脉浮大或数、按之无力为辨证要点,其证治原则为回阳救逆。

2. 虚实真假　真实假虚,是指疾病的本质为实证,但出现了似虚证的假象。因邪实积聚、气血不畅,以倦怠乏力却动之觉舒、懒言却语时声亮、身体羸瘦而胸腹硬满拒按、脉沉细有力为辨证要点,其证治原则同里实证。真虚假实,是指疾病的本质为虚证,但出现了实证的假象。因脏腑虚衰、气血不足、运化无力,以呼吸喘促却气短息弱、二便闭塞而腹部不堪胀满、舌淡胖嫩、脉虚弱为辨证要点,其证治原则同里虚证。

▌项目二　病 因 辨 证

病因辨证,是指通过对患者所表现的各种症状进行综合分析,从而辨别、判断疾病当前证候的病因所在,又称为审证求因。

疾病的原发病因包括外感六淫、内伤七情、饮食劳倦、外伤等。六淫、疫疠属外感性病因,为人体感受自然界的致病因素而患病。七情为内伤性病因,常使气机失调而致病。饮食劳逸则是通过影响脏腑功能,使人患病。外伤属于人体受到外力损害出现的病变。

任务一 辨六淫证候

六淫包括风、寒、暑、湿、燥、火 6 种外来的致病邪气。其致病特点：一是与季节和居住环境有关，如夏季炎热，患暑病的人多。久居潮湿之地，易感受湿邪。二是六淫属外邪，多经口鼻、皮毛侵入人体，病初常见表证。三是六淫常相合致病，而在疾病发展过程中，又常常相互影响或转化。

一、风淫证候

风证，是指因感受风邪而引起的一类病证，具有发病急、消退快、游走不定及痒、麻、动、抽等证候特点。风为百病之长，其性轻扬开泄，善行数变。

临床表现：发热恶风，头痛汗出，咳嗽，鼻塞流涕，苔薄白，脉浮缓；或见肢体麻木、抽搐、强直、角弓反张；或见皮肤瘙痒。

二、寒淫证候

寒证，是指因感受寒邪引起的一类病证。寒为阴邪，其性清冷，凝滞收引，易伤阳气，阻碍气血运行。

临床表现：恶寒发热，头身疼痛，无汗，苔薄白，脉浮紧；或喘咳鼻塞；或手足拘急、四肢厥冷、脉微欲绝；或腹痛肠鸣、泄泻、呕吐等。

三、暑淫证候

暑证，是指夏季感受暑邪所致的一类病证。暑性炎热升散，为病必见热象，最易耗气伤津，且暑多夹湿，常与湿邪相兼成病。有伤暑和中暑之分。

临床表现：伤暑症见发热汗出，口渴欲饮，神疲乏力，尿黄，舌红，苔白或黄，脉象虚数。中暑为夏令烈日高温之下，劳动过久，发热，口渴，汗出不止，卒然昏倒，气急，甚或昏迷惊厥，舌绛干燥，脉濡数。

四、湿淫证候

湿证，是指感受湿邪所致的一类病证。湿性重着粘滞，易阻碍气机，损伤阳气，病变常缠绵留着，不易速去。湿淫伤人，湿束皮肉筋骨则胀痛、胸闷、身倦不舒。

临床表现：发热身倦，头胀痛，胸闷，身重而痛，口不渴，小便清长，舌苔白滑，脉濡或缓；或头重如裹，四肢懈怠，遍体不舒，脉濡弱。若湿伤关节，则关节酸痛重着，屈伸不利。

五、燥淫证候

燥证，是指感受燥邪，耗伤人体津液所致的一类病证，多见于秋季，或气候干燥少雨之地。燥邪易伤津液，以皮肤、清窍、肺系的干燥症状为突出表现。临床有温燥与凉燥之分。温燥，每于初秋感人，气偏于热；凉燥，多在深秋感人，袭于肺卫。

临床表现:凉燥多见恶寒重,发热轻,头痛无汗,咳嗽喉痒,鼻塞,舌白而干,脉象浮。温燥多见身热,微恶风寒,头痛少汗,口渴心烦,干咳痰少,甚或痰中带血,皮肤及鼻咽干燥,舌干苔黄,脉浮数。

六、火淫证候

火证,是指火热病邪所致的一类病证。火热之邪,其性燔灼急迫,为病常见全身或局部有显著热象,易耗伤阴津,使筋脉失于滋润而动风,亦可迫血妄行而出血。火、热、温三邪,其性相近,热轻火重。火是热之极,温为热之渐。所以,火热,温热常相提并论。

临床表现:壮热口渴,耳红目赤,烦躁谵妄,衄血、吐血、斑疹,或狂越,痈脓,舌质红绛,脉洪数或细数。

任务二　辨情志证候

七情,即喜、怒、忧、思、悲、恐、惊7种情志活动。当精神刺激超越了人自身的调节能力时,便可发生疾病。主要表现为阴阳气血的变化,并可伤及五脏,表现五脏的证候。

情志致病有3个特点:一是由耳目所闻,直接影响脏腑气机,致脏腑功能紊乱,气血不和,阴阳失调,如怒则气上、恐则气下、惊则气乱、悲则气消、思则气结、喜则气缓。二是与个人性格、生活环境有关,如性格急躁者,易被怒伤。而性格孤僻者,常被忧思所伤。三是不同的情志变化,所影响的内脏也不同。情志证候的护治原则皆以情志调护结合其他方法综合护理。

一、喜伤证候

过度喜乐,导致神气失常的情志证候。

临床表现:精神恍惚,心神不安,或语无伦次,举止失常,喜笑不休、甚则神志错乱等。

二、怒伤证候

暴怒或过于愤怒,导致肝气横逆、阳气上亢的情志证候。

临床表现:以烦躁多怒、胸协胀闷、面赤头痛等为主,甚者血苑于上,致神昏暴厥。

三、思伤证候

思虑过度,心、脾等脏腑气机紊乱的情志证候。

临床表现:思虑过度,情志抑郁,闷闷不乐,神疲乏力,食少纳呆,失眠多梦等,甚或健忘、怔忡、形体消瘦。

四、忧悲证候

过分忧虑悲伤,导致心、肺等脏腑气机紊乱的情志证候。

临床表现:情绪悲哀,哭泣久则伤气,面色惨淡,神疲,少气乏力,失眠多梦健忘等。

五、惊恐证

经受过度惊吓,使气机消沉的情志证候。
临床表现:恐惧,胆怯易惊,怵惕不安等。

项目三　病　性　辨　证

病性,是指病理改变的性质,也就是病理变化的本质属性。病性辨证,就是在中医理论指导下,对患者所表现的各种症状、体征等进行综合分析,从而确定疾病当前证候性质的辨证方法。

由于辨病性是对疾病当前阶段整体反应状态的概括,是对邪正相互关系的综合认识,具有整体、动态的特点,因此,在进行病性辨证时,一般须对全身症状、体征以及体质、环境等进行综合分析,方可使辨证结果准确。

任务一　辨气血病证候

气血辨证是应用中医气血理论在八纲指导下进行辨证的方法。气血病证是气血辨证所得出的辨证结果,主要反映气与血的病变。

一、气病类证

1. 气虚证　指元气不足,其推动、温煦、固摄、防御、气化等功能减退,或脏腑组织的功能减退所表现的虚弱证候。

临床表现:少气懒言,神疲乏力,头晕目眩,动则汗出,活动时诸症加剧,舌淡苔白,脉虚无力。

2. 气陷证　指气虚无力升举,清阳下陷,或内脏下垂所表现的虚弱证候。一般是指中焦脾胃气陷,临床往往称中气下陷证或脾虚气陷证。

临床表现:头晕目花,少气倦怠,内脏下垂及下陷症状,如久痢久泄、腹部坠胀、脱肛等,兼见气虚表现。舌淡苔白,脉弱。

3. 气滞证　指人体某一部分或某一脏腑、经络气机阻滞,运行不畅所表现的证候,又称"气郁证"、"气结证"。

临床表现:胀闷窜痛,时轻时重,嗳气、肠鸣、矢气而轻,因情绪变化而增减,脉弦。

4. 气逆证　气机升降失常,逆而向上所引起的证候。以肺胃之气上逆、肝气升发太过为多见。

临床表现:肺气上逆则咳嗽喘息;胃气上逆则呃逆、嗳气、恶心、呕吐;肝气上逆则头痛、眩晕、昏厥、呕血等。

二、血病类证

1. **血虚证**　血液亏少,不能濡养脏腑、经络、组织而表现的虚弱证候。

临床表现:有濡养不足和心神失常两方面的特点。面色无华,唇色淡白,爪甲色淡,头晕眼花,心悸失眠,手足发麻,妇女月经量少色淡,延期甚或闭经,脉细无力。

2. **血瘀证**　瘀血内阻,血液运行不畅或阻滞不通,而致相应脏腑、经脉功能紊乱所致的证候。

临床表现:疼痛,痛如针刺刀割,固定不移,拒按,常夜间加剧。肿块,体表肿块青紫,腹内肿块固定不移。发绀,口唇爪甲紫暗,或皮下紫斑,或肤表丝状如缕,或腹部青筋外露,或下肢筋突胀痛。出血,若出血,则反复不止,其色紫暗,夹杂血块,或大便色黑。面色黧黑,肌肤甲错,妇女常见经闭。舌质紫暗或有瘀点瘀斑,脉涩。

三、气血同病类证

由于气和血的关系密切,病理变化时也互相影响。主要有气滞血瘀证、气虚血瘀证、气血两虚证、气不摄血证、气随血脱证。气滞血瘀证、气虚血瘀证、气血两虚证是气与血病的相加证。气不摄血证是由于气虚而导致出血,且出血多、色淡、质稀。护治原则当补气摄血。气随血脱证则是在大出血时阳气也随之散越,出现的危重证候,护治原则当回阳救逆。

任务二　辨津液病证候

津液辨证是指运用脏象学说中有关津液的理论,分析、判断疾病中有无津液亏虚或水液停聚的证候。

津液是人体正常水液的总称,是血液的组成部分,可内濡脏腑、外滋肌肤,其病变既可由各种病因直接侵扰而导致,亦可由脏腑功能失调而形成。

一、痰证

痰证是指由痰浊停聚或流窜所表现的证候。痰随气机运行全身,无处不到,阻滞气机,影响脏腑功能,表现复杂。

临床表现:咳喘咯痰,胸闷,脘痞不舒,纳呆恶心,呕吐痰涎,头晕目眩。或喉中痰鸣,甚者神乱而为癫、狂、痫。肢体麻木,半身不遂,瘰疬瘿瘤,痰核乳癖,喉中异物感。舌苔白腻或黄腻、脉滑等。

二、饮证

饮证是指饮邪停聚于胃肠、心肺、胸胁等处所导致的证候。

临床表现:饮停于胃肠可见脘腹痞胀,水声漉漉,泛吐稀涎清水,食少纳呆。饮停于心包或肺,见胸闷心悸或喘咳,痰液清稀、色白、量多,喉中痰鸣,倚息不得平卧,甚则心悸、下肢浮肿。饮停胸胁,可见胸胁饱满,支撑胀痛,或咳喘引痛、舌苔白滑、脉弦等。

三、水停证

水液停聚证,是指水液输布排泄失常所引起的痰饮水肿等病证。凡外感六淫、内伤脏腑皆可导致本证发生。体内水液停聚,泛滥肌肤所引起的面目、四肢、胸腹甚至全身浮肿称水肿。临床将水肿分为阳水、阴水两大类。水肿性质属实,则为阳水;水肿性质属虚,则为阴水。

临床表现:阳水者,头面浮肿,从眼睑开始,继而遍及全身,小便短少,来势迅速,皮肤薄而光亮。外感引起者,常伴恶风、恶寒、发热、关节酸重、苔薄白、脉浮紧。由水湿漫淫引起者,则来势较缓,全身水肿,按之没指,肢体困重,小便短少,脘闷纳呆,泛恶欲吐,苔白腻,脉沉。阴水者,水肿腰以下为重,按之凹陷不起,小便短少,纳呆便溏,面色白,神倦肢困,舌淡苔白滑,脉沉。或水肿日剧,小便不利,腰膝酸冷,四肢不温,畏寒神疲,面色白或灰滞,舌淡体胖苔白滑,脉沉迟无力。

四、津液亏虚证

津液亏虚证是指体内津液不足,脏腑、组织、官窍等失却滋润、濡养、充盈所表现的证候,又称伤津、津亏。

临床表现:以干燥症为特点。口燥咽干,唇燥而裂,皮肤干枯无泽,大便干结,小便短少,舌红少津,脉细数。

任务三　辨阴阳虚损证候

一、阳虚证

阳虚证是指体内阳气亏损,机体失却温养,推动、气化等作用减退,以畏寒肢冷为主要表现的虚寒证候。

临床表现:畏寒肢冷,口淡不渴,或喜热饮,或自汗,小便清长或不利,大便稀溏,面色白,舌淡胖,苔白滑,脉沉迟无力。可兼有神疲、乏力、气短等气虚的表现。

二、阴虚证

阴虚证是指体内阴液亏少而无以制阳,滋润、濡养等作用减退,以咽干、五心烦热、脉细数等为主要表现。

临床表现:形体消瘦,口燥咽干,两颧潮红,五心烦热,潮热盗汗,小便短黄,大便干结,舌红少津或少苔,脉细数等。

三、亡阳证

亡阳证是指体内阳气极度衰微而欲脱,未能及时补充,以冷汗、肢厥、面白、脉微等为主要表现的危重证候。

临床表现:冷汗淋漓、神情淡漠,手足厥冷,呼吸气弱,面色苍白,脉微欲绝等。

四、亡阴证

亡阴证是指体内阴液严重耗损而欲竭,未能及时补充,以身灼烦渴、唇焦面赤、脉数疾、汗出如油为主要表现的危重证候。

临床表现:汗热味咸而黏、如珠如油,身灼肢温,虚烦躁扰,恶热,口渴饮冷,皮肤皱瘪,小便极少,面赤颧红,呼吸急促,唇舌干燥,脉细数疾等。

项目四　脏 腑 辨 证

脏腑辨证是在八纲辨证指导下,应用中医藏象学说理论,将护理评估所收集的资料,在八纲辨证思维指导下进行综合归纳、分析,辨明病变所在的脏腑及其病因、病性、病机乃至病势的一种辨证方法。脏腑辨证是临床各科辨证的基础,是中医临床辨证护治的核心。脏腑辨证具体细致地揭示了脏腑病变内在本质的各个方面与环节,因而可为临床治疗护理提供可靠的依据。脏腑辨证主要适用于内伤杂病,包括脏病辨证、腑病辨证以及脏腑兼病辨证。

脏腑辨证的具体步骤:第一,根据脏腑生理功能推导出生理功能异常所表现的症状,并以此作为定位症;第二,以虚实为纲归类该脏腑的常见证;第三,以病位、病因、病性、病势等要素分析该证审证要点。

任务一　辨 心 病 证 候

一、心病定位症

心位于胸中,主血脉,主神志。心的病变主要表现为血脉运行失常和精神意识思维改变等方面。以心悸、胸闷痛、失眠、烦躁、精神不振或神志异常为主要表现,其中以心悸为主要定位症状。

二、心病常见证

心的病证有虚有实。虚证多由久病伤正、禀赋不足、思虑伤心等因素,导致心气心阳受损,心阴、心血亏耗;实证多由痰阻、火扰、寒凝、瘀滞、气郁等引起。以虚实分类,常见虚证有心气虚、心阳虚、心阳暴脱、心血虚、心阴虚；实证有心火亢盛、瘀阻脑络；虚实夹杂证有心脉痹阻。

三、心病常见证审证要点

1. **心气虚证** 由于心气不足，鼓动无力，血行不畅，心之本脏及肌体失于充养所表现的证候。

临床表现：心悸，气短乏力，精神疲惫，动则加重，面色淡白，或有自汗，舌质淡，脉虚无力。

2. **心阳虚证** 是由于心阳虚衰，温运失司，鼓动无力，虚寒内生所表现的证候。

临床表现：心悸怔忡，胸闷或痛，气短，动则尤甚，神疲乏力，自汗，畏寒肢冷，面色白，或面唇青紫，舌淡胖嫩或紫暗，脉弱、微、促。

3. **心阳暴脱证** 指心阳极度衰竭，致虚阳浮越、阴阳离决的危重证候。

临床表现：在心阳虚证的基础上，突然冷汗淋漓，四肢厥冷，面色苍白，呼吸微弱；或胸闷而喘、心痛暴作，口唇青紫；甚或神志模糊或昏迷，舌淡或淡紫，脉微欲绝。

4. **心血虚证** 是指心血不足、血脉不充，无以濡养心之本脏及机体所表现的证候。

临床表现：心悸，头晕眼花，失眠多梦，健忘，眩晕，面色无华或萎黄，唇舌色淡，脉细弱或细数。

5. **心阴虚证** 是指心阴亏虚、心失滋养、虚热内扰心神所表现的证候。

临床表现：心悸，失眠多梦，五心烦热，潮热盗汗，两颧潮红，咽干口燥，舌红少苔乏津，脉细数。

6. **心火亢盛证** 是指心火炽盛、内扰心神、迫血妄行、上炎口舌、热邪下移所表现的证候。

临床表现：心胸烦热，失眠，甚则狂躁谵语，面赤，口渴，溺黄，便结，或口舌生疮，或吐血、尿血、衄血，或肌肤疮疡红肿热痛，舌质红绛、苔黄，脉数有力。

7. **心脉痹阻证** 是指在心阳虚的基础上，因瘀血、痰浊、阴寒、气滞等阻痹心脉所表现的证候。属本虚标实的虚实夹杂证。

临床表现：心悸怔忡，心胸憋闷疼痛，痛引肩背内臂，时发时止。若因瘀血内阻所致，可见刺痛，舌有瘀血征，其色紫暗、瘀点、瘀斑，脉细涩。痰浊停聚所致者，以闷痛为特点，体胖身重困倦，痰多，苔白腻，脉沉滑。阴寒凝滞者，以寒痛为主，突发剧痛，得温痛减，畏寒肢冷，舌淡苔白，脉沉迟或沉紧。气机郁滞者，胀痛，发作与情志密切相关，脉弦。

8. **瘀阻脑络证** 指由于瘀血犯头，阻滞脑络，表现以头痛、头晕为主症的证候。

临床表现：头晕、头痛经久不愈，痛如锥刺、痛处固定，或健忘、失眠，心悸，或头部外伤后昏不知人，面色晦暗，舌质紫暗或有斑点，脉细涩。

任务二 辨肺病证候

一、肺病定位症

肺位于胸中，主气，司呼吸，主宣发、肃降，主通调水道。肺的病变，主要为气失宣降，肺气上逆,或腠理不固及水液代谢方面的障碍。以咳嗽、喘促、咯痰、胸痛、鼻塞流涕,或水肿为主要表现,其中以咳、喘、痰为主要定位症状。

二、肺病常见证

肺的病证有虚实之分。虚证多因久病咳喘,或他脏久病累及于肺,多致肺气虚和肺阴虚,或见肺之气阴两虚。肺病实证多因风、寒、热、燥等邪气侵犯,或由痰饮聚肺而成。以虚实分类,虚证有肺气虚、肺阴虚;实证有风寒犯肺、风热犯肺、燥邪犯肺、痰热壅肺等证。

三、肺病常见证审证要点

1. **肺气虚证** 是指肺气亏虚、宣降功能失调、宗气化生不足所表现的证候。

临床表现:咳喘无力,咯痰清稀,神疲少气,动则尤甚,声低懒言,面色白,乏力,或有自汗、畏风,易于感冒,舌淡苔白,脉虚无力。

2. **肺阴虚证** 是指肺的阴液不足,肺失滋润,清肃失职并伴有虚热内生的证候。

临床表现:干咳无痰,或痰少而粘难咯,甚或痰中带血,口燥咽干,声音嘶哑,形体消瘦,五心烦热,午后潮热盗汗,颧红,舌红少津,脉细数。

3. **风寒束肺证** 指风寒侵袭肺系、肺卫失宣所形成的表实寒证候。

临床表现:咳嗽,痰稀白,兼见发热微恶风寒,无汗,苔薄白,脉浮紧。

4. **风热犯肺证** 是风热之邪侵犯肌表、肺卫失宣所表现的证候。

临床表现:咳嗽,咯痰黄稠,鼻塞,流黄稠涕,咽痛,口渴,发热,微恶风寒,舌尖红,苔薄黄,脉浮数。

5. **燥邪犯肺证** 是感受燥邪之气、肺失滋润、清肃失职所表现的证候。每可兼寒热表证,但因有偏寒、偏热不同,所以有温燥、凉燥之分。

临床表现:干咳无痰,或痰少而粘,难以咯出,甚则胸痛或咯血,唇、舌、咽、鼻干燥,大便秘结,身热、微恶风寒,头身酸痛,舌红苔薄白或薄黄而干,脉浮数或细数。

6. **痰热壅肺证** 指由于痰热交结、壅于肺、肺失清肃所表现的实热证候。

临床表现:咳喘气粗,痰稠黄,壮热口渴,烦躁不安,大便不结,小便短赤,舌红苔黄,脉滑数。甚则鼻翼煽动,衄血咯血,或胸痛咳吐脓血腥臭痰。

任务三 辨脾病证候

一、脾病定位症

脾位于中焦,主运化,主统血,其气主升,喜燥恶湿。脾的病变主要以运化、升清功能失职,致使水谷、水湿不运,消化功能减退,水湿潴留,化源不足,以及脾不统血、清阳不升为主要病理改变。以纳少、腹胀或痛、便溏为主要定位症状。

胃位于胃脘部,主受纳、腐熟食物,喜润恶燥,以降为和。辨证可从胃脘部有无不适、进食前后、胃气上逆有无等诊察。

二、脾病常见证

脾病的证候有虚实之分。虚证多因饮食、劳倦、思虑过度所伤,或病后失调所致的脾气虚、脾气下陷、脾不统血、脾阳虚等证。实证多由饮食不节,或外感湿热或寒湿之邪内侵所致的湿热蕴脾、寒湿困脾等证。常见虚证有脾气虚、脾阳虚、脾虚气陷证、脾不统血证;实证有寒湿困脾证、湿热蕴脾证。

三、脾病常见证审证要点

1. 脾气虚证　是指由于脾失健运、气血亏虚、肌体失养所表现的证候。脾的虚证,均是本证的进一步发展。

临床表现:食少,腹胀,便溏,神疲乏力,少气懒言,面色萎黄,肌肉消瘦,舌淡苔白,脉缓弱。

2. 脾虚气陷证　是指因脾气虚衰、中阳升举无力而出现的以气机下陷或脏器下垂为主要表现的证候;或称中气下陷证。

临床表现:纳食减少,脘腹坠胀,食后尤甚,便意频频,大便溏泻。或尿如米泔,或便后脱肛,或子宫脱垂。面包萎黄,形体消瘦,神疲乏力,气短声低,头晕目眩等症。舌质淡、苔薄白,脉缓弱。

3. 脾不统血证　是指由于脾气虚弱、统血功能失司,而致血溢脉外,形成以慢性出血为主要表现的证候。

临床表现:食少纳呆,腹胀便溏,面色萎黄或苍白无华,倦怠乏力,少气懒言,面色无华,舌淡苔白,脉细弱。各种慢性出血,出血特点以下部、肌肉等部位多见,如便血、尿血、肌衄、齿衄,或妇女月经过多、崩漏等,血色淡,质稀。

4. 脾阳虚证　是指脾阳虚衰、失于温运、阴寒内生所表现的虚寒证候。

临床表现:以脾气虚和虚寒为特点。食少纳呆,脘腹胀满冷痛,喜温喜按,大便溏薄,口淡不渴,气怯形寒,四肢不温,或周身浮肿,或带下稀白,舌质淡胖,苔白滑,脉沉迟无力等。

5. 寒湿困脾证　是由于寒湿内盛,困遏脾阳,致运化失职所表现的证候。

临床表现:食少,腹胀,便溏,泛恶欲吐,口淡不渴,头身困重,面色晦黄或见黄疸,其色晦暗,或肢体浮肿,小便短少,或妇女白带量多清稀。舌淡胖,苔白腻,脉濡缓。

6. 湿热蕴脾证　是指湿热内蕴中焦,脾胃纳运功能失职所表现的证候。

临床表现:脘腹胀满,纳呆,厌食呕恶,是本证主症。身热起伏,汗出不解,肢体困重,皮肤瘙痒,发黄。大便溏泻不爽,粘腻臭秽,小便黄赤。舌红苔黄腻,脉濡数。

任务四 辨肝病证候

一、肝病定位症

肝位于右胁,肝主疏泄,其性升发,喜条达恶抑郁,以舒畅全身气机,调节情志,疏泄胆汁,助脾胃运化,推动血液和津液运行。肝主藏血,具有贮藏血液、调节血量的功能。肝的病变主要反映在其调畅全身气机、调节情志、疏泄胆汁等功能的失常。以精神抑郁、急躁易怒、眩晕、肢体震颤、手足抽搐、月经不调为主要表现,其中以肝失疏泄的见症为主要定位症状。胆依附于肝,病证常相互影响。

二、肝病常见证

肝病的证候可以概括为虚实两类,而以实证为多见。实证,多由情志所伤或寒邪、火邪、湿热之邪内犯肝脏所致。虚证,多由久病、失血或它脏所累及。以虚实分类,常见虚证有肝血虚、肝阴虚;实证有肝郁气滞、肝火炽盛、肝阳上亢、肝风内动、寒滞肝脉等证。以肝失疏泄系列证能反映肝病特点,肝失疏泄,肝郁气滞;气郁化火,肝火炽盛;火盛伤阴,肝阴虚;阴不制阳,肝阳上亢;阳亢无制,肝风内动。

三、肝病常见证审证要点

1. 肝血虚证 是指营血亏虚,使肝藏血不足、肌体失养而表现的证候。

临床表现:面色无华,眩晕耳鸣,夜寐多梦,两目干涩,视物不清或为夜盲,肢体麻木,爪甲不荣。或手足震颤,肌肉𥆧动,妇女月经量少色淡,甚则闭经。舌质淡,脉细。

2. 肝阴虚证 是指由于肝的阴液不足,头目、筋脉等失于滋润,虚火内扰为主要表现的证候。

临床表现:以阴虚内热为基本症状,头面、目、胁见热象。头晕耳鸣,两目干涩,视物模糊,面部烘热,口燥咽干,胁肋灼痛,五心烦热,潮热盗汗,失眠多梦,尿黄便结,或见手足蠕动。舌红少津,脉细数而弦。

3. 肝郁气滞证 是指肝失疏泄、气机郁滞所表现的证候。或称肝气郁结证。

临床表现:胸胁或少腹胀痛,胸闷喜太息,情志抑郁或性急易怒。或发痫证,或见瘿瘤、瘰疬,妇女可见乳房胀痛、月经不调、痛经。或纳呆、呕吐、呃逆、腹泻。脉弦。

4. 肝火炽盛证 是指肝经火盛,气火上逆,表现以火热炽盛于上为特征的证候。

临床表现:头晕胀痛,痛势如劈,面红目赤肿痛,性急易怒,烦躁难寐。或噩梦纷纭,耳鸣如潮,耳内肿痛流脓,口燥咽干,尿赤便结。或见胁肋灼痛,或见吐血、衄血,月经量多色鲜红,舌红苔黄,脉弦数。

5. 肝阳上亢证 是指由于肝阴虚、阳失阴制、肝阳升发太过为主要表现的证候。

临床表现:肝阳盛于上,肝肾阴亏于下,症以上盛下虚为特点。眩晕耳鸣,头目胀痛,昏眩欲仆,面红目赤,急躁易怒,心悸健忘,失眠多梦,腰膝酸软,头重脚轻,舌质红,脉弦有力,或弦细数。

6. 肝风内动证　是对内生之风的病机、病状的概括。内风与内脏阴阳失调有关,特别与肝的关系密切。肝风内动证则是泛指患者出现眩晕欲仆、抽搐、震颤等具有动摇特点为主的一类证候。临床常见有肝阳化风、热极生风、阴虚动风和血虚生风等不同证候。

(1)肝阳化风:是指由于肝阳亢逆无制、阳动化风而出现的一类动风证候。

临床表现:眩晕欲仆,头痛如掣,项强肢麻,肢体震颤,手足蠕动,步履不稳,语言謇涩不利,舌红脉弦细。甚则卒然昏倒,不省人事,口眼歪斜,半身不遂,喉中痰鸣,舌强不语,舌红苔黄腻,脉弦有力等。

(2)热极生风:是指由于邪热亢盛、热灼筋脉、引动肝风而出现的一类动风证候。

临床表现:壮热、心神躁扰及风动甚者为本证特点。高热神昏,躁扰如狂,手足抽搐,颈项强直,甚则角弓反张,两目上视,牙关紧闭,舌红或绛,脉弦数。

(3)阴虚动风:是指由于肝肾阴虚、筋脉失养而出现的一类动风证候。

临床表现:头晕耳鸣,两目干涩,视物模糊,面部烘热,口燥咽干,五心烦热,潮热盗汗,失眠多梦,尿黄便结,胁肋灼痛。或见手足蠕动,舌红少津、脉弦细数。

(4)血虚生风:是血虚筋脉失养所表现的动风证候。

临床表现:面色无华,眩晕耳鸣,夜寐多梦,两目干涩,视物不清或为夜盲,肢体麻木,爪甲不荣。或见手足震颤,肌内眴动;妇女月经量少色淡,甚则闭经,舌质淡,脉细。

7. 寒滞肝脉证　是指寒邪凝滞肝脉、气机阻遏、肝经失于温养所表现的证候。

临床表现:少腹牵引睾丸坠胀冷痛,或阴囊收缩、坠胀肿痛。女子则少腹冷痛,牵引阴部。经水艰涩不畅,或夹血块。或巅顶冷痛,干呕,或呕吐清涎,遇寒则甚,得温则减;面色白,口唇青紫,形寒肢冷,小便清长,大便溏薄,舌苔白滑,脉沉弦或迟。

任务五　辨肾病证候

一、肾病定位症

肾位于腰部,肾主藏精,主水,主纳气。肾病主要反映在人体生长、发育和生殖功能障碍、水液代谢失常、呼吸功能减退和脑、髓、骨、发、耳及二便异常等方面,以腰膝酸软或痛、耳鸣耳聋、齿摇发脱、阳痿遗精、精少、女子经少、闭经、不孕、水肿、呼多吸少、二便异常为主要表现,其中以生长、发育和生殖功能障碍为主要定位症状。

二、肾病常见证

肾病多虚证,其证多因禀赋不足,或幼年精气未充,或老年精气亏损,或房事不节所导致肾的阴、阳、精、气亏损为常见。常见虚证有肾阳虚、肾阴虚、肾精不足、肾气不固等证。

三、肾病常见证审证要点

1. **肾阳虚证**　是指由于肾之真阳亏虚、温煦无力、全身功能低下所表现的证候。

临床表现:腰膝酸软冷痛,畏寒肢冷,面包白,头晕目眩,肢倦神疲,精神萎靡。或见性欲减退,男子阳痿不举、滑精早泄,女子宫寒不孕、白带清稀。小便清长,夜尿增多,排尿无力,尿后余沥不尽。或尿少浮肿,心悸面黑。或腹胀冷痛,五更泄泻,完谷不化,舌淡苔白,脉沉弱。

2. **肾阴虚证**　是指由于肾脏阴液不足、虚火内生所表现的证候。

临床表现:腰膝酸软,头晕目眩,耳鸣耳聋,失眠多梦,形体消瘦,潮热盗汗,五心烦热,口燥咽干,颧红便结,小便黄赤,男子阳强易举,遗精早泄,女子经少或闭经,或见崩漏。舌红少苔而干,脉细数。

3. **肾精不足证**　是指由于肾精亏损,导致以发育、生殖障碍为主要表现的证候。

临床表现:小儿发育迟缓,身材矮小,智能低下,囟门迟闭,动作迟钝,骨骼痿软。成人性功能减退,男子精少不育,女子经少或闭经不孕。未老先衰,发脱齿摇,耳鸣失聪,眩晕健忘,甚至精神痴呆,腰膝酸软,足痿无力,舌体瘦小,脉细无力。

4. **肾气不固证**　是指由于肾气亏虚、固摄封藏无权而表现的证候。

临床表现:腰膝酸软,神疲倦怠,面色白,听力减退,小便清频,尿后余沥不尽,夜尿增多,遗尿或尿失控。男子滑精早泄,女子带下量多清稀,或滑胎流产。舌淡,脉沉无力。

任务六　　辨腑病证候

一、腑病定位症

六腑以通为用,与脏相表里,其功能异常所表现的症状即可视为定位症。如小便改变、大便异常、饮食异常,多为腑病常见症。

二、腑病常见证

腑病多实证,少虚证。常见实证有小肠实热证、大肠湿热证、胃热证、胃寒证、食滞胃脘证、胆郁痰扰证、膀胱湿热证等;虚证有胃气虚、胃阴虚等。

三、腑病常见证审证要点

1. **小肠实热证**　心火下移小肠所表现的以心火上炎口舌生疮与小便异常为主症的一类证候。

临床表现:口舌生疮,尿频尿急,尿道灼痛,小便黄赤短少,舌尖红,苔黄而干,脉数有力。

2. 肠燥津亏证　大肠阴津亏虚,传导不利,大便燥结,排便困难为主症的证候。

临床表现:大便秘结,干燥难下,数日一行,口干,或口臭,或伴见头晕,舌红少津,苔黄燥,脉细涩。

3. 肠热腑实证　是指邪热入里、内结肠道所表现的里实热证候。

临床表现:高热,或日晡潮热,脐腹部硬满疼痛,拒按,大便秘结,或热结旁流,气味恶臭,汗出口渴,甚则神昏谵语、狂乱,小便短黄,舌质红,苔黄厚而燥,或焦黑起刺,脉沉数有力。

4. 大肠湿热证　湿热侵犯肠道,表现以泄泻为主的证候。

临床表现:腹痛,下痢脓血,里急后重,或暴注下泻,色黄而秽臭,肛门灼热,小便短黄,身热口渴,舌质红,苔黄腻,脉滑数。

5. 胃气虚证　是指胃气不足,受纳、腐熟功能减弱,以致胃失和降所表现的证候。

临床表现:胃脘隐痛或痞胀,按之觉舒,不思饮食,食后胀甚,时作嗳气,口淡不渴,面色萎黄,气短神疲,倦怠懒言,舌质淡,苔薄白,脉虚。

6. 胃阴虚证　是指胃阴不足、胃失濡润,影响胃的正常功能所表现的症状。

临床表现:胃脘隐隐灼痛,饥不欲食,或胃脘嘈杂,干呕呃逆,口燥咽干,烦渴思饮,大便干结,小便短少,或形体消瘦。舌红少津,苔少或剥脱苔,脉细数。

7. 胃热炽盛证　是由于邪热在胃,致胃的受纳腐熟功能异常所表现的证候。

临床表现:胃脘灼痛,吞酸嘈杂,呃逆呕吐,口苦口臭,便秘溺赤,或消谷善饥,或牙龈肿痛,或口舌生疮,或吐血、衄血、便血,舌质红,苔黄,脉滑数。

8. 寒滞胃肠证　阴寒之邪凝滞胃腑,使胃的功能受阻所表现的证候。

临床表现:胃脘冷痛,病势急剧,得温痛减,遇寒痛甚,口淡不渴,或脘腹痞胀,口泛清水,或恶心呕吐,吐后痛缓,形寒肢冷,甚则唇青面白,舌质淡,苔白滑,脉弦或沉紧。

9. 食滞胃肠证　饮食停滞胃脘,致不能腐熟消化所表现的证候。

临床表现:胃脘胀痛,嗳腐吐酸,吐后缓解。呕吐酸腐,泻下酸腐臭秽。舌苔厚腻,脉滑。

10. 胃肠气滞证　胃肠气机阻滞,以脘腹胀痛走窜、嗳气、肠鸣、矢气等为主要表现的证候。

临床表现:脘腹痞胀疼痛,痛而欲吐或欲泻,泻而不爽,或腹胀痛剧,肠鸣走窜不定,矢气频作,矢气后胀痛得减,或胀痛剧而无肠鸣矢气,大便秘结,苔厚,脉弦。

11. 胆郁痰扰证　是指痰热内扰,胆失疏泄所致的证候。

临床表现:胆怯易惊,惊悸不宁,失眠多梦,烦躁不安,胸胁闷胀,善太息,头晕目眩,口苦,呕恶,舌红,苔黄腻,脉弦数。

12. 膀胱湿热证　湿热蕴结膀胱、气化不利所表现的以小便异常为主症的一类证候。

临床表现:尿频尿急,尿道灼痛,小便黄赤短少,或浑浊,或尿血,或有砂石,可伴有发热,腰部胀痛,小腹胀痛,舌红,苔黄腻,脉滑数。

任务七　辨脏腑兼病证候

凡两个或两个以上脏腑同时发病者为脏腑兼病。具有表里关系的脏腑,兼病较为常见,如肝与胆等。具有生克乘侮关系的兼病常见,如脾与肾等。相同的病因、病性容易形成脏腑兼证,如肺脾气虚等。举例说明如下,余可仿此。

应当明确的是,脏腑兼证不等于两个以上脏器证候简单相加,而是在病理上有着一定的内在联系,如肝与胆的疏泄、脾与胃的升降相因、纳运结合等。因此,辨证时应注意辨析脏腑之间有先后、主次、因果、生克等关系,才能明确各证病理机制,作出恰当的辨证施治。

1. 心肾不交证　是指心肾阴阳水炎既济的关系失调出现的证候。常见心肾阴虚和心阴虚与肾阳虚的兼证。

临床表现:心烦不寐、心悸不安为辨证要点,兼见阴虚火旺症,如:头晕耳鸣,健忘,腰酸遗精,五心烦热,咽干口燥,舌红,脉细数。故见阳虚虚寒象,腰膝酸困发凉。

2. 心肾阳虚证　是指心肾阳气虚衰,阴寒内盛,全身功能活动低下所表现的证候。

临床表现:心悸怔忡,形寒肢冷,舌质淡暗青紫,苔白滑,脉沉细微。

3. 心肺气虚证　是指心肺气虚,表现以心悸、咳喘为主症的证候。

临床表现:胸闷心悸,咳喘气短,动则尤甚,吐痰清稀,头晕神疲,语声低怯,自汗乏力,面色淡白,舌淡苔白,或唇舌淡紫,脉沉弱或结代。

4. 心脾两虚证　是指心血不足、脾虚气弱所表现的证候。

临床表现:心悸怔忡,失眠多梦,头晕健忘,食欲不振,腹胀便溏,倦怠乏力,面色萎黄,或见皮下出血,女子月经量少色淡、淋漓不尽,舌质淡嫩,脉细弱。

5. 心肝血虚证　是指心肝两脏血液亏虚所表现的以心神及脏腑组织官窍失于濡养为主的证候。

临床表现:心悸健忘,失眠多梦,头晕目眩,两目干涩,视物模糊,或肢体麻木,震颤拘挛,或女子月经量少色淡,甚则经闭,面白无华,爪甲不荣,舌质淡白,脉细。

6. 脾肺气虚证　是指脾肺两脏气虚,出现脾失健运、肺失宣降的虚弱的证候。

临床表现:食欲不振,腹胀便溏,久咳不止,气短而喘,声低懒言,乏力少气,或吐痰清稀而多,或见面浮肢肿,面白无华,舌质淡,苔白滑,脉细弱。

7. 肺肾阴虚证　是指肺肾两脏阴液亏虚、虚火内扰所表现的虚热证候。

临床表现:咳嗽痰少,或痰中带血,口燥咽干,或声音嘶哑,腰膝酸软,或见骨蒸潮热,盗汗颧红,形体消瘦,男子遗精,女子月经不调,舌红少苔,脉细数。

8. 肝火犯肺证　是指肝经气火上逆犯肺,而使肺失肃降所表现的证候。

临床表现:胸胁灼痛,急躁易怒,头胀头晕,面红目赤,烦热口苦,咳嗽阵作,甚则咳血,痰黄稠粘,舌质红,苔薄黄,脉象弦数。

9. 肝胆湿热证　是指由于湿热蕴结肝胆,以致气机阻滞、肝胆疏泄不畅所表现的证候。

临床表现:胁肋胀痛灼热,或有痞块,脘腹痞满,厌食纳呆;或见恶心呕吐,口干口苦,大便不调,小便短赤;或身目发黄,其色鲜明,发热;或见阴部湿疹,瘙痒难忍;或男子睾丸肿胀热痛;或女子带下黄臭。舌质红,苔黄腻,脉滑数。

10. 肝胃不和证 是指肝气犯胃、胃失和降,表现以脘胁胀痛为主症的证候。

临床表现:胃脘、胁肋胀满疼痛,或为窜痛,呃逆嗳气,吞酸嘈杂,情绪抑郁;或烦躁易怒,善太息,食纳减少,舌苔薄白或薄黄,脉弦或数。

11. 肝郁脾虚证 是指肝失疏泄、脾失健运所表现的证候。

临床表现:胸胁胀满窜痛,情志抑郁,太息或易怒,纳呆腹胀、便溏、肠鸣或腹痛欲泻,泻后痛减。

12. 肝肾阴虚证 是指肝肾阴虚、阴不制阳、虚热内扰所表现的证候。

临床表现:头晕目眩、耳鸣健忘、腰膝酸软、胁痛,五心烦热、颧红盗汗、舌红少苔,脉细数。

13. 脾肾阳虚证 是指脾肾阳气亏虚、温化失权,表现以泄泻或水肿为主症的虚寒证候。

临床表现:久泻久利或五更泻,完谷不化,便质清冷,或水肿,小便不利;形寒肢冷、面色白,腰膝下腹冷痛,脉沉迟。

项目五 外感病辨证

任务一 六经辨证

六经辨证,是东汉医学家张仲景在《内经》的基础上,结合伤寒病证的传变特点所创立的一种论治外感病的辨证方法。以太阳经、阳明经、少阳经、太阴经、少阴经、厥阴经六经为纲,将外感病演变过程中所表现的各种证候,总结归纳为三阳病、三阴病六类,分别从邪正盛衰、病变部位、病势进退及其相互传变等方面阐述外感病各阶段的病变特点。凡是抗病能力强、病势亢盛,为三阳病证;抗病力衰减,病势虚弱,为三阴病证。

六经病证,是经络,脏腑病理变化的反映。其中三阳病证以六腑的病变为基础,三阴病证以五脏的病变为基础。所以说六经病证基本上概括了脏腑和十二经的病变。运用六经辨证,对病证的诊治具有指导意义。

一、证候要点

1. 太阳病证 是指邪自外入或病由内发,致使太阳经脉及其所属脏腑功能失常所出现的临床证候。与表证和膀胱病证相似。

2. 阳明病证 是指太阳病未愈,病邪逐渐入里,内传阳明或本经自病而引起邪热炽盛、伤津成实所表现出的临床证候。根据邪热入里是否与肠中积滞互结,而分为阳明经证和阳明腑证。

3. 少阳病证 是指人体受外邪侵袭,邪正分争于半表半里之间、少阳枢机不利所表现出的临床证候。

4. 太阴病证 是指邪犯太阴、脾胃功能衰弱所表现出的临床证候。可由三阳病治疗失当,损伤脾阳,也可因脾气素虚、寒邪直中而起病。

5. 少阴病证 是指少阴心肾阳虚、虚寒内盛所表现出的全身性虚弱的一类临床证候。病至少阴,心肾功能衰减,抗病能力减弱,或从阴化寒或从阳化热,因而在临床上有寒化、热化两种不同证候。

6. 厥阴病证 是指病至厥阴、机体阴阳调节功能发生紊乱所表现出的寒热错杂、厥热胜复的临床证候。为六经病证的较后阶段。

二、六经病的传变

六经病证是脏腑、经络病理变化的反映,人体是一个有机的整体,脏腑经络密切相关,故一经的病变常常会涉及另一经,从而表现出合病、并病及传经的病证候。

1. 合病 两经或三经同时发病,出现相应的证候,而无先后次第之分。如太阳经病证和阳明经证同时出现,称"太阳阳明合病"。三阳经同病的为"三阳合病"。

2. 并病 凡一经之病,治不彻底,或一经之证未罢,又见他经证候,称为并病。无先后次第之分。如少阳病未愈,进一步发展而又涉及阳明,称"少阳阳明并病"。

3. 传经 病邪从外侵入,逐渐向里传播由这一经的证候转变为另一经的证候,称为传经。传经与否,取决于体质的强弱、感邪的轻重、治疗的当否3个方面。

4. 直中 凡病邪初起不从阳经传入,而径中阴经,表现出三阴证候的为直中。

任务二 卫气营血辨证

卫气营血辨证是清代叶天士所创立的一种论治外感温热病的辨证方法。即将外感温热病发展过程中所反映的不同病理阶段,分为卫分证、气分证、营分证、血分证四类,用以说明病位的深浅、病情的轻重和传变的规律,并指导临床治疗。

一、卫气营血病证的概念

1. 卫分证 是指温热病邪初袭肌表、卫气功能失调、肺失宣降所表现的证候。多见于温热病的初期阶段。

2. 气分证 是指温热病邪内入脏腑,表现为正盛邪实、阳热亢盛的里实热证。多见于温热病的发展阶段。

3. 营分证 是指温热病邪内陷、劫灼营阴、心神被扰所表现的证候,是温热病发展过程中较为深重的阶段。

4. 血分证　是指温热病邪深入阴血,导致动血、动风、耗阴所表现的证候,是温热病发展过程中最深重的极期阶段或后期阶段。

二、卫气营血证的传变

温热病的整个发展过程,实际上就是卫气营血证候的传变过程。体现了温病发生发展的规律性,卫气营血证候的传变秩序,一般有顺传和逆传两种形式。

1. 顺传　指病变多从卫分开始,依次传入气分、营分、血分。体现了病邪由表入里、由浅入深,步步深入,病情由轻而重、由实致虚的传变过程。

2. 逆传　是指邪入卫分后,不经过气分阶段而直接深入营、血分。实际上"逆传"只是"顺传"规律中的一种特殊类型,只不过病情更加急剧、重笃。

此外,温病的传变,由于病邪和肌体反应的特殊性,也有不按上述规律传变的。如发病之初无卫分证,开始即见气分证或营分证。卫分证未罢,又兼气分证,而致"卫气同病"。气分证尚存,又出现营分证或血分证,称"气营两燔"或"气血两燔"。

因此,温热病过程中证候的传变,其形式是较为复杂的。

任务三　三焦辨证

三焦辨证是清代吴鞠通创立的用于诊治外感湿温病的一种辨证方法。吴鞠通根据《内经》三焦部位的划分,结合湿温病传变规律,将外感湿温病发生发展过程中不同阶段所表现的证候,概括为上焦病证、中焦病证和下焦病证三类不同证候类型,作为施治的依据。

一、三焦病证的概念

三焦所属脏腑的病理变化和临床表现,也标志着湿温病发展过程中的不同病理阶段。

1. 上焦病证　是指湿温之邪侵袭肺卫及陷入心包所表现的证候。主要包括手太阴肺和手厥阴心包的病变。其中手太阴肺的证候多为湿温病的初起阶段。

2. 中焦病证　是指湿温之邪侵袭脾胃,邪从燥化,或邪从湿化所表现的证候。主要包括手阳明大肠、足阳明胃和足太阴脾的病变。脾胃同属中焦,阳明主燥,太阴主湿,邪入阳明而从燥化,则多呈现里热燥实证;邪入太阴从湿化,多为湿温病证。

3. 下焦病证　是指湿温之邪传入下焦,劫灼肝肾之阴所表现的证候。主要包括足少阴肾和足厥阴肝的病变,多为肝肾阴虚之候,同温病的末期阶段。

二、三焦病证的传变

1. 顺传　一般多由上焦手太阴肺开始,传入中焦,进而传入下焦,此为顺传,标志着病情由浅入深、由轻到重的病理进程。

2. 逆传　若病邪从肺卫而传入心包者,称为逆传,说明邪热炽盛,病情重笃。

传变取决于病邪性质和正气强弱。阴虚体质,正气偏盛,或邪气偏盛,则病多从燥化,为阳明燥化证,入下焦则为肝肾阴虚证。阳虚体质,正气不足,邪气偏寒,则病入中焦多寒湿,为太阴湿化证,入下焦,既可伤阴,又可伤阳。

学习效果评价·思考题 ⋯⋯⋯⋯⋯⋯⋯⋯⋯⋯⋯⋯⋯⋯⋯⋯⋯

1. 如何鉴别八纲中表证与里证,寒证与热证,虚证与实证?

2. 心气虚、心阳虚、心阳暴脱的诊断要点是什么?

3. 心脉痹阻的主症是什么? 病因不同,如何鉴别?

4. 肝风内动的四证辨证要点是什么?

5. 病例分析:男,58 岁,心悸时作 4 年余,加重 2 个月。

患者近 4 年来时常心悸,伴神疲乏力、胸闷气短、头晕、视目昏花、多梦而夜寐不酣,饮食尚可,大小便未见异常。近 2 个月来,心悸、胸闷气短、神疲乏力症状加重,尤其是劳作后病情加重,为明确诊断,前来就诊。查体:神志清,精神尚可,营养适中,形体偏瘦,面色苍白,唇甲色淡,舌质淡红,脉细弱。

要求:根据以上病史摘要,运用气血津液辨证、脏腑辨证方法进行辨证。

（池建淮　王　婷）

中篇 | 中医中药
护理技术

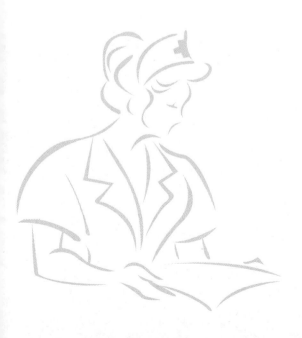

第九章 中药护理技术

项目一 中药方剂基本知识

案例导入

王某,男,57 岁。患者 2 年前确诊为冠心病,经用药疗效不显。现主要证候:咽喉部反复出现发紧发憋感,同时胸闷隐痛亦加重,心悸怔忡,腰酸痛,精神不振,倦怠乏力,阳痿,肢冷。舌质淡红、苔白,脉沉涩。心电图检查示:左束支传导阻滞,频发早搏,心肌供血不足。诊断:冠心病心绞痛,中医辨证真心痛。治以温肾助阳、益精填髓,佐以行气和血。药用熟地 12 g,山药 10 g,鹿角胶 6 g(烊化),菟丝子 10 g,枸杞子 10 g,制附片 6 g,仙灵脾 12 g,当归 10 g,丹参 15 g,玉蝴蝶 12 g,6 剂,水煎服。

请问:医师给患者开出的处方,如何予以煎煮? 试分析处方中各药性能。

分析提示

中药炮制方法包括修制、水制、火制、水火共制等方法,中药的性能即药性,主要四气、五味、升降浮沉、归经、毒性等方面的内容。

任务一　中药基础知识

中药是指在中医学基本理论指导下认识和应用的我国传统药物的统称。主要包括植物药、动物药、矿物药三大类,由于其来源以植物药居多,使用最普遍,故又常把中药称为"本草"。方剂是中医学理、法、方、药的重要组成部分,是在辨证立法的基础上,按照组成原则,选择适当的药物合理配伍,并酌定剂量、剂型、用法而形成的药物群体。

中医学认为,任何疾病的发生、发展,都是由于致病因素作用于人体,导致机体阴阳、脏腑等功能失常所致。根据不同药物的特性和作用,可以使机体的阴阳、脏腑等功能恢复正常。

一、中药的炮制

炮制是药物在应用前或制成各种剂型以前的加工过程,包括对原药材进行一般修治整理和部分药材的特殊处理,后者又称为炮炙。中药材大都是生药,需要经过一定的炮制处理,才能充分发挥药效。

1. 炮制的目的

(1) 降低或消除药物的毒性、烈性或副作用,提高用药的安全性。如川乌、草乌生用内服容易中毒,需炮制后用。

(2) 增强药物作用,提高临床疗效。如醋制延胡索能增强活血止痛功效,蜜炙麻黄、紫菀、款冬花能增强润肺止咳作用;羊脂炒淫羊藿能增强补肾助阳作用。

(3) 改变药性的性能,扩大其适应范围。如地黄生用凉血,若蒸制成熟地黄则性转微温而以补血见长;生姜煨熟,则能减缓其发散力,而增强温中之效。

(4) 便于制剂和储藏。如矿物、动物甲壳、贝壳剂某些种子类药物经粉碎处理,能使有效成分易于溶出,并便于制成各种剂型;有些药物在储藏前进行干燥处理,可使其不易霉变、腐烂等。

(5) 纯净药材,以保证药材质量和称量准确。如洗去药物泥沙,拣去杂质;枇杷叶要刷去毛;海藻漂去咸味腥味,以利于服用等。

2. 炮制的方法　中药炮制方法通常分为修制、水制、火制、水火共制、其他制法5大类。清代医家张睿在《修事指南》中指出中药炮制:"煅者去坚性,煨者取燥性,炒者取芳香之性,泡者去辛辣之性,蒸者取味足。"

(1) 修制:对药物进行纯净、粉碎和切制的处理方法。

1) 纯净处理:采用挑、拣、簸、筛、刮、刷等方法,去掉灰屑、杂质及非药用部分,使药物清洁纯净。如拣去合欢花的枝、叶,刷除枇杷叶、石韦叶背面的绒毛等。

2) 粉碎处理:采用捣、碾、镑、锉等方法,使药物粉碎,以符合制剂和其他炮制法的要求。如牡蛎、龙骨捣碎便于煎煮;川贝母捣粉便于吞服等。

3) 切制处理:采用切、铡的方法,把药物切成一定的规格,使药物有效成分易于溶出,并便于进行其他炮制,也利于干燥、储藏和调剂时的称量。如天麻、槟榔宜切厚片,黄芪、鸡血藤宜切斜片等。

（2）水制：用水或其他液体辅料处理药材的方法。常用的水制法有润、漂、水飞等，目的是清洁药物、软化药物、调整药性。

1）润：又称闷或伏。根据药材的软硬，加工时的气温，用淋润、洗润、泡润、浸润、晾润、盖润、伏润、露润、包润、复润、双润等多种方法，使清水或其他液体辅料徐徐入内，在不损失或少损失药效的前提下，使药材软化，便于切制饮片。如淋润荆芥、泡润槟榔、姜汁浸润厚朴等。

2）漂：将药物置于宽水或长流水中，反复换水，以去掉腥味或盐分的方法。如将昆布、盐附子漂去盐分，紫河车漂去腥味。

3）水飞：系借药物在水中的沉降性质分取药材极细粉末的方法。将不溶于水的药材粉碎后置乳钵或碾槽内加水共研，再加入多量的水，搅拌，较粗的粉粒即下沉，细粉混悬于水中，倾出；粗粒再飞再研末。倾出混悬液沉淀后，分出，干燥即成极细粉末。此法所制粉末既细，又减少了研磨中粉末的飞扬损失。如水飞朱砂、珍珠、炉甘石等。

（3）火制：是药物直接或间接用火加热，加入不同辅料或不加辅料进行不同处理的方法。主要有炒、炙、煅、煨等方法。

1）炒：是将药物置锅中不断翻动，炒至一定程度。有炒黄、炒焦、炒炭等程度不同的清炒法，还有拌固体辅料如土、麸、米炒的，可减少药物的刺激性，增强疗效，如土炒白术、麸炒枳壳、米炒斑蝥等。

2）炙：系用液体辅料拌炒药物，使辅料渗入药物组织内部，以改变药性、增强疗效、减少不良反应的炮制方法。通常使用的液体辅料有蜜、酒、醋、姜汁、盐水等，如酒炙常山可减轻催吐作用等。

3）煅：将药物用猛火直接或间接煅烧，使药物易于粉碎，充分发挥疗效。坚硬的矿物药或贝壳类药多直接用火煅烧，以煅至红透为度。间接煅是置药物于耐火容器中密闭煅烧，至容器底部红透为度，如制血余炭、陈棕炭等。

4）煨：利用湿面粉或湿纸包裹药物，置热火灰中加热至面或纸焦黑为度，可减轻药物的烈性和副作用，如煨生姜、煨肉豆蔻等。

（4）水火共制：用水又用火的炮制方法。主要有蒸、煮等。

1）蒸：是利用水蒸气或隔水加热药物的方法。有增强疗效、缓和药性的作用。如酒蒸大黄可缓和泻下作用。

2）煮：是用清水或液体辅料与药物共同加热的方法。可增强疗效，减低副作用。如酒煮黄芩可增强清肺热的功效。

3）淬：是将药物煅烧红后，迅速投入冷水或液体辅料中，使其酥脆的方法。如醋淬自然铜、鳖甲等。

4）㸆：是将药物快速放入沸水中短暂潦过，立即取出的方法。如㸆杏仁、桃仁以去皮。

（5）其他制法：常用的有发芽、发酵、制霜及部分法制等。

二、中药的性能

中药的性能又称药性,是中药作用的基本性质和特征的高度概括,其主要内容有四气、五味、升降浮沉、归经、毒性等。

1. 四气 一般是指药物的 4 种不同药性,即有温、凉、寒、热 4 种,《神农本草经》中最早提出药有温、凉、寒、热四气的说法。中药四气的理论是医者依据药物在人体中发挥相应作用后所表现的不同反应和治疗相关疾病的疗效总结出来的理论,其能正确指导临床用药治疗疾病。前人根据临床经验归纳,认为发挥温热作用的药物与发挥寒凉作用的药物在中药四气理论中属于两类不同性质的药物,温热药物属阳,寒凉药物属阴。如能在热证中发挥明显治疗作用的药物,表明这类药物有清热的作用,一般可归为寒凉药物,属阴。反之,能在寒性病证中发挥明显治疗作用的归为温性或者热性药物,属阳;另外,还有一些寒热之性在机体表现不明显的"平性"药,但药物的作用还是有偏温偏凉的趋势,仍可归于四气理论的范围。临床实际应用上,如出现大热、大汗、口渴、面红目赤、烦躁,甚至神昏、谵语,以及脉洪大、苔黄等热性表现,中医经四诊合参辨为里热证者,根据《素问》中记载的热者寒之的用药原则,一般用石膏、黄芩、知母、寒水石、栀子等属阴属寒凉的药物治疗;若出现身体畏寒、四肢厥冷、腹部冷痛、痰白清稀、脉微、舌淡苔白滑等寒性表现,中医经四诊合参辨为里寒证者,则根据寒者热之的用药原则,则可选用附子、吴茱萸、干姜、丁香、肉桂等属阳属温热的药物治疗。若出现寒热错杂的临床表现,则寒药和热药同用,调和阴阳,使机体恢复阴阳平衡的状态。

知识链接

《素问·至真要大论》:"寒者热之,热者寒之,温者清之,清者温之,散者收之,抑者散之,燥者润之,急者缓之,坚者软之,脆者坚之,衰者补之,强者泻之,各安其气,必清必静,则病气衰去,归其所宗,此治之大体也。"

2. 五味 最初含义即是人们对药物固有滋味的真实感受,但五味同时也是中药五味理论形成的最原始依据。如苦味药黄连、穿心莲等,甘味药甘草、人参等,辛味药麻黄、薄荷等,酸味药乌梅、酸枣仁等,咸味药海藻、芒硝等。中药的五味并不仅局限于药物的 5 种基本味道,经过长期的临床实践用药,古代医家发现药物的滋味和药物的作用有相关性,并把药物的滋味及其发挥的作用与脏腑阴阳联系起来,以便更好地认识药物及治疗疾病。此外,还有淡味和涩味,长期以来,习惯将涩附于酸、淡附于甘,故习称五味。

(1)辛:有发散、行气、行血作用。一般用于治疗表证或气血阻滞的药物,如麻黄发汗解表、木香行气止痛。

(2)甘:有补益、调和、缓急止痛等作用。一般用于治疗虚证的滋补强壮药或缓和拘急疼痛、调和药性的药物,如人参大补元气、甘草调和诸药。

（3）酸：有收敛固涩的作用。多用于治疗虚汗、泄泻等,如乌梅、五味子等具有收敛止汗作用。

（4）苦：具有泄和燥的作用。常用于热证、实证的喘咳、呕恶、便秘、阴虚火旺等。如黄连清热泻火、苍术燥湿。

（5）咸：具有软坚散结、泻下通便的功效。常用于治疗瘰疬痰核、瘿瘤、大便燥结等。如瓦楞子软坚散结、芒硝泻下通便等。

（6）淡：有渗湿、利尿的作用。常用于治疗水肿、小便不利等。如薏苡仁、泽泻等。

（7）涩：与酸味作用相似,多用于治疗尿频、精滑等滑脱症。如莲子、乌贼骨等。

3. 升降沉浮　是指药物在人体的作用趋向,说明药物的作用性质,是与疾病所表现的趋向性相对而言的。升是上升,降是下降,浮表示发散,沉指收敛固藏和泄利二便。一般来说,升浮药都能上行向外,具有升阳举陷、发表散邪、宣毒透疹、涌吐开窍等作用,如花、叶、皮、枝等质轻的药物多升浮;沉降药都能下行向内,具有清热泻下、潜阳熄风、降逆止呕、利水渗湿、重镇安神、降气平喘、消积导滞等作用,如种子、果实、矿物质、贝壳等质重的药物多沉降。但有些药物升降浮沉的性能不明显或存在着双向性,如麻黄既能发汗,又可平喘、利水;川芎既"上行头目",又"下行血海"。不过,这种情况是少数。

此外,药物升降浮沉的性能,还常受到加工炮制的影响,而在复方中,一种药物的作用趋向还可能受到其他药物的制约。如药物炮制,经酒炒则性升,姜汁炒则散,醋炒则收敛,盐水炒则下行。而在复方配伍中,性质升浮的药物,在同较多的沉降性药物进行配伍时,其升浮之性可受到一定程度的制约;反之,性属沉降的药物会受到较多升浮性质药物的制约。可见,在一定条件下,药物所具有的升降沉浮性质是可以人为控制而转化的。

4. 归经　归,即归属;经,即人体的脏腑经络。归经,就是指药物对于机体某部分的选择性作用,主要对某经(脏腑及其经络)或某几经发生明显的作用,而对其他经则作用较小,或没有作用。例如,肺主气司呼吸,当出现咳嗽咳痰、呼吸困难等症状时,可推断为肺的病变。应使用能缓解或消除以上症状的药物,如桔梗、杏仁归肺经。掌握归经,有助于提高临床用药的准确性,如治疗头痛,则根据其部位的不同,在辨证的基础上选用相应药物,羌活归太阳经,葛根、白芷归阳明经,柴胡归少阳经,吴茱萸、藁本归厥阴经,细辛归少阴经。

5. 毒性　中药毒性认识来源于古代人类的生活和医疗实践,以及在此基础上逐渐积累的历代文献记载,中药毒性理论在历代医药学家对中药毒性的认识与运用中不断发展与校正,具有典型的传统性与经验性。古人云"是药三分毒",广义而言,药物毒性即是药物的偏性,是中药发挥临床疗效的基础,狭义而言,毒性是指药物对机体的损害性。毒性反应与不良反应不同,其对机体的危害性更大,甚至会危及生命。现普遍认为:毒药是指毒性及药理作用强、安全范围小(治疗量与中毒量或致死量接近)、应用不当甚至正常用法用量情况下容易发生毒性反应的中药。现代中药毒性完整的概念应包括急性、亚急性毒性、慢性毒性和特殊毒性,如致癌、致突变、致畸胎、成瘾等。

近代著名医家张景岳认为："药以治病，因毒为能，所谓毒药，是以气味之有偏也，盖气味之正，谷食之属是也，所以养人之正气，气味之偏者，药饵之属是也，所以去人邪气。其为故也，正以人之为病，病在阴阳偏胜耳……是凡可辟邪安正者，均可称为毒药。故曰毒药攻邪也"。

为确保用药安全，后世许多本草书籍在药物性味之下所标注的"大毒"或"小毒"，可见"毒"大多是指一些具有一定毒性或不良反应的药物，所以，"毒"的含义已不是古时那样广义的概念。常规剂量的毒药内服可能引起剧烈的反应，如大吐泻、内出血、昏迷、抽搐，甚至死亡，例如巴豆、砒霜、蟾酥等；外用可以引起局部皮肤黏膜红肿、发泡，甚至腐烂等，例如斑蝥、毛茛等。但是，这些具有毒性的药物都有着比较显著的治疗作用，特别在治疗疮毒、蛇毒、恶性肿瘤方面，这些药物通过"以毒攻毒"可以取得比较显著的临床疗效。

对于毒药的运用必须谨慎，以防发生意外。一般认为有毒的药物，非必要时尽可能不用或少用；必须用时应该根据疾病的虚实、深浅适当地选用药物和确定用量，并可通过必要的炮制、配伍、制剂等环节来减轻或消除其有害作用，以保证用药安全。

任务二　方剂基础知识

方剂是由药物组成的，药物通过合理的配伍组成方剂，可优势互补，更好地发挥方剂的优势和药物的作用。

一、方剂与治法

（一）方剂与治法的关系

方剂是祖国医学中理、法、方、药体系的重要组成部分，理、法、方、药是辨证论治的全部过程。治法是组方的依据，方剂是治法的体现，方剂是随着治法的变化而变化的，只有如此，才能符合上述治法，以加强疗效。故成方的加减变化同样离不开治法的指导作用。二者辨证统一，密不可分，即"方从法出"、"法随证立"、"方即是法"。

（二）常用治法

历代医家在长期的医疗实践中总结了不同的治疗方法。其中，清代程钟龄将诸多治法概括为"八法"，他在《医学心语》中说："论病之源，以内伤外感四字概括之。论病之情，则以寒热虚实表里阴阳八字统之。而论治病之方，则又以汗和下消吐清温补八法尽之"。现将"八法"的内容简要介绍如下。

1. 汗法　是通过发汗解表、宣肺散邪的方法，使在表的六淫之邪随汗而解的一种治法。

适用于外感表证、疹出不透、疮疡初起，以及水肿、泄泻、咳嗽、疟疾而见的恶寒发热、头痛身疼等表证者。根据患者病情、体质以及邪气不同，又可将汗法分为辛温、辛凉两种类型。辛温解表可用方剂有麻黄汤、桂枝汤等；辛凉解表可用银翘散等。

汗法应以汗出邪去为目的，不可过汗，以防伤津耗液太过，导致虚脱。凡血液亏虚、津液不足的患者，应慎用汗法。

2. 吐法　是通过涌吐的方法，使停留在咽喉、胸膈、胃脘的痰涎、宿食以及毒物等从口吐出的一种治法。

适用于中风痰壅、宿食壅阻胃脘，毒物尚在胃中，痰涎壅盛的癫狂、喉痹，以及干霍乱吐泻不得等所致的病情急迫而又急需吐出之证。由于吐法作用强烈，易伤正气，大多适用于体壮邪实之证，故体虚气弱、妇人新产、孕妇均应慎用。常用方剂有三圣散、瓜蒂散等。

3. 下法　是通过荡涤肠胃、排除粪便的方法，将停留在肠胃的有形积滞从大便排出的一种治法。适用于大便燥结、冷积不化、瘀血内停、宿食不消、结痰停饮以及虫积等症。因下法作用峻猛，易伤正气即脾胃，故应中病即止，不可久服，凡年老体虚、脾胃虚弱者慎用，妇女胎前产后及经期忌用。常用方剂有温脾汤、麻子仁丸等。

4. 和法　是通过和解与调和的方法，使半表半里之邪，或脏腑、阴阳、表里失和之证得以解除的一种治法。适用于邪犯少阳、肝脾不和、寒热错杂、表里同病等证。常用方剂有小柴胡汤、黄连汤、蒿芩清胆汤等。

5. 温法　是通过温里祛寒的方法，使在里之寒邪得以消散的一种治疗方法。适用于脏腑的沉寒痼冷、寒饮内停、寒湿不化及阳气衰微等证，凡实热证、阴虚火旺、津亏血虚者忌用，孕妇即气候炎热时慎用。

6. 清法　是通过清热、泻火、凉血等方法，使在里之热邪得以解除的一种治疗方法。适用于热证、火证、热毒以及虚热等证。常用方剂有白虎汤、五味消毒饮、大黄泻心汤等。

7. 消法　是通过消食导滞、行气活血、化痰利水，以及驱虫的方法，使气、血、痰、食、水、虫等所结成的有形之邪渐消缓散的一种治法。适用于饮食停滞、气滞血瘀、癥瘕积聚、水湿内停、痰饮不化、疳积虫积等证。常用方剂有山楂丸、丹参饮、肾气丸等。

8. 补法　通过补益人体气血阴阳，恢复人体正气的一种治法。适用于各种虚证。常用方剂有四君子汤、当归补血汤、右归丸等。

二、方剂的组成与变化

方剂是在辨证立法的基础上，遵循中药的配伍原则，有目的、有法度地运用药物以防治疾病的工具，即"处方"。方剂除单味药方以外，多由两味以上的药物按照"君、臣、佐、使"的组成原则，选择合适的药物，规定必须的剂量，组合成方。方剂的组成既有其规律性，又有其灵活性。

（一）方剂的组成原则

1. 君药 是针对主病或主证起主要治疗作用的药物。通常具有药力较强、药味较少以及药量较大的特点，是方剂中不可缺少的核心部分。

2. 臣药 又称辅药，有两种含义。一是辅助君药以加强疗效的药物；二是针对兼病或兼证起主要治疗作用的药物。

3. 佐药 有3种含义。一是佐助药，即配合君、臣药以加强治疗作用，或直接治疗次要兼证；二是佐制药，即减轻或消除君、臣药的毒性；三是反佐药，即根据病情需要，于方中配伍少量与君药性味或作用相反而又能在治疗中起到相成作用的药物，以防止产生格拒。如芍药汤在大队寒凉药中配伍辛热之肉桂，防止苦寒伤中。

4. 使药 有两种含义。一是引经药，即引导他药直达病所的药物，如用柴胡作为引经药治疗肝胆疾病；二是调和药，具有调和诸药作用的药物，常用甘草作为调和药。

为进一步说明君、臣、佐、使理论的具体运用，兹举麻黄汤为例，加以说明。麻黄汤出自《伤寒论》，由麻黄、桂枝、杏仁、甘草组成，治疗外感风寒表实证，主要症状是见恶寒发热、头痛身疼、无汗而喘、舌苔薄白、脉浮紧等症状。其病机为外感风寒、肺气不宣。治当辛温发汗、宣肺平喘。其组方基本原则如表9-1。

表9-1　麻黄汤组方

	君药	麻黄：辛温，发汗解表，宣肺平喘
麻黄汤	臣药	桂枝：辛甘温，解肌散寒，助麻黄增强发汗解表，温经通脉
	佐药	杏仁：苦温，降肺气助麻黄平喘
	使药	炙甘草：甘温，调和诸药

（二）方剂的组成变化

方剂的组成，有严密的组织结构，但在临证运用时，还须根据病情的变化，病人的体质、性别、年龄、季节、气候、地域等因素，予以灵活加减，做到"师其法而不泥其方，师其方而不泥其药"，具体变化主要有以下3种形式。

1. 药味的增减变化 药味增减变化有两种情况：一种是佐使药的加减，在主证不变的情况下，对某些药进行增减，以适应一些次要兼证的需要；另一种是沉药的加减。这种加减改变了方剂的配伍关系，会使方剂的功效发生根本变化。如麻黄汤主治外感风寒的表实证，重在发汗解表。麻黄汤去桂枝则为三拗汤，其发汗力弱，专主宣肺散寒、止咳平喘。

2. 药量的增减变化 是指组成方药的药物组成不变，只增减药量。可以改变方剂药力的大小或扩大其治疗范围，甚至可以改变方剂的君药和主治。

（1）改变药力：如四逆汤与通脉四逆汤，均由附子、干姜、炙甘草3味组成，但通脉四逆汤由于药量增加而改变了药力。

（2）扩大治疗范围：如桂枝加芍药汤，组成和桂枝汤相同，但由于倍加芍药以缓急止痛，主治桂枝汤证兼腹满证。

（3）改变君药与主治：如小承气汤与厚朴三物汤，均由大黄、枳实、厚朴 3 味组成。但厚朴三物汤中厚朴、枳实用量加大了，改变了君药与主治。

3. 剂型的变化　同一方剂，其组成药物和用量相同，由于配制的剂型不同，其功用和主治也就有所区别。如理中丸和人参汤。两方的组成、剂量相同，但理中丸为丸剂，是治疗脾胃虚寒证的方剂，若改为汤剂内服，方名人参汤，则作用快而力峻，主治胸痹。这种以汤剂与丸剂的互换方式，在方剂运用中极为普遍。

以上 3 种变化方式，可以分别应用，也可结合运用，尤其是前两种变化方式经常合并使用，如将麻黄汤改为大青龙汤，不仅组成发生了变化，用量也发生了变化。

（三）方剂的剂型

剂型是根据病情的需要和药物的性质与给药途径，将原料药加工制成适宜的形式，以发挥其最佳疗效，减少其峻烈之性和毒性。常用剂型如下。

1. 汤剂　古称汤液，是将药物饮片加水或酒浸泡后，再煎煮一定时间，去渣取汁，制成的液体剂型。主要供内服，如麻黄汤、小承气汤等。外用的多作洗浴、熏蒸及含漱。汤剂是中医临床应用最广泛的一种剂型，其特点是制作简便、吸收快、能迅速发挥疗效、加减较为容易，适用于病证较重或病情不稳定的患者。正如李杲所言："汤者，荡也，去大病用之。"

2. 散剂　是将药物粉碎，混合均匀，制成的粉末状制剂，分为外用和内服两类。其特点是吸收、起效较快，节省药材，便于携带。如李氏所言："散者，散也，去急病用之。"

3. 丸剂　是将药物研成细粉或药材提取物，加适宜的粘合剂制成的球形固体剂型。丸剂是中药的主要传统剂型之一，具有吸收缓慢，药力持久，便于服用、携带、储存等特点。适用于慢性、虚弱性疾病，如六味地黄丸等。临床常用的有蜜丸、水丸、浓缩丸、糊丸等。

（1）蜜丸：是将药物细粉用炼制的蜂蜜为粘合剂制成丸剂，蜜丸分为大蜜丸和小蜜丸两类。蜜丸性质柔润，作用缓和而持久，并有补益和矫味作用，常用于治疗慢性疾病和虚弱病，需要长期服用。

（2）水丸：俗称水泛丸，是将药物细粉用水（冷开水或蒸馏水）或酒、醋、蜜水、药汁等为粘合剂制成的小丸。水丸较蜜丸崩解、溶散的快，吸收和作用快，易于吞服，适用于多种疾病，如防风通圣丸、左金丸等。

（3）糊丸：是将药物细粉用米糊、面糊、曲糊等为粘合剂制成的小丸。糊丸粘合力强，质地坚硬，崩解、溶散迟缓，内服可延长药效，能减轻毒剧药的不良反应和对肠胃的刺激，如舟车丸、黑锡丹等。

（4）浓缩丸：是将方中药物或部分药物煎汁浓缩成膏，再与其他药物细粉混合干燥，粉碎，用水或蜂蜜或药汁制成丸剂。因其体积小、含量多，服用剂量少，所以发展很快，可用于治疗多种疾病。

4. 膏剂　是将药物用水或植物油煎熬去渣而制成的剂型。有内服和外用两种。内服膏剂常用的有沉浸膏、浸膏、煎膏 3 种，具有服用方便、可供长时间服用的特点，其中以煎膏最常用，一般用于慢性虚弱患者，如八珍益母膏等。外用膏剂分软膏和硬膏两种,是用油类将药物煎熬,去渣后加入黄丹、白蜡等收膏,常用于疮疡患者或风寒痹痛等症。

5. 丹剂 有内服和外用两种。内服丹剂没有固定的剂型,可为散剂、丸剂,如小活络丹、至宝丹等。外用丹剂亦称丹药,是以某些矿物类药经高温烧炼制成的不同结晶形状的制品。常研粉涂撒疮面,治疗疮疡痈疽,亦可制成药条、药线和外用膏剂应用。

6. 酒剂 酒剂俗称药酒,是指将药材用白酒或黄酒浸泡,或加温隔水炖煮,去渣取液而制成的剂型。外用可消肿止痛、杀虫止痒;内服多用于体虚补养、风湿骨痛、跌打损伤。阴虚火旺者不宜使用。

7. 露剂 亦称药露,多用新鲜含有挥发性成分的药物,用蒸馏水制成的芳香气味的澄明水溶液。一般作为饮料及清凉解暑剂,常用的有金银花露、杏仁露、青蒿露、枇杷露等。

8. 糖浆剂 是将药物煎煮去渣取汁浓缩后,加入适量的蔗糖溶解而制成的溶液,尤其适用于儿童服用。常用的有川贝枇杷止咳露(糖浆)、十全大补糖浆等。

9. 注射剂 亦称针剂,是将药物经过提取、精制、配制等步骤而制成的灭菌溶液、无菌混悬液或供配制成液体的无菌粉末,可供皮下、肌内、静脉、穴位注射使用。具有剂量准确、药效迅速、适宜急救、不受消化系统影响的特点。临床常用的有红花注射液、参附注射液、丹参注射液等。

三、方剂的配伍和意义

(一)配伍

配伍是指根据病情的需要和中药性能,按照中医立法用药的原则,有目的、有规律、有选择地将两味或两味以上的中药组合在一起选用。这种组合,不是随意、无序的凑合,也不是药物简单的重叠和堆砌。

由于中药的药性各有所偏、功效各有所长,只有通过合理的配伍,调其偏性,制其毒性,才能增强或改变原有功能,消除或缓解其对人体的不良因素,发挥其相辅相成或相反相成的综合作用,从而使各具特性的中药组成一副符合辨证论治要求的方剂。

(二)方剂配伍的目的意义

1. 协同以增效 性能、功效类似的药物配伍选用后,能增强药物原有功效。如白虎汤中的石膏、知母同用增强清热泻火;大承气汤中的大黄、芒硝同用增强泻下热结;银翘散中的银花、连翘同用增强清热解毒;防己黄芪汤中的黄芪、茯苓同用增强益气利水;桃核承气汤中的桃仁、红花同用增强活血化瘀。这种配伍方式在组方运用中较为普遍。

2. 产生新效用,扩大治疗范围 中药配伍后,还可产生单味中药原本不一定具备的效用,从而扩大中药治疗范围,适应复杂病情。如小柴胡汤中柴胡、黄芩配伍,功能和解少阳;"和解少阳"之功既非柴胡、也非黄芩之效,乃是二药配伍后产生的新效用。又如桂枝汤中桂枝、芍药配伍,功能调和营卫;"调和营卫"之功既非桂枝,也非芍药之有,乃是二药配伍后产生的新效用。

3. 减缓药物毒副作用　"是药三分毒",倘若应用有毒药物时,常通过配伍,可降低或消除药物的毒性和不良反应,保证用药安全。如半夏与生姜、常山与槟榔、乌头与白蜜等同用,皆属此类配伍。此外,方剂中的配伍用药,还能使药物的烈性缓解、不良反应减轻,如甘草能缓解大黄、附子等烈性;砂仁能减轻熟地滋腻碍脾的不良反应等。

总之,方剂通过药物的配伍,能增强或改变原有的功用,消除或减缓药物偏性、烈性或毒性。

常识典故

中药的由来

在古代,由于生产力低下,人们依靠采集野果、围猎鸟兽为生,常因服食有毒动植物而引起呕吐、腹泻等中毒症状,严重者会导致死亡。通过尝试,逐渐发现有些不能服用的动植物,在患病的时候服用,具有治病的功效。中医典籍中所记载的"神农尝百草"的传说,可谓是原始医学的开始。后来,他们便将这些偶然得知的经验广泛运用于生活当中。在文字出现后,便将这种以口相授的经验用文字的方式记录下来,逐渐形成了中药系统的药理知识。明末清初,随着西方医学的发展,西药迅速占领中国医药市场,在一些城市形成了中西药鼎立并存的局面。为了区别传入的西药、西医,遂将中国的传统医药学称为中药、中医。

（资料来源:陈倩,赵佳.《千古中医千古事　细说中医源流典故》.武汉:武汉出版社,2009.）

学习效果评价·思考题

1. 简述中药四气五味的内容。
2. 简述辛、甘、酸、苦、咸五味各自的作用及临床意义。
3. 简述方剂的组成原则。
4. 试述君、臣、佐、使的含义及其在方剂中的作用。

项目二　常用方药

案例导入

张某,女,59 岁。2013 年 6 月 19 日初诊。平素急躁易怒,缺乏锻炼,形体肥胖,因乏力、纳差、便溏月余就诊。症见:周身乏力困重,食少、纳呆,食后腹胀便溏,晨起口干口苦,口渴,无发热恶寒,无恶心呕吐,无咳嗽咳痰,睡眠尚可,舌淡胖大,边有齿痕,苔白厚腻,脉弦滑。证属湿浊困脾,治以益气健脾、芳香化湿。

请问:治疗该患者常用的中药有哪些? 如何根据患者主症,拟选择适宜的方剂?

分析提示

本例患者病机属湿浊困脾,湿浊之邪弥漫周身,阻碍经气的正常运行,故见周身乏力困重;湿浊困脾,脾失运化,故见不欲饮食,纳食量减少,食后腹胀便溏;湿浊之邪挟胆气而循经上蒸,故见口苦;湿浊内阻,津液不能气化上承于口,故口干,但体内有湿浊之邪,故不欲饮。

应给予健脾益气以助运化;清热利湿;疏肝理气、调畅气机以助祛邪;兼调和诸药为主。同时,由于本案例患者为老年女性,气阴本已亏虚,应用藿香、佩兰后会加速湿浊化热。提示临床用药时需精确掌握药物的功效。

任务一　常用中药

一、解表药

凡以发散表邪、解除表证为主要功效的药物,称为解表药。该类药物多具有辛味,性能发散,使肌表之邪外散(表 9-2)。

表 9-2　解表药

类别	药名	性味	功效	应用
辛温解表	麻黄	辛、微苦,温	发汗解表,宣肺平喘,利水消肿	外感风寒表实证,咳喘,风水
	桂枝	辛、甘,温	发汗解表,温经通络,助阳化气	外感风寒表虚证,风湿,痛经,胸痹
	细辛	辛、温,有小毒	解表散寒,通窍止痛,温肺化饮	外感风寒,头痛牙痛,肺寒咳喘
	防风	辛、甘,微温	祛风解表,除湿止痛,止痉	外感表证,风寒湿痹,破伤风
	生姜	辛、微温	发汗解表,温中止呕,温肺止咳,解药毒食毒	外感风寒,胃寒呕吐,虚寒腹痛

（续表）

类别	药名	性味	功效	应用
辛凉解表	薄荷	辛、凉	疏散风热，利咽喉，透疹止痒，疏肝解郁	外感风热、头痛，咽喉肿痛，疹出不透，肝气瘀滞证
	桑叶	甘、苦，寒	疏散风热，清肺润燥，平抑肝阳，清肝明目	风热表证，温病初起，肺热咳嗽，肝阳上亢，目赤昏花
	菊花	辛、甘、苦，微寒	疏散风热，清肝明目，平抑肝阳，清热解毒	风热表证，温病初起，肝火目赤，肝阳头痛，热毒疮痈肿痛
	柴胡	辛、苦，微寒	疏散退热，疏肝解郁，升阳	寒热往来，肝气郁结，内脏下垂
	葛根	甘、辛，凉	解肌退热，透疹，生津止渴，升阳止泻	感冒头项痛，疹出不畅，腹泻，消渴

1. 辛温解表药　本类药物性味多属辛温，故以发散风寒为主要作用，适用于外感风寒、恶寒、发热、无汗、头痛、身痛、舌苔薄白、脉浮紧等风寒表实证。常用药物有麻黄、桂枝、紫苏、生姜、荆芥、防风、羌活、白芷、细辛、苍耳子等。

2. 辛凉解表药　本类药物性味多属辛凉，发散解表的作用较辛温解表药缓和，以宣散风热为其主要作用。适用于外感风热所致的发热、微恶风寒、咽干口渴、舌苔薄黄、脉浮数等症。部分药物兼具清头目、利咽喉，或宣肺止咳、散邪透疹等作用，并常与清热、解毒药物配伍应用。常用药物有薄荷、牛蒡子、桑叶、菊花、蝉蜕、柴胡、葛根、升麻等。

二、清热药

凡以清泄里热为主要作用的药物，称为清热药。该类药性属寒凉，主要用于治疗热病高热、热痢、痈肿疮毒以及阴虚内热等里热证（表9-3）。

表9-3　清热药

类别	药名	性味	功效	应用
清热泻火	石膏	辛、甘，大寒	清热泻火；收敛生肌	实热证，肺热咳喘，胃火牙痛，疮疡溃不收口
	知母	苦、甘，寒	清热泻火，生津润燥	实热证，热病烦渴，肺热燥咳，内热消渴
	栀子	苦，寒	泻火除烦，清热利湿，凉血止血	热病心烦，湿热黄疸，血热出血，火毒疮疡
	决明子	甘、苦、咸，微寒	清热明目，润肠通便	目赤肿痛，头痛，眩晕，肠燥便秘
	夏枯草	辛、苦，寒	清肝明目，消肿散结	目赤肿痛，头痛，眩晕，乳痈肿痛，瘿瘤

（续表）

类别	药名	性味	功效	应用
清热燥湿	黄芩	苦,寒	清热燥湿,泻火解毒,止血,安胎	湿热下痢,黄疸,肺热咳嗽,痈肿疮毒,胎动不安
	黄连	苦,寒	清热燥湿,泻火解毒	湿热泻痢,高热神昏,痈肿疔毒,外治湿疹、湿疮,耳道流脓
	黄柏	苦,寒	清热燥湿,泻火除蒸,解毒疗疮	湿热泻痢,带下,黄疸,疮疡湿疹,骨蒸劳热,盗汗,遗精
	龙胆草	苦,寒	清热燥湿,泻肝胆火	肝经热证,黄疸,湿疹,肝火头痛,惊风抽搐
清热解毒	金银花	甘,寒	清热解毒,疏散风寒	痈肿疮疡,外感风热,温病初起,热毒痢疾
	连翘	苦,微寒	清热解毒,消肿散结,疏散风热	痈肿疖肿,风热外感,温病初起,热淋热痛
	板蓝根	苦,寒	清热解毒,凉血利咽	外感发热,温病初起,咽喉肿痛,痄腮,丹毒,痈肿疮毒
	蒲公英	辛、甘,寒	清热解毒,消痈散结,利湿通淋	痈肿疔毒,乳痈内痈,热淋热痛,湿热黄疸
	马齿苋	酸,寒	清热解毒,凉血止痢	疮痈肿毒,热毒痢疾,热淋血淋,崩漏便血
清热凉血	生地黄	甘、苦,寒	清热凉血,养阴生津	热入营血证,吐衄便血,热毒斑疹,消渴,阴虚证
	玄参	甘、苦、咸,微寒	清热凉血,滋阴降火,解毒散结	咽喉肿痛,阴虚发热,咯血
	牡丹皮	苦、辛,微寒	清热凉血,活血散瘀	热病斑疹,虚热证,血瘀经闭,痛经,疮疡
	赤芍	苦,微寒	清热凉血,活血散瘀	血热妄行,血瘀经闭,肝热目赤肿痛,跌打损伤
退虚热	青蒿	苦、辛,寒	清虚热,解暑,凉血	热病伤阴,阴虚发热,疟疾,发热口渴
	地骨皮	甘,寒	凉血退蒸,清泻肺热	阴虚发热,血热妄行,肺热咳嗽
	银柴胡	甘,微寒	清虚热,除疳热	阴虚发热,骨蒸盗汗,疳积发热

1. 清热泻火药　清热泻火药能清气分热,对气分实热证,有泻火泄热的作用。主要用于治疗火热较盛的病证。常用药物有石膏、知母、芦根、栀子、夏枯草等。

2. 清热燥湿药　该类药物性味苦寒、寒能清热,具有清热燥湿的功效,主要用于湿热证。常用药物有黄芩、黄连、黄柏、龙胆草等。

3. 清热解毒药 有清热解毒的作用,适用于各种热毒病症,如疮毒、丹毒、斑疹、咽喉肿痛、痢疾等。部分清热解毒药还可用于毒蛇咬伤、癌症等。常用药物有金银花、连翘、大青叶、板蓝根、蒲公英、鱼腥草、白花蛇舌草、马齿苋等。

4. 清热凉血药 本类药物多为苦咸寒之品,咸能入血,寒能清热,具有清解营分、血分热邪的作用。主要适用于血分等实热证。常用药物有生地黄、玄参、牡丹皮、赤芍、紫草等。

5. 退虚热药 本类药能清虚热、退骨蒸,常用于午后潮热、低热不退等症。主要适用于肝肾阴虚、虚火内扰所致的骨蒸潮热、午后发热、手足心热、虚烦不寐、盗汗遗精等症状。常用药物有青蒿、地骨皮、银柴胡、胡黄连等。

知识链接

　　《中国药典》共收载功能与主治为清热解毒的中药材有72种,经文献检索,发现其中45种已报道具有抗肿瘤活性,包括:人工牛黄、三白草、大血藤、大青叶、山豆根、山慈菇、千里光、飞扬草、马齿苋、云芝、升麻、水飞蓟、甘草、北豆根、白头翁、白蔹、冬凌草、半边莲、半枝莲、地锦草、连翘、忍冬藤、青黛、枯木、板蓝根、虎杖、垂盆草、金荞麦、鱼腥草、南板蓝根、鸦胆子、重楼、穿心莲、射干、益母草、通关藤、黄连、菊花、野菊花、紫萁贯众、筋骨草、蒲公英、锦灯笼、漏芦、翻白草、山香圆叶、山银花、川射干、天葵子、毛诃子、四季青、杠板归、鸡骨草、青果、苦玄参、苦地丁、茼麻子、委陵菜、金果榄、金银花、草乌叶、禹州漏芦、洪连、臭灵丹草、高山辣根菜、拳参、黄藤、救必应、绵马贯众、紫花地丁、蓼大青叶和一枝黄花。

(资料来源:《中国药典》2010 版)

三、泻下药

　　凡能引起腹泻或润滑大肠,促进排便的药物,称为泻下药。本类药物能通利大便,排除积滞、水饮及其他有害物质。主要适用于大便秘结、胃肠积滞、实热内结及水肿停饮等里实证。常用药物有大黄、芒硝、番泻叶、芦荟、郁李仁、大戟等(表9-4)。

表9-4 泻下药

药名	性味	功效	应用
大黄	苦,寒	泻下攻积,清热泻火,解毒,活血祛瘀	积滞便秘,血热吐衄,目赤严重,热毒疮疡,湿热痢疾,黄疸、淋证
芒硝	咸、苦,寒	泻下,软坚,清热	积滞便秘,咽痛,口疮,目赤,痈疮肿痛
郁李仁	辛、苦,平	润肠通便,利水消肿	肠燥便秘,水肿腹满,脚气浮肿
大戟	苦、辛,寒	泻水逐饮,消肿散结	胸腹积液,痈肿疮毒,瘰疬痰核

四、祛风湿药

凡以祛除风寒湿邪、解除痹痛为主要作用的药物,称为祛风湿药。本类药适用于风湿痹痛、筋脉拘急、麻木不仁、半身不遂、腰膝酸痛、下肢萎弱等证。常用药物有独活、威灵仙、桑枝、秦艽、桑寄生等(表9-5)。

表9-5 祛风湿药

药名	性味	功效	应用
独活	辛、苦,温	祛风湿,止痛,解表	风寒湿痹,风寒表证,少阴头痛,皮肤湿痒
威灵仙	辛、咸,温	祛风湿,通经络,消骨鲠	风湿痹症,诸骨鲠喉,噎膈,痞积
秦艽	辛、苦,微寒	祛风湿,通经络,清虚热	风湿痹痛,骨蒸潮热,湿热黄疸
桑寄生	苦,平	祛风湿,补肝肾,强筋骨,安胎	风湿痹痛,腰膝酸痛,崩漏经多,胎动不安

五、芳香化湿药

凡气味芳香,具有化湿运脾作用的药物,称为芳香化湿药。本类药主要适用于脾为湿困、运化失职而致的脘腹痞满、呕吐泛酸、大便溏薄、食少体倦、舌苔白腻等症,常用药物有藿香、苍术、佩兰、砂仁、厚朴等(表9-6)。

表9-6 芳香化湿药

药名	性味	功效	应用
藿香	辛,微温	化湿,解暑,止呕	湿阻中焦,呕吐,暑湿证或湿温证初起
苍术	辛、苦,温	燥湿健脾,祛风湿,发表	湿阻中焦,风湿痹症,腰膝肿痛,萎软无力
佩兰	辛,平	化湿,解暑	湿阻中焦,外感暑湿或湿温初起
厚朴	苦、辛,温	行气,燥湿,消积,平喘	中焦气滞,脘腹胀满,痰湿咳喘,腹胀便秘

六、利水渗湿药

凡能通利水道、渗泄水湿的药物称为利水渗湿药。本类药主要适用于小便不利、水肿、淋证、黄疸、湿疮等水湿病症。常用药物有茯苓、薏苡仁、车前子、滑石、金钱草、海金沙、瞿麦、灯心草等(表9-7)。

表9-7 利水渗湿药

药名	性味	功效	应用
茯苓	甘、淡,平	利水渗湿,健脾,安神	水肿,痰饮,脾虚泄泻,心悸,失眠
薏苡仁	甘、淡,微寒	利水渗湿,健脾止泻,除痹,清热排脓	水肿,小便不利,脾虚泄泻,肺痈,肠痈,湿痹拘挛
车前子	甘,寒	利尿通淋,渗湿止泻,清肝明目,清肺化痰	水肿,小便不利,淋病,暑湿泄泻,清肝明目,肺热咳痰
金钱草	甘、淡,平	利水通淋,除湿退黄,解毒消肿	湿热黄疸,热淋,砂淋,恶疮,毒蛇咬伤

七、温里药

凡能温里祛寒、治疗里寒证的药物,称为温里药。本类药物多药性辛温热,主要适用于脾胃受寒或虚寒证、肺寒痰饮证、寒凝肝脉、心阳不振、肾阳虚衰等里寒证。常用药物有附子、干姜、肉桂、吴茱萸、丁香、小茴香、胡椒等(表9-8)。

表9-8 温里药

药名	性味	功效	应用
附子	辛、甘,大热,有毒	回阳救逆,补火助阳,散寒止痛	亡阳证,阳虚证,痹痛
干姜	辛,热	温中驱寒,回阳通脉,温肺化饮	脘腹冷痛,呕吐泄泻,亡阳证,寒饮咳喘
肉桂	辛、甘,热	补火助阳,散寒止痛,引火归元,温经通脉	阳痿,宫冷,腹痛,寒疝,腰痛,胸痹,闭经,痛经,虚阳上浮
吴茱萸	辛、苦,热	散寒止痛,降逆止呕,助阳止泻	温中,止痛,理气,燥湿,治呕逆吞酸,厥阴头痛,脏寒吐泻,脘腹胀痛,经行腹痛,五更泄泻,高血压病,脚气,疝气,口疮溃疡,齿痛,湿疹,黄水疮

八、理气药

凡以调理气机、治疗气滞或气逆证为主要作用的药物,称为理气药,又称行气药。本类药物性味多辛苦而芳香。主要适用于脾胃气滞所致的脘腹胀痛、暖气吞酸、腹泻或便秘,肝郁气滞所致的胸胁胀痛、抑郁不乐、乳房胀痛等症。常用药物有陈皮、枳实、木香、香附、薤白、檀香、玫瑰花等。

表9-9 理气药

药名	性味	功效	应用
陈皮	辛、苦,温	理气健脾,燥湿化痰	脾胃气滞,呕吐,腹胀,湿痰,寒痰咳嗽,胸痹证
枳实	苦、辛,微寒	破气消积,化痰除痞	食积停滞,湿热泻痢,胸脘痞满
木香	辛、苦,温	行气,止痛,调中	脾胃气滞证,大肠气滞,湿热泻痢,肝郁胁痛,黄疸,胸痹
香附	辛、微苦、微甘,平	疏肝解郁,调经止痛,理气宽中	肝郁气滞诸证,月经不调诸证
薤白	辛、苦,温	通阳散结,行气导滞	胸痹证,胃气滞,泻痢后重

九、消食药

凡以消食化积为主要功效的药物,称为消食药。主要适用于食积不化所致的脘腹胀满、暖气吞酸、恶心呕吐等证。常用药物有山楂、神曲、麦芽、谷芽、鸡内金、莱菔子等(表9-10)。

表 9 - 10 消食药

药名	性味	功效	应用
山楂	酸、甘,微温	消食化积,活血散瘀	食滞不化,肉积不消,产后淤血腹痛
神曲	甘、辛,温	消食和胃	食积不化,脘腹胀满
麦芽	甘,平	消食和中,回乳消胀	米面薯芋食滞证,乳房胀痛,断乳
鸡内金	甘,平	消食健胃,涩精止遗	食积不化,遗尿,遗精,砂石淋证,胆结石
莱菔子	辛、甘,平	消食除胀,降气化痰	食积不化,咳喘痰多,胸闷食少

十、止血药

凡以制止体内外出血为主要作用的药物,称为止血药。本类药物根据其具体作用又有凉血止血、化瘀止血、收敛止血、温经止血之分,主要适用于各种出血病证,咳血、吐血、便血、尿血、崩漏、紫癜等症。常用药物有三七、大蓟、白茅根、艾叶、槐花、艾叶、血余炭、仙鹤草、藕节等(表 9 - 11)。

表 9 - 11 止血药

药名	性味	功效	应用
三七	甘、微苦,温	化瘀止血,活血定痛	出血证,跌打损伤,瘀滞肿痛
大蓟	苦、甘,凉	凉血止血,散瘀消痈	血热出血,热毒痈肿
艾叶	苦、辛,温	温经止血,散寒止痛,安胎	虚寒性出血病证,痛经,胎动不安
仙鹤草	苦、涩,平	收敛止血,止痢,杀虫	出血证,痢疾便血,痢疾,脱力劳伤,阴部湿痒
藕节	甘、涩,平	收敛止血,散瘀	出血证

十一、活血祛瘀药

凡以通利血脉、促进血行、消散淤血为主要作用的药物,称为活血祛瘀药或活血化瘀药,简称活血药。主要适用于血行失畅通、淤血阻滞之证。常用药物有川芎、延胡索、郁金、莪术、三棱、丹参、红花、桃仁、益母草、牛膝、鸡血藤、水蛭、穿山甲等(表 9 - 12)。

表 9 - 12 活血祛瘀药

药名	性味	功效	应用
川芎	辛,温	活血行气,祛风止痛	血瘀气滞证,头痛,风湿痹痛
延胡索	辛、苦,温	活血,行气,止痛	气血瘀滞之痛证
郁金	辛、苦,寒	活血止痛,行气解郁,清心凉血,利胆退黄	肝气郁滞、血瘀内阻之胸胁痛,热病神昏,癫痫痰闭,吐血,血淋,胆石证
红花	辛,温	活血祛瘀,痛经	瘀血所致月经不调,痛经,跌打损伤,血热瘀滞斑疹
牛膝	苦、酸,平	活血祛瘀,补肝肾,强筋骨,利尿通淋,引血下行	月经不调,痛经,产后瘀阻,腰膝酸痛,通淋,吐血,衄血,头痛眩晕

十二、化痰止咳平喘药

凡具祛痰或消痰作用的药物,称为化痰药;能减轻或制止咳嗽和喘息的药物,称为止咳平喘药。本类药物主要适用于各种痰证,如痰阻于肺之咳喘痰多、痰蒙心窍的眩晕、癫痫;肝风夹痰的中风、惊厥等。常用药物有半夏、浙贝母、旋覆花、桔梗、苦杏仁、瓜蒌、枇杷叶、白果、百部、桑白皮等(表9-13)。

表 9-13 化痰止咳平喘药

药名	性味	功效	应用
半夏	辛,温,有毒	燥湿化痰,降逆止呕,消痞散结	湿痰证,寒痰证,呕吐,心下痞,瘿瘤,痈疽肿毒,毒蛇咬伤
旋覆花	苦,辛,咸,微温	消痰行水,降逆止呕	咳喘痰多,痰饮蓄结,胸膈痞满,呕吐
桔梗	苦,辛,平	宣肺祛痰,排脓,利咽	咳嗽痰多,胸闷不畅,肺痈,咽痛音哑
瓜蒌	甘,寒	清肺化痰,宽胸散结,润肠通便	痰热咳喘,胸痹,结胸,肺痈,乳痈,肠燥便秘
枇杷叶	苦,微寒	清肺止咳,降逆止呕	肺热咳嗽,胃热呕逆

十三、安神药

凡以安定神志为主要作用、用以治疗心神不宁病症的药物,称为安神药。本类药物主要适用于心神不宁、惊悸、失眠、健忘、多梦、惊风、癫痫等。常用药物有磁石、龙骨、酸枣仁、柏子仁、远志、合欢皮等(表9-14)。

表 9-14 安神药

药名	性味	功效	应用
磁石	辛,咸,寒	震惊安神,平肝潜阳,纳气定喘	惊悸失眠,癫痫,肝阳眩晕,耳鸣,肾虚喘促
龙骨	甘,涩,微寒	震惊安神,平肝潜阳,收敛固涩	心悸失眠,肝阳眩晕,滑脱诸证,湿疮痒症
酸枣仁	甘,酸,平	养心安神,敛汗	心悸失眠,自汗,盗汗
远志	辛,苦,微温	宁心安神,祛痰开窍,消除痈肿	心悸,失眠,健忘,痰阻心窍所致癫痫发狂,痈疽肿毒
合欢皮	甘,平	解郁安神,活血消肿	愤怒抑郁,烦躁失眠,跌打损伤,痈肿、内痈

十四、平肝息风药

凡以平肝潜阳、息风止痉为主要作用,治疗肝阳上亢或肝风内动病证的药物,称为平肝息风药。本类药物主要适用于头晕目眩、头痛耳鸣、面红目赤、烦躁易怒、惊风抽搐、角弓反张等风证。常用药物有羚羊角、石决明、珍珠母、牡蛎、钩藤、天麻、地龙、全蝎、牡蛎等(表9-15)。

表 9-15 平肝息风药

药名	性味	功效	应用
石决明	咸,寒	平肝潜阳,清肝明目	头晕目眩,肝阳上亢,目赤肿痛,翳障,视物昏花
羚羊角	咸,寒	平肝息风,清肝明目,清热解毒	惊痫抽搐,头晕目眩,温病发斑
天麻	甘,平	息风止痉,平抑肝阳,祛风通络	肝风内动,惊痫抽搐,肝阳头痛,肢体麻木,风湿痹痛
全蝎	辛,平,有毒	息风止痉,解毒散结,通络止痛	痉挛抽搐,疮疡肿毒,瘰疬结核,顽固性偏头痛,风湿痹痛
牡蛎	咸,微寒	平肝潜阳,软坚散结,收敛固涩	肝阳上亢,头晕目眩,瘰疬痰核,滑脱诸证

十五、补虚药

凡以补益正气、增强体质为主要作用,提高抗病能力,治疗虚证的药物,称为补虚药。本类药物主要适用于气、血、阴、阳不足所致的各种虚证。

1. 补气药 凡具有补气功能,治疗气虚证的药物,称为补气药。本类药物性味多甘温或甘平,能补益脏腑之气,尤其对脾气虚、肺气虚具有显著疗效。常用药物有人参、西洋参、党参、黄芪、白术、山药、甘草、大枣等。

医药史话

甘草:药中"国老"

甘草,是中药中应用最广泛、历史最悠久的药物之一,在民间素有"治百病"的美誉。南朝医学家陶弘景将甘草尊为药中"国老",称赞它道:"此草最为众药之王,经方少有不用者";明代李时珍在《本草纲目》中称颂道:"诸药中甘草为君,治七十二种乳石毒,解一千二百草木毒,调和众药有功,故有'国老'之号。"

传说古时,在一个偏僻的村子里,有一位医术精湛的郎中,方圆十里的病患都来找他看病。一天,郎中外出诊病未归,不巧家中来了很多病患,嚷嚷着要郎中诊治,怎么也赶不走。郎中的妻子为了打发他们离开,把院里烧火用的嚼起来甜丝丝的干柴切碎包起来,妄称是郎中临走时留下的。那些病患深信不疑,每人拿了一包药就走了。谁知那些患有脾胃虚弱、咳嗽痰多、咽喉肿痛、痈疽肿痛的病患,服用这些"假草药"后,病居然痊愈了,他们还特意登门道谢。郎中得知此事后,经过长期的临床试验,发现这种烧柴用的干草果真具有消炎止痛的药效。因它有股淡淡构甜味,遂称它为"甘草"。

(资料来源:陈倩,赵佳.《千古中医千古事 细说中医源流典故》.武汉:武汉出版社,2009.)

2. 补阳药　凡能补助人体的阳气,可以治疗阳虚证的药物称为补阳药,又称助阳药。适用于脾阳虚、肾阳虚所致的腹痛泄泻、眩晕耳鸣、筋骨痿软、小儿发育不良、崩漏带下等症。常用药物有鹿茸、巴戟天、肉苁蓉、菟丝子、杜仲、续断、补骨脂、冬虫夏草、紫河车等。

3. 补血药　凡能补血,主要用以治疗血虚证的药物,称为补血药。本类药物性味多甘温或甘平,质地滋润,能补肝养心或益脾。适用于血虚所致的面部萎黄、唇爪淡白、眩晕耳鸣、心悸怔忡、失眠健忘或月经量少、闭经等症。常用药物有当归、熟地黄、白芍、何首乌、阿胶等。

4. 补阴药　凡具有滋养阴液、生津润燥等功效,能治阴虚证的药物称为补阴药。本类药物性味多甘寒或苦寒,能滋补阴液,治疗阴液亏虚所致的口渴、五心烦热、潮热盗汗等症。常用药物有北沙参、石斛、百合、麦冬、玉竹、枸杞子、女贞子、墨旱莲、鳖甲等(表9-16)。

表9-16　补虚药

类别	药名	性味	功效	应用
补气	人参	甘、微苦,微温	大补元气,补脾益肺,生津止渴,安神益智	元气虚脱,肺脾心肾气虚证,消渴,热病气虚筋伤口渴,心神不宁
	西洋参	甘、微苦,寒	补气养阴,清热生津	阴虚火旺,喘咳痰血,气阴两伤证,热病气虚津伤口渴及消渴
	黄芪	甘,微温	健脾补中,补气升阳,益卫固表,利尿	脾肺气虚证,表虚自汗证,气血亏虚,水肿,尿少
	甘草	甘,平	补脾益气,润肺止咳,清热解毒,缓和药性	脾胃虚弱,心气不足,脉结代,咳喘,脘腹、四肢挛痛,咽喉肿痛
	大枣	甘,温	补中益气,养血安神,缓和药性	中气不足,脾虚证,失眠,血虚萎黄,妇女脏躁
补阳	鹿茸	甘、咸,温	补肾阳,益精血,强筋骨,调冲任	肾阳虚衰、精血不足证,精血不足,肾虚孤弱,妇女冲任虚寒,带脉不固,疮疡久溃不敛
	杜仲	甘,温	补肝肾,强筋骨,安胎	肾虚腰痛,阳痿,肝肾亏虚所致的胎动不安
	补骨脂	苦、辛,温	补肾壮阳,固精缩尿,温脾止泻	肾虚之阳痿、腰膝冷痛,遗精、遗尿,脾肾阳虚的泄泻
	冬虫夏草	甘,温	补肾益肺,止血化痰	肾虚之腰痛、阳痿、遗精,肺肾两虚之久咳虚喘
补血	当归	甘、辛,温	补血调经,活血止痛,润肠通便	血虚诸证,月经不调、经闭、痛经,虚寒性腹痛,血虚肠燥便秘,痈阻疮疡
	熟地黄	甘,微温	补血养阴,补津益髓	血虚诸证,肝肾亏虚
	白芍	苦、咸、甘,微寒	养血敛阴,柔肝止痛,平抑肝阳	阴血不足所致月经不调,肝气不舒诸证,肝阳上亢,阴虚盗汗

（续表）

类别	药名	性味	功效	应用
补阴	何首乌	苦、甘、涩，微温	补益精血，乌须发；解毒，润肠通便	精血亏虚、头晕眼花、须发早白，血虚、肠燥、便秘
	龙眼肉	甘，温	补益心脾，养血安神	惊悸怔忡、失眠健忘、气血不足之症
	沙参	甘、苦，寒	清热凉血，益胃生津	肺热阴虚之燥咳，舌干口渴，食欲不振
	麦冬	甘、苦，微寒	润肺养阴，益胃生津，清心除烦	燥咳痰粘，舌干口渴，心烦失眠，肠燥便秘
	玉竹	甘，平	养阴润燥，生津养胃	肺胃阴伤，燥热咳嗽，舌干口渴
	枸杞子	甘，平	滋养肝肾，明目，润肺	肝肾阴虚、头晕目眩、视物不清、阴虚劳嗽
	女贞子	甘、苦，凉	滋补肝肾，清热明目	肝肾阴虚、须发早白、目暗不明

十六、收涩药

凡以收敛固涩味为主要作用的药物，称为收涩药，又称固涩药。本类药物性味多酸涩温平，主要适用于久病体虚、正气不固所致的自汗、盗汗、久咳虚喘、久泻久痢、滑精遗尿、崩漏不止等病证。常用药物有麻黄根、浮小麦、五味子、乌梅、山茱萸、芡实、罂粟壳等（表 9 - 17）。

表 9 - 17　收涩药

药名	性味	功效	应用
麻黄根	甘，平	止汗	自汗，盗汗
浮小麦	甘，凉	止汗，益气，除烦	自汗，盗汗，骨蒸劳热
五味子	酸，温	敛肺滋肾，生津敛汗，涩精止泻，宁心安神	久咳虚喘，消渴，自汗盗汗，遗精滑精，久泻不止，心悸失眠
山茱萸	酸，微温	补益肝肾，收敛固涩	肝肾亏虚，腰膝酸软，阳痿，遗尿，虚汗不止
芡实	甘、涩，平	健脾止湿，益肾固精	脾虚久泻，肾虚遗精，白带过多

十七、驱虫药

凡以驱除或杀灭人体内寄生虫、治疗虫证为主的药物，称为驱虫药。本类药物入脾、胃、大肠经，部分药物具有一定的毒性，对人体内的寄生虫，特别是肠道寄生虫虫体有杀灭或麻痹作用，促使其排出体外。故可用治蛔虫病、蛲虫病、绦虫病、钩虫病等多种肠道寄生虫病。驱虫药物对人体正气多有损伤，故要防止剂量过大中毒或损伤正气；对素体虚弱、年老体衰者及孕妇应慎用。常用药物有使君子、南瓜子、槟榔、苦楝皮等（表 9 - 18）。

表 9 - 18　驱虫药

药名	性味	功效	应用
使君子	甘,温	杀虫消积	蛔虫病及小儿疳积
南瓜子	甘,平	杀虫	绦虫病、蛔虫病
槟榔	辛、苦,温	杀虫消积,行气利水	多种肠道寄生虫病,食积气滞,小儿疳积,水肿,疟疾
苦楝皮	苦,寒,有毒	杀虫,疗癣	蛔虫、蛲虫、钩虫病,头癣、疥疮

十八、外用药

凡以在患者体表使用为主的药物,统称为外用药。本类药物具有解毒消痈、化腐排脓、生肌敛疮、杀虫止痒等作用。常用药物有炉甘石、雄黄、硫磺、白矾、升药、硼砂等(表9-19)。

表 9 - 19　外用药

药名	性味	功效	应用
炉甘石	涩,平	明目退翳,收湿生肌	目赤肿痛,溃疡不敛,皮肤湿疹
硫磺	酸、温,有毒	外用解毒杀虫止痒;内服补火壮阳通便	疥癣,湿疹,皮肤瘙痒,肾虚阳痿,寒喘,便秘
白矾	酸、涩,寒	外用解毒杀虫,燥湿止痒;内服止血、止泻、化痰	外用治湿疹瘙痒、疮疡疥癣,内服治便血、吐衄、崩漏、久泻久痢
硼砂	甘、咸,凉	外用消肿解毒,内用清肺化痰	外用口舌生疮、咽喉肿痛;内服痰热咳嗽

任务二　常 用 方 剂

一、解表剂

凡以解表药为主组成,具有发汗、解肌、透疹等作用,用于治疗表证的方剂,称为解表剂,属于八法中的"汗法"。根据病邪性质和体质强弱分为辛温解表剂、辛凉解表剂、扶正解表剂。

1. 辛温解表剂　主治外感风寒表证。症见恶寒发热、头痛项强、口不渴、舌苔薄白、脉浮紧或浮缓等。代表方有麻黄汤、桂枝汤、九味羌活汤、小青龙汤等。

2. 辛凉解表剂　适用于外感风热或温病初起的表证。症见发热、头痛、有汗、微恶风寒、口渴、咽痛、咳嗽、舌苔薄白或兼微黄、脉浮数等。常用方剂有银翘散、桑菊饮、麻杏石甘草石膏汤等。

3. 扶正解表剂　适用于体质虚弱、感受外邪的表证。有败毒散、参苏饮、麻黄附子细辛汤等(表9-20)。

表 9 - 20　解表剂

方名	组成	功用	主治
麻黄汤	麻黄、桂枝、杏仁、甘草	发汗解表,宣肺平喘	风寒表实证。恶寒发热,头身疼痛,无汗而喘,舌苔薄白,脉浮紧
桂枝汤	桂枝、芍药、甘草、生姜、大枣	解肌发表,调和营卫	风寒表虚证。头痛发热,汗出恶风,关节肌肉疼痛,舌苔薄白,脉浮缓
小青龙汤	麻黄、芍药、细辛、干姜、五味子、桂枝、半夏、炙甘草	温肺化饮,止咳平喘	寒引客肺。恶寒发热,咳嗽气喘,咳痰清晰,色白量多,重者不能平卧,苔白滑,脉浮
银翘散	银花、连翘、桔梗、薄荷、淡竹叶、荆芥穗、牛蒡子、淡豆豉、甘草	辛凉透表,清热解毒	风热表证。发热微恶风寒,无汗或汗不多,头痛,咽痛口渴,咳嗽,舌尖红,苔薄黄,脉浮数
败毒散	柴胡、前胡、川芎、枳壳、羌活、独活、茯苓、桔梗、人参、甘草	益气解表	气虚外感证。恶寒、发热、无汗,头项强痛,肢体酸痛,胸膈痞闷,咳嗽有痰,舌淡苔白,脉浮按之无力

二、泻下剂

凡以泻下药为主组成,具有通便、泻热、攻积、逐水等作用,治疗理实证的方剂,称为泻下剂。

1. 寒下剂　适用于里热积滞实证。症见大便秘结、腹部或胀或满或痛。甚或潮热、舌苔黄厚、脉实等。常用方剂有大承气场、大黄牡丹汤等。

2. 温下剂　适用于里寒积滞实证。症见大便秘结、脘腹胀满、腹痛喜按、手足不温、脉沉紧等。代表方剂有大黄附子汤、温脾汤等。

3. 润下剂　适用于肠燥便秘证。症见大便秘结、小便短赤,或有身热、口干、腹胀或痛、舌红苔黄、脉滑数等。常用方剂有五仁丸、济川煎、麻子仁丸等。

4. 逐水剂　适用于水饮壅盛于里的实证。症见胸胁引痛,或水肿腹胀、二便不利、脉实有力等。常用方剂有十枣汤、导水丸等。

5. 攻补兼施　适用于里实正虚、大便秘结之证。其主要表现为腹满便秘而兼气血不足或阴津内竭者。常用方剂有黄龙汤、增液承气汤等(表 9 - 21)。

表 9 - 21　泻下剂

方名	组成	功用	主治
大承气汤	大黄、枳实、厚朴、芒硝	峻下热结	阳明腑实证。大便秘结,腹胀满拒按,神昏谵语,矢气频作,舌苔黄厚而干,脉实有力
温脾汤	大黄、当归、干姜、附子、人参、芒硝、甘草	温补脾阳,攻逐寒积	脾阳不足,寒积便秘。腹部冷痛,手足不温,口不渴,舌苔白,脉沉弦而迟

（续表）

方名	组成	功用	主治
小青龙汤	麻黄、芍药、细辛、干姜、五味子、桂枝、半夏、炙甘草	温肺化饮,止咳平喘	寒引客肺。咳嗽气喘,咳痰清晰,色白量多,重者不能平卧,舌苔白滑,脉弦
麻子仁丸	杏仁、芍药、枳实、大黄、厚朴、火麻仁	润肠通便	肠胃燥热,津液不足。大便秘结,或脘腹胀满,小便频数,舌苔少,脉细
十枣汤	甘遂、芫花、大戟、大枣	攻逐水饮	水饮积滞,腹水肿胀,胁下疼痛,喘逆气急,舌苔滑,脉沉弦

三、和解剂

凡具有和解少阳、调和肝脾、调和寒热等作用,治疗伤寒邪在少阳、肝脾不和、肠胃不和等证的方剂,统称为和解剂。属于"八法"中的"和法"。

1. 和解少阳　适用于伤寒少阳证。症见往来寒热、胸胁苦满、默默不欲饮食、心烦喜呕,以及口苦、咽干、目眩、脉弦等。常用方剂有小柴胡汤、蒿芩清胆汤等。

2. 调和肝脾　适用于肝气郁结、横犯脾胃或脾虚不运、营血不足、肝失濡养、疏泄失常而致的肝脾不和证。常用方剂有痛泻要方、四逆散、逍遥散等。

3. 调和肠胃　适用于邪犯肠胃、中焦寒热互结证。症见心下痞满、恶心呕吐、肠鸣下痢等。常用方剂有半夏泻心汤等（表9-22）。

表9-22　和解剂

方名	组成	功用	主治
小柴胡汤	柴胡、黄芩、半夏、人参、生姜、大枣、炙甘草	和解少阳	伤寒少阳证。寒热往来,胸胁苦满,心烦喜呕,口苦咽干,目眩,不欲饮食,脉弦
逍遥散	柴胡、当归、白芍、白术、茯苓、炙甘草	疏肝解郁,健脾养血	肝郁血虚脾弱证。两胁作痛,头痛目眩,口燥咽干,神疲食少,或月经不调、乳房胀痛、脉弦细
半夏泻心汤	半夏、黄芩、黄连、干姜、人参、炙甘草、大枣	寒热平调,消痞散结	寒热错杂之痞证。心下痞,满而不痛,干呕,肠鸣泄泻
葛根黄芩黄连汤	葛根、甘草、黄芩、黄连	解表清里	协热下利。身热下利,胸脘烦热,喘而汗出,舌红苔黄,脉数或促

四、清热剂

凡以清热药为主组成,具有清热、泻火、凉血、解毒等作用,治疗里热证的方剂,统称为清热剂。属于"八法"中的"清法"（表9-23）。

表 9 - 23　清热剂

方名	组成	功用	主治
白虎汤	石膏、知母、粳米、甘草	清热生津	阳明气分热盛之证。壮热烦渴多饮,汗出恶寒,舌红苔黄,脉洪大有力
犀角地黄汤	犀角、生地、芍药、牡丹皮	清热解毒,凉血散瘀	热入血分证。身热谵语,斑色紫黑,或见吐血、衄血、便血,舌绛起刺,脉细数
黄连解毒汤	黄连、黄柏、黄芩、栀子	泻火解毒	三焦火毒热盛。大热烦躁,口燥咽干,谵语不眠,或吐衄发斑,舌红苔黄腻,脉滑而数
龙胆泻肝汤	龙胆草、黄芩、栀子、生甘草、泽泻、木通、车前子、当归、生地、柴胡	泻肝胆实火,清下焦湿热	肝胆实火上炎。头痛目赤,胁痛口苦,耳聋,耳肿。肝胆湿热下注证。阴肿,阴痒,便毒,妇女带下,小便短赤淋浊,舌红苔黄腻,脉弦滑有力
清胃散	黄连、当归、生地、牡丹皮、升麻	清胃凉血	胃火牙痛,牵引头痛,牙喜寒恶热,面颊发热,牙龈红肿溃烂或出血,口气热臭,口干舌燥,舌红苔黄,脉滑而数
青蒿鳖甲汤	青蒿、鳖甲、生地、知母、丹皮	养阴透热	温病后期,阴液已伤,邪伏阴分。夜热早凉。热退无汗,舌红苔少,脉细数

1. 清气分热　适用于热在气分、热盛伤津或气阴两伤证。症见发热、多汗、口渴、脉洪大等。常用方剂有白虎汤、竹叶石膏汤等。

2. 清营凉血　适用于邪热传营、热入血所致的诸证。症见身热夜甚、神烦少寐、时有谵语、出血、舌绛起刺等。常用方剂有清营汤、犀角地黄汤等。

3. 清热解毒　适用于瘟疫、温毒及疮疡疔毒所致的烦躁狂乱、口舌生疮、便秘溲赤、疮疡疔毒等。常用方剂有黄连解毒汤、普济消毒饮、仙方活命饮等。

4. 清脏腑热　适用于邪热偏盛于某一脏腑而产生的火热证。常用方剂有导赤散、龙胆泻肝汤、泻白散、清胃散、玉女煎、芍药汤、白头翁汤等。

5. 清热祛暑　适用于感受暑邪而发生的暑热证。常用方剂有六一散、清暑益气汤、桂苓甘露饮等。

6. 清虚热　清虚热适用于热病后期,余热未尽,阴液已伤,热伏明分所致的虚热证。适用于热病后期、余热未尽、阴液已伤的虚热证。常用方剂有青蒿鳖甲汤、当归六黄汤、清骨散等。

五、温里剂

凡以温热药为主组成,具有温里助阳、散寒通脉等作用,治疗里寒证的方剂,统称为温里剂。属于“八法”中的“温法”(表 9 - 24)。

1. 温中祛寒　适用于中焦虚寒证。常用方剂有理中汤、小建中汤、吴茱萸汤等。

表 9 - 24　温里剂

方名	组成	功用	主治
理中汤	人参、干姜、白术、炙甘草	温中祛寒，补气健脾	脾胃虚寒证。脘腹疼痛，喜温拒按，自利不渴，呕吐腹痛，食少。畏寒肢冷，舌苔白，脉沉细
四逆汤	附子、干姜、炙甘草	回阳救逆，温中散寒	少阴病，四肢厥逆，冷汗淋漓，神疲欲寐，下利清谷，舌苔白滑，脉微欲绝
当归四逆汤	桂枝、细辛、当归、芍药、通草、甘草、大枣	温经散寒，养血通脉	血虚受寒证。手足厥寒，腰腿疼痛，妇女痛经，舌淡苔白，脉细欲绝

2. 回阳救逆　适用于阳气衰微、阴寒内盛，甚至阴盛格阳或戴阳等证。症见四肢厥逆、精神萎靡、恶寒蜷卧、下利清谷，甚则大汗淋漓、脉微细或脉微欲绝等。常用方剂有四逆汤、回阳救急汤等。

3. 温经散寒　适用于寒邪凝滞经脉之血痹、阴疽等证。常用方剂有当归四逆汤、黄芪桂枝五物汤、阳和汤等。

六、补益剂

凡以补益药为主组成，具有补养人体气、血、阴的方剂，统称为补益剂。属于"八法"中的"补法"（表 9 - 25）。

表 9 - 25　补益剂

方名	组成	功用	主治
四君子汤	人参、炙甘草、茯苓、白术	补气健脾	脾胃气虚，食少便溏，语音低微，倦怠无力，舌淡，苔白，脉虚弱
当归补血汤	黄芪，当归	补气生血	血虚发热证。肌热面红，烦渴欲饮，经期、产后血虚发热头痛。脉洪大而虚，重按无力
四物汤	熟地、当归、白芍、川芎	补血调经	营血虚滞证。心悸失眠，头晕目眩，面色无华，月经不调，量少或经闭不行，舌淡，脉细
八珍汤	人参、白术、白茯苓、当归、川芎、白芍药、熟地、炙甘草	益气补血	气血两虚证。面色苍白或萎黄，头晕目眩，四肢倦怠，食少纳呆，舌淡苔薄白，脉细弱
六味地黄丸	熟地、山萸肉、干山药、泽泻、牡丹皮、茯苓	滋阴补肾	肾阴虚证。腰膝酸软，耳鸣耳聋，骨蒸潮热，小便淋漓，舌红少苔，脉沉细数
肾气丸	干地黄、山药、山茱萸、泽泻、茯苓、丹皮、桂枝、附子	温补肾阳	肾阳不足。腰膝酸软，肢冷，少腹拘急，小便清长，阳痿，舌淡苔薄白，脉沉细

1. 补气剂　适用于脾肺气虚的病证。症见肢体倦怠乏力、少气懒言、语音低微、动则气促、面色萎白、食少便溏、舌淡苔白、脉虚弱等。常用方剂有四君子汤、参苓白术散、补中益气汤、生脉散、玉屏风散等。

2. 补血剂　适用于血虚的病证。血虚与心、肝、脾最为密切。症见面色萎黄、头晕目眩、唇爪色淡、心悸、失眠、舌淡、脉细，或妇女月经不调、经闭不行等。常用方剂有当归补血汤、四物汤、归脾汤等。

3. 气血双补　适用于气血两虚的病证。症见面色无华、头晕目眩、心悸、食少倦怠、舌淡、脉虚无力等。常用方剂有八珍汤、泰山磐石散等。

4. 补阴剂　适用于阴虚的病证。症见形体消瘦、头晕耳鸣、潮热颧红、五心烦热、盗汗失眠、口燥咽干、舌红少苔，脉细数。常用方剂有六味地黄丸、左归丸、大补阴丸、一贯煎、补肺阿胶汤等。

5. 补阳剂　适用于阳气虚弱的病证。常用方剂有肾气丸、右归丸等。

七、固涩剂

凡以固涩药为主组成，具有收敛固涩作用，以治疗气、血、津、精耗散滑脱之证的方剂，统称为固涩剂(表9-26)。

表9-26　固涩剂

方名	组成	功用	主治
牡蛎散	煅牡蛎、黄芪、浮小麦、麻黄根	固表敛汗	自汗、盗汗，夜卧更甚，神疲胃寒，或心悸气短，舌淡红，脉细弱
四神丸	补骨脂、肉豆蔻、五味子、吴茱萸	温肾暖脾，止泻	五更泄泻，不思饮食，食不消化，或腹痛腰酸，肢冷，神疲乏力，舌淡苔薄白，脉沉无力
金索固经丸	沙苑蒺藜、芡实、莲须、煅龙骨、煅牡蛎	固肾涩精	遗精滑泄，腰痛耳鸣，舌淡苔白，脉细弱

1. 固表止汗　适用于体虚卫外不固、阴液不能内守而致的自汗或盗汗证。常用方剂有牡蛎散等。

2. 固肺止咳　适用于久咳肺虚、气因耗伤之证。常用方剂有九仙散等。

3. 涩肠固脱　适用于泻痢日久不止、脾肾虚寒以致大便滑脱不禁的病证。常用方剂有真人养脏汤、四神丸、桃花汤等。

4. 涩精止遗　适用于遗精滑泄、尿频遗尿诸证。常用方剂有金锁固精丸、桑螵蛸散、缩泉丸等。

5. 固崩止带　适用于妇女崩中漏下，或带下日久不止等证。常用方剂有固冲汤、固经丸、完带汤等。

八、安神剂

凡以安神药为主组成、具有安神定志作用、治疗神志不安病证的方剂，统称为安神剂(表9-27)。

1. 镇静安神　适用于心阳偏亢、热扰心神所致的烦乱、失眠、惊悸、癫痫等。常用方剂有朱砂安神丸、磁朱丸等。

表 9-27　安神剂

方名	组成	功用	主治
朱砂安神丸	朱砂、黄连、当归、炙甘草、生地	重镇安神,清心泻火	心火亢盛,饮血不足证。失眠多梦,惊悸怔忡,心烦神乱,舌红,脉细数
酸枣仁汤	酸枣仁、知母、茯苓、川芎、炙甘草	养血安神,清热除烦	虚烦不眠证。失眠心悸,头晕,咽干口燥,舌红,脉弦细
天王补心丹	酸枣仁、柏子仁、当归身、天门冬、生地、人参、丹参、玄参、白茯苓、五味子、远志、桔梗	滋阴养血,补心安神	阴虚血少,神志不安证。心悸失眠,虚烦神疲,手足心热,口舌生疮,舌红少苔,脉细而数

2. 补养安神　适用于心肝失养所致的虚烦不眠、健忘多梦等。常用方剂有天王补心丹、酸枣仁汤、甘麦大枣汤等。

九、开窍剂

凡以芳香开窍药为主组成,具有开窍醒神作用、治疗窍闭神昏之证的方剂,统称为开窍剂(表 9-28)。

表 9-28　开窍剂

方名	组成	功用	主治
安宫牛黄丸	牛黄、郁金、黄连、黄芩、雄黄、山栀、朱砂、冰片、麝香、珍珠、犀角、金箔衣	清热解毒,开窍安神	邪热内陷心包。高热烦躁,神昏谵语,舌红或绛,脉数
苏合香丸	苏合香、安息香、麝香、沉香、丁香、白术、木香、乌犀香、香附	芳香开窍,行气温中	寒闭证。突然昏倒,牙关紧闭,不省人事,舌苔白,脉迟

1. 凉开　适用于温热之邪内陷心包的热闭证。症见高热烦躁、神昏谵语、甚或痉厥等。常用方剂有安宫牛黄丸、至宝丹等。

2. 温开　适用于中风、中寒、气郁、痰厥等,属于寒闭之证。症见卒然昏倒、牙关紧闭、神昏不语、苔白脉迟等。常用方剂有苏合香丸、紫金锭等。

十、理气剂

凡以理气药为主组成,具有行气或降气的作用,治疗气滞或气逆病证的方剂,统称为理气剂。属于"八法"中的"消法"(表 9-29)。

表 9-29　理气剂

方名	组成	功用	主治
越鞠丸	苍术、香附、川芎、神曲、栀子	行气散郁	郁证。胸膈痞闷或脘腹胀痛,嗳腐吞酸,脉弦或滑
苏子降气汤	紫苏、半夏、当归、甘草、前胡、厚朴、肉桂	降气平喘,祛痰止咳	实喘证。痰涎壅盛,咳喘短气,痰稀色白,胸膈满闷,肢体倦怠,舌苔白滑或白腻
半夏厚朴汤	半夏、厚朴、茯苓、生姜、苏叶	行气散结,降逆化痰	梅核气。咽中如有物阻,吞咽不下,胸膈满闷,舌苔白腻,脉弦滑或弦缓

1. 行气　具有舒畅气机的作用,适用于气机郁滞的病证。气滞一般以肝气郁滞和脾胃气滞为多见。常用方剂有越鞠丸、柴胡疏肝散、半夏厚汤、金铃子散、瓜蒌薤白白酒汤、天台乌药散等。

2. 降气　具有平喘或降逆止呕的作用,适用于气机上逆的病证。气逆之证主要表现为肺气上逆和胃气上逆两个方面。常用方剂有苏子降气汤、定喘汤、橘皮竹茹汤、丁香柿蒂散等。

十一、理血剂

凡以理血药为主组成、具有活血化瘀或止血作用、治疗瘀血和出血证的方剂,统称为理血剂(表 9 - 30)。

表 9 - 30　理血剂

方名	组成	功用	主治
血府逐瘀汤	当归、生地、桃仁、红花、枳壳、赤芍、柴胡、甘草、桔梗、川芎、牛膝	活血祛瘀,行气止痛	胸中血瘀证。胸痛头痛,痛如针刺,心悸失眠,急躁易怒,唇暗,舌暗红有瘀斑,脉涩或弦
小蓟饮子	生地、小蓟、滑石、木桶、蒲黄、藕节、当归、栀子、淡竹叶、炙甘草	凉血止血,利尿通淋	尿血、血淋。小便频数,赤涩热痛,舌红,脉数
生化汤	全当归、川芎、桃仁、干姜、炙甘草	化瘀生新,温经止痛	产后瘀血腹痛。恶露不行,小腹冷痛

1. 活血祛瘀　适用于蓄血及各种瘀血阻滞病证,如经闭、痛经、干血痨、半身不遂、外伤瘀痛等。常用方剂有桃核承气汤、血府逐瘀汤、补阳还五汤、复元活血汤、温经汤、生化汤、桂枝茯苓丸等。

2. 止血　适用于血溢脉外而出现的吐血、衄血、咯血、便血、尿血、崩漏等各种出血证。常用方剂有十灰散、四生丸、小蓟饮子、槐花散等。

十二、治风剂

凡以辛散祛风或熄风止痉药为主组成,具有疏散外风或平熄内风的作用,治疗风病的方剂统称为治风剂(表 9 - 31)。

表 9 - 31　治风剂

方名	组成	功用	主治
川芎茶调饮	川芎、羌活、白芷、细辛、荆芥、薄荷、防风、甘草	疏风止痛	外感风邪头痛。偏头痛,恶寒发热,目眩鼻塞,舌苔薄白,脉浮
镇肝熄风汤	怀牛膝、赭石、龙骨、牡蛎、龟板、白芍、玄参、天冬、川楝子、麦芽、茵陈、甘草	镇肝熄风、滋阴潜阳	阴虚阳亢,肝风内动。头晕目眩,目胀耳鸣,心中烦热,面色如醉,昏不识人,脉弦长有力

1. **疏散外风** 适用于外风所致诸病。常用方剂有川芎茶调散、大秦艽汤、牵正散、消风散等。

2. **平熄内风** 适用于内风所致的病证。常用方剂有羚角钩藤汤、镇肝熄风汤、天麻钩藤饮等。

十三、治燥剂

凡以轻宣辛散或甘凉滋润的药物为主组成,具有轻宣外燥或滋阴润燥等作用,以治疗燥证为主的方剂,统称为治燥剂(表9-32)。

表9-32 治燥剂

方名	组成	功用	主治
杏苏散	苏叶、半夏、茯苓、前胡、桔梗、枳壳、生姜、橘皮、杏仁、甘草、大枣	轻宣凉燥,理肺化痰	外感凉燥。头微痛,恶寒无汗,咳嗽痰稀,舌苔白,脉弦
百合固金汤	生地、熟地、百合、麦冬、白芍、当归、贝母、甘草、玄参、桔梗	养阴润肺,化痰止咳	肺肾阴虚。咳痰带血,咽喉燥痛,手足心热,骨蒸盗汗,舌红少苔,脉细数

1. **轻宣外燥** 适用于外感温燥和凉燥之证。常用方剂有杏苏散、桑杏汤、清燥救肺汤等。

2. **滋阴润燥** 适用于脏腑津液耗伤所致的内燥证。常用方剂有麦门冬汤、养阴清肺汤、玉液汤、增液汤等。

十四、祛湿剂

凡以祛湿药为主组成,具有化湿行水、通淋泄浊等作用,以治疗水湿病为主的方剂,统称为祛湿剂(表9-33)。

表9-33 祛湿剂

方名	组成	功用	主治
藿香正气散	藿香、紫苏、白术、白芷、厚朴、半夏、陈皮、桔梗、茯苓、大腹皮、甘草	芳香化湿,理气和中	外感风寒,内伤湿滞。恶寒发热,头痛,恶心呕吐,腹痛腹泻,脘闷,口淡,苔白腻,脉浮缓
茵陈蒿汤	茵陈蒿、栀子、大黄	清热利湿退黄	湿热黄疸。皮肤巩膜俱黄,小便短赤,大便不畅,腹微满,苔黄腻,脉滑数
五苓散	茯苓、猪苓、泽泻、白术、桂枝	通阳化气,渗湿利水	蓄水证,膀胱气化不利。水湿内停,小便不利,小腹胀满,水肿,腹泻
独活寄生汤	独活、秦艽、防风、细辛、桂心、牛膝、杜仲、人参、茯苓、当归、芍药、地黄、川芎、桑寄生、甘草	祛风湿,止痛痹,益肝肾,补气血	痹症日久,肝肾两虚,气血不足。腰膝关节疼痛,屈伸不利,胃寒喜温,舌淡苔白,脉细弱

1. **化湿和胃** 适用于湿浊内阻、脾胃失和所致的脘腹痞满、嗳气吞酸、呕吐泄泻、食

少体倦等。常用方剂有平胃散、藿香正气散等。

2. 清热祛湿　适用于湿热外感,或湿热内盛,以及湿热下注所致的湿温、黄疸、热淋和下肢痿痹等。常用方剂有茵陈蒿汤、八正散、三仁汤、甘露消毒丹、二妙散等。

3. 利水渗湿　具有通利小便作用,使水湿从小便排除。适用于水湿壅盛所致的蓄水、癃闭、淋浊、水肿、泄泻等。常用方剂有五苓散、猪苓汤、防己黄芪汤。

4. 温化水湿　适用于阳虚不能化水和湿从寒化所致的水肿、痰饮、痹症等。常用方剂有苓桂甘汤、真武汤、实脾散等。

5. 祛风除湿　祛风除湿适用于风湿袭表或风湿侵犯筋骨经络所致的头痛身重、腰膝关节疼痛、活动不利。常用方剂有羌活胜湿汤、独活寄生汤、鸡鸣汤等。

十五、祛痰剂

凡以祛痰药为主组成,具有祛除痰饮作用,治疗各种痰病的方剂,统称为祛痰剂。属于"八法"中的"消法"(表9-34)。

表9-34　祛痰剂

方名	组成	功用	主治
二陈汤	半夏、橘红、白茯苓、炙甘草	燥湿化痰,理气和中	湿痰咳嗽。痰多色白,胸膈胀满,恶心呕吐,肢体倦怠,舌苔白腻,脉滑
清气化痰丸	瓜蒌、黄芩、陈皮、杏仁、枳实、茯苓、胆南星、半夏	清热化痰,理气止痰	痰热咳嗽。痰稠色黄,胸膈痞闷,甚则气急呕恶,舌质红,苔黄腻,脉滑数
贝母瓜蒌散	贝母、瓜蒌、花粉、橘红、茯苓、桔梗	润肺化痰	燥痰咳嗽。咳痰不爽,痰粘难出,咽喉干燥,舌苔黄而干,脉弦
苓甘五味姜辛汤	茯苓、甘草、干姜、细辛、五味子	温肺化饮	寒饮咳嗽。咳嗽痰多,清晰色白,胸膈不舒,舌苔白滑,脉弦滑

1. 燥湿化痰　适用于湿痰证,症见痰多易咯、脘腹痞闷、呕恶眩晕、肢体困倦、舌苔白腻或白滑,脉缓或滑等。常用方剂有二陈汤、茯苓汤等。

2. 清热化痰　适用于热痰证,症见咳嗽痰黄、黏稠难咯,以及由痰热所致的胸痛、眩晕、惊痫等。常用方剂有清气化痰丸、小陷胸汤等。

3. 润燥化痰　适用于燥痰证,症见痰稠而黏,咯之不爽,咽喉干燥,甚则呛咳等。常用方剂有贝母瓜蒌散等。

4. 温化寒痰　适用于寒痰证,症见咳痰清稀色白、舌苔白滑等。常用方剂有苓甘五味姜辛汤、三子养亲汤等。

5. 治风化痰　适用于内风挟痰证,症见眩晕头痛,或发癫痫,甚则昏厥、不省人事等。常用方剂有止咳汤、半夏白术天麻汤、定痫丸等。

十六、驱虫剂

凡以驱虫药为主组成,具有驱虫或杀虫等作用,用于治疗人体寄生虫病的方剂,统称为驱虫剂。常用方剂有乌梅汤、驱虫消食片等(表9-35)。

表 9 - 35　驱虫剂

方名	组成	功用	主治
乌梅汤	乌梅、花椒、细辛、黄连、黄柏、干姜、附子、桂枝、人参、当归	温脏安蛔	蛔厥证。久痢,厥阴头痛或脾胃虚弱引起的胃脘痛、肢体瘦弱
驱虫消食片	槟榔、使君子仁、雷丸、鸡内金、茯苓、牵牛子、芡实、炙甘草	消积杀虫,健脾开胃	小儿疳气,虫积,身体羸瘦,不思饮食

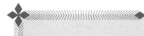

北京同仁堂:"同修仁德,济世养生"

　　据史料记载,北京同仁堂的创始人为清朝年间的乐显扬(公元 1630～1688 年)。明朝永乐年间,乐显扬的先祖从祖籍浙江皮府迁居北京,以走街串巷、行医卖药为生。乐显扬继承家业,也成了一名摇着铃、穿行于大街小巷的郎中。后来,他凭借精湛的医术,成为太医院的小史,这为他能收集大量的宫廷秘方、民间祖传偏方提供了便利的条件。康熙八年(公元 1669 年),乐显扬在老北京的西打磨厂附近创办了一家药店,认为"'同仁'二字可以命堂名,吾喜其公而雅,需志之",遂将它取名为"同仁堂"。

　　1706 年,乐显扬的儿子乐凤鸣总结前人的制药经验,写下了《乐氏世代祖传九散膏丹下料配方》一书。他在这本书的序言中提出了"炮制虽繁必不敢省人工,品味虽贵必不敢减物力"的训条,成为历代同仁堂人的制药原则。时至今日,同仁堂的金字招牌历经三百年的历史变迁而历久弥新,其产品以"配方独特、选料上乘、工艺精湛、疗效显著"而享誉海内外,俨然已成为中药王国中的王者。

　　(资料来源:陈倩,赵佳.《千古中医千古事　细说中医源流典故》.武汉:武汉出版社,2009.)

学习效果评价·思考题

　　1. 清热药分哪几类?每类的功效特点和适应证是什么?各有哪些主要药物?

　　2. 石膏、知母等清气分实热药与黄芩、黄连等清热燥湿药均能治疗气分火热实证,其功效特点有何不同?如何区别应用?

项目三　中药煎煮法与护理

案例导入

　　章某,男,53 岁。3 天前自觉咽痒,微恶风寒,夜间少许咳嗽、无汗,继则咳嗽加剧、咽痛,全身酸痛,微有发热。当晚咳嗽更加厉害,彻夜不眠,伴有心烦、胸闷、口干等,因上述症状加重而来就诊。舌质红,苔薄白微黄干,脉浮紧。中医诊断为咳嗽,属于风寒束表、入里化热的表寒里热证,治宜外解风寒、内清里热,选用麻黄汤加味。

　　请问:对上述药物进行煎煮时,最宜选用的器具是什么? 该方药组成:麻黄 10 g,桂枝 10 g,甘草 6 g,杏仁 12 g,石膏 30 g,生姜 3 片,黄芩 10 g,你认为宜先煎的药物是什么? 为什么? 服用该方药时,应采取的护理措施有哪些?

分析提示

　　煎药是中药汤剂在使用前的最后一道工序,中药的煎药方法十分重要,可直接影响到治疗效果。应注意特殊药物的煎煮顺序,根据患者证属不同给予不同的护理措施。

任务一　中药汤剂煎煮方法

　　煎药,就是加热使水分渗透到药物中溶解它所含有的药物成分以治疗疾病。煎药方法的正确与否,是关乎药物疗效与安全用药的重要环节,应当引起重视。

一、煎药用具

　　一般以砂锅、瓦罐为好,因其具有化学性质稳定、导热均匀等优势;其次可选用搪瓷或不锈钢器皿。忌用铁、铜、铝等金属器具,因为有些药物与铜、铁一起加热后,会起化学反应,或降低溶解度。选用煎药器皿最好加盖,且容量宜大,这样有利于有效成分的充分溶解,同时可避免蒸发过快。

二、煎药用水

　　一般以水质清净为原则,如自来水、井水、蒸馏水均可。古时曾用流水、雨水、泉水、米泔水等;也可根据药物的特点和疾病的性质,选用酒或酒水合煎。忌用沸水煎药。用水量可视药量、药物质地及煎药时间而定。每剂药一般煎煮两次,称为两煎法。每剂水量以漫过药面 3～5 cm 为宜,每次煎得量 100～150 ml 即可。中药饮片在煎煮前必须加水浸泡一段时间,以利于有效成分的煎出,不可随意省略这一环节。一般以 30～60 分钟为宜,但浸泡时间不宜过长,以免有效成分水解失效。浸泡用水,以常温水或 25～50℃

温水为宜,切忌用沸开水,以免药材细胞内的蛋白质突然遇热凝固,外层形成紧密的包膜而不利于有效成分的析出。芳香易挥发的或容易吸水的饮片宜用凉水浸泡。

三、煎药用火

有"武火"和"文火"之分。"武火"指大火急煎,"文火"指小火慢煎。一般先武火后文火,即武火煮沸,文火保持。此外,还须根据不同方剂的要求,酌定火候。如以芳香药物为主的方剂,煎煮时间应稍短,矿物类、贝甲类、有毒药物的煎煮时间宜长。

四、煎药方法

应先将药物加冷水浸泡 20~30 分钟后,再煎煮,以利于药物有效成分的充分溶出。此外,对某些要求特殊煎法的药物,应在处方中加以注明。

1. 先煎　介壳类与矿物类药物,因质地坚实、有效成分难以煎出,应打碎先煎,如鳖甲、龟板、石决明、生龙骨、生石膏等,煮沸后 20 分钟左右,再下其他药;对一些毒性剧烈的药物,须先煎 30~60 分钟,以降低其毒性,保证用药安全,如川乌、草乌等。

2. 后下　气味芳香的药物,以其挥发油取效的,只煎 5 分钟即可,以防其有效成分走散,如薄荷、钩藤、白豆蔻等。用大黄取其攻下,一般煎 10~15 分钟即可。对所有后下药物,都应先进行浸泡再煎。

3. 包煎　有些药物煎煮时易漂浮在药液面上,或使药液混浊不便于煎煮和服用的药物,如蒲黄、海金沙、车前子、辛夷、旋覆花等,要用纱布包好,再放入锅内与其他药同煎。

4. 另炖或另煎　某些贵重药物,为了避免同时煎煮时有效成分被其他药物吸附,可另炖或另煎,如人参、西洋参、羚羊角等。

5. 溶化　亦称烊化。胶质、黏性大且容易溶解的药物,如阿胶、鹿角胶、蜂蜜、馆糖等,应单独溶化,再与煎好的药液混合均匀后服用。

6. 冲服　某些芳香或贵重药物不宜加热煎煮的,应研为细末,用药液或开水冲服,如三七粉、芒硝等。

7. 泡服　某些挥发性强、易出味的药,不宜煎煮,泡服即可。如番泻叶、胖大海等。

任务二　中药汤剂给药方法

一、服药时间

《神农本草经》记载:"病在胸膈以上者,先食后服药;病在心腹以下者,先服药而后食;病在四肢血脉者,宜空腹而在旦;病在骨髓者,宜饱食而在夜。"

1. 饭前　一般来说,滋补药、攻下药、驱虫药,以及对胃肠刺激小,主要作用部位在脐以下的,患者本身体质尤其是脾胃功能较好者,可饭前 2 小时服用。由于饭前胃中空虚,药物能迅速进入肠中,能够充分发挥药效。

2. 饭后 一般来说,发汗药、对胃肠刺激性较大,主要作用部位在膈以上,以及患者本身体质尤其是脾胃功能较差者,应饭后 2 小时服用。由于饭后胃中存有较多食物,可减少药物对胃肠道的刺激,故对胃肠道有刺激的药物等宜饭后服。

3. 特定时间 安眠药宜睡前服;抗疟药宜在发作前 1~2 小时服用;慢性病定时服;重病者不拘时间,迅速服用。

二、服药温度

一般汤剂均宜温服。热药治寒证宜热服,真热假寒证宜寒药温服。寒药治热证宜冷服,真寒假热证宜热药温服。

三、服药剂量

可将头煎、二煎药汁混合后分服,也可将两次所煎药汁顿服、分数次服等。一般年轻力壮、病势较轻的患者,其胃气尚强,因此每帖方剂可以分两次煎煮,如果是老弱体衰、久病多年及幼童,由于胃气较弱,药汁宜少。

四、服药方法

昏迷的患者吞咽困难可用鼻饲法。除内服外汤剂也可外用,主要是利用药物与皮肤接触从而达到"外治内效"。常见的有熏蒸法、洗浸法等。

五、服药前后护理

中药汤剂具有刺激性强、剂量大的特点,在服药前应指导患者了解服药方法、服药次数,以及饮食起居禁忌。服药以后根据所用药物特点,有预见性地对患者用药后的病情变化及注意事项进行指导。一般服用发汗解表方剂,应注意观察患者出汗情况,如服用桂枝汤,仅微微出汗即可,且汗出热退即停药,如大汗淋漓,则应及时停药。而对于服泻下药的患者,应指导其留意观察排气、腹痛、腹胀及排便的情况,越是峻烈的泻药越要做到中病即止,切忌服药过量。此外,服用药物后一般要告诫患者不宜劳累,节制房事,调节情志,以有利于疾病康复。

任务三 中药的应用与护理

中药的应用包括中药的配伍、用药禁忌、剂量和服法等内容。掌握这些基本知识与方法,对于充分发挥药效和确保用药安全具有极其重要的意义。

一、配伍

配伍,是根据病情的需要和药物的特点,按照一定的组合原则,有选择地将两味以上的药物配合使用。前人把单味药物的应用同药物与药物之间的配伍关系总结为 7 个方面,称为药物的"七情"。分述如下。

1. 单行　是单用一味药物来治疗某种病情单一的疾病。如古方独参汤,即单用一味人参,治疗大失血所引起元气虚脱的危重病证。

2. 相须　即性能功效相类似的药物配合应用,可以增强其原有药物的疗效。如大黄与芒硝配合,能明显地增强攻下泻热的治疗效果。

3. 相使　即在性能功效方面有某种共性的药物配合应用,而以一种药物为主,另一种药物为辅,能提高主药物的疗效。如黄芪与茯苓配合时,茯苓能提高黄芪补气利水的治疗效果。

4. 相畏　即一种药物的毒性反应或不良反应,能被另一种药物减轻或消除。如半夏畏生姜,半夏的毒性和不良反应能够被生姜所抑制。

5. 相杀　即一种药物能够降低或消除另一种药物的毒性或不良反应。如生姜杀生半夏和生南星的毒等。可见相畏、相杀实际上是同一种配伍关系的两种提法,没有本质的区别。

6. 相恶　即两种药物合用,一种药物与另一种药物相作用而致原有功效降低或丧失。如人参恶莱菔子,莱菔子能削弱人参的补气作用。

7. 相反　即两种药物同用能产生剧烈的毒性和不良反应,如甘草反大朝、细辛反葫芦等。

上述七情除单行外,在配伍应用的情况下,其变化规律可概括为 4 种:①有些药物配伍因产生协同作用而增强疗效,如"相须"、"相使",是临床用药时需要充分利用的。②有些药物可能互相拮抗而抵消、削弱原有功效,如"相恶",在用药时应加以注意。③有些药物由于相互作用,可以减轻或消除原有的毒性或不良反应,如"相畏""相杀",在应用烈性药或毒性药时必须考虑选用。④一些药物因相互作用而产生毒性和不良反应,即"相反",此属配伍禁忌,原则上应避免配伍应用。

二、中药的用药禁忌

为了确保疗效,安全用药,避免毒性和不良反应的产生,必须注意中药的用药禁忌,主要包括以下几个方面。

1. 配伍禁忌　是指某些药物合用会产生剧烈的毒副作用或降低和破坏药效,因而应该避免配合使用。金元时期将配伍禁忌概括为"十八反"和"十九畏",编成歌诀,以便诵读。

(1)"十八反"歌诀:"本草明言十八反,半蒌贝蔹及攻乌,藻戟遂芫俱战草,诸参辛芍叛藜芦"。即乌头反半夏、瓜蒌、贝母、白蔹、白及;甘草反海藻、大戟、甘遂、芫花;藜芦反人参、沙参、丹参、苦参、玄参、细辛、芍药。

(2)"十九畏"歌诀:"硫黄原是火中精,朴硝一见便相争。水银莫与砒霜见,狼毒最怕密陀僧。巴豆性烈最为上,偏与牵牛不顺情。丁香莫与郁金见,牙硝难合京三棱。川乌草乌不顺犀,人参最怕五灵脂。官桂善能调冷气,若逢石脂便相欺。大凡修合看顺逆,炮爁炙煿莫相依"。即硫黄畏朴硝,水银畏砒霜,狼毒畏密陀僧,巴豆畏牵牛,丁香畏郁金,川乌、草乌畏犀角,牙硝畏三棱,官桂畏赤石脂,人参畏五灵脂。

2. 证候禁忌 由于药性不同,其作用各有专长和一定的适应范围,临床用药也就有所禁忌,称"证候禁忌"。如麻黄性味辛温,功能发汗解表,又能宣肺平喘利尿,因此,只适用于外感风寒、表实无汗或肺气不宣的喘咳,而对表虚自汗及阴虚盗汗、肺肾虚喘则应禁止应用。

3. 妊娠用药禁忌 凡能影响胎儿生长发育、有致畸作用,甚至造成堕胎的中药,妇女在怀孕期间应禁止使用。中药药典和卫生部部颁药品标准中,关于妊娠禁忌的规定,为法定依据。中国药典将妊娠禁忌药分为妊娠禁用药、妊娠忌用药、妊娠慎用药3种。

禁用的药物是指毒性较强或药性峻猛的药物,如雄黄、巴豆、牵牛、商陆、麝香、三棱、莪术、水蛭、水银、砒霜等。忌用的药物大多为毒性较强或药性猛烈的中药,有天仙子、三棱、莪术、水蛭、川牛膝、巴豆、芒硝、麝香、益母草等,应避免使用。慎用的药物包括通经祛瘀、行气破滞及药性辛热的中药,可根据孕妇患病的情况酌情使用。如桃仁、红花、大黄、番泻叶、枳壳、附子、肉桂、干姜、冬葵子等。没有特殊必要时应尽量避免使用,以免发生事故。

4. 服药饮食禁忌 简称食忌,也就是通常所说的忌口。根据病情的不同,饮食禁忌也有区别。如热性病应忌食辛辣、油腻、煎炸类食物;寒性病应忌食生冷食物等;胸痹患者应忌食肥肉、脂肪、动物内脏及烟、酒等;脾胃虚弱者应忌食油炸粘腻、寒冷固硬、不易消化的食物;疮疡、皮肤病患者,应忌食鱼、虾、蟹等腥膻发物及辛辣刺激性食品。在服药期间,一般应忌食生冷、油腻、腥膻、有刺激性的食物。

三、剂量

中药剂量是指每一味药的成人一日量。

1. 计量单位 中药的计量单位有重量如:铢、两、分、钱、斤等;公制:千克、克、毫克等。明清以来,我国普遍采用16进位制的计量方法,即1斤=16两=160钱。目前,我国对中药生药计量采用公制,即1公斤=1 000 g。为了处方和配药计算方便,按规定的近似值进行换算:1两(16进位制)=30 g,1钱=3 g,1分=0.3 g,1厘=0.03 g。

2. 在确定中药的剂量时 应考虑药物的患者年龄、体质、病情及所用药物的性质、剂强度等因素。一般来说老人、小儿、体弱、久病及产后妇人,在用峻烈的攻病祛邪药物,易损正气,用量宜小。而当老人及身体已极度虚弱者用补药时,一般剂量可较重。开始时的剂量宜轻,逐渐增加。而对于药物方面,质轻的用量宜轻,质重的用量可稍大。入汤剂的药物,用量宜大;入丸、散剂的药物,用量宜小。病情重、病势急、病程短的患者,用量宜大。夏季发汗解表药及辛温大热药,用量宜小;冬季发汗解表药及辛温大热药,用量宜大。冬季苦寒降火药,用量宜小;夏季苦寒降火药,用量宜大。

四、药物的临床应用与护理

近年来,因使用中药而产生不良反应的频率越来越高,严重者会危及患者生命。因此,必须加强用药安全管理,正确掌握各种剂型中药的使用方法,有利于药效的发挥,同时避免不正确使用所带来的机体损害。

1. 中药汤剂的用药护理

(1) 根据病情的需要和药物的性能正确指导患者合理服用中药汤剂,包括服药时间、服药次数、服药温度等方面，积极向患者宣传中药知识并交代清楚服用方法和注意事项。

（2）对有疑议的中药汤剂，应及时向医师提出，按医嘱的用药途径、用法、用量、时间给药，给患者发药时，特别是对首次用药者，一定要询问过敏史；对于慢性患者的服药，要注意观察病情、用药反应，患者体质不同、患病轻重不同，用药后可有不良反应，如恶心、呕吐、腹泻、皮疹等，发现问题及时报告医师，并做好应急处理。服药后应做好观察护理，防止不良反应的发生。

（3）对服用含有毒中药汤剂的患者，应密切注意患者的临床表现，发现不良反应马上停药。严密观察生命体征及病情变化，直至症状缓解。同时注意中药汤剂与西药同用的禁忌，如含有鹿茸、甘草的中药汤剂不宜与具有镇痛作用的阿司匹林同时服用，可引起炎性水肿。

（4）临床应做好服药时饮食禁忌的宣传工作，防止患者因饮食不当而影响药物疗效或发生不良反应。如在服药期间宜少吃肉类、瓜果及其他不易消化的食物，以免增加患者的消化负担，影响病情康复；热性病忌辣味、酒类、肉类等，食后易使病情加重等。

2. 中药散剂的用药护理　中药散剂分内服和外用两种。

（1）内服散剂可以用温开水直接送服，但须注意：药粉应置于舌上，防止撒布在上额及咽部，以免引起呛咳或恶心。服药后勿饮水过多，以免药物被过度稀释，影响治疗效果。

1）一般服中药散剂后，应使患者取平卧或半卧位半小时以上，以助胃气运化，使其能更好发挥药效。

2）服散剂后半小时以内勿进食，以免影响服药效果。

3）如因服用散剂方法不当，引起患者呛咳、咽部不适时，可使患者取坐位，仰头含少许温开水，护理人员用手掌（五指分开）轻拍其背部，使其咽部得润，排出可能吸入的少量药粉。

4）密切观察服药后的效果，并根据患者情况，做好紧急处理。

（2）外用散剂一般匀撒疮面上或患处，如生肌散、金黄散等，还有吹喉、点眼等外用散剂，如冰硼散、八宝眼药等。

1）用药前，护理人员应指导或辅助患者准备好调配药物所用辅料，以及纱布、绷带等，药粉应按医嘱规定用法用量使用，不可过量使用，施药时应注意使药粉分布均匀，尤其有腐蚀性的药物，应仅限于患处使用，避免接触正常皮肤组织。

2）热敷时须暴露患部，室内宜保持温暖无风，以免患者感受风寒，协助患者选择舒适体位。

3）药包温度要适宜，一般不超过 70℃，热敷初始先用药包快速点拍患处，使热量均匀透入肌肤，又不至于造成局部过烫，待药包温度降至患者耐受程度，即用橡胶单将药包固定于患处，不仅能避免中药药液渗出污染衣物，还可延缓药包过快散热，持续贴敷 1 小时，温度不足时可加温复用。

4）热敷期间注意听取患者对热感的反应，观察局部情况，对于皮肤知觉迟钝的患者，尤须注意防止烫伤。

5）做好患者用药后的卫生清理工作,保持清洁。

3. 栓剂的用药护理 栓剂根据施用腔道的不同,可分为阴道栓剂、直肠栓和尿道栓。

（1）阴道栓剂

1）使用前患者及家属详细介绍相应阴道栓剂药理作用效果及可能出现的不良反应,以及用药后的注意事项。使用前清洗双手,除去栓剂外封物,并用润滑剂涂在栓剂的尖端部。如栓剂太软,则应将其带着外包装放在冰箱的冷冻室或冰水中冷却片刻,使其变硬,然后除去外封物,放在手中捂暖,并消除尖状外缘。

2）患者仰卧床上,双膝屈起并分开,可辅助患者利用置入器或戴指套,用手指将栓剂部向阴尖端道口塞入至阴道后穹窿深处,并用手以向下、向前的方向轻轻推入阴道深处,以使药物发挥最大作用。置入栓剂后应指导患者合拢双腿,保持仰卧姿势约 20 分钟。注意保护患者隐私。

3）应指导患者给药后 1～2 小时内尽量不排尿。

4）应于入睡前给药,可延长药物作用时间,以便药物充分吸收,并提高疗效。且可防止药栓遇热溶解后外流;同时,告知患者在月经期应停用该药,有过敏史者慎用。

（2）直肠栓

1）栓剂基质的硬度易受气候的影响而改变,在夏季,炎热的天气会使栓变得松软而不易使用,应用前宜将其置入冰水或冰箱中 10～20 分钟,待其基质变硬。

2）剥去栓剂外裹的铝箔或聚乙烯膜,在栓剂的顶端蘸少许液体石蜡、凡士林、植物油或润滑油。

3）塞入时应指导患者采取侧卧位,小腿伸直,大腿向前屈曲,贴着腹部;儿童可趴伏在大人的腿上。安抚患者紧张情绪,嘱其放松肛门,将药物沿直肠壁,朝向脐部方向,避开粪块。不要用力过大,以防造成伤害。

4）嘱患者侧卧 15 分钟,以确保药物吸收及防止渗漏。插入栓剂时护士应戴指套或手套,避免污染手指。深度距肛门口幼儿约 2 cm,成年人约 3 cm。施药完毕嘱咐患者合拢双腿,保持侧卧姿势 15 分钟,以防栓被压出。

5）告知患者尽力憋住大便,用药后 1～2 小时不解大便。栓剂在直肠的停留时间越长,吸收越完全。

（3）尿道栓

1）用药前先排除尿道尿液,湿润的尿道使栓剂更易于吸收。

2）因尿道栓剂可引起轻微的尿道损伤和出血,故应用抗凝治疗者应慎用。

3）尿道栓剂有男女之分,在给男性使用时,应注意有阴茎异常勃起现象者,应减少或停止本药品的使用。

4. 膏剂的用药护理 膏剂分内服和外用两类:内服膏剂有流浸膏、浸膏、煎膏 3 种;外用膏剂有硬膏、软膏 2 种。

（1）软膏的用药护理:软膏可使药物在局部被缓慢吸收而持久发挥疗效,或起保护、滑润皮肤的作用,如三黄软膏、穿心莲软膏等。

1）涂敷前将皮肤清洗干净。对有破损、溃烂、渗出的部位一般不要涂敷。

2）涂布部位有烧灼或瘙痒、发红、肿胀、出疹等反应,应立即停药,并将局部药物洗净。

3）部分药物(尿素)涂后采用封包(即用塑料膜、胶布包裹皮肤)可显著地提高角质层的含水量,封包条件下的角质层含水量可由 15％增至 50％,增加药物的吸收,提高药物的疗效。

4）涂敷后轻轻按摩可提高疗效。

5）不宜涂敷于口腔、眼结膜。在使用时,应充分了解其药理知识,根据具体情况正确使用药物,发现问题及时处理。

6）软膏应贮存在锡管内,或棕色广口瓶、瓷罐等密封容器中,放在阴凉干燥处。

(2) 硬膏的用药护理:在常温时为坚韧固体,用前预热软化,再粘贴在皮肤上,起局部或全身性的治疗作用。常用的有狗皮膏、万应膏、止痛膏等。有些硬膏贴敷在穴位上则兼有针灸穴位的某些疗效,如咳喘膏、复方百部膏。

1）护理人员应告知患者,先将局部皮肤清洁干燥,避开破溃或感染部位。

2）在用药前,应指导患者先将膏药隔火加热,并嘱咐患者不可以加热时间过长,防止膏体受热温度过高,造成烫伤。待硬质膏药逐渐软化,表面具有一定粘性后,再贴于患处。

3）用药后如发现皮肤红肿、瘙痒、出现皮疹等过敏现象时,应立即停止用药,必要时去医院就诊。用药 3 天症状无缓解,也应去医院就诊。

4）膏药应放在密封性好的容器内,置阴凉干燥处,环境温度不应超过 20℃。

5. 中药注射剂的用药护理

(1) 掌握最新的药物配伍禁忌。熟悉各中药注射剂的使用注意事项、常用量、用法,除了单独配制中药注射剂外,还应避免连续输注两种存在配伍禁忌的中西药注射剂。使用中药注射剂时,应严格按医嘱的用法用量给药。

(2) 严格核对医嘱,做好用药护理。严格执行三查七对制度,如果出现药液混浊、沉淀、变色或漏气等质量问题不得使用该药品。应加强输液过程中的巡视,严密观察患者在使用中药注射剂过程中出现的不良反应及用药效果。不应机械的执行医嘱,在配制中药注射剂时,应按照说明书推荐的配制溶剂、药物剂量配制,如医嘱与说明书不符,需及时与医生沟通,确保配制正确无误。

(3) 应注意中药注射剂的保存,药液配制及给药过程中应严格按照说明书要求操作,需避光保存的应采用避光措施。

(4) 配制过程中应注意是否产生不溶物质、溶液颜色改变等情况,如有异常,不得使用。尤其中药注射剂粉针剂,应注意药物充分溶解后再加入输液中;配液过程应在洁净环境中进行,减少配制过程的污染,对配液间采用紫外灯消毒,保持空气清洁,减少人员、物流,保持地面清洁。

(5) 应尽量选择有质量保证的带有终端滤器的一次性输液器具,终端滤器的孔径应在 0.22 μm 为宜。输液器具贮存不宜过久,同一个批号尽量在短期内使用。

（6）中药注射剂应单独使用，禁忌与其他药品混合配伍使用。谨慎联合用药。如确需联合使用其他药品时，应谨慎考虑与中药注射剂的间隔时间以及药物相互作用。尽量避免在输液过程中向含有中药注射剂的药液中加入其他药物，以防发生药物相互作用，导致不良反应。

（7）用药前应仔细询问患者过敏史，对过敏体质者应慎用，对既往存在中药注射剂过敏史的患者，应及时与医生沟通，确保用药安全。

（8）对老年人、儿童、肝肾功能异常的患者等特殊人群，初次使用中药注射剂应慎重，并加强监测。长期使用的患者在每疗程间要有一定的时间间隔。

（9）用药过程中，应密切观察用药反应，特别是开始30分钟。对于初次使用中药注射剂的患者，或有多次用药经历的患者，在疗程开始时，应加强护理监护。

（10）中药注射剂不良反应临床表现多样，发现异常，立即停药，采用积极救治措施，救治患者。应做好患者的心理护理，尤其在出现不良反应时，护理人员应提供心理支持，缓解患者的紧张情绪，更好地配合治疗。

（11）做好健康指导和心理护理。对于中药注射剂的使用，有些患者仍持怀疑态度，用药前护士要及时和患者及家属沟通，向他们介绍中药注射剂的必要性及方法、药物的药性，以及对不良反应的预防和注意事项，鼓励患者以乐观开朗的态度配合治疗。

6. 中药丹剂的用药护理　中药丹剂多含有汞的氧化物和氯化物，具有一定的毒性，使用中应严格控制药物的剂量、接触面积和使用时间，以减少局部的吸收。同时应指导患者多食用新鲜的蔬菜和水果，适当饮用牛奶，增加蛋白质的摄入，以降低蓄积中毒的概率。丹剂在使用中还应注意，初次使用的患者有可能发生局部变态反应，故除使用的量和范围要适当控制外，在使用过程中还应严密观察患者有无过敏反应。

学习效果评价·思考题 ················

方女士，47岁。在一家大学图书馆工作，上班需要长时间对着电脑工作。近一周颈枕部疼痛，颈部活动受限，颈部肌肉僵硬。X线检查显示：颈椎生理弧度在病变节段改变或轻中度颈椎退变征象。医嘱：生川乌、生草乌、桑枝、丹皮、元胡、透骨草各50 g，樟脑5 g，薏苡仁、防己、秦艽、雷公藤各30 g，将以上中草药碾成粉末，充分混匀分成3等份，每日1份，装入25 cm×15 cm的布袋中，扎紧袋口，放入锅中加水蒸煮20分钟，待药包温度升至60℃左右，即从蒸锅上取出，在药包外洒上消肿止痛酊20 ml，将药面贴敷于患者颈项部压痛点及阿是穴，热敷1小时，每日1次。

请问：

（1）在护理操作前、后，如何与患者进行沟通？

（2）在整个操作过程中的注意事项是什么？

项目四 中药不良反应及护理

案例导入

　　黄某,女,45 岁,因腰椎间盘突出、行动不便而到某私人门诊部就诊,由一名中医生接诊并开了 7 剂含有制川乌、制草乌各 10 g 的中药。患者将第 1 剂中药熬成汤剂(约 150 ml),服用 1/2,服后近 1 小时患者开始出现口周麻木、面部肌肉震颤、剧烈腹痛、频繁呕吐、面色苍白、脉搏无力、四肢厥冷等症状。家属立即请村医诊视,并将患者转送至医院进行抢救。

　　请问该患者发病的原因是什么? 作为医务人员,该如何对患者进行救护?

分析提示

　　制川乌、制草乌等含有乌头碱的中药,使用恰当、切中病机,可以攻克顽疾,但必须认识到其毒性可危及生命。一旦发现药物中毒反应,护理人员应及时配合医生进行抢救,包括立即终止接触有毒中药、清除未吸收的毒物、排除已吸收的毒物、应用解毒药、对症治疗等方法挽救患者生命。

任务一　临床常见有毒中药分类

一、"毒药"的含义

1. "毒"的概念　《淮南子·修务训》:"神农尝百草之滋味,水泉之甘苦,令民知所避就。当此之时,一日而遇七十余毒",这里的"毒"是指作用猛烈,甚至对人体有一定伤害作用的药物,即毒药。所以,《说文解字》对毒的解释为:"毒,厚也;害人之肿,往往而生,从中从毒"。"毒"的本义是指对人体有害的或作用猛烈的一类物质,后来主要是用来指有毒的药物。

现代中医药学理论认为,毒性是药物对机体所产生的严重不良影响及损害,是用以反映药物安全性的一种性能。毒性反应会造成脏腑组织损伤,引起功能障碍,使机体发生病理变化,甚至死亡。

一般来说,"毒"的来源分为以下 5 个方面。

(1) 外来之"毒":①由皮毛侵入之"毒",主要是外感六淫之"毒"。②中医学认为,伤寒和温病在发病途径上的根本区别就在于,邪从皮毛而入,还是从口鼻而入。③对于温病、疫疠、天行之"毒"而言,"毒"主要是通过口、鼻吸入,进入人体,引发疾病的。若饮食不洁,或误食有毒物质,则邪毒可随之而侵入人体,损伤脾胃,毁坏肠道,身体受病而导致严重的中毒症状。④有毒动物伤人、外部皮肉受伤并非主要矛盾,致命点在于动物毒入侵人体血脉经络而导致全身中毒。如蛇毒致病,其毒液毒素可从伤口进入人体,而致人体中毒。⑤有毒动物咬、刺、蜇伤时,毒素可直接注入机体。经皮下、肌肉或血管等超量或误注药物可引起医源性中毒。⑥不洁性交也是外来之"毒"的一个主要传播途径。

（2）内生之"毒"是由于情志失常导致的"毒",从内生和脏腑功能失调导致的"毒"由内而起。

（3）时气化毒主要是指一类传染性极强的致病因素,即"疠气",相当于现代医学的一些传染病。

（4）中医很早观察到虫、兽、外伤、药物、食物、饮水等可能有毒。《金匮要略》、《千金要方》、《景岳全书》、《石室秘录》等多有论述。

（5）此外,其他病邪也可以转化为"毒"。

2. 毒药的含义　毒药系指作用强烈、极量和致死量很接近的药品。虽然服用的量很小,但超过极量即有可能中毒或引起死亡。

有毒中药是一类既有药理治疗疾病作用,又有毒性和不良反应,其毒性剧烈,治疗量与中毒量相近,使用不当可致毒性损害或引起中毒甚至死亡的中药。我国传统医学对有毒中药的认识主要有以下几方面。

（1）毒药及中药:文献显示,"毒药"一词最早见于《周礼》。据《周礼仪·天官冢宰》记载:"医师掌医之政令,聚毒药以供医事"。可见,毒药一开始就是作为治疗疾病的药物出现的。《素问·异法方宜论》和《素问·脏气法时论》:"其病生于内,其治宜毒药"。

（2）毒药及其偏性:郑玄注释道:"毒药,药之辛苦者,药之物恒多毒"。表明这一类药物具有辛苦之偏性,有毒,所以称为"毒药"。著名医家张仲景认为:"药以治病,因毒所能。所谓毒者,因气味之有偏也,概气味之偏者,药饵之属也"。这里所说的"毒药",同寒药、热药、吐下药一样,属于对抗纠偏治法,因而也属于药物的偏性范畴。《医学百问》:"夫药本毒药,故神农辨百草谓之尝毒,药以之治病,无非以毒拔毒,以毒解毒",与此相同。

（3）毒药及有一定毒性的中药:传说中的神农尝百草,实际上是为了寻找食物,无毒者为食物,有毒者为药物。为了区分药物的作用强弱,明确其危害轻重,于是对有毒性作用的药物标示为"有毒",对药性平和的药物标示为"无毒"。至此,有毒中药成为药物中特殊的一类。神农本草经曰:"若有毒宜制,可用相畏相杀者";本草纲目云:"乌附毒药,非危病不用"皆是此意。

中药毒性的传统内涵与现代概念之间既有共性,也有不同。共性是都强调了药物对机体的不良反应,即对机体造成的损伤,甚至致死;不同的是传统中药之毒是在中医理论指导下,在长期临床应用观察和经验积累的医疗实践基础上发展而来,具有经验性、整体性、抽象性特点,而现代中药毒性概念则以化学及动物实验为基础,与生理、生化、病理等现代医学相结合,具有直观性和具体性的特点。

知识链接

《神农本草经》:"上药一百二十种为君,主养命以应天。无毒,多服久服不伤人,欲轻身益气不老延年者,本《上经》。中药一百二十种为臣,主养性以应人。无毒、有毒,斟酌其宜,欲遏病补虚羸者,本《中经》。下药一百二十种为君,主治病以应地,多毒,不可久服,欲除寒热邪气、破积聚、愈疾者,本《下经》。药有君臣佐使,以相宣摄合和者,宜用一君二臣五佐,又可一君三臣九佐使也"。

《素问·五常政大论》:"大毒治病,十去其六;常毒治病,十去其七;小毒治病,十去其八;无毒治病,十去其九;谷肉果菜,食养尽之,无使过之,伤其正也"。

二、有毒中药的特点与分类

(一) 有毒中药的特点

有毒中药具有双重性,既可治疗疾病,也可因使用不当引起中毒甚至死亡。因而要掌握有毒中药的特点,才能更好地利用它们为患者服务,变毒为药。

1. 作用迅速　有一定毒性的中药,大多作用迅猛,起效迅速。如用于抢救休克、治疗亡阳虚脱证的四逆汤、参附汤,均用了有毒的附子,有小毒的人参。

2. 攻强力专　与无毒中药相比,有毒中药的临床疗效比较确切,具有功效强而作用专的优点。如洋金花止痛、常山截疟、巴豆泻下,全蝎、蜈蚣镇惊熄风,都是临床上屡建战功的特效药。

3. 用途广泛　有毒中药除了在某些方面具有效专力宏的特点之外,绝大多数还具有广泛的临床用途。如回阳救逆的第一要药附子,除在治亡阳厥逆、脉微欲绝有肯定作用外,现代药理研究发现还对心脑血管系统、免疫系统、神经系统具有广泛的药理作用。

4. 安全性低　有毒中药的治疗量和中毒量相对较近,稍不谨慎,就会有中毒的危险,甚至致死、致残,称为"毒药",因此必须提起注意。

(二) 有毒中药的分类

1. 按毒性强弱　可将中药分为大毒、有毒、小毒 3 级,具体划分方法如下。

(1) 大毒

1) 中毒表现:中药中毒后症状十分严重,能引起重要脏器的严重损害,甚至造成死亡者;

2) 半数致死量:口服生药半数致死量(LD_{50})<5 g/kg 者;

3) 有效量与中毒量十分接近者;

4) 剂量:成人每次口服 3 g 以内可引起中毒者;

5) 中毒潜伏期:中毒后约 10 分钟以内出现中毒反应者。

(2) 有毒

1) 中毒表现:中药中毒后症状比较严重,甚者能引起重要脏器的损害,用药较大者可造成人员死亡;

2）半数致死量：口服生药半数致死量 5～15 g/kg 者；

3）有效量与中毒量的距离较远者；

4）剂量：成人每次口服 3～12 g/kg 可引起中毒者；

5）中毒潜伏期：口服中药后有 10～30 分钟出现中毒反应者。

（3）小毒

1）中毒表现：口服中药后出现一些毒性和不良反应，一般不易造成一些重要脏器的损害，且不易引起死亡者；

2）半数致死量：口服生药半数致死量 16～50 g/kg 者；

3）有效量与中毒量的距离很远者；

4）剂量：成人每次口服 13～30 g/kg 才出现毒性和不良反应者；

5）中毒潜伏期：服中药后 30 分钟或蓄积到一定程度方出现中毒反应者。

2. 中药毒性分类　翁维良教授将中药毒性分为大毒、中毒与小毒 3 级，如表 9-36。

表 9-36　中药毒性分类

指标	大毒	中毒	小毒
中毒症状	十分严重	严重	一般不良反应
脏器损害	重要脏器	重要脏器	少见脏器损害
用量较大时	死亡	死亡	不易死亡
LD_{50}（灌胃小鼠）	<5 g/kg	5～15 g/kg	16～50 g/kg
有效量与中毒量距离	十分接近	较远	很远
成人 1 次口服中毒量	<3 g	3～12 g	13～20 g
中毒潜伏期	<10 分钟	10～30 分钟	>30 分钟或积蓄

3. 毒性分级　目前，国际医学界则是按化学物质的相对毒性将药物进行分类，一般按药物的 LD_{50}（半数致死量）对药物的毒性进行分级，并认为实际无毒的标准是其 LD_{50} >15 g/kg，人口服的致死量为 >1 200 g，也可以作为对有毒中药进行分级时的参考。WHO 1977 年颁布的化学物质的急性毒性分级标准见表 9-37。

表 9-37　WHO 1977 年颁布的化学物质的急性毒性分级标准

毒性分级	大鼠、小鼠口服 LD_{50}（mg/kg）	小毒
剧毒	<1	0.06
高毒	1～50	4
中等毒	51～500	30
低毒	501～5 000	250
微毒	5 001～15 000	1 200
实际无毒	>15 000	>1 200

4. **按药用类别分类** 可分为植物类、动物类、矿物类及加工品。

(1) 植物类有毒中药:植物性有毒方药按所含有毒成分的不同可分为生物碱类、强心苷类、皂苷类、毒蛋白类、萜与内酯类及其他类。

1) 含生物碱类中药:此类中药含有多种生物碱,其主要成分是乌头碱、乌头次碱,其毒性主要作用于中枢神经系统及周围神经。会出现口舌发麻、四肢麻木(或抽搐)、心悸、血压下降、瞳孔缩小等神经系统的症状,最终可因呼吸麻痹及心力衰竭而死亡。

2) 含强心苷类中药:其毒性成分主要作用于心脏及神经系统,常见的中药有香加皮、洋地黄叶、夹竹桃、黄花夹竹桃、万年青等,主要表现为心律失常和神经系统症状,如头痛、眩晕、恶心呕吐、失眠或嗜睡,以及各种心律失常等。

3) 含毒蛋白类中药:有毒成分主要为毒蛋白,主要作用于胃肠及心、肝、肾等脏器,常见的中药有巴豆、苍耳子、蓖麻子等等。主要表现则因侵犯部位不同而不同,如恶心、呕吐、腹痛、腹泻、黄疸,重者惊厥、休克,严重者常死于心力衰竭和急性肝肾功能衰竭。

4) 含氰苷类中药:有毒成分主要有杏仁苷、亚麻油苦苷等,主要作用于细胞内酶系统,引起组织缺氧,并损害中枢神经。常见中药有杏仁、桃仁、火麻仁等,中毒的主要表现为中枢神经系统症状,如头痛、腹痛、发绀、呼吸困难等,严重者可因细胞窒息及呼吸麻痹而死亡。

5) 含皂苷类中药:其毒性成分为含皂荚苷、原白头翁素、白头翁皂苷、商陆毒素等,主要为刺激作用,并可影响中枢神经系统。常见的中药有皂荚、白头翁、商陆等,主要表现为胃肠道刺激症状,如腹痛、腹泻等,以及中枢神经系统的症状。

6) 含萜与内酯类中药:马桑、艾叶、莽草子、红茴香、石龙芮、苦楝、吴茱萸等,分别含马桑毒素、艾油、莽草毒、白头翁素等有毒成分,主要作用于中枢神经及胃肠道,中毒的主要表现为中枢神经系统及胃肠道反应,如头痛、眩晕、恶心呕吐、腹痛等,严重者可在惊厥状态下死亡。

7) 其他类:关木通、木防己、马兜铃等中药主要含有马兜铃酸,中毒的主要表现为腰痛、尿少、无尿、水肿,甚至肾衰竭;曼陀罗、天仙子、莨菪等,主要含莨菪、东莨菪碱和阿托品,毒性主要作用于中枢神经系统,中毒表现为颜面潮红、口干咽燥、声音嘶哑、吞咽困难、步态不稳、幻觉幻听、谵妄惊厥、呼吸困难、心率快、瞳孔散大、尿潴留等;马钱子、钩吻等主要含番木鳖碱、马钱子碱、钩吻碱等,毒性主要作用于脊髓、大脑皮质或延脑等高级神经中枢。中毒表现亦为神经中枢兴奋或抑制的症状,如最初出现头痛、烦躁不安、呼吸增强、肌肉抽筋感,全身发紧,可因呼吸肌痉挛引起窒息、发绀致死。重度中毒时延髓发生麻痹,心肌及呼吸肌均被抑制,患者可死于呼吸麻痹、窒息或心力衰竭,有时因心室颤动而死。

(2) 动物类有毒中药:动物性有毒中药多含有神经毒、心脏毒、凝血毒、出血毒、酶类等毒性成分,按引起中毒的途径分为动物咬蜇性和食入性中毒中药两类。

1) 动物咬蜇性中毒的中药:毒蛇、蜈蚣、蜂等咬蜇人体后即引起局部疼痛、起泡、灼热、水肿等炎症反应,随着咬蜇后毒素进入人体,很快弥散于全身而引起一系列的全身中毒症状,如内脏出血、血压下降等,严重者导致死亡。

2）动物食入性中毒的中药：误食过量斑蝥、鱼胆、蜈蚣等有毒动物药，使所含毒素被吸收而引起中毒。如鱼胆中毒后易致肝肾中毒而出现黄疸、肝肿、少尿、无尿、昏迷等。急性肾衰竭是鱼胆中毒的主要死因。斑蝥中毒除了表现出强烈的消化道局部刺激症状，还可出现血压下降、少尿、无尿等急性肾衰竭症状。

（3）矿物类有毒中药

1）含汞类中药中毒：含汞类中药有朱砂（丹砂）、轻粉（水银粉）、银朱（灵砂）、三仙丹、红升丹、白降丹、九一散，以及含有朱砂的中成药等。慢性汞中毒一般经过数月甚至1～2年才发现症状，主要表现为神经衰弱症候群、汞毒性肾病和汞毒性脑病（肌肉震颤），也可出现皮炎。

2）含砷类中药中毒：砒霜、砒石、雄黄、雌黄，以及中成药安宫牛黄丸、牛黄至宝丸、六神丸、解暑片、青黄散、纯阳正气丸等含有雄黄或砒霜的药物。含砷剂分内服和外用两类，其中毒主要通过这两条途径引起，皮肤接触砷制剂数周，或内服砷制剂数月，体内砷积累量达 225 mg 时，可出现慢性砷中毒的临床症状，主要表现为神经系统损害和多皮肤黏膜病变。

3）含铅类中药中毒：单味药有青铅（黑锡）、密陀僧、官粉（胡粉）、黄丹、铅霜（铅白霜），中成药黑锡丹、宣明补真丹、一扫光，以及外用膏药等。长期内服或外用含铅药物，可出现土黄色或灰白色的铅性面容，以及神经系统、消化系统、造血系统等的中毒症状。

任务二　常见中药不良反应的原因和临床表现

药物不良反应系指正常剂量的药物用于预防、诊断、治疗疾病或调节生理功能时出现的有害的和与用药目的无关的反应。由于中药无毒性和不良反应的旧观念根深蒂固，中药不良反应的问题往往被忽视，而临床中药产生不良反应的病例屡见不鲜，重者可出现中毒现象，甚至死亡。

一、不良反应的主要原因

1. 医源性因素　因医生、药剂人员、护士而引起患者药物中毒，在医源性因素中占多数。

（1）剂量：一般中药饮片及其传统制剂在常用量时，发生不良反应的机会较少，而加大剂量则易发生中毒反应，延长用药时间则可能造成蓄积中毒。

（2）配伍：尽管有些有毒中药的毒性并不很大，但是可因配伍失宜而加重中药的毒性，致使中毒，如十八反、十九畏之内容的盲目滥用，如附子配半夏、乌头配白酒等均可增加原有毒药的毒性。

（3）炮制：中药炮制可以减轻或消除其毒性和不良反应，不严格的炮制除可使药效降低外，亦可导致不良反应的发生。

（4）剂型：配制成药，往往使用不同的赋形剂，有些成药不良反应的发生常与赋形剂有关。如胶囊剂的染料常可引起固定性药疹。

2. 患者因素

(1) 个体差异:不同个体对同一剂量的相同药物可有不同的反应,这是正常的"生物学差异"现象。

(2) 性别:许多药物的毒性反应在男女性别之间有明显的差别。如在药物性皮炎中,男性发病者多于女性。

(3) 年龄:老人、儿童对药物敏感性均较成年人高。一般来说,乳幼儿和老年人较成人易发生不良反应。

(4) 病理状态:病理状态能影响药物的作用,如肝肾功能减退者,可显著延长某些药物作用,甚至发生中毒反应。

(5) 擅自用药:有的患者急于求成,缺乏医药知识而擅自加大有毒中药的剂量,很容易造成中毒。有的患者迷信某些流传之单方、验方,胡乱自制有毒中药制剂,并擅自服药,也极易中毒。

(6) 煎煮不当:在煎药时未能正确使用煎药器具,随意使用金属器具煎煮中药,如把朱砂放在铝锅中煎煮后服用就容易引起中毒。有的中药,如乌头类等,为了减低其毒性,必须适当延长煎煮时间,若不如法煎煮,易致中毒。

(7) 违反服药期间的饮食禁忌:中医用药有时讲究"忌口",如薄荷忌鳖肉、茯苓忌醋、鳖甲忌苋菜、蜜反生葱等,有时违反,也会引起不良反应,临床上应该引起重视。

此外,机体的营养状况、生理状况等也与不良反应的发生相关,经口服给药所致的中毒反应则与胃肠的吸收有密切关系。

3. 药物因素

(1) 活性强烈:药力峻猛者易发生不良反应,如附子、麝香、蟾酥、乌头、细辛、甘遂、芫花、雄黄等不良反应发生率高,六神丸甚至可引起中毒性休克。

(2) 质量相对:中药质量标准严格程度与科技发展的水平有关,合格药品只是合乎现有标准,有些问题中药却符合现有标准,如桑寄生本无毒,但寄生在有毒植物上就会含有相应的毒性成分。有些中药重金属含量、农药残留量偏高,尽管外观性状合乎要求,但因缺乏含量评价,仍可能将实质上不合格的药品作为合格品,用于临床而发生不良反应。

(3) 品种混淆:由于历史原因,中药的品种繁多,同名异物、同物异名现象普遍。一种中药来源不同,不仅所含化学成分及药效有差异,而且毒性强弱也不相同。如同一味中药"木通",有"川木通"和"关木通"之分,前者为毛茛科植物小木通或绣球藤的干燥藤茎属木通科,多无毒;后者属马兜铃科,则有毒,两药的处方的用量就不能相同。

(4) 来源差异:中药因产地不同,生长环境和自然条件会影响药材的质量。同一地区所产的药物,也会因生长年限、采收季节不同而影响药材中活性物质的含量。如乌头含乌头碱、中乌头碱等有毒成分,对人体毒性很强,其含量多少是衡量乌头毒性大小的主要依据,常因产地不同而含量差别很大。所以在用药时,因其有效成分含量不同应有所增减,以防药效不达或用量过大而造成不良反应的发生。

二、不良反应的临床表现

中药因其药性、不良反应发生时间、不良反应出现程度、病理机制及症候特点,所产生的不良反应包括变态反应、不良反应、毒性作用、依赖性、成瘾性、致畸作用等。

1. 变态反应 变态反应是一种速发性或迟发性的超敏反应,不仅可见于有毒中药,许多无毒的中药亦可出现轻重不同的症状。在所有中药不良反应中发生率最高,可引起变态反应的中药达150余种。

(1)皮肤过敏反应:对药物过敏者,服药后多可引起皮肤过敏性反应,如过敏性药疹、荨麻疹、红斑狼疮、剥脱性皮炎等,可见于朱砂、地龙等中药。此外,外用也可引起过敏性皮炎、疱疹等局部改变,可见于蓖麻仁、苦楝皮等中药。

(2)过敏性休克:多见于中药制剂肌内或静脉注射时,如鱼腥草注射液、丹参注射液等制剂,肌内注射或静脉注射时可引起休克或虚脱。口服或经其他途径给药者较少见。也有报道内服肿节风、云南白药以及某些大毒之品引起休克。

(3)其他:如天花粉羊膜腔注射可引起过敏性视网膜炎;口服六神丸可引起弥漫性秃发;服用何首乌、延胡索等引起发热;内服使君子引起过敏性肾炎;鱼腥草注射液引起末梢神经炎;鹤草芽口服引起过敏性球后视神经炎的报道。

2. 不良反应 一种药物常有多种作用,在正常剂量情况下出现与用药目的无关的反应称为不良反应。一般说来,不良反应比较轻微,多为可逆性功能变化,停药后通常很快消退。

(1)局部刺激症状:口服者可出现咽部异物感、喉头刺痒及恶心、呕吐、便秘、腹胀、腰部不适、口干、口渴等临床症状,较重者可见腹痛、腹泻等胃肠道刺激症状,可见于白矾、牵牛子等中药。

(2)全身反应:组织器官及全身的不良反应,如咳嗽、血压上升、头晕、头痛、萎靡不振、软弱无力、烦躁不安、嗜睡、失眠、耳鸣。可见于两面针、麻黄、樟脑等中药。

3. 毒性反应 毒性反应是指药物引起机体发生生理生化功能异常或组织结构病理变化的反应;该反应可在各个系统、器官或组织出现,其中以神经、消化、循环系统为多见,发生频率较高的有乌头类中药、曼陀罗、雷公藤、斑蝥等。

(1)神经系统毒性反应:主要症状为口唇、肢体或全身麻木、眩晕、头痛、瞳孔缩小或扩大、对光反射迟钝或消失。严重者可见烦躁不安、牙关紧闭、抽搐、惊厥、语言不清或障碍、嗜睡、意识模糊、昏迷等。引起这类反应的药物主要成分为强心苷、生物碱(雷公藤碱、莨菪碱)、皂苷等。

(2)消化系统毒性反应:主要症状为口干口苦、恶心呕吐、食欲不振、嗳气流涎、腹胀、腹痛、腹泻、便秘、黑便、黄疸、肝区疼痛、肝大、肝功能损害、中毒性肝炎,甚至死亡。引起这类反应的药物主要成分为生物碱、强心苷、斑蝥素、益母草碱。

(3)循环系统毒性反应:主要症状有胸闷气短、心悸、怔忡、发绀、面色苍白、四肢厥冷、心律不齐、心率过快或过慢、传导阻滞、心音低钝减弱、血压下降或升高、心电图改变。心律失常、血压下降,甚至心力衰竭、心跳骤停等。引起这类反应的药物主要成分为强心苷(洋金花、万年青、夹竹桃)、乌头生物碱、山豆根生物碱、黄酮、蝙蝠葛碱、皂苷、蟾酥类毒素等。

（4）呼吸系统毒性反应：主要症状为呼吸急促、咳嗽咳血、哮喘、呼吸困难、发绀、急性肺水肿、呼吸肌麻痹或呼吸衰竭等。可见于乌头类、白果、杏仁等中毒。

（5）泌尿系统毒性反应：主要症状为尿量减少，甚至尿闭或尿频量多，腰痛、肾区叩击痛、浮肿、排尿困难或尿道灼痛，尿毒症、急性肾衰竭等。实验室检查：尿中红细胞、蛋白、管型，氮质血症或有代谢性酸中毒。可见于关木通、斑蝥、雷公藤等中毒。

（6）中毒性休克：可出现昏迷、血压下降、四肢冷汗、不省人事、呼吸不规则、脉搏细弱、结代等严重中毒症状。若抢救不及时，可致死亡。常见于如乌头、斑蝥、蟾酥等有毒或有大毒的中药中毒。

（7）其他：包括眼、耳等五官损害，如视力下降，甚至视盲、复视、耳聋、耳鸣等。再如皮肤黏膜损害、内分泌系统紊乱等。

此外，过敏反应或变态反应都属于个体反应，往往与过敏体质有关，与药物的平常药理作用毫不相干；有害反应或毒性反应往往是药物对群体作用都可能产生的反应。因此，要注意毒性反应与过敏反应的区别。

4. 依赖性、耐受性、成瘾性　依赖性是指患者连续一段时间内使用某些中药后，在精神上对该药产生依赖，一旦中断给药会出现主观不适感。患者长期连续用药还可产生耐受性，对药物的敏感性降低，必须加大剂量才能达到原有疗效。有些药物连续使用后还会产生成瘾性，患者停药后会出现戒断症状，成瘾性又可称作身体依赖性。据报道，对习惯性便秘患者，每日以番泻叶(或间隔一定时间)5～9 g 泡服，用药一段时间后即产生身体依赖性，停药后出现焦虑不安、颜面潮红发热、体温升高、呼吸频率加快、心率加快、厌食、体重下降、呕吐、腹泻等戒断症状。

5. 致畸作用　某些药物经孕妇服用后能影响胚胎的正常生长发育，导致胎儿畸形。关于中药的致畸作用，越来越受到公众的重视。

任务三　中药中毒急救护理的原则与方法

作为药物，中药既有积极有利的一面，能预防和治疗疾病，但另一方面，中药使用不当同样具有消极的、不利的影响，可以引起人体组织器官功能的失调和实质的损害，而导致多种不同形式的不良反应。因此，护理人员要熟悉、掌握中药中毒的急救原则及紧急救治的具体方法，协助医生及时解除威胁患者生命的症状，有效地降低死亡率，提高医疗救护质量。

一、中毒急救护理的原则

1. 加强观察，早期作出正确判断　急性中毒患者病情危重，在抢救过程中，护理人员应迅速地收集患者多方面的疾病信息，迅速而准确地做出病情判断，以便实施切实有效的解毒措施。

2. 保持呼吸道畅通　要加强观察,一旦出现呼吸变化须立即抢救,必要时应用呼吸机。要加强气道护理,保持呼吸道通畅,将患者头侧向一边,定时翻身、拍背或雾化吸入,以利于痰液排出,昏迷患者痰多时给予电动吸痰,并积极防止肺部感染。洗胃等排毒处理后应给予持续低流量氧气吸入,以满足脑及其他组织对氧的需求。

3. 迅速清除未吸收的毒物　通过催吐、洗胃、导泻等方式及时清除未吸收的毒物,达到缓解毒性、控制中毒的目的。责任护士应准备好抢救物品和器械,并根据毒物性质选择好洗胃液。

4. 立即开通静脉输液　及时开通静脉输液通道,能提高相对低血容量或失液引起的血容量不足,能维持有效循环血量及灌注而稳定生命体征。同时便于急救时及时遵照医嘱使用解毒剂、利尿剂和补充液体,以加快代谢排泄毒物。

5. 严密观察病情变化　主要观察神志、呼吸及瞳孔变化,同时要观察呕吐排泄物性状,警惕肺部感染。

6. 了解患者心理状态并取得信任　在采取洗胃或催吐等操作时,应耐心解释,取得患者的理解和信任,使其自觉配合抢救。同时争取家庭和社会支持。

二、毒性反应的紧急救护方法

当毒性反应发生时,应本着及时治疗、迅速排毒的处理方案。但应注意,急性中毒时,对症处理要比等待诊断更为重要;慢性中毒则要尽快查清病源,阻断致病源,同时对症治疗寻找特殊有效的预防和解毒方法。

(一)立即中止接触毒物

吸入或接触中毒时,应立即抬离中毒现场,转移到空气新鲜、流通的地方;脱去污染的衣服,清洗接触毒物的皮肤或黏膜。同时冬季注意保暖,夏季注意防暑。

(二)清除未吸收的毒物

有毒中药大多从口入,主要在小肠吸收,胃内吸收较少,又因中药成分复杂,分子结构大等原因致吸收速度较为缓慢,4～6小时尚未完全吸收,因此应尽早清除胃肠中未吸收的毒药。常用方法如下。

1. 清除毒物

(1)口服毒物通常在胃内吸收不多,以小肠黏膜吸收为主。因此,发现中毒后2～4小时内,对于一部分未被吸收的毒物应迅速采取下列方法,使其排出体外。

1)催吐:可使固形物体先行吐出,这样可以避免固形物体堵塞。凡中毒后虽有呕吐,但未将毒物吐完或无条件洗胃者,洗胃后不吐或未吐尽者,宜采用此法。但昏迷、痉挛、心脏病、高血压病、动脉硬化及孕妇等情况禁用。

常用的方法如下:用手指、压舌板、筷子、棉花汗或鸡鸭毛扫喉诱吐,无效时可用肥皂水漱口,或饮浓盐水一杯;仍无效,则可用硫酸铜溶液或硫酸锌0.3～0.5 g,溶于150～250 ml温开水中口服,或吐根糖浆15～20 ml,加水一杯口服;或碘酊0.5 ml加水500 ml口服,进行催吐。

2）洗胃法：洗胃是去除胃内残存物最有效的方法。一般催吐失败或效果不好、毒物量多或服毒后曾进食大量蛋清、牛奶者，应洗胃。

洗胃时，有时为了加快毒液的破坏，或阻止毒物的吸收，常于洗液中加入下列药物。

a. 中和剂：当酸类药物中毒时，可用弱碱类，如肥皂水或氧化镁乳剂，或碳酸氢钠（小苏打）等中和；若碱类药物中毒，则可用弱酸类，如鞣酸、浓茶、稀醋酸、食醋、柠檬汁、枸橼酸等中和之。肝功能不好者慎用鞣酸洗胃。

b. 氧化剂：遇到含有有机物质中毒时，可用氧化剂破坏之。如高锰酸钾（1/2 000～1/5 000 的溶液）或一定浓度的过氧化氢溶液，使药物溶解。维生素 C 1～2 g 加入葡萄糖水 500 ml 静脉点滴，对氰化物等有机毒物有效。

c. 保护剂：对强烈刺激性或腐蚀性药物中毒时，可用黏膜保护剂，如稀粥、牛奶、蛋白液、镁乳以及淀粉胶浆、豆浆等以缓和刺激，保护胃黏膜，如含砒、汞类中毒，则忌用油类作保护剂。

d. 沉淀剂：对含重金属盐类或含生物碱中毒时，如含汞、铅等金属离子的药物中毒，可用牛奶、蛋白液、豆浆等含蛋白物质，使其结合而沉淀，以减少吸收。含砷的药物中毒时，可用新配的铁、镁混合剂洗胃；当生物碱类中毒时，可用 0.2%～0.5% 鞣酸溶液（也可用浓茶代替）、稀碘溶液（碘或复方碘溶液 1～2 ml，加水 300～500 ml）口服，使之成为难溶的沉淀物而不宜吸收。

e. 吸附剂：活性炭能对某些毒物如生物碱及金属离子产生吸附作用，因此通常用较好的活性药用炭作为吸附剂。常用活性炭 1 份，氧化镁 2 份，鞣酸 1 份，每次用 15 g 左右，在一杯水中混匀，将其制成 50% 混悬液洗胃和口服。

f. 碱性毒物：可用 2%～4% 醋酸溶液（或食醋加水），或 0.5%～1% 的鞣酸溶液等洗胃；酸性毒物以淡盐水、肥皂水、氧化镁、碳酸氢钠等洗胃；生物碱类则以 1∶1 000 的高锰酸钾 0.5%～1% 的鞣酸或过氧化氢（双氧水）等溶液洗胃；氰化物或氰苷类中毒，可用 5%～10% 硫代硫酸钠溶液洗胃；除氰化物外，大部分中药中毒可用 0.2%～0.5% 的活性炭洗胃；若原因不明，可用生理盐水或温开水洗胃。

强酸强碱中毒引起上消化道黏膜腐蚀损害者、痉挛或深度昏迷者禁用洗胃。孕妇后期或将足月时应慎用洗胃法，如必须洗胃时应考虑以鼻饲管法洗胃。惊厥未被控制前不可洗胃。

3）导泻法：服药后，对已进入肠道内的毒物，但未腹泻或腹泻次数很少者，应该促进其排泄，减少毒物在肠内吸收。常用药物有：

a. 大黄粉 10～20 g，用温水化开后，由胃管灌入。

b. 甘露醇溶液。

c. 硫酸钠（或硫酸镁）20～49 g 加水 100～200 ml（或 25%～50% 溶液 30～50 ml）。

d. 当归 90 g，大黄、明矾各 30 g，甘草 15 g，水煎服。

e. 大承气汤：大黄 10 g，芒硝 10 g，厚朴 6 g，枳实 6 g，水煎服。

f. 单方：芒硝 20 g，甘草 30 g。将甘草煎汁一大碗，冲入芒硝溶化后服，适用于各种药物中毒。

毒物已致腹泻频繁者或孕妇不宜用泻法。此外,镁离子被吸收后对中枢神经系统及呼吸有抑制作用,肠管如有损伤或出血,不宜用硫酸镁,以防镁离子被大量吸收。当中枢神经抑制药物中毒、腐蚀性药物中毒、肾功能不全或磷化锌中毒时禁用硫酸镁,可用芒硝(硫酸钠)。

4) 灌肠:当毒物已食服数小时而导泻未发生作用时,尤其对抑制肠蠕动的毒物(巴比妥类、吗啡、重金属)所致中毒者灌肠更为必要。可用温水 200～500 ml,或生理盐水,或 1％肥皂水等,加温约 40℃,高位灌肠,或在灌肠液内加药用炭促进毒物吸附后排出。每次灌肠应详记出入量,重金属中毒时尤需灌肠。

(2) 经皮肤和黏膜中毒者,应立即清洗染于皮肤黏膜上的毒药。如为碱性物中毒,可用醋酸或 1％～2％稀盐酸、酸性果汁冲洗;如为酸性物中毒,可用石灰水、小苏打水、肥皂水冲洗。伤口中的毒物用生理盐水或高锰酸钾溶液清洗,必要时局部消毒清创处理。

(3) 经呼吸道中毒者,尽快脱离中毒环境,呼吸新鲜空气,必要时吸氧或进行人工呼吸。

(4) 停服可能造成蓄积中毒的中药。

2. **排除已吸收的毒物**

(1) 吸氧、高压氧疗法:用于气态有毒中药中毒。

(2) 利尿解毒:大多数毒物由肾脏排泄,因此迅速利尿是加速毒物排出的重要措施。对于无脑水肿、无肺水肿,且肾功能良好的急性中毒患者,应积极快速补液促进毒物随尿液排出。日静脉点滴 5％葡萄糖盐水或 5％～10％葡萄糖液 2500～3 000 ml(二者比例为 1∶3)。若吐泻严重,可将比例置为 3∶1,必要时加用复方氯化钠 500 ml。无条件输液或能口服者,可大量饮糖盐水或葡萄糖水。必要时酌情使用利尿剂,呋噻米(速尿)40～60 mg 静脉注入或 20％甘露醇 250 ml 静脉滴入。注意水、电解质、血容量不足的纠正。

(3) 血液净化疗法:血液净化是急性中毒的重要治疗措施之一。一般对摄入毒物剂量大、血药浓度高、临床症状重、常规治疗无效,可考虑换血疗法(新鲜血或 1 周内的血液)和人工透析疗法。

3. **应用解毒药** 解毒药通常包括一般性解毒药和特效解毒药。对大多数尚无特效解毒剂的中毒者,可使用通用解毒剂,如大量输入高渗葡萄糖,不但可加强肝脏解毒功能,还有稀释进入体内毒物,促进毒物排泄的功能。同时口服浓糖水、浓茶水等,并加强利尿和导泻,以促进排毒。特效解毒药只对某些毒物具有特异性解毒作用,解毒效力高。

(1) 解毒药

1) 硝酸毛果芸香碱:主要作用于 M 受体,产生相似于乙酰胆碱样作用,可解阿托品、莨菪碱类、曼陀罗、颠茄等中毒,对抗阿托品类引起的副交感神经作用。但对阿托品的中枢症状无效,故应加用中短效的巴比妥类药物。

2) 硫酸阿托品:抗胆碱药,能与乙酰胆碱竞争受体、阻断 M 受体样作用,因而能对抗各种拟胆碱药的毒蕈碱样作用,解除迷走神经及副交感神经的过度兴奋。可制止腺体分泌,加快心跳、松弛平滑肌等。

3）丙烯吗啡：治疗吗啡及其合成的镇痛药的急性中毒。可对抗和消除吗啡及其类似物的欣快症、嗜睡、呼吸抑制、呕吐、缩瞳及其胃肠道平滑肌兴奋作用。

4）亚硝酸异戊酯：治疗氰化物中毒。能使血红蛋白（Fe^{2+}）氧化成高铁血红蛋白（Fe^{3+}），后者与氰结合，可使被氰结合的酶复活，以解氰化物中毒。将 0.2 ml 安瓿放于手帕内压碎吸入，可 3～5 分钟吸入 1 次。青光眼患者禁用。

5）亚甲蓝（美蓝）：1～2 mg/kg 的小剂量可使高铁血红蛋白还原成血红蛋白，治疗各种原因引起的高铁血红蛋白血症，如亚硝酸盐类中毒引起的肠源性发绀症等。

6）硫代硫酸钠：治氰化物口服中毒时，用硫代硫酸钠 5% 溶液洗胃。如不能洗胃时，还可采用口服或注射给药。

7）依地酸钙钠：该类化合物能与多数金属离子结合成稳定的水溶性的金属络合物，从尿中排出排毒。主要适用于解救急性和慢性铅中毒，对锰、钴、镁、镍、铜、汞也有解毒效力。

8）二巯基丙磺酸钠：为驱汞的首选解毒药，对砷中毒也有肯定的疗效。还可用于铅、铜等中毒。

（2）对症治法：毒药中毒后常常会造成机体重要脏器的严重损害，如呼吸衰竭、心力衰竭、休克、肺水肿、急性肾衰竭及急性出血等，若出现此类严重病变，应加强综合性对症处理措施，防止病情进一步恶化。

（3）中医药疗法：历代中医对中药中毒积累了一定的救治经验，如应用解毒、排毒方面有确切功效的甘草、绿豆、生姜、蜂蜜等配合救治。同时，针灸在急性中毒救治中有一定的作用，也可配合应用。

1）解毒中药方

a. 华伦救中诸毒神方：煮大豆汁令浓，多饮之。无大豆，豆豉亦佳。又煮荠苨令浓，饮一二升。如卒无可煮，嚼食之，亦可作散服之。

b. 解百毒：用生鸡子精调白矾末，可吐一切毒，绿豆甘草汤亦可解百毒。

c. 如圣散：专解药毒。露蜂房、甘草各半两，用麦麸炒，去麸，上为散。用水一盏半，煎至八分，放温，临卧顿服，明日当下恶物，为最妙。

d. 解中一切药毒，烦躁不止方：甘草（一两生锉）、蜜（一合）、梁米粉（二合），上件药，以水三大盏，煮甘草，取汁两盏，去滓，歇火，热纳米粉汤中，搅令稠，次纳蜜，煎令熟如薄粥，适寒温，顿饮之。

e. 中毒：如已气绝，只要心间温暖者，乃是热物犯之，只用防风二钱，煎水冷服即活。

f. 治一切药毒发，不问草石，始觉恶心，麦门冬饮方：生麦门冬（去心二两），葱白（切二两），豉（二两半），上三味，锉如麻豆大，以水七盏，煎取三盏半，去滓分三服，如食顷再服。

g. 升麻汤：治药毒，吐出，用升麻半两为散，食后及夜卧，温水调下一钱七，服半月后，一切毒药入口，即吐出，宜常服。

h. 解一切药毒，大豆饮方：大豆（一升），上一味，以水二升，煮至一升，去豆停冷，细细饮之。

i. 解一切药毒，庶仁饮方：大麻仁（五合），上一味，研如膏，入水二盏，搅令匀，取汁细细饮之。

2）针灸治疗

a. 消化系统症状

取穴：内关、中脘、足三里、天突、天枢,腹泻严重者灸神阙、关元等。

b. 心律失常

取穴：内关、神门、心俞、膻中。

c. 中毒性精神、神经症状

取穴：大椎、内关、合谷、涌泉、百会。

d. 昏迷

取穴：人中、百会、劳宫、涌泉、十宣,强刺激。

e. 休克

取穴：人中、百会、合谷、涌泉、灸关元、神阙。

4. 支持疗法　许多有毒中药成分复杂,中毒机制尚未清晰,并无有效的拮抗剂和解毒剂,主要靠及早排毒和积极的对症支持治疗,可达到保护重要脏器、恢复其功能,帮助患者度过危险期,对症治疗是急性中毒治疗贯穿始终的主线。

5. 救治后的护理　中毒经有效救治后还须进一步的调护,以促进康复。

（1）注意休息,尽量卧床,冬季注意保暖,夏季注意室内通风。

（2）饮食应以流食为主,多食口味清淡、容易消化的食物,吞咽困难的要给予鼻饲。

（3）注意口腔护理,勤翻身,多活动,防止压疮等并发症的发生。

（4）保持呼吸道通畅,防止窒息。

（5）保持大小便通畅,尿液潴留者要注意导尿。

总之,中药中毒的救治护理,只要方法得当,抢救及时,措施得力,一般均可收获良效。

任务四　中药毒性的预防

一、加强中药的科学管理

建立完善的中药不良反应监测体系和逐级申报、管理、分析系统,及时发现不良反应事件并分析和管理,减少毒副反应的发生。建立健全中药饮片质量标准,加强中药饮片市场的监督力度,严格按照储存条件进行储存,并定期检查,发现问题及时解决。

此外,应加强药监部门对药品说明书的督查力度,认真落实《药品不良监测管理办法》,使药品说明书管理规范化、法律化,推行《药品再评价制度》完善上市后药品安全性、有效性监测反馈系统,加强对中药说明书的审核,对已知的不良反应、禁忌、注意事项、相互作用和已知成分的药理、毒理进行补充,对上市药品说明书适时进行修订,从而完善说明书项目和内容,确保中药说明书的质量标准,以达到控制中药不良反应的发生、合理使用中药之目的。加快对中药饮片质量的科学化、规范化、法制化管理,保障人民群众用药安全有效。

二、提高中医药医务人员的素质

准确辨证是合理应用中药的首要条件,在熟悉掌握辨证论治方法的基础上,医师还必须了解中药处方中药物君、臣、佐、使的配伍规律,处方的适应证、禁忌证甚至每一味中药的性味、归经和功效等,是防止中药毒性反应发生的第一步。医务人员还应认真学习新理论、新技术、新知识,对新剂型用法、给药途径、适应病症的熟练掌握,能够指导患者正确用药,如遵照医嘱用药、煎药方法、用量及用药时间、给药途径等应严格按医嘱执行,不擅自加药加量,以防发生药物毒副反应。医务人员应有较强的心理素质和身体素质并树立严谨、科学的工作作风,掌握扎实的现代药学专业知识和相关学科知识,为患者提供全方位的药学服务,打好基础。

三、扩大宣传,提高全民的安全用药知识水平

扩大宣传,提高全民的安全用药知识水平,由于受"中药副作用小,中药吃不死人"、"中药是安全无毒的"等错误观点的误导,许多患者(包括部分医务工作者)对中药的毒性问题没有引起足够的重视,从而导致了本可以避免的悲剧多次重演。因此,应加强与患者的交流,从合理的选用药物、药物的合理配伍、合理的给药剂量、适应证用药、是否药物滥用等方面进行药学服务。尤其对于特殊人群(孕妇、哺乳期妇女、老年人、儿童、脏器功能不全等)用药要结合其生理、病理特点及疾病状况对药物的吸收、分布、代谢、排泄所造成的影响,尽可能做到个体化给药,确保用药安全、有效、经济。同时告知患者不迷信秘方、偏方,大力宣传中药常识,拒绝广告误导,普及全民的安全用药知识。①针对患者的问题定期开展药物知识讲座;②建立宣传栏,提供新药介绍、用药常识等信息;③设立用药咨询室、用药咨询电话,从而拉近医务人员与患者的距离,促进相互信任,增进交流;④对特殊疾病分发患者用药指导手册,使患者了解特殊疾病的用药配伍禁忌、食物禁忌等;⑤建立网站进行在线服务;⑥鼓励药师下临床,开展药学查房,从而使药师与患者面对面的交流,收集和分析患者药物治疗中的信息,积累实践经验,为医师的临床治疗提供帮助;⑦对出院患者进行用药跟踪指导等。

学习效果评价·思考题

1. 引起中药不良反应的主要原因是什么?
2. 中药不良反应的临床表现主要有哪些?
3. 毒性反应的紧急救护方法有哪些?

（张雅丽　江　琳）

第十章　中医护理技术操作

项目一　腧　　穴

一、腧穴常识

1. **腧穴概论**　腧穴是人体脏腑经络之气输注于体表的特殊部位。人体的腧穴既是疾病的反应点,又是针灸的施术部位。腧,本写作"输",或从简作"俞",有传输、输注的含义,言经气转输之义;穴,即孔隙的意思,言经气所居之处。腧穴在《内经》中又称作"节"、"会"、"气穴"、"气府"、"骨空"等名称。后世医家还将其称为"孔穴"、"穴道"、"穴位",虽然"腧"、"输"、"俞"三者均指腧穴,但在具体应用时却各有所指。腧穴,是对穴位的统称;输穴,是对五输穴中的第三个穴位的专称;俞穴,专指背俞穴。

2. **腧穴的分类**　人体的腧穴总体上可归纳为十四经穴、奇穴、阿是穴 3 类。十四经穴中,有一部分腧穴称为"特定穴",它们除具有经穴的共同主治特点外,还有特殊的性能和治疗作用。根据其不同的分布特点、含义和治疗作用,将特定穴分为五输穴、原穴、络穴、背俞穴、下合穴、郄穴、募穴、八会穴、八脉交会穴和交会穴共 10 类。

3. **腧穴的作用**　腧穴是经络气血输注于体表的部位,具有输注气血的生理作用;腧穴也是邪气所客和内在病变的反映之处,具有反映疾病的诊断作用;腧穴又是针灸施治的刺激点,具有防治疾病的治疗作用。腧穴输注气血向内传入的特性,也是腧穴之所以能够治疗疾病的基础。

　　腧穴与经络、脏腑、气血密切相关。《灵枢·九针十二原》载:"欲以微针通其经脉,调其血气,营其逆顺出入之会。"说明针刺腧穴后,通过疏通经脉、调理气血,达到治疗疾病的目的。经穴均分别归属于各经脉,经脉又隶属于一定的脏腑,故腧穴、经脉、脏腑间形成了不可分割的联系。

腧穴作为人体的一个部位,它通过经络和内脏密切地联系起来。当人体内部发生病变时,内在的病理状态可通过经脉腧穴反映于体表。如胃和十二指肠溃疡及炎性病变的患者,大多在足三里或上巨虚处有敏感压痛点。有的腧穴局部可出现丘疹、脱屑、隆起、凹陷、结节、肿胀、淤血等病理反应,具有辅助诊断内脏器官病证的作用。

腧穴的治疗作用具有以下3个特点:①近治作用:这是一切腧穴主治作用中所具有的共同特点,凡是腧穴都能治疗该穴所在局部及邻近组织、器官的病证。②远治作用:这是十四经腧穴主治作用的基本规律。在十四经所属经穴中,尤其是十二经脉在四肢肘、膝关节以下的腧穴,不仅能治疗局部及邻近病证,而且还能治疗本经循行所过远隔部位的脏腑、组织器官的病证,有的甚至还具有影响全身的作用。③特殊作用:针灸人体的某些腧穴,对机体的不同状态可起到双向良性调整作用。

4. 腧穴的主治规律 腧穴(主要指十四经穴)的主治呈现出一定的规律性,主要有分经主治和分部主治两大规律。大体上,四肢部经穴以分经主治为主,头身部经穴以分部主治为主。

分经主治规律:十四经腧穴的分经主治,既能主治本经的病证,又能主治二经相同的病证,或主治三经相同的病证。

分部主治规律:十四经腧穴的分部主治各有其特点,如头、面、颈部的腧穴,除个别能治全身性疾患或四肢疾患外,绝大多数均治局部病证;背腰部腧穴,除少数能治下肢病证外,大多可治局部病证、脏腑和慢性疾患。

二、常用腧穴

1. 中府
定位:在胸部,横平第1肋间隙,锁骨下窝外侧,前正中线旁开6寸。
主治:①咳嗽、气喘、胸满痛等肺部病证;②肩背痛。

2. 尺泽
定位:在肘横纹中,肱二头肌腱桡侧缘凹陷中。
主治:①咳嗽、气喘、咯血、咽喉肿痛等肺系实热性病证;②肘臂挛痛;③急性吐泻、中暑、小儿惊风等急症。

3. 孔最
定位:在前臂前区,尺泽穴与太渊穴连线上,腕掌侧远端横纹上7寸。
主治:①咯血、咳嗽、气喘、咽喉肿痛等肺系病证;②肘臂挛痛。

4. 列缺
定位:桡骨茎突上方,腕横纹上1.5寸,当肱桡肌与拇长展肌腱之间。简便取穴法:两手虎口自然平直交叉,一手食指按在另一手桡骨茎突上,指尖下凹陷中是穴。
主治:①咳嗽、气喘、咽喉肿痛等肺系病证;②头痛、齿痛、项强、口眼歪斜等头项部疾病。

5. 太渊
定位:在腕掌侧横纹桡侧、桡动脉的桡侧凹陷中。

主治：①咳嗽、气喘等肺系疾病；②无脉证；③腕臂痛。

6. 鱼际

定位：在手外侧，第1掌骨中点桡侧，赤白肉际处。

主治：①咳嗽、咯血、咽干、咽喉肿痛、失音等肺系热性病证；②小儿疳积。

7. 少商

定位：拇指桡侧指甲根角侧上方0.1寸。

主治：①咽喉肿痛、鼻衄、高热等肺系实热证；②癫狂、昏迷。

8. 商阳

定位：食指末节桡侧，指甲根角侧上方0.1寸。

主治：①齿痛、咽喉肿痛等五官病证；②热病、昏迷等热证、急症。

9. 偏历

定位：屈肘，在阳溪穴与曲池穴连线上，腕背侧远端横纹上3寸处。

主治：①耳鸣、鼻衄等五官病证；②手臂酸痛；③腹部胀满；④水肿。

10. 曲池

定位：屈肘成直角，在肘横纹外侧端与肱骨外上髁连线中点处。

主治：①手臂痹痛、上肢不遂等上肢病证；②热病；③高血压；④癫狂；⑤腹痛、吐泻等肠胃病证；⑥咽喉肿痛、齿痛、目赤肿痛等五官热性病证；⑦瘾疹、湿疹、瘰疬等皮肤、外科疾病。

11. 肩髃

定位：肩峰端下缘，当肩峰与肱骨大结节之间，三角肌上部中央。臂外展或平举时，肩部出现两个凹陷，当肩峰前下方凹陷处。

主治：①肩臂挛痛、上肢不遂等肩、上肢病证；②瘾疹。

12. 迎香

定位：在鼻翼外缘中点旁开约0.5寸，当鼻唇沟中。

主治：①鼻塞、鼻衄、口歪等局部病证；②胆道蛔虫症。

13. 承泣

定位：目正视、瞳孔直下，当眼球与眶下缘之间。

主治：①眼睑眴动、迎风流泪、夜盲、近视等目疾；②口眼歪斜、面肌痉挛。

14. 地仓

定位：口角旁约0.4寸，上直对瞳孔。

主治：口角歪斜、流涎、三叉神经痛等局部病证。

15. 颊车

定位：在下颌角前上方约1横指，按之凹陷处，当咀嚼时咬肌隆起最高点处。

主治：齿痛、牙关不利、颊肿、口角歪斜等局部病证。

16. 下关

定位：在耳屏前，下颌骨髁状突前方，当颧弓与下颌切迹所形成的凹陷中。合口有孔，张口即闭，宜闭口取穴。

主治：①牙关不利、三叉神经痛、齿痛、口眼歪斜等面口病证；②耳聋、耳鸣、聤耳等耳疾。

17. 头维

定位：当额角发际上 0.5 寸,头正中线旁,距神庭 4.5 寸。

主治：头痛、目眩、目痛等头目病证。

18. 梁门

定位：脐中上 4 寸,前正中线旁开 2 寸。

主治：纳少、胃痛、呕吐等胃疾。

19. 天枢

定位：脐中旁开 2 寸。

主治：①腹痛、腹胀、便秘、腹泻、痢疾等胃肠病证；②月经不调、痛经等妇科疾病。

20. 梁丘

定位：屈膝,在髂前上棘与髌骨外上缘连线上,髌骨外上缘上 2 寸。

主治：①急性胃病；②膝肿痛、下肢不遂等下肢病证；③乳痈、乳痛等乳疾。

21. 犊鼻（又名外膝眼）

定位：屈膝,在髌韧带外侧凹陷中。

主治：膝痛、屈伸不利、下肢麻痹等下肢、膝关节疾患。

22. 足三里

定位：在小腿外侧,犊鼻穴下 3 寸,胫骨前嵴外 1 横指处。

主治：①胃痛、呕吐、噎膈、腹胀、腹泻、痢疾、便秘等胃肠病证；②下肢痿痹；③癫狂等神志病；④乳痈、肠痈等外科疾患；⑤虚劳诸证,为强壮保健要穴。

23. 上巨虚

定位：在小腿外侧,犊鼻穴下 6 寸,足三里穴下 3 寸。

主治：①肠鸣、腹痛、腹泻、便秘、肠痈、痢疾等胃肠病证；②下肢痿痹。

24. 条口

定位：在小腿外侧,上巨虚穴下 2 寸。

主治：①下肢痿痹、转筋；②肩臂痛；③脘腹疼痛。

25. 丰隆

定位：在小腿外侧,外踝尖上 8 寸,条口穴外 1 寸,胫骨前嵴外 2 横指（中指）处。

主治：①头痛、眩晕；②癫狂；③咳嗽痰多等痰饮病证；④下肢痿痹；⑤腹胀、便秘。

26. 解溪

定位：足背踝关节横纹中央凹陷处,当拇长伸肌腱与趾长伸肌腱之间。

主治：①下肢痿痹、踝关节病、足下垂等下肢、踝关节疾患；②头痛、眩晕；③癫狂；④腹胀、便秘。

27. 内庭

定位：足背第 2、3 趾间缝纹端。

主治：①齿痛、咽喉肿痛、鼻衄等五官热性病证；②热病；③吐酸、腹泻、痢疾、便秘等肠胃病证;④足背肿痛、跖趾关节痛。

28. 厉兑

定位:在足趾,第2趾外侧趾甲根角旁约0.1寸。

主治:①鼻衄、齿痛、咽喉肿痛等实热性五官病证;②热病;③多梦、癫狂等神志疾患。

29. 隐白

定位:足大趾内侧趾甲根角旁0.1寸。

主治:①月经过多、崩漏等妇科病;②便血、尿血等慢性出血证;③癫狂、多梦;④惊风;⑤腹满、暴泻。

30. 太白

定位:第1跖骨小头后缘,赤白肉际凹陷处。

主治:①肠鸣、腹胀、腹泻、胃痛、便秘等脾胃病证;②体重节痛。

31. 公孙

定位:第1跖骨基底部的前下方,赤白肉际处。

主治:①胃痛、呕吐、腹痛、腹泻、痢疾等脾胃肠腑病证;②心烦失眠、狂证等神志病证;③逆气里急、气上冲心(奔豚气)等冲脉病证。

32. 三阴交

定位:在小腿内侧,内踝尖上3寸,胫骨内侧面后缘。

主治:①肠鸣腹胀、腹泻等脾胃虚弱诸证;②月经不调、带下、阴挺、不孕、滞产等妇产科病证;③遗精、阳痿、遗尿等生殖泌尿系统疾患;④心悸、失眠、高血压病;⑤下肢痿痹;⑥阴虚诸证。

33. 地机

定位:在小腿内侧,在内踝尖与阴陵泉穴的连线上,阴陵泉穴下3寸。

主治:①痛经、崩漏、月经不调等妇科病;②腹痛、腹泻等脾胃病证;③小便不利、水肿等脾不运化水湿病证。

34. 阴陵泉

定位:在小腿内侧,胫骨内侧髁下方凹陷处。

主治:①腹胀、腹泻、水肿、黄疸、小便不利等脾不运化水湿病证;②膝痛。

35. 血海

定位:屈膝,在髌骨内上缘上2寸,当股四头肌内侧头的隆起处。简便取穴法:患者屈膝,医者以左手掌心按于患者右膝髌骨上缘,第2至第5指向上伸直,拇指约呈45°斜置,拇指尖下是穴。对侧取法仿此。

主治:①月经不调、痛经、经闭等月经病;②瘾疹、湿疹、丹毒等血热性皮肤病。

36. 大包

定位:在侧胸部腋中线上,当第6肋间隙处。

主治:①气喘;②胸胁痛;③全身疼痛;④岔气;⑤四肢无力。

37. 少海

定位:屈肘,当肘横纹内侧端与肱骨内上髁连线的中点处。

主治：①心痛、癔症等心与神志病证；②肘臂挛痛、臂麻手颤；③头项痛、腋胁部痛；④瘰疬。

38. 通里

定位：在前臂前区，腕横纹上 1 寸，尺侧腕屈肌腱的桡侧缘。

主治：①心悸、怔忡等心病；②舌强不语，暴喑；③腕臂痛。

39. 神门

定位：在腕前区，腕横纹尺侧端，尺侧腕屈肌腱的桡侧凹陷处。

主治：①心痛、心烦、惊悸、怔忡、健忘、失眠、痴呆、癫狂痫等心与神志病证；②高血压；③胸胁痛。

40. 少府

定位：在手掌面，第 4、5 掌骨之间，握拳时当小指与无名指指端之间。

主治：①心悸、胸痛等心胸疾病；②阴痒，阴痛；③痈疡；④小指挛痛。

41. 少冲

定位：小指桡侧指甲根角旁 0.1 寸。

主治：①心悸、心痛、癫狂、昏迷等心与神志病证；②热病；③胸胁痛。

42. 少泽

定位：小指尺侧指甲根角旁 0.1 寸。

主治：①乳痈、乳汁少等乳疾；②昏迷、热病等急症、热证；③头痛、目翳、咽喉肿痛等头面五官病证。

43. 后溪

定位：微握拳，第 5 掌指关节后尺侧的远侧掌横纹头赤白肉际。

主治：①头项强痛、腰背痛、手指及肘臂挛痛等痛证；②耳聋、目赤；③癫狂、痫证；④疟疾。

44. 养老

定位：以手掌面向胸，当尺骨茎突桡侧骨缝凹陷中。

主治：①目视不明；②肩、背、肘、臂酸痛。

45. 小海

定位：屈肘，当尺骨鹰嘴与肱骨内上髁之间凹陷处。

主治：①肘臂疼痛、麻木；②癫痫。

46. 天宗

定位：肩胛骨冈下窝中央凹陷处，约当肩胛冈下缘与肩胛下角之间的上 1/3 折点处取穴。

主治：①肩胛疼痛、肩背部损伤等局部病证；②气喘。

47. 颧髎

定位：目外眦直下，颧骨下缘凹陷处。

主治：口眼歪斜、眼睑𥆧动、齿痛、三叉神经痛等面部病证。

48. 睛明

定位：目内眦角稍内上方凹陷处。

主治：①目赤肿痛、流泪、视物不明、目眩、近视、夜盲、色盲等目疾；②急性腰扭伤、坐骨神经痛；③心悸、怔忡。

49. 攒竹

定位：眉头凹陷中，约在目内眦直上。

主治：①头痛、眉棱骨痛；②眼睑眴动、眼睑下垂、口眼歪斜、目视不明、流泪、目赤肿痛等目部病证；③呃逆。

50. 天柱

定位：后发际正中直上 0.5 寸（哑门穴），旁开 1.3 寸，当斜方肌外缘凹陷中。

主治：①后头痛、项强、肩背腰痛等痹证；②鼻塞；③癫狂、痫证；④热病。

51. 风门

定位：第 2 胸椎棘突下，旁开 1.5 寸。

主治：①感冒、咳嗽、发热、头痛等外感病证；②项强、胸背痛。

52. 肺俞

定位：第 3 胸椎棘突下，旁开 1.5 寸。

主治：①咳嗽、气喘、咯血等肺疾；②骨蒸潮热、盗汗等阴虚病证。

53. 心俞

定位：第 5 胸椎棘突下，旁开 1.5 寸。

主治：①心痛、惊悸、失眠、健忘、癫痫等心与神志病变；②咳嗽、吐血；③盗汗、遗精。

54. 膈俞

定位：第 7 胸椎棘突下，旁开 1.5 寸。

主治：①呕吐、呃逆、气喘、吐血等上逆之证；②贫血；③瘾疹、皮肤瘙痒；④潮热、盗汗；⑤血瘀诸证。

55. 肝俞

定位：第 9 胸椎棘突下，旁开 1.5 寸

主治：①胁痛、黄疸等肝胆病证；②目赤、目视不明、夜盲、迎风流泪等目疾；③癫狂、痫证；④脊背痛。

56. 胆俞

定位：第 10 胸椎棘突下，旁开 1.5 寸。

主治：①黄疸、口苦、胁痛等肝胆病证；②肺痨、潮热。

57. 脾俞

定位：第 11 胸椎棘突下，旁开 1.5 寸。

主治：①腹胀、纳呆、呕吐、腹泻、痢疾、便血、水肿等脾胃肠腑病证；②背痛。

58. 胃俞

定位：第 12 胸椎棘突下，旁开 1.5 寸。

主治：胃脘痛、呕吐、腹胀、肠鸣等胃疾。

59. 肾俞(肾之背俞穴)

定位:第2腰椎棘突下,旁开1.5寸。

主治:①头晕、耳鸣、耳聋、腰酸痛等肾虚病证;②遗尿、遗精、阳痿、早泄、不育等生殖泌尿系疾患;③月经不调、带下、不孕等妇科病证。

60. 大肠俞(大肠之背俞穴)

定位:第4腰椎棘突下,旁开1.5寸。

主治:①腰腿痛;②腹胀、腹泻、便秘等胃肠病证。

61. 膀胱俞(膀胱之背俞穴)

定位:第2骶椎棘突下,旁开1.5寸,约平第2骶后孔。

主治:①小便不利、遗尿等膀胱气化功能失调病证;②腰骶痛;③腹泻、便秘。

62. 次髎

定位:第2骶后孔中,约当髂后上棘下与后正中线之间。

主治:①月经不调、痛经、带下等妇科病证;②小便不利;③遗精;④疝气;⑤腰骶痛、下肢痿痹。

63. 委中

定位:腘横纹中点,当股二头肌肌腱与半腱肌肌腱的中间。

主治:①腰背痛、下肢痿痹等腰及下肢病证;②腹痛、急性吐泻;③小便不利、遗尿;④丹毒。

64. 志室

定位:第2腰椎棘突下,旁开3寸。

主治:①遗精、阳痿等肾虚病证;②小便不利、水肿;③腰脊强痛。

65. 秩边

定位:平第4骶后孔,骶正中嵴旁开3寸。

主治:①腰骶痛、下肢痿痹等腰及下肢病证;②小便不利;③便秘、痔疾;④阴痛。

66. 承山

定位:腓肠肌两肌腹之间凹陷的顶端处,约在委中穴与昆仑穴连线之中点。

主治:①腰腿拘急、疼痛;②痔疾、便秘。

67. 飞扬

定位:俯卧位,在小腿后区,昆仑穴直上7寸,承山穴外下方1寸处。

主治:①头痛、目眩;②腰腿疼痛;③痔疾。

68. 昆仑

定位:外踝尖与跟腱之间的凹陷处。

主治:①后头痛、项强、腰骶疼痛、足踝肿痛等痛证;②癫痫;③滞产。

69. 申脉

定位:外踝直下方凹陷中。

主治:①头痛,眩晕;②癫狂、痫证、失眠等神志疾患;③腰腿酸痛。

70. 至阴

定位:足小趾外侧趾甲根角旁 0.1 寸。

主治:①胎位不正、滞产;②头痛、目痛;③鼻塞、鼻衄。

71. 涌泉

定位:在足底,足趾跖屈时,约当足底(去趾)前 1/3 凹陷处。

主治:①昏厥、中暑、小儿惊风、癫狂痫等急症及神志病证;②头痛、头晕、目眩、失眠;③咯血、咽喉肿痛、喉痹等肺系病证;④大便难、小便不利;⑤奔豚气;⑥足心热。

72. 太溪

定位:内踝高点与跟腱后缘连线的中点凹陷处。

主治:①头痛、目眩、失眠、健忘、遗精、阳痿等肾虚证;②咽喉肿痛、齿痛、耳鸣、耳聋等阴虚性五官病证;③咳嗽、气喘、咯血、胸痛等肺部疾患;④消渴、小便频数、便秘;⑤月经不调;⑥腰脊痛、下肢厥冷。

73. 照海

定位:内踝高点正下缘凹陷处。

主治:①失眠、癫痫等精神、神志病证;②咽喉干痛、目赤肿痛等五官热性疾患;③月经不调、带下、阴挺等妇科病证;④小便频数、癃闭。

74. 复溜

定位:太溪穴上 2 寸,当跟腱的前缘。

主治:①水肿、汗证(无汗或多汗)等津液输布失调疾病;②腹胀、腹泻等胃肠疾病;③腰脊强痛、下肢痿痹。

75. 肓俞

定位:脐旁 0.5 寸。

主治:①腹痛、腹胀、腹泻、便秘等胃肠病证;②月经不调;③疝气。

76. 曲泽

定位:肘微屈,肘横纹中,肱二头肌腱尺侧缘。

主治:①心痛、心悸、善惊等心系病证;②胃痛、呕血、呕吐等热性胃疾;③暑热病;④肘臂挛痛。

77. 郄门

定位:在前臂前区,腕横纹上 5 寸,掌长肌腱与桡侧腕屈肌腱之间。

主治:①急性心痛、心悸、心烦、胸痛等心疾;②咯血、呕血、衄血等热性出血证;③疗疮;④癫痫。

78. 间使

定位:在前臂前区,腕横纹上 3 寸,掌长肌腱与桡侧腕屈肌腱之间。

主治:①心痛、心悸等心疾;②胃痛、呕吐等热性胃病;③热病、疟疾;④癫狂、痫证。

79. 大陵

定位:在腕前区,腕横纹中央,掌长肌腱与桡侧腕屈肌腱之间。

主治:①心痛、心悸、胸胁满痛;②胃痛、呕吐、口臭等胃腑病证;③喜笑悲恐、癫狂、痫证等神志疾患；④手臂、手挛痛。

80. 内关

定位:腕横纹上2寸,掌长肌腱与桡侧腕屈肌腱之间。

主治：①心痛、胸闷、心动过速或过缓等心疾；②胃痛、呕吐、呃逆等胃腑病症；③中风；④失眠、郁证、癫狂痫等神志病证；⑤眩晕症,如晕车、晕船、耳源性眩晕；⑥肘臂挛痛。

81. 劳宫

定位:掌心横纹中,第2、3掌骨中间。简便取穴法:握掌,中指尖下是穴。

主治：①中风昏迷、中暑等急症；②心痛、烦闷、癫狂痫等神志疾患；③口疮、口臭；④鹅掌风。

82. 中冲

定位:中指尖端的中央。

主治:中风昏迷、舌强不语、中暑、昏厥、小儿惊风等急症。

83. 关冲

定位:无名指尺侧指甲根角旁0.1寸。

主治：①头痛、目赤、耳鸣、耳聋、喉痹、舌强等头面五官病证；②热病、中暑。

84. 中渚

定位:手背,第4、5掌骨小头后缘之间凹陷中,当液门穴后1寸。

主治：①头痛、目赤、耳鸣、耳聋、喉痹等头面五官病证；②热病；③肩背肘臂酸痛,手指不能屈伸。

85. 外关

定位:在前臂后区,腕背横纹上2寸,尺骨与桡骨正中间。

主治：①热病；②头痛、目赤肿痛、耳鸣、耳聋等头面五官病证；③瘰疬；④胁肋痛；⑤上肢痿痹不遂。

86. 支沟

定位:在前臂后区,腕背横纹上3寸,尺骨与桡骨正中间。

主治：①便秘；②耳鸣、耳聋；③暴喑；④瘰疬；⑤胁肋疼痛；⑥热病。

87. 肩髎

定位:肩峰后下方,上臂外展时,当肩髃穴后寸许凹陷中。

主治:肩臂挛痛不遂。

88. 翳风

定位:乳突前下方与下颌角之间的凹陷中。

主治：①耳鸣、耳聋等耳疾；②口眼歪斜、面风、牙关紧闭、颊肿等面、口病证；③瘰疬。

89. 角孙

定位:在头部,耳尖正对发际处。

主治：①头痛、项强；②目赤肿痛、目翳；③齿痛、颊肿。

90. 丝竹空

定位:眉梢的凹陷处。

主治:①癫痫;②头痛、目眩、目赤肿痛、眼睑瞤动等头目病证;③齿痛。

91. 瞳子髎

定位:目外眦外侧约 0.5 寸,眶骨外缘凹陷中。

主治:①头痛;②目赤肿痛、羞明流泪、内障、目翳等目疾。

92. 率谷

定位:耳尖直上,入发际 1.5 寸。

主治:①头痛、眩晕;②小儿急性和慢惊风。

93. 头临泣

定位:目正视,瞳孔直上入前发际 0.5 寸,神庭与头维连线的中点。

主治:①头痛;②目痛、目眩、流泪、目翳等目疾;③鼻塞、鼻渊;④小儿惊痫。

94. 风池

定位:胸锁乳突肌与斜方肌上端之间的凹陷中,平风府穴。

主治:①中风、癫痫、眩晕等内风所致的病证;②感冒、鼻塞、鼻衄、目赤肿痛、口眼歪斜等外风所致的病证;③头痛、耳鸣、耳聋;④颈项强痛。

95. 肩井

定位:肩上,大椎穴与肩峰连线的中点。

主治:①颈项强痛、肩背疼痛、上肢不遂;②难产、乳痈、乳汁不下、乳癖等妇产科及乳房疾患;③瘰疬。

96. 日月

定位:乳头直下,第 7 肋间隙。

主治:①黄疸、胁肋疼痛等肝胆病证;②呕吐、吞酸、呃逆等肝胆犯胃病证。

97. 环跳

定位:侧卧屈股,当股骨大转子高点与骶管裂孔连线的外 1/3 与内 2/3 交点处。

主治:①腰胯疼痛、下肢痿痹、半身不遂等腰腿疾病;②风疹。

98. 风市

定位:大腿外侧正中,腘横纹上 7 寸。简便取穴法:垂手直立时,中指尖下是穴。

主治:①下肢痿痹、麻木及半身不遂等下肢疾病;②遍身瘙痒。

99. 阳陵泉

定位:在小腿外侧,腓骨小头前下方凹陷中。

主治:①黄疸、胁痛、口苦、呕吐、吞酸等肝胆犯胃病证;②膝肿痛、下肢痿痹及麻木等下肢、膝关节疾病;③小儿惊风。

100. 光明

定位:在小腿外侧,外踝高点上 5 寸,腓骨前缘。

主治:①目痛、夜盲、近视、目花等目疾;②胸乳胀痛;③下肢痿痹。

101. 悬钟

定位:在小腿外侧,外踝高点上3寸,腓骨前缘。

主治:①痴呆、中风等髓海不足疾患;②颈项强痛、胸胁满痛、下肢痿痹。

102. 丘墟

定位:外踝前下方,趾长伸肌腱的外侧凹陷中。

主治:①目赤肿痛、目翳等目疾;②颈项痛、腋下肿、胸胁痛、外踝肿痛等痛证;③足内翻、足下垂。

103. 足临泣

定位:第4跖趾关节的后方,足小趾伸肌腱的外侧。

主治:①偏头痛、目赤肿痛、胁肋疼痛、足跗疼痛等痛证;②月经不调,乳痈;③瘰疬。

104. 侠溪

定位:足背,第4、5趾间,趾蹼缘后方赤白肉际处纹头上凹陷处。

主治:①惊悸;②头痛、眩晕、颊肿、耳鸣、耳聋、目赤肿痛等头面五官病证;③胁肋疼痛、膝股痛、足跗肿痛等痛证;④乳痈;⑤热病。

105. 足窍阴(井穴)

定位:第4趾外侧趾甲根角旁0.1寸。

主治:①头痛、目赤肿痛、耳鸣、耳聋、咽喉肿痛等头面五官实热病证;②胸胁痛、足跗肿痛。

106. 大敦(井穴)

定位:足大趾外侧趾甲根角旁约0.1寸。

主治:①疝气、少腹痛;②遗尿、癃闭、五淋、尿血等泌尿系病证;③月经不调、崩漏、阴缩、阴中痛、阴挺等月经病及前阴病证;④癫痫、善寐。

107. 行间(荥穴)

定位:足背,当第1、2趾间的趾蹼缘上方纹头处。

主治:①中风、癫痫、头痛、目眩、目赤肿痛、青盲、口歪等肝经风热病证;②月经不调、痛经、闭经、崩漏、带下等妇科经带病证;③阴中痛、疝气;④遗尿、癃闭、五淋等泌尿系病证;⑤胸胁满痛。

108. 太冲

定位:足背,第1、2跖骨结合部之前凹陷中。

主治:①中风、癫狂病、小儿惊风;头痛、眩晕、耳鸣、目赤肿痛、口歪、咽痛等肝经风热病证;②月经不调、痛经、经闭、崩漏、带下等妇科经带病证;③黄疸、胁痛、腹胀、呕逆等肝胃病证;④癃闭、遗尿;⑤下肢痿痹、足跗肿痛。

109. 蠡沟

定位:内踝尖上5寸,胫骨内侧面的中央。

主治:①月经不调、赤白带下、阴挺、阴痒等妇科病证;②小便不利;③疝气、睾丸肿痛。

110. 曲泉

定位:屈膝,当膝内侧横纹头上方,半腱肌、半膜肌止端前缘凹陷中。

主治:①月经不调、痛经、带下、阴挺、阴痒、产后腹痛等妇科病证;②遗精、阴痿、疝气;③小便不利;④膝髌肿痛、下肢痿痹。

111. 章门

定位:第 11 肋游离端下际。

主治:①腹痛、腹胀、肠鸣、腹泻、呕吐等胃肠病证;②胁痛、黄疸、痞块(肝脾肿大)等肝脾病证。

112. 期门

定位:乳头直下,第 6 肋间隙,前正中线旁开 4 寸。

主治:①胸胁胀痛、呕吐、吞酸、呃逆、腹胀、腹泻等肝胃病证;②奔豚气;③乳痈。

113. 腰阳前

定位:后正中线上,第 4 腰椎棘突下凹陷中,约与髂嵴相平。

主治:①腰骶疼痛、下肢痿痹;②月经不调、赤白带下等妇科病证;③遗精、阳痿等男科病证。

114. 命门

定位:后正中线上,第 2 腰椎棘突下凹陷中。

主治:①腰脊强痛、下肢痿痹;②月经不调、赤白带下、痛经、经闭、不孕等妇科病证;③遗精、阳痿、精冷不育、小便频数等男性肾阳不足病证;④小腹冷痛、腹泻。

115. 至阳

定位:后正中线上,第 7 胸椎棘突下凹陷中。

主治:①黄疸、胸胁胀满等肝胆病证;②咳嗽、气喘;③腰背疼痛,脊强。

116. 大椎

定位:后正中线上,第 7 颈椎棘突下凹陷中。

主治:①热病、疟疾、恶寒发热、咳嗽、气喘等外感病证;②骨蒸潮热;③癫狂痫证、小儿惊风等神志病证;④项强、脊痛;⑤风疹、痤疮。

117. 哑门

定位:第 1 颈椎下,后发际正中直上 0.5 寸。

主治:①暴喑,舌缓不语;②癫狂、痫证、癔症等神志病证;③头痛,颈项强痛。

118. 风府

定位:正坐,头微前倾,后正中线上,入后发际上 1 寸。

主治:①中风、癫狂、痫证、癔症等神志病证;②头痛、眩晕、颈项强痛、咽喉肿痛、失音、目痛、鼻衄等内、外风为患病证。

119. 百会

定位:后发际正中直上 7 寸,或当头部正中线与两耳尖连线的交点处。

主治:①痴呆、中风、失语、失眠、健忘、癫狂、痫证、癔症等神志病证;②头风、头痛、眩晕、耳鸣等头面病证;③脱肛、阴挺、胃下垂、肾下垂等气失固摄而致的下陷性病证。

120. 神庭

定位:前发际正中直上 0.5 寸。

主治:①癫狂、痫证、失眠、惊悸等神志病证;②头痛、目眩、目赤、目翳、鼻渊、鼻衄等头面五官病证。

121. 水沟

定位:在人中沟的上 1/3 与下 2/3 交点处。

主治:①昏迷、晕厥、中风、中暑、休克、呼吸衰竭等急危重症,为急救要穴之一;②癔症、癫狂痫、急性和慢惊风等神志病证;③鼻塞、鼻衄、面肿、口歪、齿痛、牙关紧闭等面鼻口部病证;③闪挫腰痛。

122. 中极

定位:前正中线上,脐下 4 寸。

主治:①遗尿、小便不利、癃闭等泌尿系病证;②遗精、阳痿、不育等男科病证;③月经不调、崩漏、阴挺、阴痒、不孕、产后恶露不尽、带下等妇科病证。

123. 气海

定位:前正中线上,脐下 1.5 寸。

主治:①虚脱、形体羸瘦、脏气衰惫、乏力等气虚病证;②水谷不化、绕脐疼痛、腹泻、痢疾、便秘等肠腑病证;③小便不利、遗尿等泌尿系病证;④遗精、阳痿、疝气;⑤月经不调、痛经、经闭、崩漏、带下、阴挺、产后恶露不止、胞衣不下等妇科病证。

124. 神阙

定位:脐窝中央。

主治:①虚脱、中风脱证等元阳暴脱;②腹痛、腹胀、腹泻、痢疾、便秘、脱肛等肠腑病证;③水肿、小便不利。

125. 中脘

定位:前正中线上,脐上 4 寸,或脐与胸剑联合连线的中点处。

主治:①胃痛、腹胀、纳呆、呕吐、吞酸、呃逆、小儿疳积等脾胃病证;②黄疸;③癫狂、脏躁。

126. 膻中

定位:前正中线上,平第 4 肋间隙;或两乳头连线与前正中线的交点处。

主治:①咳嗽、气喘、胸闷、心痛、噎膈、呃逆等胸中气机不畅的病证;②产后乳少、乳痈、乳癖等胸乳病证。

127. 天突

定位:胸骨上窝正中。

主治:①咳嗽、哮喘、胸痛、咽喉肿痛、暴喑等肺系病证;②瘿气、梅核气、噎膈等气机不畅病证。

128. 廉泉

定位:微仰头,在喉结上方,当舌骨体上缘的中点处。

主治:中风失语、暴喑、吞咽困难、舌缓流涎、舌下肿痛、口舌生疮、喉痹等咽喉口舌病证。

129. 四神聪

定位:在头顶部,当百会前后左右各1寸,共4穴。

主治:①头痛、眩晕、失眠、健忘、癫痫等神志病证;②目疾。

130. 印堂

定位:在额部,当两眉头的中间。

主治:①痴呆、痫证、失眠、健忘等神志病证;②头痛、眩晕;③鼻衄、鼻渊;④小儿惊风、产后血晕、子痫。

131. 太阳

定位:在颞部,当眉梢与目外眦之间,向后约1横指的凹陷处。

主治:①头痛;②目疾;③面瘫。

132. 定喘

定位:在背上部,当第7颈椎棘突下,旁开0.5寸。

主治:①哮喘、咳嗽;②肩背痛、落枕。

133. 夹脊

定位:在背腰部,当第1胸椎至第5腰椎棘突下两侧,后正中线旁开0.5寸,一侧17穴,左右共34穴。

主治:适应范围较广,其中上胸部的穴位治疗心肺、上肢疾病;下胸部的穴位治疗胃肠疾病;腰部的穴位治疗腰腹及下肢疾病。

134. 胃脘下俞

定位:在背部,当第8胸椎棘突下,后正中线旁开1.5寸。

主治:①胃痛、腹痛、胸胁痛;②消渴。

135. 腰眼

定位:在腰部,当第4腰椎棘突下,后正中线旁开约3.5寸凹陷中。

主治:①腰痛;②月经不调、带下;③虚劳。

136. 外劳宫

定位:在手背,当第2、第3掌骨间,掌指关节后约0.5寸处。

主治:①落枕、手臂肿痛;②脐风。

137. 八邪

定位:在手背侧,微握拳,第1至第5指间,指蹼缘后方赤白肉际处,左右共8穴。

主治:①手背肿痛、手指麻木;②烦热、目痛;③毒蛇咬伤。

138. 十宣

定位:在手十指尖端,距指甲游离缘0.1寸(指寸),左右共10穴。

主治:①昏迷;②癫痫;③高热、咽喉肿痛;④手指麻木。

139. 膝眼

定位:屈膝,在髌韧带两侧凹陷处。在内侧称内膝眼,在外侧称外膝眼(即犊鼻)。

主治:①膝痛、腿痛;②脚气。

140. 胆囊

定位：在小腿外侧，腓骨头直下 2 寸。

主治：①急性和慢性胆囊炎、胆石症、胆道蛔虫症等胆腑病证；②下肢痿痹。

141. 阑尾

定位：在小腿外侧，髌韧带外侧凹陷下 5 寸，胫骨前嵴外一横指。

主治：①急性和慢性阑尾炎；②消化不良；③下肢痿痹。

项目二 针 刺 法

针刺法是在中医基本理论指导下，将金属制成的针，运用各种手法刺入人体不同部位（穴位），从而激发经络之气、调整脏腑功能，使机体恢复健康、防治疾病的一种技术操作。临床常见的针刺法有毫针法、电针法、皮内针法、水针法、皮肤针法、耳针法等。

任务一 毫 针 法

毫针法是临床上应用最广泛的一种针刺技术，可刺全身之腧穴，又称为三百六十穴之针。常用于治疗各种痛症、痿证、中风后遗症及针刺麻醉等。

【护理评估】

(1) 当前主要症状、既往史。

(2) 针刺取穴部位的局部皮肤情况。

(3) 对疼痛的耐受程度。

(4) 心理状况。

【风险告知】

(1) 针刺过程中出现头晕、目眩、面色苍白、胸闷、欲吐等属于晕针现象，应及时通知医生。

(2) 针刺时可能出现疼痛、血肿、滞针、弯针等情况，不必紧张，医护人员会妥善处理。

(3) 针刺时有酸、麻、胀、痛、沉、紧、涩等感觉，属正常针感。

(4) 针刺过程中，针刺部位不可随意移动，以防发生意外。

【物品准备】

治疗盘、治疗卡、毫针盒（内备各种毫针）、安尔碘、棉签、棉球、镊子、弯盘、手消毒剂、锐器盒、污物桶，必要时备毛毯、屏风等。

【操作方法】

(1) 备齐用物，携至床旁，做好解释，核对医嘱。

(2) 协助患者松开衣着，按针刺部位，取合理体位。

（3）遵医嘱选择腧穴，先用拇指按压穴位，并询问患者的感觉。

（4）消毒进针部位后，按腧穴深浅和患者胖瘦，选取合适的毫针；并检查针柄是否松动、针身和针尖是否弯曲带钩；术者消毒手指。

（5）根据针刺部位，选择相应进针方法，正确进针。

（6）当刺入一定深度时，患者局部产生酸、麻、胀、重等感觉或向远处传导，即为"得气"。得气后调节针感，留针。

（7）起针时一手按压针刺周围皮肤处，一手持针柄慢慢捻动将针尖退至皮下，迅速拔出。随即用无菌干棉球轻压针孔片刻，防止出血。检查针数，以防遗漏。

（8）操作完毕，协助患者穿衣，安置舒适卧位。整理床铺，清理用物，做好记录并签名。

【注意事项】

（1）过度疲乏、饥饿或精神高度紧张时，不宜进行针刺。

（2）皮肤有感染、溃疡、瘢痕、肿痛、有出血倾向及高度水肿者，不宜针刺。

（3）孕妇的下腹、腰骶部及合谷、三阴交、昆仑、至阴等通经活络的腧穴，禁止施针；小儿囟门未闭合者，头部不宜针刺；患者胸、背部不宜直刺或深刺，以免刺破胸膜腔，造成气胸。

（4）操作前检查用物是否齐备，严格执行无菌技术操作原则。

（5）做好解释工作，消除患者紧张情绪。选择合理体位，暴露腧穴，方便操作，注意保暖。

（6）遵医嘱准确取穴，正确运用进针方法、进针角度和深度，勿将针身全部刺入，以防折针。刺激强度因人而异，急性病、体质强者宜强刺激；慢性病、体质弱者宜弱刺激。

（7）针刺中应密切观察患者的反应，发现病情变化，报告医师并配合处理。

（8）起针时要核对穴位及针数，以免毫针遗留在患者身上。

【针刺意外的护理及预防】

1. 晕针　针刺过程中患者出现头晕目眩、汗出肢冷、面色苍白、胸闷欲呕、晕厥时，称为晕针。

（1）护理：报告医师，停止针刺，将针全部起出，嘱患者平卧，注意保暖。

（2）预防：对初诊、精神过度紧张及体弱者，应先做解释，消除对针刺的顾虑，选择舒适卧位，手法宜轻。随时注意患者的神色，以便早期发现晕针先兆。

2. 血肿　针刺部位出现皮下出血并引起肿痛，称为血肿。

（1）护理：微量皮下出血而致小块青紫时，一般不需处理，可自行消退。局部肿胀疼痛较剧、青紫面积较大时，冷敷止血。

（2）预防：仔细检查针具，熟悉解剖部位，针刺时避开血管；起针时立即用消毒干棉球按压针刺部位。

3. 弯针　是指进针后针身在体内发生弯曲的现象。

（1）护理：针身轻度弯曲，可将针缓慢退出；若针身弯度较大，应顺着弯曲方向将针退出；若由体位改变引起弯针者，应协助患者恢复原来体位，使局部肌肉放松，再行退针，切忌强行拔针。

（2）预防：手法指力均匀，刺激不宜突然加强；体位舒适，勿随意更换体位；防止外物碰撞、压迫。

4. 滞针　针刺后出现针下异常紧涩，不能提插或捻转的现象时，称滞针。

（1）护理：对惧针者，应先与患者交谈，分散其注意力；遵医嘱在滞针腧穴附近，进行循按、轻弹针柄后再起针。

（2）预防：对精神紧张者，应先做好解释工作，消除其顾虑。操作时捻针幅度不宜过大，避免单向连续捻转。整理针具时，对不符合质量要求者，应剔去。

5. 折针　即断针，指针刺过程中，针身折断在患者体内。

（1）护理：发现折针，嘱患者不要移动体位，以防断针向深处陷入。

（2）预防：针具需定期严格检查。针刺时，勿将针身全部刺入，应留部分在体表。

6. 气胸　指针刺时误伤肺脏，空气进入胸腔，发生气胸。

（1）护理：出现气胸时，立即报告医师，绝对卧床休息，通常采取半坐位，避免咳嗽；重症者应及时配合医师采取胸腔穿刺减压术、给氧、抗休克等抢救措施。

（2）预防：凡对胸背部及锁骨附近部位的穴位进行针刺治疗时，应严格掌握进针角度、深度，留针时间不宜过长。

【毫针法操作流程】

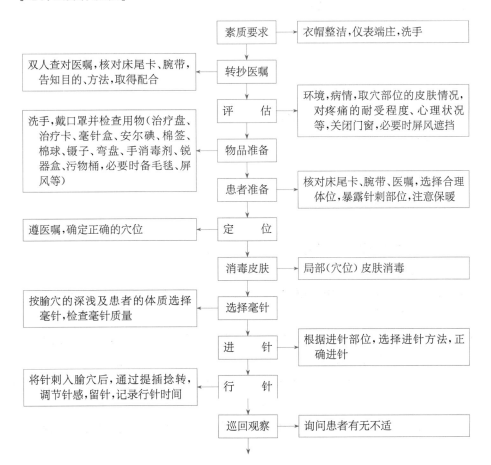

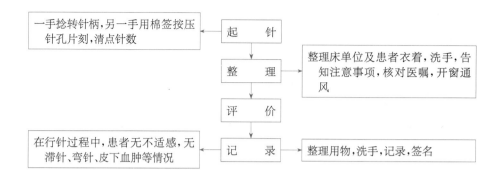

任务二 电针法

电针法是指针刺腧穴"得气"后,在针具上通导接近人体生物电的微量电流,以防治疾病的一种技术操作。常用于治疗各种痛症、痿证、中风后遗症及针刺麻醉等。

【护理评估】

(1)当前主要症状、既往史。

(2)针刺取穴部位的局部皮肤情况。

(3)对疼痛的耐受程度。

(4)心理状况。

【风险告知】

(1)同"毫针法"。

(2)微量电流接通后局部有抽动感。

(3)肌肉有抽动的感觉。

【物品准备】

电针仪、治疗盘、治疗卡、毫针盒(内备各种毫针)、安尔碘、棉签、棉球、镊子、弯盘,以及手消毒剂、锐器盒,必要时备毛毯、屏风等。

【操作方法】

(1)备齐用物,携至床旁,做好解释,核对医嘱。

(2)遵照医嘱,选择腧穴,进行皮肤消毒,按毫针刺法进针。

(3)有"得气"感应后,将电针仪输出电位器调至"0",再将电针仪的两根导线分别连接在同侧肢体的两根针柄上。

(4)开启电针仪的电源开关,选择适当波型,慢慢旋转电位器由小至大逐渐调节输出电流到所需量值(患者有酸麻感、局部肌肉有抽动,即是所需的强度)。

(5)电针完毕,将电位器拨回到"0"位,关闭电源,拆除输出导线,将针慢慢提至皮下,迅速拔出,用无菌干棉球按压针孔片刻。

(6)操作完毕,协助患者衣着,安排舒适体位。整理床单位,清理用物,做好记录并签名。

【注意事项】

（1）参照"毫针法的注意事项"。

（2）孕妇、心脏病患者应慎用电针；安装起搏器者绝对禁用；醉酒、饥饿、过饱、过劳者不宜使用电针。

（3）电针仪在使用前须检查性能，导线接触是否良好。

（4）通电过程中应观察导线有否脱落，并注意患者的反应，有无晕针、弯针、折针等情况，以及通电时间。需增加刺激时，调节电流量应逐渐由小到大，切勿突然增强，以致发生晕针或引起肌肉痉挛，造成弯针、折针等意外。

（5）颈项、脊柱两侧及心前区等部位针刺时，不能横贯通电，避免电流回路通过脊髓和心脏。

（6）一组电针的两个穴位，应在同一侧，以避免电流通过心脏。

（7）电针仪最大输出电压在 40 V 以上者，最大输出电流应控制在 1 mA 以内，防止发生触电事故。

【电针法操作流程】

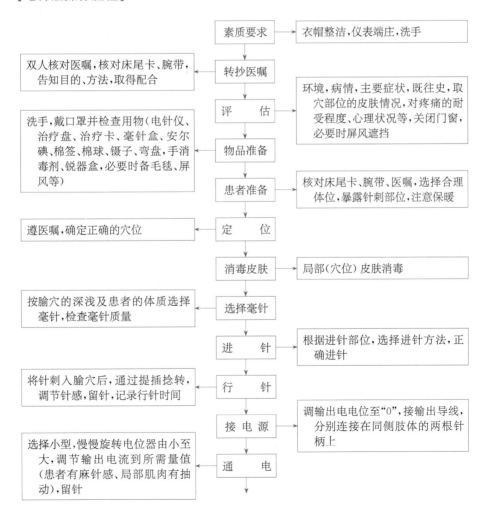

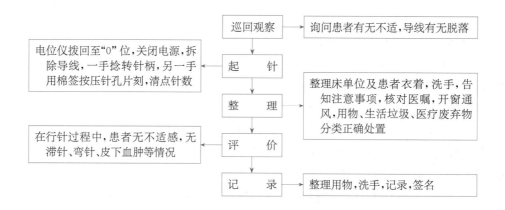

任务三　皮内针法

皮内针法又称埋针,它是将特制的图钉型或麦粒型针具刺入皮内固定留置一定时间,给皮肤以弱而长时间的刺激,以调整经络脏腑功能,达到防治疾病目的的一种操作方法。多用于某些需要较长时间留针的慢性顽固性疾病和反复发作的疼痛性疾病,如头痛、胃脘痛、哮喘、痹症、不寐、月经不调、遗尿等。

【护理评估】

(1) 当前主要症状、既往史。

(2) 针刺取穴部位的局部皮肤情况。

(3) 对疼痛的耐受程度。

(4) 心理状况。

【风险告知】

(1) 同"毫针法"。

(2) 埋针部位有疼痛感,埋针部位不可着水,以免感染。

(3) 在留针期间应指导患者,每隔4小时左右用手指按压埋针处1~2分钟,以加强刺激,提高疗效。

【物品准备】

针盒(皮内针)、治疗盘、治疗卡、安尔碘、棉签、棉球、镊子、弯盘,以及手消毒剂、锐器盒、污物桶,必要时备毛毯、屏风等。

【操作方法】

(1) 备齐用物,携至床旁,做好解释,核对医嘱。

(2) 取合理体位,松解衣着,选定穴位,注意保暖。

(3) 遵照医嘱,选择腧穴,消毒皮肤后实施埋针。

(4) 留针期间,每隔4小时左右用手指按压埋针部位,加强刺激,增进疗效。

(5) 起针后,用干棉球按压针孔片刻,局部应作常规消毒,以防出血。

(6) 操作完毕,协助患者衣着,安排舒适体位,整理床单位,清理用物,做好记录并签名。

【注意事项】

（1）参照"毫针法的注意事项"。

（2）凡关节附近、胸腹部及炎症、溃疡部位、外伤或有出血倾向及水肿的患者不宜埋针。

（3）留针时间视病情及季节不同而定，出汗较多时，不宜留置时间太长，感觉疼痛或肢体活动受限，立即起针。严格执行无菌技术操作原则，针处不可着水，以防感染。

（4）关节附近不宜埋针，避免活动时引起疼痛。胸腹部不宜埋针。

（5）埋针期间，如患者感觉疼痛或妨碍肢体活动时，应将针取出，重新选取穴位埋针。

（6）凡使用过的针具等物，需先消毒，然后再清洗、检查、修理，灭菌处理后备用，有条件者使用一次性针具。

【皮内针法操作流程】

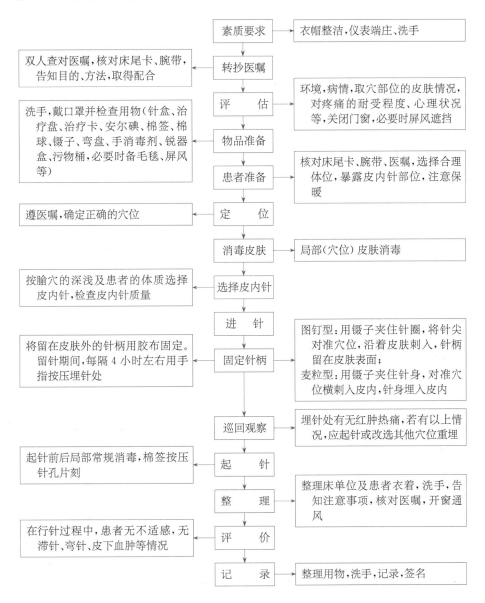

任务四 水 针 法

水针法又称穴位注射法,是指在选定的穴位内进行药物注射的一种技术操作,将针刺及药物对穴位的渗透刺激作用和药物的药理作用结合在一起,发挥综合效能,达到治疗疾病的目的。适用范围较广,凡能针灸治疗的大部分病证均可采用,如痹症、腰腿痛等。

【护理评估】

(1) 当前主要症状、既往史及药物过敏史。

(2) 穴位注射部位的局部皮肤情况。

(3) 对疼痛的耐受程度。

(4) 心理状况。

【风险告知】

注射部位出现疼痛、酸胀的感觉,避免着水,以免感染。

【物品准备】

治疗盘、治疗卡、一次性注射器、遵医嘱配制的药液、砂轮、安尔碘、棉签、棉球、镊子、弯盘、手消毒剂、锐器盒、污物桶,必要时备毛毯、屏风等。

【操作方法】

(1) 备齐用物,携至床旁,做好解释,核对医嘱。

(2) 取合理体位,协助松解衣着,暴露局部皮肤,注意保暖。

(3) 遵医嘱确定注射穴位,测试患者局部感觉及反应,消毒局部皮肤。

(4) 术者一手持注射器(排除空气),另一手绷紧皮肤,针尖对准穴位迅速刺入皮下,然后用针刺手法将针身刺至一定深度,并上下提插,得气后若回抽无血,即将药液缓慢注入。如所用药量较多,可于推入部分药液后,将针头稍微提起后再注入余药。

(5) 药液注射完毕后拔出针头,用无菌棉签轻按针孔片刻,以防出血,并注意观察用药反应。

(6) 操作完毕,协助患者衣着,安排舒适体位,整理床单位。

(7) 清理用物,做好记录并签名。

【注意事项】

(1) 疲乏、饥饿或精神高度紧张时慎用,局部皮肤有感染、瘢痕或有出血倾向及高度水肿者禁用。

(2) 执行"三查七对"及无菌操作规程。

(3) 严格执行医嘱,注意药物配伍禁忌、毒副作用和过敏反应。凡易发生过敏反应的药物必须做皮肤过敏试验,皮肤阳性者不可穴位注射。不良反应大或刺激性强的药物应慎用。

(4) 遵医嘱选穴,熟练掌握穴位的部位、注射的深度和注入的药量。注射穴位应交替轮换,一穴不宜连续注射。年老体弱者选穴宜少,药液剂量应酌减。

（5）注射时避开血管丰富的部位，要回抽无回血再将药液注入，避免药物注入血管、关节腔、脊髓腔、胸腔内，以免造成不良后果。

（6）在操作过程中，应密切观察患者的反应，随时询问患者的感受。若患者有触电感时，可能是针尖触及神经，应将针体往外退出少许后再注入药液。

（7）内有重要脏器的部位不宜针刺过深，以免刺伤内脏。

【水针法操作流程】

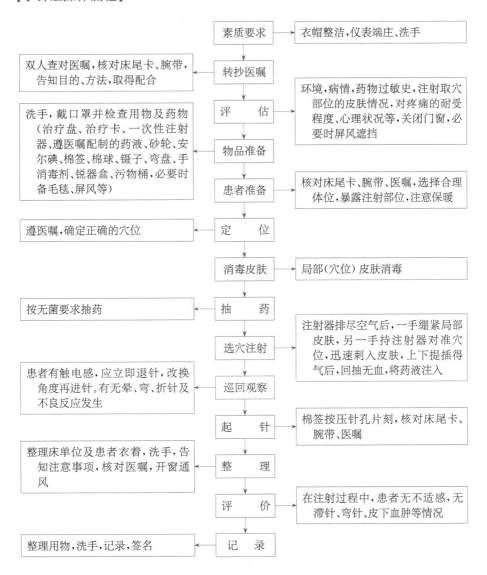

任务五　皮肤针法

皮肤针又称梅花针、七星针，是以5～7枚钢针集成1束，固定在针柄的一端，形如小锤,用之叩刺某些穴位的一种技术操作。皮肤针的适应范围很广,临床各种病症均可应用,如近视、视神经萎缩、急性扁桃体炎、感冒、慢性肠胃炎、便秘、头痛、失眠、腰痛、皮神经炎、斑秃、痛经等。

【护理评估】

（1）当前主要症状、既往史。

（2）皮肤针部位的皮肤情况。

（3）对疼痛的耐受程度。

（4）心理状况。

【风险告知】

（1）局部有出血倾向及疼痛。

（2）梅花针循经叩击皮肤后,皮肤表面出现针刺痕迹,并有结痂或出血点,数日后即可消失。

（3）血小板减少或有凝血功能障碍者,慎用此方法。

【物品准备】

治疗盘、皮肤针、治疗卡、安尔碘、棉签、棉球、镊子、弯盘,以及手消毒剂、锐器盒、污物桶,必要时备毛毯、屏风等。

【操作方法】

（1）备齐用物,携至床旁,核对医嘱,做好解释。

（2）取合理体位,协助松解衣着,暴露叩刺部位,进行皮肤消毒。

（3）遵医嘱在选择的穴位上进行叩刺。

（4）叩刺过程中,应观察患者面色、神情,询问有无不适反应,了解患者心理及躯体感受。

（5）叩刺完毕,消毒局部皮肤,以防感染。

（6）协助患者衣着,整理床单位,安排舒适的体位。

（7）清理用物,做好记录并签名。

【注意事项】

（1）局部皮肤有破溃、瘢痕及有出血倾向者慎用。

（2）叩刺躯干时,应注意保暖,避免受凉。

（3）叩刺时用力须均匀,针尖要垂直而下、垂直而起。

（4）使用过的针具,执行消毒后再清洗修理,灭菌处理后备用。

（5）针具要经常检查,注意针尖有无钩毛,针面是否平齐。

（6）局部如有溃疡或损伤者不宜使用本法,急性传染性疾病和急腹症也不宜使用。

（7）叩刺局部和穴位,若手法重而出血者,应进行清洁和消毒,注意防止感染。

（8）在叩刺过程中,应密切观察患者的面色、神志变化,及时询问有无不适感等,以便随时调整叩刺强度。

【皮肤针法操作流程】

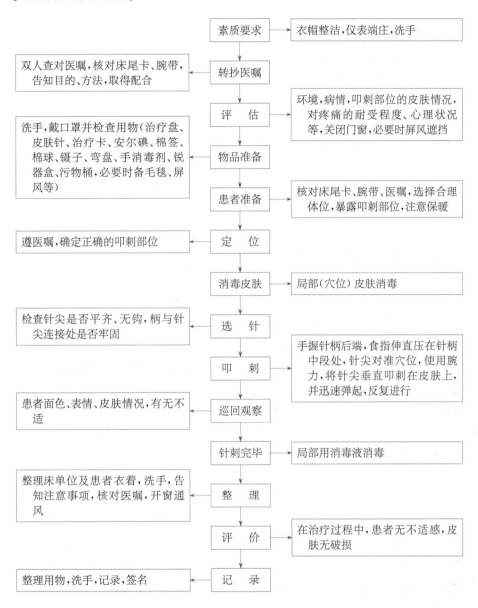

素质要求 → 衣帽整洁,仪表端庄,洗手

双人查对医嘱,核对床尾卡、腕带,告知目的、方法,取得配合 → 转抄医嘱

评 估 → 环境,病情,叩刺部位的皮肤情况,对疼痛的耐受程度、心理状况等,关闭门窗,必要时屏风遮挡

洗手,戴口罩并检查用物(治疗盘、皮肤针、治疗卡、安尔碘、棉签、棉球、镊子、弯盘、手消毒剂、锐器盒、污物桶,必要时备毛毯、屏风等) → 物品准备

患者准备 → 核对床尾卡、腕带、医嘱,选择合理体位,暴露叩刺部位,注意保暖

遵医嘱,确定正确的叩刺部位 → 定 位

消毒皮肤 → 局部(穴位)皮肤消毒

检查针尖是否平齐、无钩,柄与针尖连接处是否牢固 → 选 针

叩 刺 → 手握针柄后端,食指伸直压在针柄中段处,针尖对准穴位,使用腕力,将针尖垂直叩刺在皮肤上,并迅速弹起,反复进行

患者面色、表情、皮肤情况,有无不适 → 巡回观察

针刺完毕 → 局部用消毒液消毒

整理床单位及患者衣着,洗手,告知注意事项,核对医嘱,开窗通风 → 整 理

评 价 → 在治疗过程中,患者无不适感,皮肤无破损

整理用物,洗手,记录,签名 → 记 录

任务六 耳 针 法

耳针法是采用针刺或其他物品(如菜籽等)刺激耳郭上的穴位或反应点,通过经络传导,使局部产生酸、麻、胀、痛等刺激的反应,调整脏腑气血功能,促进机体阴阳平衡,达到防治疾病的一种操作方法。常选用短毫针、菜籽、药丸、磁石等。适用于各种疼痛性、炎症性、功能紊乱性疾病,以及过敏和变态反应性疾病、内分泌代谢性疾病等。

【护理评估】

(1) 当前主要症状、既往史。

(2) 耳针部位的皮肤情况。

(3) 女性患者的生育史,有无流产史,当前是否妊娠。

(4) 对疼痛的耐受程度。

(5) 年龄、体质及心理状况。

【风险告知】

耳针局部有酸、麻、胀、痛感。

【物品准备】

治疗盘、治疗卡,针盒(短毫针等)或菜籽等;碘酒、酒精、棉球、棉签、镊子、探棒、胶布、手消毒剂、弯盘、污物桶等。

【操作方法】

(1) 备齐用物,携至床旁,做好解释,核对医嘱。

(2) 遵照医嘱,选择耳穴部位并探查耳穴。

(3) 体位合理舒适,严格消毒,消毒范围视耳郭大小而定。

(4) 一手固定耳郭,另一手进针,其深度以刺入软骨,但不透过对侧皮肤为度,留针。

(5) 为使局部达到持续刺激,临床多采用菜籽、王不留行籽、磁珠等物,附在耳穴部位,以小方块胶布固定,俗称埋豆。留埋期间,嘱患者用手定时按压,进行压迫刺激,以加强疗效。

(6) 起针后用无菌干棉球按压针孔片刻,以防出血。涂以碘酒或酒精消毒,预防感染。

(7) 操作完毕,安排舒适体位,整理床单位。

(8) 清理用物,做好记录并签名。

【注意事项】

(1) 耳部炎症、冻伤的部位,以及习惯性流产史的孕妇禁用。

(2) 严格执行无菌技术操作,预防感染。起针后如针孔发红,应及时处理。

(3) 在针刺中及留针期间,患者感到局部酸、麻、胀、痛或感觉循经络放射传导为"得气",应密切观察有无晕针等不适情况。

(4) 年老体弱及高血压患者,针刺前后应适当休息,谨防发生晕针。

(5) 对采用埋针法及压丸法的患者,应指导其每日自行按压耳穴 3～5 次,以加强刺激,提高疗效。

(6) 使用耳针法治疗扭伤及肢体活动障碍者,埋针后待耳郭充血具有发热感觉时,嘱患者适当活动患部,并配合患部按摩、艾条灸等,以提高疗效。

【耳针法操作流程】

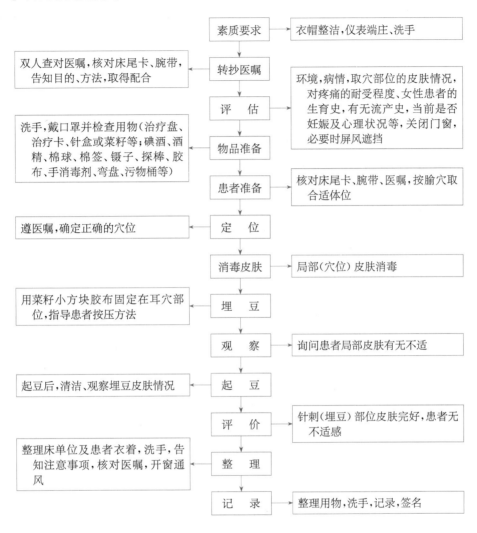

| | 素质要求 | → | 衣帽整洁,仪表端庄、洗手 |

双人查对医嘱,核对床尾卡、腕带,告知目的、方法,取得配合 → 转抄医嘱

评　估 → 环境,病情,取穴部位的皮肤情况,对疼痛的耐受程度、女性患者的生育史,有无流产史,当前是否妊娠及心理状况等,关闭门窗,必要时屏风遮挡

洗手,戴口罩并检查用物(治疗盘、治疗卡、针盒或菜籽等;碘酒、酒精、棉球、棉签、镊子、探棒、胶布、手消毒剂、弯盘、污物桶等) → 物品准备

患者准备 → 核对床尾卡、腕带、医嘱,按腧穴取合适体位

遵医嘱,确定正确的穴位 → 定　位

消毒皮肤 → 局部(穴位)皮肤消毒

用菜籽小方块胶布固定在耳穴部位,指导患者按压方法 → 埋　豆

观　察 → 询问患者局部皮肤有无不适

起豆后,清洁、观察埋豆皮肤情况 → 起　豆

评　价 → 针刺(埋豆)部位皮肤完好,患者无不适感

整理床单位及患者衣着,洗手,告知注意事项,核对医嘱,开窗通风 → 整　理

记　录 → 整理用物,洗手,记录,签名

项目三　灸　　法

灸法是以艾绒为主要原料,制成艾条或艾柱,点燃后在人体某穴位或患处熏灸的一种技术操作,此法利用温热及药物的性能,通过经络传导,以调和气血、温通经络、消瘀散结、散寒祛湿、回阳救逆,从而达到防治疾病的目的,包括艾条灸、艾柱灸和温针灸。

任务一　艾条灸法

艾条灸法是用纯净的艾绒(或加入中药)卷成圆柱形的艾卷,点燃后在穴位表面熏烤的一种技术操作。根据艾条灸的操作不同,又分为温和灸、雀啄灸和回旋灸。主要适用于多种慢性虚寒性疾病、外感风寒湿邪为主的病证,如胃脘痛、泄泻、哮喘、风寒湿痹、月经不调等。

【护理评估】

(1) 当前主要症状、既往史。

(2) 患者体质及艾条施灸处的皮肤情况。

(3) 对热、疼痛的耐受程度。

(4) 年龄、体质及心理状况。

(5) 女性患者是否处于妊娠期。

【风险告知】

(1) 治疗过程中局部皮肤可能出现烫伤等情况。

(2) 艾绒点燃后可出现较淡的中药燃烧气味。

(3) 治疗过程中局部皮肤产生烧灼、热烫的感觉,应立即停止治疗。

(4) 治疗过程中局部皮肤可能出现水疱。

【物品准备】

治疗盘、治疗卡、艾条、打火机、污物缸、纱布数块、弯盘、小口瓶、手消毒剂、污物桶,必要时备浴巾、屏风等。

【操作方法】

(1) 备齐用物,携至床旁,做好解释,核对医嘱。

(2) 取合理体位,暴露施灸部位,注意保暖。

(3) 施灸部位,宜先上后下,先灸头顶、胸背,后灸腹部、四肢。

(4) 遵医嘱在施灸过程中,随时询问患者有无灼痛感,调整距离,防止烧伤。观察病情变化及有无不适。

(5) 施灸中应及时将艾灰弹入弯盘,防止灼伤皮肤。

(6) 施灸完毕,立即将艾条插入小口瓶,熄灭艾火。

(7) 清洁局部皮肤,协助患者衣着,安置舒适卧位,酌情开窗通风。

(8) 清理用物,做好记录并签名。

【注意事项】

(1) 凡属实热证或阴虚发热者,不宜施灸;颜面部、大血管处、孕妇腹部及腰骶部不宜施灸;对艾叶过敏者慎用。

(2) 采用艾柱灸时,针柄上的艾绒团必须捻紧,防止艾灰脱落灼伤皮肤或烧毁衣物。

(3) 施灸后局部皮肤出现微红灼热,属于正常现象。如灸后出现小水疱时,无需处理,可自行吸收;如水疱较大时,可用无菌注射器抽去疱内液体,覆盖消毒纱布,保持干燥,防止感染。

(4) 施灸部位宜先上后下,即按顺序先灸头顶、胸背,后灸腰腹部及四肢。

(5) 施灸过程中应及时将艾灰弹入弯盘,防止烧伤皮肤或烧坏衣物。

(6) 施灸过程中要随时询问患者局部皮肤有无灼热感,以便及时调整距离和时间,谨防烧伤。

（7）施灸后，未用完的艾条，应插入火筒或小口瓶中灭火，以防复燃。

（8）糖尿病患者在施灸时，一定要慎重，注意观察皮肤。

【施灸方法】

1. 温和灸　将艾卷的一端点燃，对准施灸的腧穴或患处，距离皮肤 2～5 cm，进行熏灸，使患者局部有温热感而无灼痛为宜，每穴灸 10～15 min，至皮肤红晕为度。

2. 雀啄灸　施灸时，艾卷点燃的一端与部位的皮肤并不固定在一定的距离，而是像乌雀啄食一样，一上一下的移动。每处穴位 10～15 min。雀啄灸操作时应注意以下几项：①移动艾条时要小心，以免烫伤皮肤；②艾条上的灰烬要及时弹除，以免灰烬落下伤及皮肤；③艾条移动的速度不要过快或过慢，过快则达不到目的，过慢易造成局部灼伤及刺激不均匀，影响疗效。

3. 回旋灸　又称熨热灸。将点燃的艾卷接近灸的部位平衡往复回旋熏灸，距皮肤约 3 cm，一般可灸 10～15 min。

【艾条灸法操作流程】

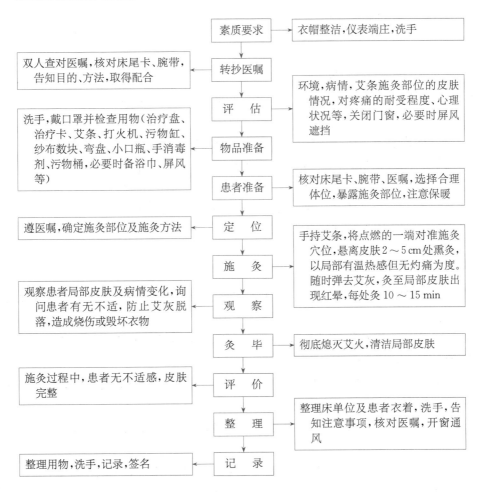

	素质要求	衣帽整洁，仪表端庄，洗手
双人查对医嘱，核对床尾卡、腕带，告知目的、方法，取得配合	转抄医嘱	
	评　估	环境，病情，艾条施灸部位的皮肤情况，对疼痛的耐受程度、心理状况等，关闭门窗，必要时屏风遮挡
洗手，戴口罩并检查用物（治疗盘、治疗卡、艾条、打火机、污物缸、纱布数块、弯盘、小口瓶、手消毒剂、污物桶，必要时备浴巾、屏风等）	物品准备	
	患者准备	核对床尾卡、腕带、医嘱，选择合理体位，暴露施灸部位，注意保暖
遵医嘱，确定施灸部位及施灸方法	定　位	
	施　灸	手持艾条，将点燃的一端对准施灸穴位，悬离皮肤 2～5 cm 处熏灸，以局部有温热感但无灼痛为度。随时弹去艾灰，灸至局部皮肤出现红晕，每处灸 10～15 min
观察患者局部皮肤及病情变化，询问患者有无不适，防止艾灰脱落，造成烧伤或毁坏衣物	观　察	
	灸　毕	彻底熄灭艾火，清洁局部皮肤
施灸过程中，患者无不适感，皮肤完整	评　价	
	整　理	整理床单位及患者衣着，洗手，告知注意事项，核对医嘱，开窗通风
整理用物，洗手，记录，签名	记　录	

任务二　艾柱灸法

艾柱灸法是将纯净的艾绒搓捏成圆锥状(如麦粒大或如半截枣核、大小不等)的艾柱,直接或间接置于穴位上施灸的一种技术操作。分为直接灸和间接灸两种。主要适用于多种慢性虚寒性疾病、外感风寒湿邪为主的病证,如胃脘痛、泄泻、哮喘、风寒湿痹、月经不调等。

【护理评估】

(1) 当前主要症状、既往史。

(2) 患者体质及艾条施灸处的皮肤情况。

(3) 对热、疼痛的耐受程度。

(4) 年龄、体质及心理状况。

(5) 女性患者是否处于妊娠期。

【风险告知】

(1) 治疗中局部皮肤可能出现烫伤等。

(2) 治疗中局部皮肤产生烧灼、热烫的感觉,不能耐受者立即停止治疗。

【物品准备】

治疗盘、治疗卡、艾柱、打火机、凡士林、污物缸、纱布数块、弯盘、镊子、压舌板、小口瓶、手消毒剂、酌情备浴巾、屏风、污物桶等。间接灸时,备姜片或蒜片等。

【操作方法】

(1) 备齐用物,携至床旁,做好解释工作,核对医嘱。

(2) 取合理体位,暴露施灸部位,注意保暖。

(3) 燃烧时,应认真观察,防止艾灰脱落,以免灼伤皮肤或烧毁衣物等。

(4) 施灸完毕,立即将艾柱或艾条放置熄火瓶内,熄灭艾火。

(5) 清洁局部皮肤,协助患者衣着。安置舒适体位,酌情通风。

(6) 清理用物,做好记录并签名。

【注意事项】

(1) 凡属实热证或阴虚发热者,不宜施灸;颜面部、大血管处、孕妇腹部及腰骶部不宜施灸;对艾叶过敏者慎用。

(2) 艾绒团必须捻紧,使用大小、壮数多少或艾条熏烤时间,应根据患者的病情、体质、年龄和施灸部位而决定。

(3) 艾柱灸后,局部若有轻度烫伤,无需处理。直接灸在灸疮化脓期间,防止感染。

(4) 采用艾柱灸时,针柄上的艾绒团必须捻紧,防止艾灰脱落灼伤皮肤或烧毁衣物。

(5) 施灸后局部皮肤出现微红灼热,属于正常现象。如灸后出现小水疱时,无需处理,可自行吸收。水疱较大时,可用无菌注射器抽去疱内液体,覆盖消毒纱布,保持干燥,防止感染。

(6) 施灸部位宜先上后下,即按顺序先灸头顶、胸背,后灸腰腹部及四肢。

(7) 施灸过程中应及时将艾灰弹入弯盘,防止烧伤皮肤或烧坏衣物。

(8) 施灸过程中要随时询问患者局部皮肤有无灼热感,以便及时调整距离和时间,谨防烧伤。

(9) 施灸后,未用完的艾条,应插入火筒或小口瓶中灭火,以防复燃。

(10) 糖尿病患者在施灸时,一定要慎重,注意观察皮肤。

【施灸方法】

1. 直接灸　是将大小适宜的艾柱,直接放在皮肤上施灸。若施灸时需将皮肤烧伤化脓,愈后留有瘢痕者,称为瘢痕灸;若不使皮肤烧伤化脓,不留瘢痕者,称为无瘢痕灸。

(1) 瘢痕灸:又称化脓灸。施灸时先将所灸腧穴部位,涂少量的大蒜汁,以增加粘附和刺激作用,然后将大小适宜的艾柱置于腧穴上,点燃艾柱施灸。每壮艾柱必须燃尽,除去灰烬后,方可继续再灸,达规定壮数灸完为止。施灸时由于火烧灼皮肤,可产生剧痛,此时可用手在施灸腧穴周围轻轻拍打,以缓解疼痛。在正常情况下,灸后一周左右,施灸部位化脓形成灸疮,5~6 周左右,灸疮自行痊愈,结痂脱落后留下瘢痕。临床上常用于治疗哮喘、肺结核、瘰疬等慢性疾病。

(2) 无瘢痕灸:施灸时先在所灸腧穴部位涂少量凡士林,使艾柱便于粘附,然后将大小适宜的艾柱,置于腧穴上点燃施灸,当灸柱燃剩 2/5 或 1/4 而患者感到有灼痛感时,更换新柱再灸。若用麦粒大的艾柱施灸,当患者感到有灼痛感时,可用镊子柄将艾柱熄灭,更换麦粒再灸,按规定壮数灸完为止。一般灸至局部皮肤红晕而不起泡为度。因其皮肤无灼伤,故灸后不化脓,不留瘢痕。一般虚寒性疾患,均可用此法。

2. 间接灸　使用药物将艾柱与施灸腧穴部位的皮肤隔开而进行施灸的方法。如隔姜灸、隔盐灸、隔蒜灸、隔附子饼灸等。

(1) 隔姜灸:是用鲜姜切成直径 2~3 cm、厚 2~3 mm 的薄片,中间以针刺数孔,然后将姜片置于应灸的腧穴部位或患处,再将艾柱放在姜片上点燃施灸。当艾柱燃尽,再更换新柱施灸。灸完所规定的壮数,以使皮肤红润而不起泡为度。

作用与适应证:隔姜灸具有解表、散寒、温和、止呕等作用。多用于外感表证和虚寒性疾病,如感冒、风寒湿痹、腹痛、呕吐、泄泻等。

(2) 隔蒜灸:用鲜大蒜头,切成厚 2~3 mm 的薄片,中间以针刺数孔,然后将姜片置于应灸的腧穴部位或患处,再将艾柱放在姜片上,点燃施灸。当艾柱燃尽,再更换新柱施灸。灸完所规定的壮数。

作用与适应证:隔蒜灸具有清热解毒、消肿散结、杀虫、健胃等作用。适用于外科的痈疮肿疖、腹中积块、肺痨、瘰疬等疾病的治疗。

【艾柱灸法操作流程】

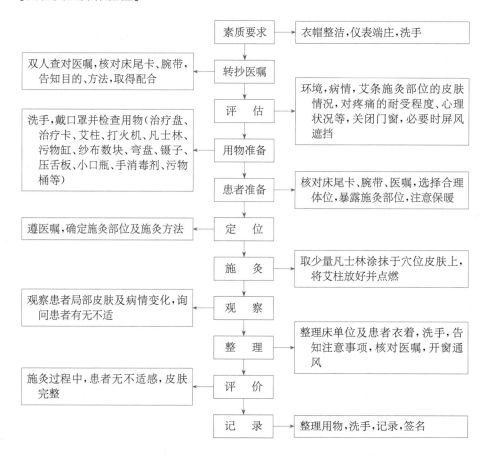

双人查对医嘱,核对床尾卡、腕带,告知目的、方法,取得配合 → 转抄医嘱

素质要求 → 衣帽整洁,仪表端庄,洗手

评　估 → 环境,病情,艾条施灸部位的皮肤情况,对疼痛的耐受程度、心理状况等,关闭门窗,必要时屏风遮挡

洗手,戴口罩并检查用物(治疗盘、治疗卡、艾柱、打火机、凡士林、污物缸、纱布数块、弯盘、镊子、压舌板、小口瓶、手消毒剂、污物桶等) → 用物准备

患者准备 → 核对床尾卡、腕带、医嘱,选择合理体位,暴露施灸部位,注意保暖

遵医嘱,确定施灸部位及施灸方法 → 定　位

施　灸 → 取少量凡士林涂抹于穴位皮肤上,将艾柱放好并点燃

观察患者局部皮肤及病情变化,询问患者有无不适 → 观　察

整　理 → 整理床单位及患者衣着,洗手,告知注意事项,核对医嘱,开窗通风

施灸过程中,患者无不适感,皮肤完整 → 评　价

记　录 → 整理用物,洗手,记录,签名

任务三　温针灸法

温针灸法是针刺与艾灸结合使用的一种方法,可增强针刺的疗效。适用范围同艾条灸法。

【护理评估】

同"艾条灸"。

【风险告知】

同"毫针法"、"艾条灸"。

【物品准备】

治疗盘、治疗卡、手消毒剂、艾绒或艾条、打火机、安尔碘、棉签、棉球、镊子、毫针盒、锐器盒、污物桶等。

【操作方法】

(1) 备齐用物,携至床旁,做好解释,核对医嘱。

(2) 取合理体位,暴露温针施灸部位,注意保暖。

（3）遵照医嘱选择腧穴，消毒皮肤。选取毫针，正确持针，实施针刺。

（4）针刺得气后留针，将艾绒搓团捻裹于针柄上，点燃施灸，使热力由针身传至穴位。

（5）当艾绒燃尽后换柱再灸，可连灸数壮。

（6）施灸时观察有无出现针刺意外，及时清除脱落的艾灰。

（7）施灸完毕，除去艾灰，起出毫针，用无菌干棉球轻压针孔片刻，以防出血，并核对毫针数目，以防遗漏。

（8）操作完毕，协助患者衣着，安排舒适体位，酌情开窗通风。

（9）清理用物，做好记录并签名。

【注意事项】

（1）同"毫针法"、"艾条灸"。

（2）施灸过程中应密切观察有无出现针刺意外。

（3）采用温针灸时，针柄上的艾绒团必须捻紧，艾绒或艾条燃烧完后应立即清除灰烬，防止艾灰脱落烫伤患者皮肤或烧坏衣物。

（4）施灸完毕，除去艾灰，起出毫针，用无菌棉签按压针孔片刻，以防出血，并核对针数，以防遗漏。

【温针灸法操作流程】

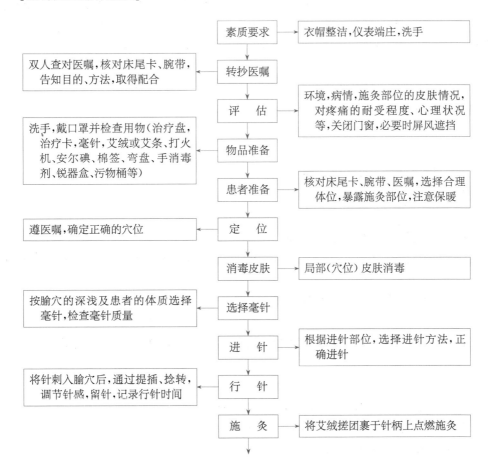

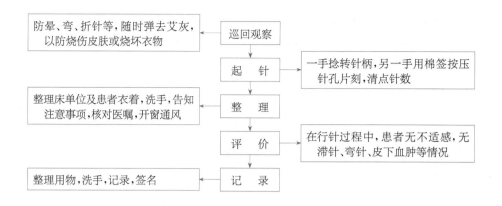

项目四　拔　罐　法

拔罐法是以罐为工具,利用燃烧热力,排出罐内空气形成负压,使罐吸附在皮肤穴位上,造成局部瘀血现象,达到温通经络、祛风散寒、消肿止痛、吸毒排脓目的的一种技术操作。适用于腰背酸痛、虚寒性咳喘、疮疡及毒蛇咬伤的急救排毒等。

拔罐包括火罐、水罐、药罐 3 种疗法。罐的种类有竹罐、陶罐、玻璃罐、负压吸引罐等。本节重点介绍火罐,以玻璃罐为例。拔罐的方法有坐罐法、走罐法和刺血拔罐法。本节以坐罐法为例。投火方法有闪火法、投火法、贴棉法。本节以闪火法为例。

【护理评估】

(1) 当前主要症状、既往史。

(2) 患者体质及实施拔罐处的皮肤情况。

(3) 对疼痛的耐受程度。

(4) 凝血功能是否正常。

(5) 女性患者是否处于妊娠期。

(6) 年龄、体质及心理状况。

【风险告知】

(1) 治疗过程中局部可能出现水疱。

(2) 由于罐内空气负压吸引的作用,局部皮肤出现与罐口相当大小的紫红色瘀斑,数日后自然消失。

(3) 治疗过程中局部可能出现水疱或烫伤。

【物品准备】

治疗盘、治疗卡、火罐(玻璃罐、竹罐、陶罐)数个、弯盘、纱布数块、止血钳、95％酒精棉球、打火机、小口瓶、手消毒剂等。

【操作方法】

(1) 备齐物品,携至床边,做好解释,核对医嘱。

(2) 取合理体位,暴露拔罐部位,注意保暖。

(3) 遵医嘱选择拔罐部位。

（4）点燃的火焰在火罐内转动，使其罐内形成负压后并迅速叩至已经选择的拔罐部位上，待火罐稳定后方可离开，防止火罐脱落，适时留罐。

（5）拔罐过程中随时观察火罐吸附情况和皮肤颜色。

（6）操作完毕，协助患者衣着，整理床单位，安排舒适体位。

（7）清理用物，做好记录并签名。

【注意事项】

（1）高热、抽搐、昏迷、凝血功能障碍、严重心脏病患者禁止拔罐。

（2）皮肤过敏、溃疡、水肿、大血管处、骨骼突起处、毛发及官窍部位禁止拔罐；孕妇腹部、腰骶部均不宜拔罐。

（3）拔罐时采取合理体位，选择肌肉较厚的部位。骨骼凹凸不平和毛发较多处不宜拔罐。

（4）根据部位不同，选择大小合适的火罐。

（5）操作前一定要检查罐口周围是否光滑、有无裂痕。

（6）防止烫伤。拔罐时动作要稳、准、快，起罐时切勿强拉。

（7）使用过的火罐，均应消毒后备用。

（8）起罐后，如局部出现小水疱，不必处理，可自行吸收。如水疱较大，消毒局部皮肤后，用注射器吸出液体，覆盖消毒敷料。

【拔罐法操作流程】

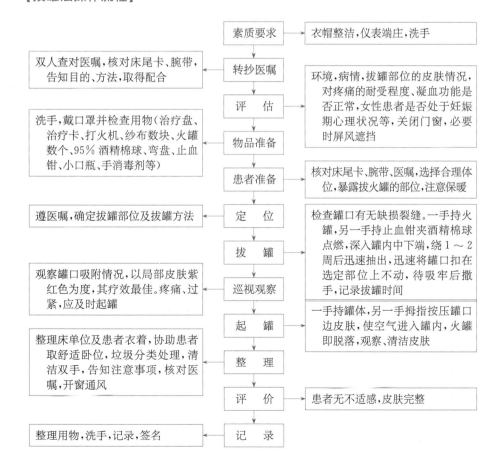

项目五　刮　痧　法

刮痧法是采用边缘光滑的硬物器具,如牛角刮板、硬币、竹块、瓷匙等物,在患者体表一定部位反复刮动,使局部皮下出现瘀斑的一种治疗方法,从而达到疏通腠理、逐邪外出为目的的一种技术操作。适用于外感疾病痧证、中暑、伤风感冒等;内科疾病有腹痛、腹泻、失眠、头痛等;外科疾病有颈椎病、肩周炎、腰腿痛、急性和慢性扭伤等;妇科疾病有月经不调、痛经、带下病、产后腹痛等;儿科疾病有小儿惊风、泄泻、伤食等;五官科疾病有目赤肿痛、眼睑下垂、近视、咽喉肿痛、牙痛;美容保健可减轻皱纹及妊娠纹、细致皮肤、减肥等。

【护理评估】

(1) 当前主要症状、既往史,评估患者证候表现,遵医嘱辨证选择刮痧油及刮痧方向。

(2) 体质及刮痧部位皮肤情况。

(3) 对疼痛的耐受程度,确定手法轻重。

(4) 心理状况。

【风险告知】

1. 操作前　刮痧部位的皮肤有疼痛、灼热的感觉。

2. 操作中　出现头晕、恶心、四肢无力等情况,应及时告知。

3. 治疗后　刮痧部位可出现痧点或瘀斑为出痧,出痧后1～2天,皮肤可能轻度疼痛、发痒,属正常现象。刮痧后局部注意保暖,多喝热水,避风寒,3小时内避免洗澡。

【物品准备】

治疗盘,治疗卡,弯盘,纱布数块,刮具,治疗碗内盛少量刮痧油,手消毒剂,污物桶,必要时备浴巾、屏风等。

【操作方法】

(1) 备齐用物,携至床旁,做好解释,核对医嘱。

(2) 协助患者取合适体位,暴露刮痧部位,注意保暖。

(3) 遵医嘱确定刮痧部位。

(4) 检查刮具边缘是否光滑、有无缺损,以免划破皮肤。

(5) 刮治过程中,用力均匀,蘸湿刮具从上至下刮擦刮痧部位,方向单一,以皮肤呈现出红、紫色痧点为宜。

(6) 询问患者有无不适,观察病情及局部皮肤颜色变化,调节手法力度。

(7) 刮痧完毕,清洁局部皮肤后,协助患者衣着,安置舒适卧位。

(8) 清理用物,做好记录并签字。

【注意事项】

(1) 体质过于消瘦、有出血倾向,以及孕妇的腹部、腰骶部、皮肤病变处不宜刮痧;患者过饥、过饱、过度紧张时禁止刮痧。

（2）遵医嘱实施刮痧治疗，根据部位选择适宜的刮痧用具。

（3）室内空气流通，忌对流风，防止外感风寒，加重病情。室温保持在 22～24℃，暴露刮痧部位，注意保暖和隐私保护。

（4）刮痧手法以患者耐受为度，局部皮肤发红或有紫色痧点为宜，但不强求出痧，禁用暴力。

（5）刮痧时不可过饥过饱，宜饭后 1～2 小时后刮痧。

（6）关节部位、脊柱、头面部禁止采用重手法，刮痧时间相对较短。

（7）糖尿病患者皮肤耐受性差、血管脆性增加，刮痧的力度不宜太大，速度不宜过快，时间不宜太长。下肢静脉曲张及下肢水肿者，从下往上刮。

（8）刮痧过程中要询问患者有无不适，如果出现头晕、恶心，甚至晕厥等现象称为晕痧，应立即停止，迅速让其平卧，饮一杯糖水，报告医师配合处理。

操作完毕后，记录实施部位、时间及患者的感受等情况。

【刮痧法操作流程】

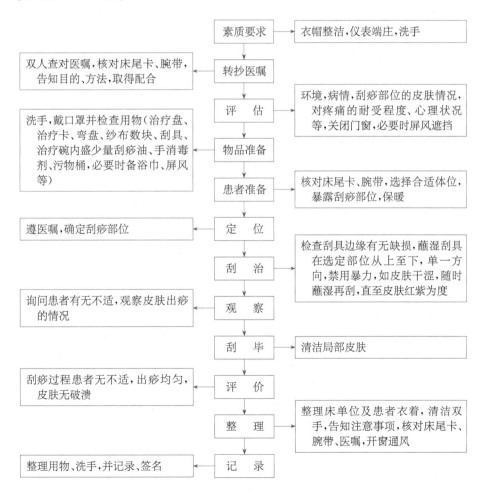

项目六　穴位按摩法

穴位按摩法是在中医基本理论指导下,运用手法作用于人体穴位,通过局部刺激、疏通经络、调动机体抗病能力,从而达到防病治病、保健强身目的的一种技术操作。适用于缓解各种急性和慢性疾病的临床症状。

【护理评估】

(1) 当前主要症状、既往史。

(2) 对疼痛的耐受程度。

(3) 按摩部位皮肤情况。

(4) 年龄、体质及心理状况。

(5) 女性患者是否处于妊娠期。

【风险告知】

按摩时局部出现酸胀的感觉。

【物品准备】

治疗卡,治疗巾,手消毒剂,必要时备毛巾被。

【操作方法】

(1) 遵医嘱进行穴位按摩。

(2) 进行腰腹部按摩时,嘱患者先排空膀胱。

(3) 安排合理体位,必要时协助松开衣着,注意保暖。

(4) 根据患者的症状、发病部位、年龄及耐受性,选用适宜的手法和刺激强度进行按摩。

(5) 操作过程中观察患者对手法的反应,若有不适,及时调整手法或停止操作,以防发生意外。

(6) 操作后协助患者衣着,安排舒适卧位,做好记录并签字。

【注意事项】

(1) 各种出血性疾病、妇女月经期、孕妇腰腹、皮肤破损及瘢痕等部位禁止按摩。

(2) 保持诊室内空气新鲜,温度适宜。注意保暖,防止受凉。

(3) 做好解释工作,消除患者紧张情绪,安排舒适而便于操作的体位。

(4) 操作前应修剪指甲,以防损伤患者皮肤。

(5) 在行腹、腰部穴位按摩前,嘱患者排空二便。

(6) 操作时用力要均匀、柔和、持久,禁用暴力、相反力,以防组织损伤。

(7) 操作中仔细观察患者对治疗手法的反应,若有不适,及时调整手法或停止操作并做相应处理。

(8) 行小儿穴位按摩时,视患儿的病情、体质来决定力度的大小。治疗后应安静休息 15～20 分钟,避免吹风受凉,不要立即进食哺乳。

（9）年老体衰、久病体虚或极度疲劳、剧烈运动后,过饱过饥、醉酒均不宜或慎用;妇女孕期和月经期腰骶、腹部和下肢不宜穴位按摩。

【穴位按摩法操作流程】

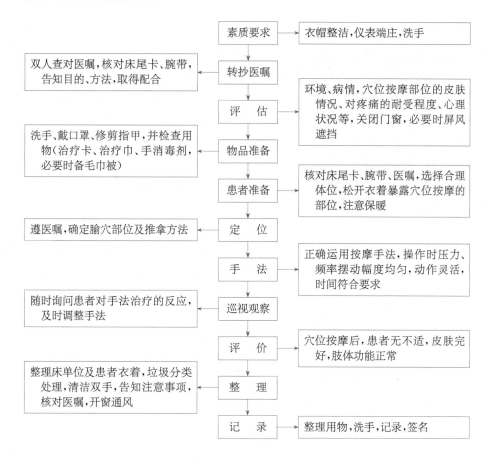

项目七　蜡　疗　法

蜡疗法是利用专用熔蜡机将医用蜡制成不同大小规格的蜡饼,直接接触皮肤的传导面,温热为介质(导热体)以促进血液循环和炎症消散,缓解肌肉痉挛,降低纤维组织张力,属于温热疗法中的一种。适用于运动系统疾病、妇科疾病、过度增生的瘢痕,以及术后粘连、强直、各种神经痛、周围神经麻痹、新鲜创面、烧伤、冻伤。

【护理评估】

（1）当前主要症状、既往史。

（2）蜡疗部位皮肤情况。

（3）心理状况。

【风险告知】

治疗中或治疗后出现不良反应或皮肤过敏,应停止治疗。

【物品准备】

治疗盘、治疗卡、治疗巾2个、蜡饼、纱布数块、手消毒剂。

【操作方法】

(1) 备齐用物,携至床旁,做好解释,核对医嘱。

(2) 协助患者取合适体位,暴露蜡疗部位,注意保暖。

(3) 检查蜡饼规格大小合适,蜡疗部位铺治疗巾,将蜡饼紧贴治疗部位,确保蜡饼与局部皮肤塑形良好,覆盖治疗巾,记录蜡疗开始时间。

(4) 蜡疗过程中,观察蜡疗情况、局部皮肤情况。

(5) 起蜡,观察并清洁皮肤。

(6) 蜡疗完毕,协助患者衣着,安排舒适体位,整理床单位。

(7) 清理物品,做好记录并签字。

【注意事项】

(1) 高热,化脓,厌氧菌感染,恶性肿瘤,结核,脑动脉粥样硬化,心肾衰竭,出血性疾病,皮肤病,周围循环障碍,严重水肿部位,经深度放疗的患者及1岁以下婴儿禁用蜡疗。

(2) 皮肤感觉障碍、感染及开放性创口处慎用蜡疗。

(3) 询问患者是否存在皮肤感觉障碍性疾病。

(4) 治疗中或治疗后出现不良反应或皮肤过敏者,应停止治疗。

(5) 医用蜡中含有有机化合物:在加温过程中会释放出有毒气体,经呼吸系统进入人体会产生损害。加温熔蜡时,室内要有通风设备,保持空气流通。

(6) 皮肤破损处可垫1~2层消毒纱布,然后进行治疗。

【蜡疗法操作流程】

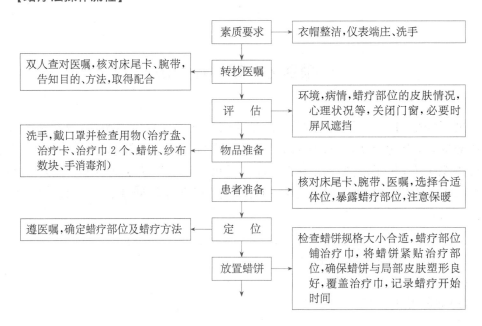

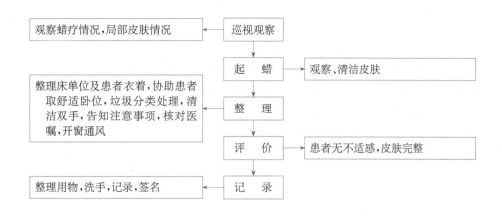

观察蜡疗情况,局部皮肤情况 ←	巡视观察
	↓
	起　蜡 → 观察、清洁皮肤
整理床单位及患者衣着,协助患者取舒适卧位,垃圾分类处理,清洁双手,告知注意事项,核对医嘱,开窗通风 ←	整　理
	↓
	评　价 → 患者无不适感,皮肤完整
	↓
整理用物,洗手,记录,签名 ←	记　录

项目八　火　疗　法

火疗法是利用酒精燃烧的热力和空气对流的物理原理,刺激体表穴位和病位,通过经络传导,激活人体脏腑经络,以达到调整机体阴阳气血运行(调气)的作用。常用于治疗后背冷痛麻木、颈肩、腰劳损、顽固性头痛;风寒感冒、风湿疼痛等一系列寒、湿、痛症。

【护理评估】

(1) 当前主要症状、既往史、过敏史(特别是酒精过敏)。

(2) 准备做火疗部位的局部皮肤情况。

(3) 对热的耐受程度。

(4) 心理状况。

【风险告知】

治疗中或治疗后出现不良反应或皮肤过敏,应停止治疗。

【物品准备】

治疗盘、治疗卡、红花酒精、喷壶、打火机、纯棉毛巾(深色加宽加厚的大毛巾 6 块,白色小毛巾 2 块,用于防火),以及一盆温水、手消毒剂。

【操作方法】

(1) 备齐用物,携至床旁,做好解释,核对医嘱。

(2) 协助患者取合适体位,暴露火疗部位,注意保暖。

(3) 定位,消毒局部皮肤,在火疗部位重叠铺上 6 层浸过温水的湿毛巾。

(4) 在毛巾上均匀喷洒红花酒精,点火,15～20 秒后用小毛巾扑灭;再次喷洒酒精,点火,10～15 秒后扑灭。

(5) 火疗过程中,观察火疗情况、局部皮肤情况。

(6) 拿起毛巾,擦干火疗部位皮肤。

(7) 火疗完毕,协助患者衣着,安排舒适体位,整理床单位。

(8) 清理物品,做好记录并签字。

【注意事项】

(1) 不能空腹做火疗,饭后 1 小时才能做火疗。

(2) 火疗前后应大量喝温水(绝对不喝冷水、吃冷食或喝冷饮)。

(3) 火疗后,夏天 6 小时、冬天 12 小时不能洗澡。

(4) 当场做完火疗后,必须平躺 10~15 分钟;做完背部不能睡枕头。

(5) 做完火疗后不能直接对着空调或吹风扇。

【火疗法操作流程】

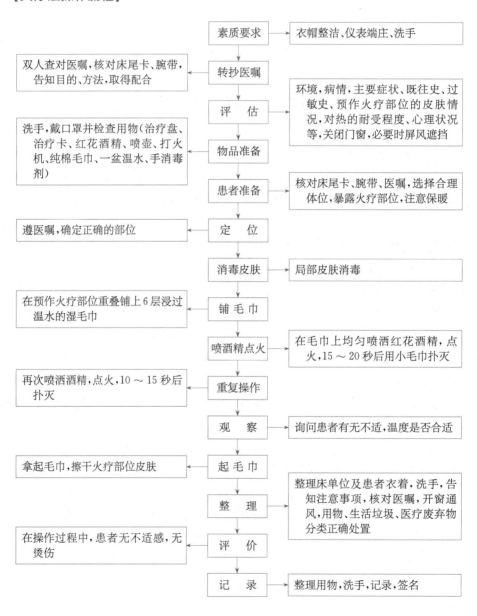

素质要求	衣帽整洁、仪表端庄、洗手
转抄医嘱	双人查对医嘱,核对床尾卡、腕带,告知目的、方法,取得配合
评 估	环境,病情,主要症状、既往史、过敏史、预作火疗部位的皮肤情况,对热的耐受程度、心理状况等,关闭门窗,必要时屏风遮挡
物品准备	洗手,戴口罩并检查用物(治疗盘、治疗卡、红花酒精、喷壶、打火机、纯棉毛巾、一盆温水、手消毒剂)
患者准备	核对床尾卡、腕带、医嘱,选择合理体位,暴露火疗部位,注意保暖
定 位	遵医嘱,确定正确的部位
消毒皮肤	局部皮肤消毒
铺毛巾	在预作火疗部位重叠铺上6层浸过温水的湿毛巾
喷酒精点火	在毛巾上均匀喷洒红花酒精,点火,15~20秒后用小毛巾扑灭
重复操作	再次喷洒酒精,点火,10~15秒后扑灭
观 察	询问患者有无不适,温度是否合适
起毛巾	拿起毛巾,擦干火疗部位皮肤
整 理	整理床单位及患者衣着,洗手,告知注意事项,核对医嘱,开窗通风,用物、生活垃圾、医疗废弃物分类正确处置
评 价	在操作过程中,患者无不适感,无烫伤
记 录	整理用物,洗手,记录,签名

项目九　中药外治法

任务一　敷药法

敷药法是将药物敷布于患处或穴位,以达到通经活络、清热解毒、活血化瘀、消肿止痛等目的的一种外治方法。应用时将所需药物研成粉末(新鲜中草药则洗净处理后置乳钵内捣烂)加适量赋型剂制成糊状敷贴患处。适用于各种疮疡、跌打损伤、慢性哮喘、腹泻等疾病。

【护理评估】

(1) 当前主要症状、既往史及药物过敏史。

(2) 敷药部位的皮肤情况。

(3) 对疼痛的耐受程度。

(4) 患者体质、年龄及心理状况。

【风险告知】

局部可能出现丘疹、水疱等,油膏类或新鲜中草药捣烂敷至局部者,有污染衣物的可能。

【物品准备】

治疗盘、治疗卡、遵医嘱配制药物、生理盐水、压舌板、棉球、油膏刀、无菌棉垫或纱布、棉纸、胶布或绷带、手消毒剂、污物桶等。

【操作方法】

(1) 备齐用物,携至床旁,做好解释,核对医嘱。

(2) 协助患者取合适体位,暴露敷药部位,注意保暖。

(3) 0.9％生理盐水棉球擦洗皮肤上的药迹,观察疮面情况及敷药效果。

(4) 遵医嘱使用已配制的药物并根据敷药面积,取大小合适的棉纸或薄胶纸,用油膏刀将所需药物均匀地平摊于棉纸上,厚薄适中。

(5) 将摊好药物的棉纸四周反折后敷于患处,以免药物受热溢出而污染衣被,加盖敷料或棉垫,以胶布或绷带固定,松紧适宜。

(6) 敷药完毕,协助患者衣着,安排舒适体位,整理床单位。

(7) 清理物品,做好记录并签字。

【注意事项】

(1) 皮肤过敏者及婴幼儿慎用。

(2) 敷药摊制的厚薄要均匀,固定松紧适宜。

(3) 夏天如以蜂蜜、饴糖作赋形剂时,应加少量的苯甲酸钠以防变质。

(4) 对初起有脓头或成脓阶段的肿疡,宜中间留空隙,围敷四周。

（5）乳痈敷药时，可在敷料上剪孔或剪一缺口，使乳头露出，以免乳汁溢出污染敷料及衣被。

（6）敷药面积应大于患处且保持一定的湿度。如药物较干时，应用所需的药汁、酒、醋、水等进行湿润。

（7）观察局部及全身情况，敷药后，若出现红疹、瘙痒、水疱等过敏现象时，及时停止使用，并报告医师，配合处理。

【敷药法操作流程】

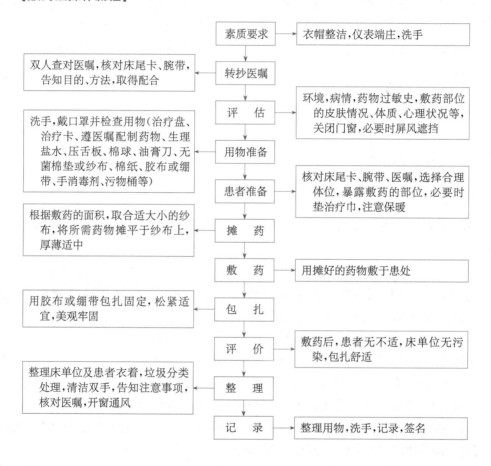

任务二　贴　药　法

贴药法是将药物贴敷于患者体表局部或穴位上，以达到舒筋通络、活血祛瘀、散结止痛、消肿拔毒等目的的一种操作方法。其剂型有膏贴、饼贴、叶贴、皮贴、花贴、药膜贴等。适用于各种疮疡疖肿、跌打损伤、寒湿痹痛、慢性咳喘、腹泻及妇女痛经、产后瘀血等疾病。

【护理评估】

(1) 当前主要症状、既往史及药物过敏史。

(2) 贴药部位的皮肤情况。

(3) 对疼痛的耐受程度。

(4) 患者年龄、体质及心理状况。

(5) 女性患者是否处于妊娠期。

【风险告知】

(1) 对于不同的药物可能出现皮肤过敏现象。

(2) 不同药物的气味也将产生刺激。

(3) 局部涂药后可出现药物颜色油渍等污染衣物。

【物品准备】

治疗盘、治疗卡、遵医嘱配制药物,贴膏药时备酒精灯、打火机、剪刀、棉花、纱布、胶布、绷带、保险刀、滑石粉、手消毒剂、棉签、污物桶等。

【操作方法】

(1) 备齐用物,携至床旁,做好解释,核对医嘱。

(2) 协助患者取合适体位,暴露贴药部位,注意保暖。

(3) 擦洗皮肤上的贴药痕迹,观察疮面情况及贴药效果。暴露患处(揭去原来贴药),清洁皮肤。

(4) 遵医嘱,使用已经配制的药物并根据病灶范围,选择大小合适的膏药,剪去膏药周边四角,将膏药背面置酒精灯上加温,使之烊化,贴于患处。

(5) 操作完毕,协助患者衣着,整理床单位,安置舒适的体位。

(6) 整理所用物品,做好记录并签字。

【注意事项】

(1) 对某种药物有皮肤过敏,易起丘疹、水泡的患者慎用。

(2) 贴药的时间一般视病情而定。薄型膏药多用于溃疡,须每日更换,如脓血多,一日换药 2~4 次;厚型膏药多用于肿疡,可 3~5 天换药 1 次。

(3) 贴药部位要准确,膏药加温烘烤时不宜过热,以免烫伤皮肤或膏药泥外溢。

(4) 膏药掺入麝香、冰片、丁香、肉桂等香窜易挥发之品,不宜烘烤过久,以免降低药效。

(5) 使用膏药后,如出现皮肤发红、起丘疹、水疱、瘙痒、糜烂时,停止用药,及时报告医师配合处理。

(6) 膏药不可去之过早,以防创面不慎受伤,再次引起感染。

【贴药法操作流程】

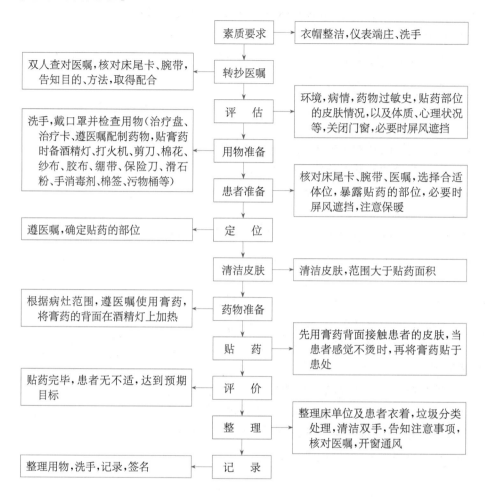

任务三　熏　洗　法

熏洗法是将药物煎汤、去渣后,趁热进行全身或局部的熏蒸、浸泡、湿敷、浸浴、淋洗,通过药力或热力的共同作用,达到疏通腠理、祛风除湿、清热解毒、杀虫止痒的一种外治方法。适用于目赤肿痛、筋骨疼痛、皮肤病、阴痒、肛门疾病等。

【护理评估】

(1) 当前主要症状、既往史及药物过敏史。

(2) 患者体质及熏洗部位皮肤情况。

(3) 女性患者评估胎、产、经、带情况。

(4) 心理状况。

(5) 环境是否安静、隐蔽。

【风险告知】

（1）治疗过程中注意蒸汽和药液温度，防止烫伤。

（2）熏洗过程中有不适感及时告诉护士。

【物品准备】

治疗盘、治疗卡、药液、熏洗盆（根据熏洗部位的不同，也可备坐浴椅、有孔木盖浴盆或治疗碗等）、水温计、小毛巾、手消毒剂等，必要时备屏风。

【操作方法】

（1）遵医嘱配制药液。

（2）备齐用物，携至床旁，做好解释。

（3）根据熏洗部位安排患者体位，暴露熏洗部位，必要时用屏风遮挡，注意保暖。

（4）熏洗过程中，观察患者的反应，了解其生理和心理感受。若感到不适，立即停止，协助患者卧床休息。

（5）熏洗完毕，清洁局部皮肤，协助衣着，安置舒适卧位。

（6）清理用物，做好记录并签字。

【注意事项】

（1）月经期、孕妇禁用坐浴；大汗、饥饿、过饱及疲劳者不宜进行熏洗法；急性传染期疾病、恶性肿瘤、严重的心脏病、重症高血压、呼吸困难及有出血倾向的患者禁用熏洗法。

（2）眼部肿瘤、眼出血、急性结膜炎、面部感觉障碍、内眼手术、外伤有出血者48小时内、结膜下出血48小时内、皮肤溃烂者等不宜用熏洗法治疗。

（3）有大范围感染性病灶并已化脓破溃时禁止使用局部熏疗；有过敏性哮喘病的患者禁用香包熏法。

（4）将煎好的药液用干净纱布过滤，以免药中杂质在熏洗时刺激皮肤。

（5）头面部及某些敏感部位，不宜选用刺激性太强的药物，孕妇忌用麝香等药物，以免引起流产等后果。

（6）熏洗过程中注意室内避风寒，冬季注意保暖，暴露部位尽量加盖衣被，防止受凉。

（7）熏洗前须测量温度，以免烫伤。熏洗时一般以50～70℃为宜，药液加热至蒸气上冲，但也不可过热，尤其是眼部熏洗，组织、皮肤娇嫩易发生烫伤；浸浴时，药液温度以不烫手或能忍受的程度为宜，控制在38～45℃；操作中应随时询问患者感觉，协助老人、小儿熏洗，避免烫伤事故的发生。

（8）饭前、饭后30分钟不得进行该项治疗。全身熏洗时，时间不宜超过40分钟，以免大汗导致体液丢失过多，皮肤血管扩张导致微循环改变，易出现头晕、心慌等虚脱现象的发生，一旦出现应立即停止该治疗，并休息、口服糖盐水，及时处理。

（9）在伤口部位进行熏洗时，按无菌技术操作进行，熏洗后更换无菌敷料。

（10）治疗中如发现患者有过敏或治疗无效时，应及时与医生联系，调整治疗方案。

（11）所用物品需清洁消毒，用具一人一份一消毒，避免交叉感染。

【熏洗法操作流程】

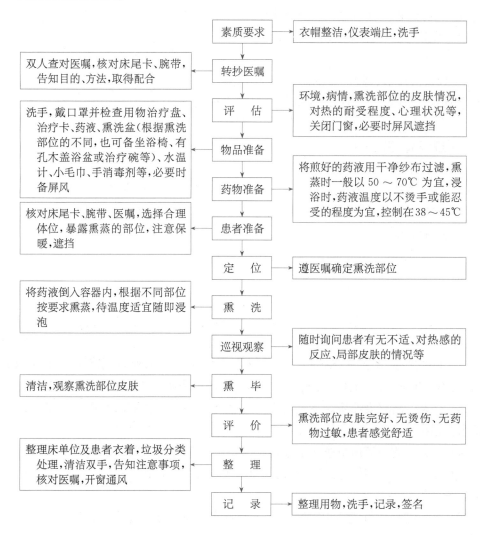

	素质要求	衣帽整洁,仪表端庄,洗手
双人查对医嘱、核对床尾卡、腕带,告知目的、方法,取得配合	转抄医嘱	
	评估	环境,病情,熏洗部位的皮肤情况,对热的耐受程度、心理状况等,关闭门窗,必要时屏风遮挡
洗手,戴口罩并检查用物治疗盘、治疗卡、药液、熏洗盆(根据熏洗部位的不同,也可备坐浴椅、有孔木盖浴盆或治疗碗等)、水温计、小毛巾、手消毒剂等,必要时备屏风	物品准备	
	药物准备	将煎好的药液用干净纱布过滤,熏蒸时一般以 50～70℃ 为宜,浸浴时,药液温度以不烫手或能忍受的程度为宜,控制在38～45℃
核对床尾卡、腕带、医嘱,选择合理体位,暴露熏蒸的部位,注意保暖,遮挡	患者准备	
	定位	遵医嘱确定熏洗部位
将药液倒入容器内,根据不同部位按要求熏蒸,待温度适宜随即浸泡	熏洗	
	巡视观察	随时询问患者有无不适、对热感的反应、局部皮肤的情况等
清洁,观察熏洗部位皮肤	熏毕	
	评价	熏洗部位皮肤完好、无烫伤、无药物过敏,患者感觉舒适
整理床单位及患者衣着,垃圾分类处理,清洁双手,告知注意事项,核对医嘱,开窗通风	整理	
	记录	整理用物,洗手,记录,签名

【眼部熏洗法操作流程】

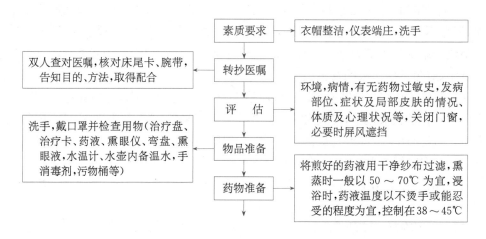

	素质要求	衣帽整洁,仪表端庄,洗手
双人查对医嘱、核对床尾卡、腕带,告知目的、方法,取得配合	转抄医嘱	
	评估	环境,病情,有无药物过敏史,发病部位、症状及局部皮肤的情况、体质及心理状况等,关闭门窗,必要时屏风遮挡
洗手,戴口罩并检查用物(治疗盘、治疗卡、药液、熏眼仪、弯盘、熏眼液,水温计、水壶内备温水,手消毒剂,污物桶等)	物品准备	
	药物准备	将煎好的药液用干净纱布过滤,熏蒸时一般以 50～70℃ 为宜,浸浴时,药液温度以不烫手或能忍受的程度为宜,控制在38～45℃

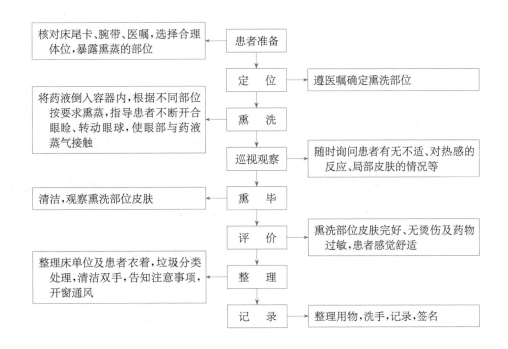

任务四　湿　敷　法

湿敷法是将清洁纱布用药液浸透，敷于局部，达到疏通腠理、清热解毒、消肿散结等目的的一种外治方法。适用于丹毒、脱疽、急性湿疹、手足癣、烧伤、扭挫伤、筋骨关节劳损等。

【护理评估】

（1）当前主要症状、既往史及药物过敏史。

（2）湿敷部位的皮肤情况。

（3）对冷、热的耐受程度。

（4）患者的年龄、体质及心理状况。

【风险告知】

注意药液温度，防止烫伤、冻伤。

【物品准备】

治疗盘、治疗卡、治疗巾、遵医嘱配制药液、换药碗、清洁纱布数块、凡士林、镊子、弯盘、橡胶单、中单、手消毒剂、污物桶等。

【操作方法】

（1）备齐用物，携至床旁，做好解释，核对医嘱。

（2）取合理体位，暴露湿敷部位，注意保暖。

（3）遵医嘱配制药液，药液温度适宜并倒入容器内，敷布在药液中浸湿后，敷于患处。

（4）定时用无菌镊子夹取纱布浸药后淋药液于敷布上，保持湿润及温度。

（5）操作完毕，擦干局部药液，取下弯盘、中单、橡胶单，协助患者衣着，整理床单位。

（6）整理用物，做好记录。

【注意事项】

（1）疮疡脓肿迅速扩散者不宜湿热敷。

（2）操作前向患者做好解释，取得合作。注意保暖，防止受凉，保护患者隐私。

（3）注意消毒隔离，避免交叉感染。

（4）治疗过程中观察局部皮肤反应，如出现苍白、红斑、水疱、痒痛或破溃等症状时，立即停止治疗，报告医师，配合处理。

（5）湿敷时，保持创面清洁及敷料的湿润。

（6）湿敷的温度一般热湿敷药液温度为 50～60℃，冷湿敷药液温度为 4～15℃。

【湿敷法操作流程】

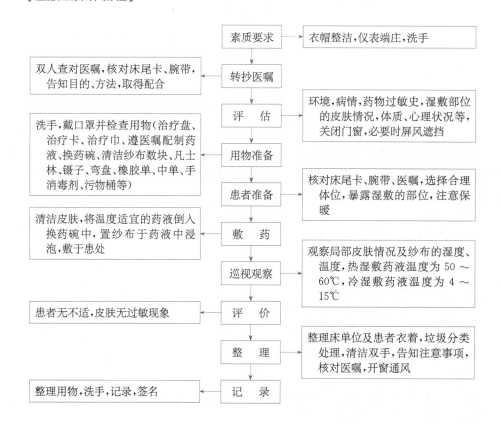

任务五　药　熨　法

药熨法是将药物或其他物品用白酒或食醋调制后加热，置于布袋内，在人体局部或一定穴位，适时来回移动或回旋运转，利用温热之力，将药性通过体表毛窍透入经络、血脉,从而达到温经通络、活血行气、散热止痛、祛癖消肿等作用的一种治疗操作方法。适用于风湿引起的关节冷痛、酸胀、沉重、麻木;脾胃虚寒所致胃脘痛、呕吐、泄泻;跌打损伤引起的局部淤血、肿痛、腰背不适等。

【护理评估】

(1) 当前主要症状、既往史及药物过敏史。

(2) 热熨部位的皮肤情况。

(3) 对热的耐受程度。

(4) 患者年龄、体质及心理状况。

(5) 女性是否处于月经期、孕产期。

【风险告知】

注意药熨温度,防止烫伤,局部有无红肿、丘疹、奇痒、水疱等及时告知医护人员。

【物品准备】

治疗盘、治疗卡,遵医嘱准备药物、温度计、凡士林、棉签、白酒或醋、双层纱布袋2个、灶具、大毛巾,以及手消毒剂、污物桶等,必要时备屏风。

【操作要点】

(1) 备齐用物,携至床旁,做好解释,核对医嘱。

(2) 协助患者取合适体位,暴露药熨部位,注意保暖。

(3) 将遵医嘱所配制的药物用少许白酒或食醋搅拌后置于锅中,用文火炒后,装入布袋,用大毛巾保温。或将坎离砂放于治疗碗内,加入适量食醋,搅拌均匀后装入布袋,用力揉搓,待温度升高时,即可使用。

(4) 先于患处涂少量凡士林,将药袋置于患处或相应穴位处,用力均匀,来回推熨或回旋运转,开始时用力轻,而速度稍快;随着药袋温度的降低,用力增强,同时速度减慢。药袋温度降低时,可更换药袋。

(5) 药熨操作过程中注意观察局部皮肤的颜色情况,同时询问患者对温度的反应,防止烫伤。

(6) 药熨完毕,清洁局部皮肤,协助患者衣着,安排舒适体位,整理床单位。

(7) 整理所用物品,做好记录。

【注意事项】

(1) 身体大血管处、皮肤损伤早期、溃疡、水疱等禁用;腹部包块性质不明、孕妇腹部及腰骶部、局部无知觉处或反应迟钝者禁用;麻醉未清醒者禁用。

(2) 药熨前嘱患者排空小便,冬季注意保暖。

(3) 药熨中保持药袋的温度,冷却后应及时更换或加热。如感到疼痛应停止操作。

(4) 药熨过程中及时观察病情变化,若患者感到疼痛或出现水疱时,停止操作,报告医师,并配合处理。

(5) 药熨温度适宜,不宜超过70℃,尤其对老年人、婴幼儿实施药熨治疗时,温度不宜超过50℃,避免灼伤。布袋用后消毒、清洗、晒干,并高压灭菌后备用。

(6) 布袋用后清洗消毒备用,中药可连续使用一周。

【药熨法操作流程】

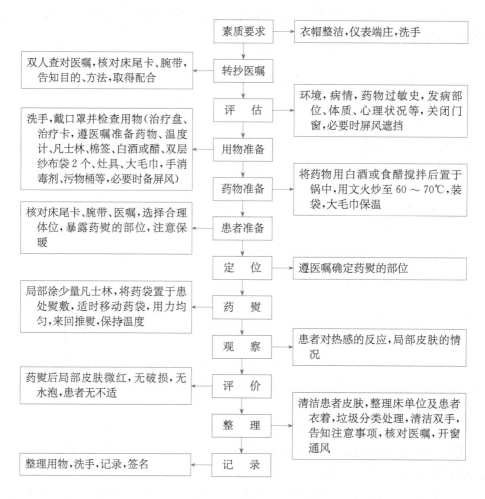

| | 素质要求 | → | 衣帽整洁,仪表端庄,洗手 |

双人查对医嘱,核对床尾卡、腕带、告知目的、方法,取得配合 → 转抄医嘱

评 估 → 环境,病情,药物过敏史,发病部位、体质、心理状况等,关闭门窗,必要时屏风遮挡

洗手,戴口罩并检查用物(治疗盘、治疗卡,遵医嘱准备药物、温度计、凡士林、棉签、白酒或醋、双层纱布袋2个、灶具、大毛巾、手消毒剂、污物桶等,必要时备屏风) → 用物准备

药物准备 → 将药物用白酒或食醋搅拌后置于锅中,用文火炒至60~70℃,装袋,大毛巾保温

核对床尾卡、腕带、医嘱,选择合理体位,暴露药熨的部位,注意保暖 → 患者准备

定 位 → 遵医嘱确定药熨的部位

局部涂少量凡士林,将药袋置于患处熨敷,适时移动药袋,用力均匀,来回推熨,保持温度 → 药 熨

观 察 → 患者对热感的反应,局部皮肤的情况

药熨后局部皮肤微红,无破损,无水泡,患者无不适 → 评 价

整 理 → 清洁患者皮肤,整理床单位及患者衣着,垃圾分类处理,清洁双手,告知注意事项,核对医嘱,开窗通风

整理用物,洗手,记录,签名 → 记 录

任务六　涂　药　法

涂药法是将各种外用药物直接涂于患处,以达到祛风除湿、解毒消肿、止痒镇痛等治疗效果的一种外治方法。其剂型有水剂、酊剂、油剂、膏剂等。适用于各种皮肤病、水火烫伤、虫咬伤、疮疡、痈疽、疔肿等。

【护理评估】

(1) 当前主要症状、既往史及药物过敏史。

(2) 涂药部位的皮肤情况。

(3) 对疼痛的耐受程度。

(4) 患者的年龄、体质及心理状况。

【风险告知】

(1) 局部涂药后可出现药物颜色、油渍等污染衣物。

（2）局部用药的反应。

【物品准备】

治疗盘、治疗卡、治疗巾、遵医嘱配制的药物、弯盘、清洁纱布数块、胶布、棉签、生理盐水棉球、镊子、绷带、一次性中单、手消毒剂、污物桶等。

【操作方法】

（1）备齐用物，携至床旁，做好解释，核对医嘱。

（2）根据涂药部位，取合理体位，暴露涂药部位，注意保暖，必要时屏风遮挡。

（3）清洁皮肤，将配制的药物用棉签均匀地涂于患处。面积较大时，可用镊子夹棉球蘸药物涂布，蘸药干湿度适宜，涂药厚薄均匀。

（4）必要时用纱布覆盖，胶布固定。

（5）涂药完毕，协助患者衣着，安排舒适体位，整理床单位。

（6）清理物品，做好记录并签字。

【注意事项】

（1）有药物过敏史者及婴幼儿颜面部禁用。

（2）涂药前清洁局部皮肤。

（3）涂药次数依病情、药物而定，水剂、酊剂用后须将瓶盖盖紧，防止挥发。

（4）混悬液先摇匀后再涂药。

（5）霜剂则应用手掌或手指反复擦抹，使之渗入肌肤。

（6）涂药不宜过厚、过多，以防堵塞毛孔。

（7）刺激性较强的药物，不可涂于面部。婴幼儿忌用。

（8）涂药后观察局部皮肤，如有丘疹、奇痒或局部肿胀等过敏现象时，停止用药，并将药物拭净或清洗，遵医嘱内服或外用抗过敏药物。

【涂药法操作流程】

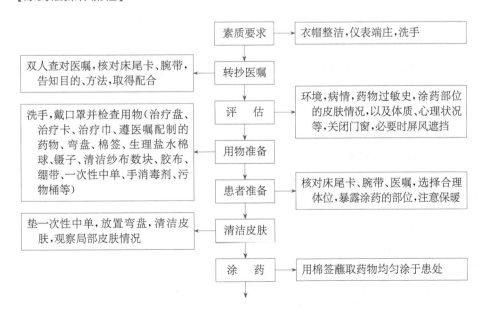

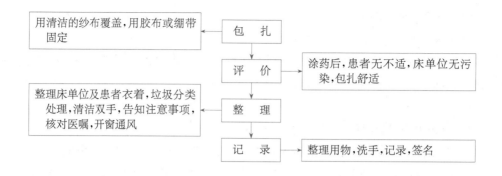

任务七 换药法

换药法是指对疮疡、跌打损伤、虫咬伤、烫伤、烧伤、痔瘘等病症的伤面进行清洗、上药、包扎等，达到清热解毒、提脓祛腐、生肌收口、镇痛止痒等目的的一种处理方法。适用于各种疮疡及烫伤、虫伤、跌打损伤等。

【护理评估】

(1) 当前主要症状、既往史及药物过敏史。

(2) 换药部位的皮肤情况。

(3) 对疼痛的耐受程度。

(4) 患者年龄、体质及心理状况。

【风险告知】

(1) 局部可能出现敷布过敏(贴粘胶布过敏)现象。

(2) 在去除伤口敷布时，局部可出现疼痛、少量出血现象。

(3) 遇有深部或疮面较大情况时，应增加心理承受能力。

【物品准备】

治疗盘、治疗卡、75％酒精、生理盐水、安尔碘、一次性换药包(棉球、纱布、止血钳、镊子、治疗碗)、弯盘、剪刀、敷料、胶布、绷带、一次性中单;遵医嘱配制的中药液或各种散、膏、丹等外用药,手消毒剂等。

【操作方法】

(1) 备齐用物，携至床旁，做好解释，核对医嘱。

(2) 取合理体位，暴露换药部位，垫橡皮单、治疗巾，必要时屏风遮挡。

(3) 分泌物干结粘着敷布，可用生理盐水浸润后再揭下，以免损伤肉芽组织和新生上皮。脓液多时用弯盘接取，然后擦净脓液。

(4) 观察疮面，并消毒疮口及周围皮肤。

(5) 遵医嘱在疮口上药。无菌纱布覆盖伤口，胶布固定，酌情包扎。

(6) 协助患者取舒适卧位，整理床单位。

(7) 污染敷料均应焚毁，污染器械按照消毒隔离制度执行，灭菌后备用。

（8）清理用物，做好记录并签字。

【注意事项】

（1）保持换药室的清洁，室内每日消毒。

（2）执行无菌技术操作，所有物品每人一套，先处理无菌伤口，再处理感染伤口，防止交叉感染。

（3）操作中为患者保暖并注意保护隐私。

（4）遵守操作规程，疮面清洗干净，勿损伤新生肉芽组织。

（5）药粉需均匀撒在疮面或膏药上，散剂调敷干湿适宜，敷布范围要大于病变部位。

（6）一般伤口定时换药，脓腐较多的伤口随时换药；特殊伤口根据医嘱使用药品。

（7）颜面部的疔疖勿挤压，以防脓毒扩散。

（8）痔瘘术后每次便后清洗肛门并换药。

（9）外敷药必须贴紧疮面，包扎固定时注意松紧适度，固定关节时注意保持功能位置。

（10）污染的敷布一律焚烧，使用后器械应浸泡消毒处理后灭菌。

【换药法操作流程】

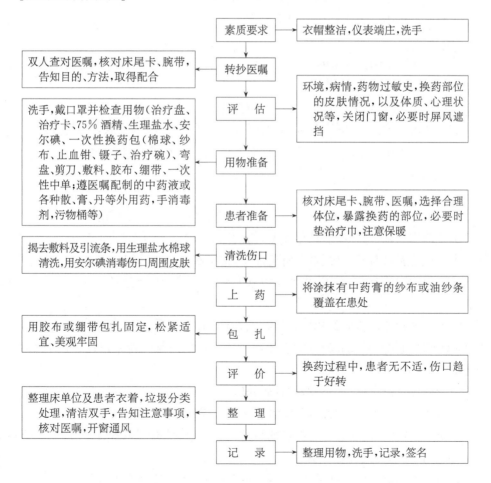

任务八　热奄包法

热奄包法是将加热的中药包置于身体的患病部位或穴位上,通过热蒸汽促使热奄包内中药内离子渗透至患者病痛所在,利用其温热达到温经通络、调和气血、祛湿驱寒、消炎消肿、减轻疼痛、消除疲劳等作用的一种治疗方法。适用于腰背肌腱膜炎,颈椎病,膝、肩周炎,腰椎间盘突出症,以及膝、踝关节运动损伤,各种慢性炎症性疼痛、瘢痕、肌肉痉挛等。

【护理评估】

(1) 当前主要症状、既往史及药物过敏史。

(2) 热奄部位的皮肤情况。

(3) 患者体质、年龄及心理状况。

【风险告知】

(1) 治疗过程中局部皮肤可能出现烫伤等情况。

(2) 治疗过程中局部皮肤出现烧灼、热烫的感觉,应立即停止治疗。

(3) 治疗过程中局部皮肤可能出现水泡。

【物品准备】

治疗盘、治疗卡、治疗巾、中单、热奄包、保鲜膜、清洁纱布数块,以及手消毒剂、污物桶等。

【操作方法】

(1) 备齐用物,携至床旁,做好解释,核对医嘱。

(2) 协助患者取舒适体位,暴露施治部位皮肤,铺中单,清洁皮肤,注意保暖。

(3) 将清洁毛巾铺于患处,取热奄包(温度适宜不滴水)放于毛巾上。

(4) 取保鲜膜裹于热奄包上,询问患者是否能耐受。

(5) 整理用物,清洁双手,记录施治的时间。

(6) 施治过程中询问患者有无不适,观察热奄包的温度、有无脱落等情况。

(7) 施治完毕,取包,观察,清洁皮肤,再次核对医嘱。

(8) 整理患者衣着及床单位,取舒适体位,记录施治完毕时间。

(9) 携用物回治疗室,医用、生活垃圾分类处置,洗手、记录、签名。

【注意事项】

(1) 孕妇的腰部及腰骶部禁用;糖尿病、截瘫、偏瘫、脊髓空洞等感觉神经障碍的患者禁用;对药物过敏者禁用;皮肤溃疡、不明肿块或有出血倾向者禁用;24 小时急性期内用冷敷,禁止热敷。

(2) 询问患者情况,有无不适,并及时处理。

(3) 操作前正确评估患者。屏风遮挡,保护患者隐私,注意保暖。

(4) 治疗过程中,询问患者对温度的感觉,温度过高易烫伤患者、温度过低不能起到治疗作用,应以患者舒适能耐受为宜。

(5) 老年人感觉迟钝,温度不宜过高。治疗结束,休息片刻方可离开。

【热奄包法操作流程】

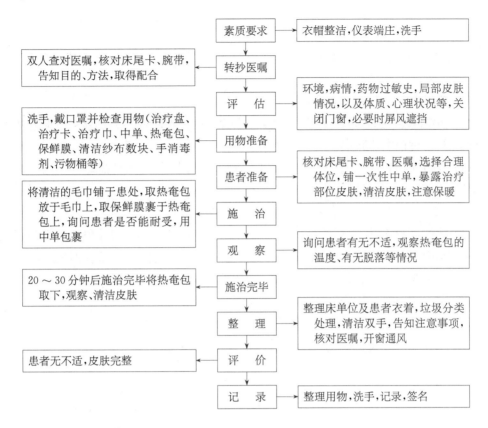

| | 素质要求 | → | 衣帽整洁,仪表端庄,洗手 |

双人查对医嘱,核对床尾卡、腕带,告知目的、方法,取得配合 ← 转抄医嘱

评估 → 环境,病情,药物过敏史,局部皮肤情况,以及体质、心理状况等,关闭门窗,必要时屏风遮挡

洗手,戴口罩并检查用物(治疗盘、治疗卡、治疗巾、中单、热奄包、保鲜膜、清洁纱布数块、手消毒剂、污物桶等) ← 用物准备

患者准备 → 核对床尾卡、腕带、医嘱,选择合理体位,铺一次性中单,暴露治疗部位皮肤,清洁皮肤,注意保暖

将清洁的毛巾铺于患处,取热奄包放于毛巾上,取保鲜膜裹于热奄包上,询问患者是否能耐受,用中单包裹 ← 施治

观察 → 询问患者有无不适,观察热奄包的温度、有无脱落等情况

20～30分钟后施治完毕将热奄包取下,观察、清洁皮肤 ← 施治完毕

整理 → 整理床单位及患者衣着,垃圾分类处理,清洁双手,告知注意事项,核对医嘱,开窗通风

患者无不适,皮肤完整 ← 评价

记录 → 整理用物,洗手,记录,签名

任务九　全身药浴法

　　全身药浴法是将药物煎汤进行全身性熏洗、浸渍,促进经络疏通、气血调和,从而达到防病治病、强身健体为目的的一种外治方法。适用于缓解各种皮肤病而致的皮肤瘙痒、周身关节酸痛、肢体麻木等。

【护理评估】

(1) 当前主要症状、既往史及药物过敏史。

(2) 体质及熏洗部位皮肤情况。

(3) 女性患者评估胎、产、经、带情况。

(4) 心理状况。

【风险告知】

(1) 同"熏洗"。

(2) 药浴的水位宜在胸部以下。

(3) 注意药液温度,防止烫伤。

(4) 全身药浴的水位应在膈肌以下,避免胸闷、心慌。

（5）不宜空腹及饱腹状态下全身药浴。

（6）药浴后可出现汗出、面赤、心慌等表现。

【物品准备】

治疗卡、药液、浴巾、毛巾、拖鞋、衣裤、坐架一次性药浴袋、温度计、手消毒剂等。

【操作方法】

（1）遵医嘱配制药液于浴盆内。

（2）浴室内温度适宜,待药液温度适宜时,协助脱去外衣,将躯体及四肢浸泡于药液中。

（3）药浴过程中,随时调节药温或停止洗浴。

（4）药浴完毕后,用温水冲去药液,擦干,协助患者衣着,卧床休息。

（5）清理用物,做好记录并签字。

【注意事项】

（1）此法一般适用于能自行活动者,饥饿、体弱、年老、儿童、精神欠佳者慎用;月经期、孕妇禁用全身浴;糖尿病、心血管病患者慎用;饥饿或者过饱时不宜全身浸浴。

（2）尽量在浴室内进行,药液置于能加温的浴缸内。

（3）室温、水温均应适宜,防止烫伤或受凉。

（4）观察患者面色及生命体征的变化,以防虚脱或休克的发生。

（5）患者有不适现象时,停止药浴并报告医师,配合处理。

【全身药浴法操作流程】

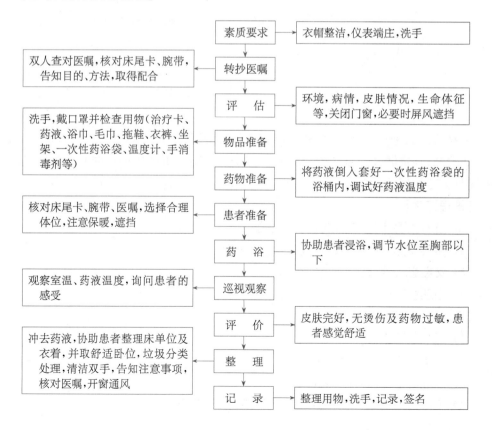

任务十　中药保留灌肠法

中药保留灌肠法是将中药汤剂,自肛门灌入直肠或结肠内,使药液保留在肠道内,通过肠黏膜吸收和物质交换达到治疗的一种方法。适用于慢性结肠炎、慢性盆腔炎、急性和慢性肠道感染等。

【护理评估】

(1) 当前主要症状、既往史。

(2) 心理状态。

【风险告知】

告知患者注意药液温度,灌肠前排尽大便。

【物品准备】

治疗盘、治疗卡、弯盘、治疗巾、一次性灌肠器(直肠滴入可准备一次性输液器)、小垫枕、一次性中单、换药碗内放入液状石蜡纱布及止血钳、橡胶手套、纱布数块、中药50～100 ml、温度39～41℃、水温计、手消毒剂、污物桶等,必要时备屏风及便盆。

【操作方法】

1. 直肠注入法

(1) 备齐用物携至床前,解释目的、方法。嘱患者排空大便。

(2) 药液的温度,39～41℃,用注射器抽取药物备用。

(3) 根据病变部位取侧卧位,臀下垫一次性中单和治疗巾,并用小枕抬高臀部10 cm左右,注意保暖。

(4) 润滑肛管前端,与注射器连接,排气后夹紧肛管,轻轻插入肛门10～15 cm,松开止血钳缓缓推注药液,药液注完后再注入温开水5～10 ml,用止血钳夹住肛管,轻轻拔除。嘱患者尽量保留药液,协助取舒适体位。

(5) 整理用物,洗手,记录。

2. 直肠滴入法

(1) 备齐用物携至床前,解释目的、方法。嘱患者排空大便。

(2) 药液的温度,39～41℃,倒入灌肠桶或输液瓶内,挂在输液架上,液面距肛门约30 cm。

(3) 根据病变部位取侧卧位,臀下垫一次性中单和治疗巾,并用小枕抬高臀部约10 cm,注意保暖。

(4) 将直肠滴入的药液装入输液瓶,适当加温,控制在35～40℃之间,把输液管剪掉过滤器,插入准备直肠滴入的输液瓶中,排气后,接入一次性PVC管,前端涂上润滑剂,比如:液状石蜡或者食物油都可。然后,把PVC管插入患者肛门就可以滴入了,直肠滴入导管插入深度:成年人:10～20 cm;儿童:5～10 cm。滴入液为35～40℃。体位:成年人一般取左侧卧位,小儿一般取卧位或俯卧位,调节滴入速度。

(5) 整理用物,洗手,记录待药液滴完后,协助取舒适卧位,嘱患者尽量保留药液1小时以上,臀部小枕1小时以后再撤去。

（6）整理用物，洗手，记录。

【注意事项】

（1）灌肠时，关闭门窗，屏风遮挡，注意保暖。

（2）保留灌肠前，了解灌肠的目的和病变的部位，以便掌握灌肠时的卧位和插入导管的深度。

（3）肠道疾病患者在睡眠前灌入为宜，将臀部抬高 10 cm，易于保留药液。

（4）肛门、直肠、结肠等手术后的患者，以及排便失禁的患者均不宜做保留灌肠。

（5）根据病情选择卧位，慢性菌痢宜左侧卧位，阿米巴痢疾则取右侧卧位。

（6）中药液一次不应超过 200 ml。

【中药保留灌肠法操作流程（中药直肠滴入治疗）】

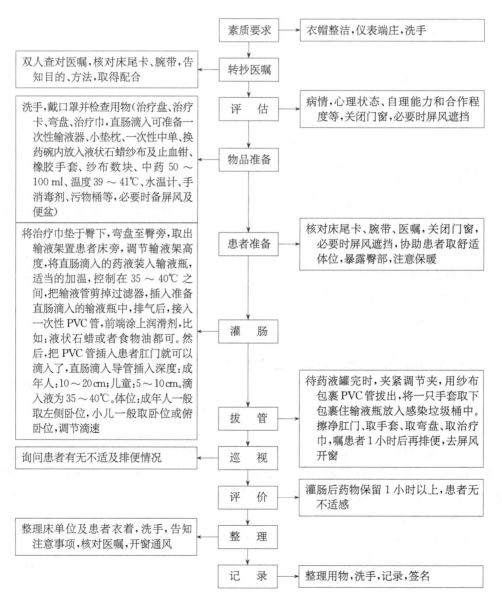

任务十一 中药离子导入法

中药离子导入法是利用直流电电场作用和通电时同性相斥、异性相吸的原理,中药离子产生定向移动,使中药离子经过皮肤黏膜导入人体而达到治疗疾病目的的一种外治法。多用于神经炎、神经痛、盆腔炎、风湿性关节炎、中心性视网膜炎和各部位的骨质增生等。

【护理评估】

(1) 当前主要症状、既往史及过敏史。

(2) 治疗部位皮肤情况。

(3) 对疼痛的耐受程度。

(4) 年龄、体质及心理状况。

(5) 女性患者是否处于妊娠期。

【风险告知】

(1) 局部感觉:振动、滚动、按揉感。

(2) 有皮肤过敏的可能。

【物品准备】

离子导入治疗仪、治疗盘、治疗卡、绷带、沙包、布垫、橡胶布或垫单、弯盘 2 个、药液、手消毒剂、污物桶,必要时备屏风等。

【操作方法】

(1) 备齐用物,携至床旁,做好解释,核对医嘱。

(2) 协助患者取舒适体位,暴露治疗部位,注意保暖。

(3) 将中药布垫、电极板、橡胶布或垫单按顺序放置于治疗部位上,用沙袋或固定带加压固定,检查输出电位调节器是否至"0",再接通电源,遵医嘱调节仪器参数。

(4) 治疗结束时,先将输出电位调节器调至"0"后关电源。

(5) 拆去衬垫,清洁并观察局部皮肤情况,协助患者取舒适体位。

(6) 整理床单位,清理用物,做好记录并签名。

【注意事项】

(1) 活动性出血、高热、严重心功能不全及活动性结核患者禁用;安装起搏器者绝对禁用;妊娠期妇女禁用。

(2) 治疗室要求整洁、安静、空气新鲜,室温 22~25℃,注意为患者保暖及保护隐私。

(3) 操作前先检查设备是否完好,各部件连接是否正确,操作顺序要正确。

(4) 治疗前要明确药物的有效成分和极性。

(5) 所用药物要质地纯正,防止和减少寄生离子的影响,电极板下衬垫上所浸药物浓度一般为 1%~10%,眼结膜及体腔内药物导入浓度可小些。

(6) 输出电流强度视患者体质、部位及病情而定。

(7) 治疗过程中随时观察患者的反应。

(8) 观察患者治疗部位皮肤情况,注意有无过敏、破溃等,如出现过敏应停止治疗。

【中药离子导入法操作流程】

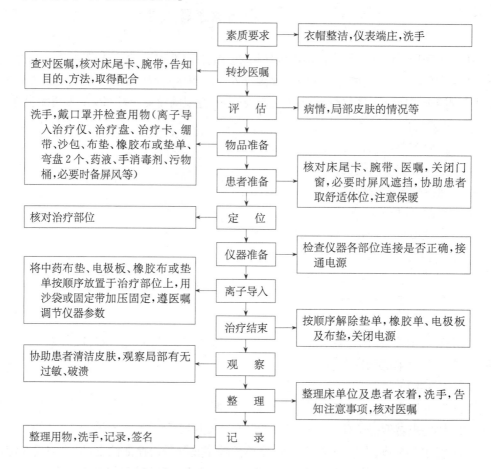

素质要求 → 衣帽整洁,仪表端庄,洗手

查对医嘱,核对床尾卡、腕带,告知目的、方法,取得配合 → 转抄医嘱

评 估 → 病情,局部皮肤的情况等

洗手,戴口罩并检查用物(离子导入治疗仪、治疗盘、治疗卡、绷带、沙包、布垫、橡胶布或垫单、弯盘2个、药液、手消毒剂、污物桶,必要时备屏风等) → 物品准备

患者准备 → 核对床尾卡、腕带、医嘱,关闭门窗,必要时屏风遮挡,协助患者取舒适体位,注意保暖

核对治疗部位 → 定 位

仪器准备 → 检查仪器各部位连接是否正确,接通电源

将中药布垫、电极板、橡胶布或垫单按顺序放置于治疗部位上,用沙袋或固定带加压固定,遵医嘱调节仪器参数 → 离子导入

治疗结束 → 按顺序解除垫单,橡胶单、电极板及布垫,关闭电源

协助患者清洁皮肤,观察局部有无过敏、破溃 → 观 察

整 理 → 整理床单位及患者衣着,洗手,告知注意事项,核对医嘱

整理用物,洗手,记录,签名 → 记 录

任务十二 中药泡足法

中药泡足法是将足部浸泡在中药的药液中,利用药物透过皮肤、孔窍、腧穴等部位的直接吸收,进入经脉血络,输布全身而达到促进气血运行、畅通经络作用的一种操作方法。适用于消除疲劳,改善睡眠,缓解关节疼痛、肿胀、寒凉、屈伸不利等症状。

【护理评估】

(1) 当前主要症状、既往史及药物过敏史。

(2) 泡洗部位皮肤情况。

(3) 女性是否处于妊娠期。

(4) 年龄、体质及心理状况。

【风险告知】

(1) 药液温度、浸泡时间。

(2) 不可自行调节仪器,防止烫伤。

【物品准备】

治疗卡、药液、足浴器、一次性中药袋、水温计、一次性中单、毛巾及洗脚盆、手消毒剂等。

【操作方法】

(1) 备齐用物,携至床旁,做好解释,核对医嘱。

(2) 检查并预热机器,将一次性足浴袋套于足浴器内,注入药液,加入 3～4 L 清水,测量药液温度。

(3) 协助患者取舒适体位,充分暴露泡洗部位。

(4) 泡洗过程中,注意询问患者感受。

(5) 泡洗完毕,协助患者清洗足部并擦干局部皮肤。

(6) 整理床单位,清理用物,做好记录并签字。

【注意事项】

(1) 心脑血管疾病急性期、出血性疾病、传染性皮肤病患者禁用;急性感染性疾病、糖尿病患者、孕妇及儿童慎用。

(2) 冬季注意保暖。

(3) 泡洗药液温度为 38～48℃,以防烫伤。

(4) 观察患者泡洗部位皮肤情况,注意有无过敏、破溃等。

(5) 所用物品需清洁消毒,避免交叉感染。

【中药泡足法操作流程】

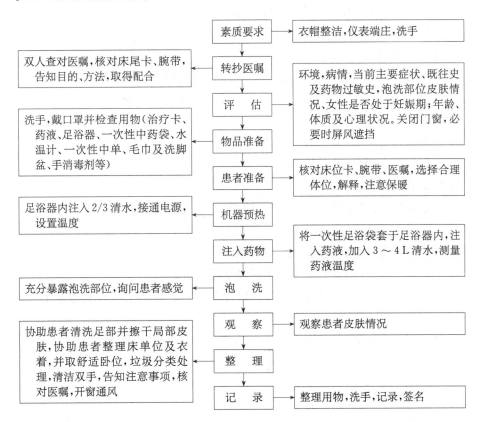

任务十三　坐　药　法

坐药法又称坐导法、塞阴道法,是将药物置入阴道内,以达到燥湿、杀虫止痒、行气活血、清热解毒等目的的一种治疗方法。常用于妇科疾病,适用于妇女阴痒、带下、痛经、经闭、宫颈糜烂、产后恶露不绝等妇科疾患。

【护理评估】

(1) 当前主要症状、既往史及药物过敏史。

(2) 患者体质及坐药部位的情况。

(3) 女性患者的月经、带下、孕产情况。

(4) 心理状况。

【风险告知】

阴道纳药后可产生有色阴道分泌物,污染内裤。

【物品准备】

治疗盘、治疗卡、遵医嘱配制的药物、带线棉球或纱布块(要求线头长约 15 cm)、冲洗液和容器、窥阴器、镊子、盐水棉球、弯盘、手套、一次性中单、治疗巾、卫生纸、手消毒剂、污物桶等,必要时备便盆及屏风。

【操作方法】

(1) 备齐用物,携至床旁,做好解释,核对医嘱。

(2) 嘱患者排空膀胱,取膀胱截石位,保暖并保护患者。

(3) 臀下垫橡皮单、治疗巾,冲洗、消毒外阴。

(4) 遵医嘱检查带线棉球或纱布块符合要求后,将带线棉球或纱布块蘸上药粉,用镊子轻轻纳入阴道深部或子宫颈处,留线头于阴道外,退出窥阴器。

(5) 检查药物棉球有无脱出,线头是否留在阴道外,了解患者有无不适。

(6) 坐药操作完毕,协助患者衣着,安排舒适体位。

(7) 清理用物,做好记录并签字。

【注意事项】

(1) 未婚者禁用;妊娠期、月经期停止使用。

(2) 执行无菌操作,防止交叉感染。

(3) 药物棉球要放置在阴道深处,以防脱出。

(4) 遵医嘱定时更换药物,取出时可轻轻牵拉线头。

(5) 如患者自行取出时,取下蹲位,轻拉线头即可。片、丸、栓剂可直接置入,不再取出。

(6) 月经期停止坐药,待月经干净 4 天后继续治疗。治疗期间,需注意外阴及内裤的清洁。

(7) 坐药治疗期间,禁止性生活。

【坐药法操作流程】

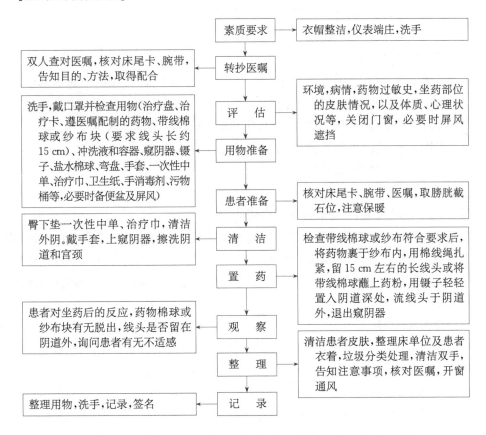

任务十四　喷　雾　法

喷雾法又称吹药法,是将中药的溶液或极细粉末经由喷雾器或雾化器等形成药物蒸气、雾粒或气液,利用喷药管将药液粉均匀的喷撒于病变部,以达到清热解毒、止痛消肿、祛腐收敛等作用的一种外治法。适用于上呼吸道感染、哮喘、肺炎、咽炎、鼻部疾患;肺胀、久咳、风湿性关节炎、肩周炎、风湿性肌炎;痤疮、黄褐斑、银屑病、湿疹皮炎等。

【护理评估】

(1) 当前主要症状、既往史及过敏史。

(2) 有无出血倾向及开放性伤口。

(3) 女性患者是否处于妊娠期、月经期、子宫出血。

(4) 年龄、体质及心理状况。

【风险告知】

有皮肤过敏的可能。

【物品准备】

治疗盘、治疗卡、药液、喷雾器或雾化器、纱布数块、弯盘、手消毒剂等。

【操作方法】

（1）备齐物品，携至床边，做好解释，核对医嘱。

（2）取合理体位，注意保暖。

（3）遵医嘱选择喷雾部位。

（4）连接电源，打开开关进行喷雾给药或取下喷雾剂外盖，喷颈向上对准部位，进行喷雾。口腔咽部给药时气流不宜过大过猛，防止药末直接喷、吹入气管内引起呛咳。

（5）喷雾过程中要随时观察喷雾后的反应及干燥情况，询问有无不适。

（6）操作完毕，协助患者衣着，整理床单位，安排舒适体位。

（7）清理用物，做好记录并签名。

【注意事项】

（1）孕妇、皮肤过敏者、开放性伤口慎用或禁用。

（2）喷雾剂或气雾剂用于呼吸系统疾病或经呼吸道黏膜吸收治疗全身性疾病，药物是否能达到或留置在肺泡中，抑或经黏膜吸收，主要取决于雾粒的大小。对肺的局部作用，其雾化粒子以 $3\sim10\ \mu m$ 大小为宜，若要迅速吸收发挥全身作用，其雾化粒径最好为 $1\sim0.5\ \mu m$ 大小。

（3）喷雾剂需现配现用。

（4）给药部位要清洗干净，给药宜轻捷准确，药粉须均匀散于整个部位。

（5）口腔、咽喉部给药30分钟内不宜进水进食，每日给药 $2\sim4$ 次。

（6）口腔咽部给药时气流不宜过大过猛，防止药末直接喷、吹入气管内引起呛咳。

（7）鼻腔给药时药量不宜多，无反应时再给。

（8）耳内给药，再次给药须将上次的药清除干净，以免堵塞外耳道。

（9）小儿禁用玻璃管作为喷雾器，以防咬碎损伤口腔。

【喷雾法操作流程】

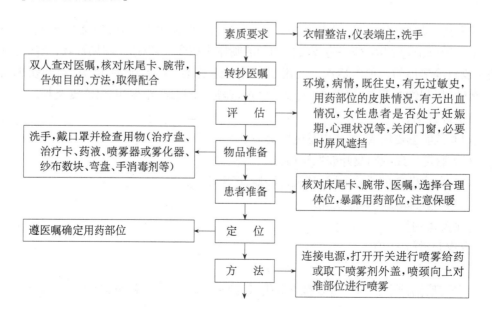

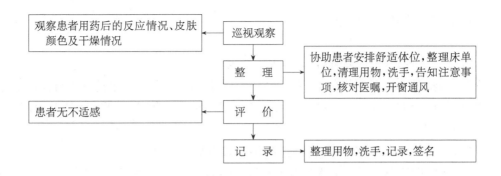

任务十五　浸　渍　法

浸渍法又称溻渍法,是指根据不同的病症,辨证选用不同的中草药,煎汤后趁热在局部淋洗、浸泡、湿敷等达到温经通络、祛风止痒、消散肿疡、祛除病邪的一种操作方法。适用于皮肤病瘙痒、脱屑、丹毒、脱疽、急性湿疹、足癣感染、烧伤、肢端骨髓炎、扭挫伤、筋骨关节劳损,以及内、外痔的肿胀疼痛等。溻是将饱含的纱布或棉絮湿敷患处,渍是将患处浸泡在药液中。本节重点介绍浸渍法,以溻法和渍法为例。

【护理评估】

(1) 当前主要症状、既往史及过敏史。

(2) 患者体质及实施浸泡处的皮肤情况。

(3) 对冷热的敏感程度。

(4) 凝血功能是否正常。

(5) 女性患者评估胎、产、经、带情况。

(6) 年龄、体质及心理状况。

【风险告知】

有可能出现皮肤过敏的现象。

【物品准备】

治疗盘、治疗卡、遵医嘱配制药液、红外线灯、浸泡容器、纱布或棉絮数块、弯盘、橡胶单、中单、浴巾、水温计、手消毒剂。

【操作方法】

(1) 备齐物品,携至床边,做好解释,核对医嘱。

(2) 取合理体位,注意保暖。

(3) 遵医嘱选择浸渍部位。

(4) 浴室内温度适宜,待药液温度适宜时,协助脱去外衣,暴露浸泡部位,将躯体浸泡于药液中。

(5) 浸渍过程中要随时观察药液的温度及皮肤色泽。

(6) 操作完毕,用温水冲去药液,擦干,协助患者衣着,整理床单位,安排舒适体位。

（7）清理用物，做好记录并签名。

【注意事项】

（1）用溻法时，药液应新鲜，溻敷范围应稍大于疮面。

（2）热溻、罨敷的温度宜在45～50℃之间。淋洗、冲洗时，用过的药液不可再用。

（3）局部浸泡一般每日1～2次，每次15～30分钟。全身药浴可每日1次，每次30～60分钟。

（4）在浸渍时，冬季宜保暖，夏令宜避风凉，以免感冒。

（5）药温不宜过热，儿童老人温度不宜过高（45℃以上），以免烫伤。

（6）所用物品需清洁消毒，每人一份，避免交叉感染。

【浸渍法操作流程】

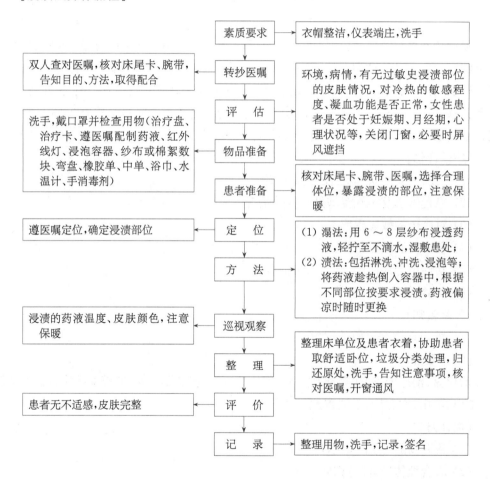

（宁亚利　冯　琴　盖海云　杭嘉敏）

下篇 | 中医临床常见病证护理

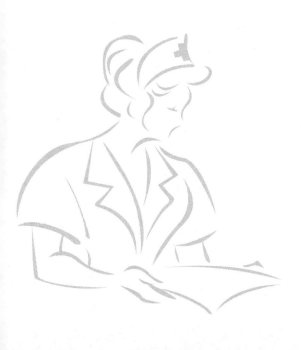

第十一章 内科病证体系

项目一 肺系病证

基础知识回顾

【肺的生理功能】

肺位于胸腔、纵隔两侧,左右各一。

肝的主要生理功能是主气司呼吸。《灵枢·九针论》说:"肺者,五脏六腑之盖也",主宣发肃降、通调水道。肺叶娇嫩,不耐寒热燥湿诸邪之侵,肺上通鼻窍、外合皮毛,与自然界息息相通,易受外邪侵袭,故有"娇脏"之称。

【肺与形窍志液的关系】

1. 在体合皮,其华在毛　皮肤上有许多汗孔,亦称气门、玄府,是汗液排泄的孔道。皮肤与肌肉的纹理、缝隙称之为腠理,是元气和津液输布流通的通道。

2. 在窍于鼻　鼻为吸道之上端,是清浊之气出入的通道,与肺直接相连,故称鼻为肺之窍。鼻的嗅觉与通气功能有赖于肺气的作用。

3. 在志为悲　《素问·举痛论》曰:"悲则气消。"由于肺主一身之气,所以悲忧易伤肺气,使机体的抗病防御能力下降,娇嫩之肺则更易受外邪侵袭,故有"悲忧伤肺"之说。反之,肺虚亦易生悲忧而情绪低沉。

4. 在液为涕　涕为鼻腔黏膜所分泌,有润泽鼻窍的功能。鼻为肺窍,故鼻涕属肺之液。肺的功能正常,则鼻有少量涕液以润泽鼻窍而不外流。肺罹疾患,常可使鼻涕的分泌量和质地发生变化。如风寒袭肺,则鼻流清涕;风热犯肺,则鼻流浊涕或黄涕;燥邪袭肺,则鼻涕分泌减少而鼻窍干燥。

任务一　感　冒

案例导入

郑某某,男,59岁,2013年5月19日初诊。患者体格尚健,唯喜油腻食物,每日抽烟一包以上,平素痰多,偶有腹胀。2天前,冷水洗澡后出现发热(T38.9℃),无汗,头痛,骨节酸痛,咽痒,咳嗽,咯痰稀薄色白,胃脘胀闷,不思饮食,服用抗生素1天,未见好转,舌苔白腻,脉浮滑。

请问:风热证与风寒证感冒的临床表现有何异同? 相应的施护措施有哪些? 发热时如何进行综合护理干预?

分析提示

患者年近六旬,嗜烟及肥厚食物,平素痰多,发热后又见胃脘胀痛、纳少、苔腻等表现,属痰湿内困、脾运失健;就诊时间为5月19日,非感受暑湿之邪;患者发热、恶寒、咳嗽咯痰,色白稀薄,苔白,脉浮,属风寒外表、肺卫失和之象。护士应通过望、闻、问、切全面收集患者相关资料,区分风热、风寒,辨常人与虚人,辨兼夹之邪。特别注意做好发热时的护理。

　　感冒是感受风邪或时行病毒,引起肺卫功能失调,出现鼻塞、流涕、喷嚏、头痛、恶寒、发热、全身不适、脉浮等为主要临床表现的一种外感病证。

【常见证候与治疗原则】

　　1. **风寒束表证**　恶寒发热,无汗,头痛身疼,鼻塞、声重、喷嚏、流涕,苔薄白,脉浮紧。治以辛温解表,宣肺散寒,方用荆防达表汤(轻证)、荆防败毒散(重症)加减。

　　2. **风热犯表证**　发热恶风,头胀痛,鼻塞流黄涕,咽痛咽红,咳嗽痰稠。舌边尖红、苔薄黄、脉浮数。治以辛凉解表,宣肺清热,方用葱豉桔梗汤、银翘散加减。

　　3. **暑湿伤表证**　见于夏季,头昏胀痛,鼻塞流浊涕,恶寒发热,或热势不扬,汗少,胸闷脘痞,苔薄黄腻,脉濡数。治以清暑祛湿解表,方用新加香薷饮加减。

　　4. **虚体感冒**

　　(1) 气虚感冒:平素神疲体倦,乏力,感冒反复,恶寒较甚,发热,无汗或自汗,咳嗽痰白,咳痰无力,舌质淡,苔薄白,脉浮无力。治以益气解表,方用参苏饮加减。

　　(2) 阴虚感冒:手足心热,微恶风寒,无汗或有汗,头昏心烦,口干,干咳少痰,舌红少苔,脉细数。治以滋阴解表,方用加减葳蕤汤。

【常见症状与证候施护】

1. 发热

(1) 卧床休息,保持室内空气流通,温湿度适宜。

(2) 饮食宜清淡、易消化,以流质、半流质为主,鼓励多饮水或果汁,如西瓜汁、梨汁等。忌食油腻、辛辣、厚味食品。

(3) 大量出汗热退后,及时更换衣被,并注意保暖。

(4) 观察体温、脉搏、呼吸变化及发热的热型、时间、舌苔、脉象的变化,防止虚脱。

(5) 高热无汗者不可用冷敷,以防毛窍闭塞,邪无出路,可给予生姜、红糖茶饮服,并用风油精外擦太阳穴、迎香穴。

(6) 遵医嘱针刺发汗:如风池、合谷、曲池、大椎等穴,以透邪发汗退热。

(7) 外感暑湿见发热伴头身疼痛者,遵医嘱刮痧,取脊背两侧、颈部、胸肋间隙、肩、臂、肘窝、腋窝等部位。

(8) 素体虚弱者,可遵医嘱耳穴埋豆:取肾上腺、内分泌、肾、肺等穴以扶正祛邪。

2. 鼻塞、流涕

(1) 室内空气流通,温湿度适宜。

(2) 鼻塞致嗅觉减退或失灵,患者感到难受,常焦虑、忧伤,故应加强情志护理,使患者积极配合治疗和护理。

(3) 饮食宜清淡,忌生冷、辛辣刺激性食物。

(4) 热敷以通鼻窍:可用热毛巾热敷鼻额部或用大号口径杯子盛沸水对鼻熏蒸。

(5) 遵医嘱艾灸:可用艾条悬灸迎香、人中、肺俞等穴。

(6) 遵医嘱穴位按摩:取双侧迎香穴。

3. 头痛、身痛

(1) 病室环境安静、光线柔和,取舒适体位卧床休息。

(2) 避免焦虑、烦躁、精神紧张等不良情绪而诱发头痛。

(3) 遵医嘱穴位按摩,取太阳、印堂、风池、百会等穴。

(4) 遵医嘱耳穴贴压,取内分泌、交感、神门、皮质下等穴。

(5) 遵医嘱穴位贴敷,贴敷两侧太阳穴。

【健康指导】

1. 生活起居

(1) 病室安静、整洁、空气清新、温湿度适宜。

(2) 生活起居有规律,注意休息。重症感冒宜卧床休息。

(3) 若汗出热退时,宜用温毛巾或干毛巾擦身,更换衣服,避免受凉。

2. 饮食指导

(1) 饮食以清淡为主,多饮水。忌辛辣、油腻厚味食物。

(2) 风寒感冒者宜热食,多喝热稀粥或饮生姜红糖茶,忌生冷。

(3) 风热感冒者宜食凉润之品,多补充水分,多食蔬菜和水果,忌辛辣、油腻、煎炸之品。

(4) 热盛、口渴、多汗者可给予淡盐水、冬瓜汤、芦根茶等。

（5）暑湿感冒宜清淡饮食，忌食冷、甜、黏、油炸之品，多食西瓜、薏仁粥、绿豆汤等清热解暑之品。

（6）体虚感冒宜根据不同的体质选用滋补类食物；气虚感冒可选山药粥、黄芪大枣粥等健脾补气之品；阴虚感冒可食用银耳、海参等滋阴清补之品。

3. 情志调理

（1）感冒症状较重者，可有情绪低落，多与患者沟通，了解其心理状态，指导其保持乐观情绪。

（2）年老体虚者，病情容易反复，应指导患者的生活起居，合理调摄情志。

4. 功能锻炼

（1）易患感冒者，可坚持每天按摩迎香、太阳、风池穴。

（2）劳逸结合，加强运动锻炼，选择适合自身体质的运动方式，如打太极拳、跑步、快走、球类运动等，以增强体质，抵御外邪。

【护理评价】

通过治疗和护理患者：

（1）头痛、鼻塞症状是否得到缓解或控制。

（2）营养需要能否满足，体重是否得以维持。

（3）焦虑、紧张是否减轻，情绪是否稳定，能否配合治疗护理。

任务二　咳　　嗽

案例导入

耿某，男，48岁，职员，2013年4月18日就诊。患者咳嗽5天，有咽喉干痛病史七八年，有时伴有干咳，去年曾出现少量咳血。5天前，因激烈运动寒暖失宜，咳嗽发作，曾用抗生素及多种止咳药物，但效不佳。患者咳嗽频作，痰少黏稠，咯吐不爽，咽喉干痛，手足心热，低热恶风，舌苔微黄，舌质红有裂纹，脉浮细数。

请问：如何辨识该患者咳嗽属外感或内伤？针对其咳嗽如何做好辨证施膳？

分析提示

患者咳嗽5天，因运动后寒暖失宜而发，从发病时间短暂、有汗出当风、外邪乘袭病史，当属外感咳嗽。虽有咽喉干痛有时伴咳嗽的病史，但病变重点是咽喉干痛，而非久咳，不属内伤久咳范畴。根据咳嗽的不同证候，明辨食物的食性，予以食疗调护。

咳嗽是邪客肺系、肺失宣肃、肺气不清所致，以咳嗽、咯痰为主要症状。多见于急性支气管炎、慢性支气管炎。

【常见证候与治疗原则】

1. 风邪犯肺证 咳嗽气急,或呛咳阵作,咽痒,遇冷空气、异味等因素突发或加重,或夜卧晨起咳剧,多呈反复性发作,干咳无痰或少痰,舌苔薄白,脉浮,或紧,或弦。治以疏风宣肺、止咳利咽,方用风咳汤加减。

2. 风寒恋肺证 咳嗽日久,遇风或寒加剧,少量白稀痰,有夜咳,口不干,舌淡,苔白或白滑,脉浮紧或浮弦。治以疏风宣肺、散寒止咳,方用小青龙汤加减。

3. 风热郁肺证 咳嗽日久,口干,咽干,日咳较多,食辛辣燥热之品则咳,少量白黏痰,舌红,苔薄黄,脉弦数或弦。治以疏风宣肺、清热止咳,方用桑菊饮加减。

4. 风燥伤肺证 咳嗽,少痰,口干,咽干,鼻燥,鼻痒,大便干,夜间咳甚,舌淡红、少津,脉细数。治以疏风宣肺、润燥止咳,方用桑杏汤加减。

【常见症状与证候施护】

1. 咳嗽

(1) 病室温湿度适宜,室内经常通风,避免尘埃或烟雾刺激,注意保暖,及时增添衣被。

(2) 忌食辛辣香燥,炙煿肥腻和过于寒凉之品,多饮水,或以养阴润肺、化痰止咳类饮品代茶。

(3) 观察咳嗽的节律、性质、声音、时间,以及伴随症状。

(4) 遵医嘱穴位按摩,取太渊、肺俞、膻中、气海、足三里、璇玑等穴。

(5) 风寒束肺咳甚者,遵医嘱拔罐,取背部大椎、肺俞、风门等穴。

(6) 体虚咳嗽反复者,遵医嘱耳穴埋豆,取支气管、肺、脾、神门、交感等穴。

(7) 咳逆不止者可艾灸乳根 2 穴,或灸气海、大椎。

2. 咳痰

(1) 观察痰的色、质、量、味等,如患者突然出现烦躁不安、神志不清、面色苍白或发绀、出冷汗、呼吸急促、咽部有明显的痰鸣音,应考虑发生窒息的危险,及时吸痰,配合抢救。

(2) 痰多时鼓励痰液咳出,咯痰不畅时可取半卧位、侧卧位或经常变动体位,协助拍背。

(3) 服用化痰止咳药液后,不要立即饮水以免冲淡药液使疗效降低。

(4) 痰多黏稠者可用马蹄草、鱼腥草等中药进行雾化吸入。

(5) 痰多难咳者,遵医嘱针刺肺俞、脾俞、太渊、尺泽、曲池等穴。

3. 发热

(1) 保持病室整洁、安静,空气清新流通,温湿度适宜。

(2) 体温>37.5℃者,每 6 小时测体温、脉搏、呼吸 1 次,体温 39.0℃以上者,每 4 小时测体温、脉搏、呼吸 1 次,或遵医嘱执行。

(3) 采用温水擦浴、冰袋等物理降温措施,患者汗出时,及时协助擦拭和更换衣服、被服,避免汗出当风。

(4) 做好口腔护理,鼓励患者经常漱口,可用金银花液等漱口,每日饮水≥2 000 ml。

（5）饮食以清淡、易消化、富营养为原则。多食新鲜水果和蔬菜，进食清热生津之品，如：苦瓜、冬瓜、绿豆、荸荠等，忌煎炸、肥腻、辛辣之品。

（6）遵医嘱使用发汗解表药时，密切观察体温变化及汗出情况以及药物不良反应。

（7）刮痧疗法：感受外邪引起的发热，遵医嘱刮痧疗法，可选择大椎、风池、肺俞、脾俞等穴位。

【健康指导】

1. 生活起居

（1）注意气候变化，防寒保暖。避免吸入花粉、烟尘等，以防过敏。

（2）风寒恋肺者室内宜偏暖，切勿当风受凉；风热郁肺者衣被适中，不宜过暖；风燥伤肺者室内湿度宜稍高。

（3）外感咳嗽伴有发热时要注意休息，咳嗽剧烈时，可取坐位或半坐位，以减轻肺气上逆所致咳嗽。

2. 饮食指导

（1）饮食以清淡为主，多饮水。忌辛辣刺激之物。

（2）风邪犯肺证：可多食丝瓜、冬瓜等清热化痰之品，配食鲜芦根粥等。

（3）风寒恋肺证：饮食宜清淡，可适当食用温性调味品。忌食生冷、肥甘、厚腻、腌制等易滋痰生湿之品，如生冷瓜果等，也不宜食用梨膏冰糖蒸汁或冰糖蒸梨汁，以免滋润过早，邪不外达。

（4）风热郁肺证：鼓励多食新鲜的蔬菜、水果，如梨、枇杷等，多饮水。忌辛辣、刺激、肥甘、荤腥及厚味，戒烟慎酒。咳嗽不止者，多用金银花、枇杷叶泡水代茶饮。

（5）风燥伤肺证：可选食藕、梨、荸荠、甘蔗等清凉润肺之品，或食用川贝炖梨、百合银耳羹等。

3. 情志调理

（1）对久咳不愈、肝火犯肺者，做好情志调护，避免精神刺激，并教会其自我调节的方法，如听音乐、阅读等。

（2）正确评估患者的心理需求，辅以适当的心理指导，并做好疾病知识的相关宣教，以消除其焦虑、怀疑的心理，树立信心，配合治疗。

4. 功能锻炼

（1）擦鼻：以两手拇指指背轻擦鼻翼两侧，以迎香穴为中心，共 18 次。

（2）擦涌泉：取坐式，左腿屈膝内翻，脚心向上，脚背搁于右大腿上，左手握脚趾，右手掌来回搓擦脚底涌泉穴 18 次，再换左手擦右脚涌泉穴。

（3）浴面：两掌互擦至热按于前额，经鼻两侧下擦至下颌，再由下颌向上擦至前额。

（4）鼓励患者适当户外活动，平时注意身体锻炼，选择散步、慢跑、打太极拳或游泳等，以增强体质。

【护理评价】

通过治疗和护理患者：

（1）咳嗽是否得到缓解或控制，能否叙述自我缓解咳嗽的方法。

（2）营养需要能否满足，体重是否得以维持。

（3）焦虑、抑郁是否减轻，情绪是否稳定，能否配合治疗护理。

任务三 喘 证

案例导入

吴某，女，60岁，退休，2013年7月12日就诊。喘证已历八载，既往每届冬春发作加甚，今年4月25日起发作至今，喘咳已2个多月不已，曾用抗生素及止咳平喘药未效。患者呼吸困难，动则喘甚，稍有咳嗽，痰少，色白，心慌、胸闷、气短，手足欠温，舌苔白腻，舌质淡，脉沉细。

请问：喘证的主要病因有哪些？喘息气短的主要护理方法有哪些？喘证与哮证如何区别？

分析提示

患者病延日久，呼吸困难，动则喘甚，手足欠温，舌淡，脉细，属虚喘，肺肾亏虚，喘证由多种疾患引起，概之有外感、内伤两大类。外感为六淫外邪侵袭肺系；内伤为饮食不当、情志失调、劳欲久病等导致肺气上逆、宣降失职，或气无所主、肾失摄纳而成。该患者入院后，护士应通过望、闻、问、切全面收集患者相关资料，重点观察喘证的发作特点、持续时间、诱发因素及呼吸、痰液、神志、面色、缺氧等情况。

喘证是指由于外感或内伤，导致肺失宣降、肺气上逆或气无所主、肾失摄纳，以致呼吸困难，甚则张口抬肩、鼻翼煽动、不能平卧为临床特征的一种病症。多见于阻塞性肺气肿、肺源性心脏病、心肺功能不全等疾病。

【常见证候与治疗原则】

1. 外寒内饮证　受凉后出现头痛、身痛、发热、畏寒、咳嗽、气急、喉中痰声漉辘，痰色白清稀，有胸闷、气憋。舌质淡，苔薄白，脉滑，脉浮紧或弦紧。治以散寒解表、宣肺平喘，方用小青龙汤加减。

2. 风热犯肺证　发热，恶风或恶热，头痛、肢体酸痛，咳嗽，咽痛，气急，痰黄质稠，舌质红，苔薄白或黄，脉滑或脉浮数。治以疏散风热、清肺平喘，方用银翘散合麻杏石甘汤加减。

3. 痰浊壅肺证　咳嗽喘息，咯唾痰涎，量多色灰白，胸胁膨满，气短，不得平卧，心胸憋闷。苔白腻，脉弦滑。治以化痰宣肺、降浊平喘，方用宽胸理肺汤合三子养亲汤加减。

4. 肺气郁闭证　常因情志刺激而诱发，发时突然呼吸短促、息粗气憋、胸闷、咽中如窒，但喉中痰鸣不甚，或无痰声。平素多忧思抑郁、失眠、心悸，苔薄、脉弦。治以开郁宣肺、理气通络，方用五磨饮子加减。

【常见症状与证候施护】

1. 咳嗽咳痰

(1) 病室温湿度适宜,开窗通风,减少环境的不良刺激,避免寒冷或干燥空气、烟尘、花粉及刺激性气体等。

(2) 使患者保持舒适体位,咳嗽胸闷者取半卧位或半坐卧位,持续性咳嗽时,可饮少量温开水,以减轻咽喉部的刺激。

(3) 密切观察咳嗽的性质、程度、持续时间、规律以及咳痰的颜色、性状、量及气味,有无喘促、发绀等伴随症状。

(4) 饮食宜清淡、易消化,避免油腻、辛辣刺激及海腥发物。可适当食用化痰止咳的食疗方,如杏仁、梨、陈皮粥等。

(5) 痰液黏稠时多饮水,协助翻身拍背,指导患者掌握有效咳嗽、咳痰、深呼吸的方法。必要时遵医嘱行雾化吸入。

(6) 遵医嘱给予止咳、祛痰药物,用药期间注意观察药物疗效及不良反应。

(7) 遵医嘱耳穴贴压(耳穴埋豆),根据病情需要,可选择肺、气管、神门、皮质下等穴位。

(8) 遵医嘱穴位贴敷,三伏天时根据病情需要,可选择肺俞、膏肓、定喘、天突等穴位。

(9) 遵医嘱拔罐疗法,根据病情需要,可选择肺俞、膏肓、定喘、脾俞、肾俞等穴位。

2. 喘息气短

(1) 保持病室安静、整洁,保持空气新鲜、温湿度适宜,避免灰尘、刺激性气味。饮食宜清淡,忌食生冷、肥腻、煎炸之品,忌海腥发物。

(2) 遵医嘱给予吸氧,一般给予鼻导管、低流量、低浓度持续给氧,1～2 L/min。

(3) 根据喘息气短的程度及伴随症状,取适宜体位,如高枕卧位、半卧位或端坐位,必要时安置床上桌,以利患者休息;鼓励患者缓慢深呼吸,以减缓呼吸困难。

(4) 密切观察生命体征的变化,观察患者喘息发作的持续时间、诱发因素、呼吸情况,如出现喘息不止、张口抬肩、汗出肢冷、面色青紫等,应立即通知医生。

(5) 指导患者进行呼吸操锻炼,常用的锻炼方式有缩唇呼吸、腹式呼吸等。

(6) 耳穴贴压(耳穴埋豆):遵医嘱耳穴贴压(耳穴埋豆),根据病情需要,可选择肺、气管、平喘、肾上腺、神门等穴位。

(7) 遵医嘱穴位按摩,根据病情需要,可选择列缺、内关、气海、足三里等穴位。

(8) 遵医嘱艾灸疗法,根据病情需要,可选择大椎、肺俞、命门、足三里、三阴交等穴位。

3. 发热

(1) 保持病室整洁、安静,空气清新流通、温湿度适宜。

(2) 体温>37.5℃者,定时测体温、脉搏、呼吸,体温>39.0℃者,每 4 小时测体温、脉搏、呼吸 1 次,或遵医嘱执行。

(3) 采用温水擦浴、冰袋等物理降温措施,患者汗出时,及时协助擦拭和更换衣服、被服,避免汗出当风。

(4) 做好口腔护理,鼓励患者经常漱口,可用金银花液等漱口,每天饮水≥2 000 ml。

(5) 饮食以清淡、易消化、富营养为原则。多食新鲜水果和蔬菜,进食清热生津之品,如:苦瓜、冬瓜、绿豆、荸荠等,忌煎炸、肥腻、辛辣之品。

(6) 遵医嘱使用发汗解表药时,密切观察体温变化及汗出情况,以及药物不良反应。

(7) 刮痧疗法:感受外邪引起的发热,遵医嘱刮痧疗法,可选择大椎、风池、肺俞、脾俞等穴位。

4. 腹胀纳呆

(1) 饮食宜清淡易消化,忌肥甘厚味、甜腻之品,少量多餐,避免在餐前和进餐时过多饮水,避免豆类、芋头、红薯等产气食物的摄入。

(2) 保持口腔清洁,去除口腔异味,咳痰后及时用温水或漱口液漱口。

(3) 加强情绪护理,消除患者忧虑的情绪,增强其治疗信心,避免不良情绪刺激。

(4) 病情较轻者鼓励下床活动,以促进肠蠕动,减轻腹胀;病情较重者指导其在床上进行翻身、四肢活动等主动运动,或予四肢被动运动,每天顺时针按摩腹部 10～20 分钟。

(5) 遵医嘱耳穴贴压(耳穴埋豆),根据病情需要,可选择脾、胃、三焦、胰、胆等穴位。

(6) 遵医嘱穴位按摩,根据病情需要,可选择足三里、中脘、内关等穴位。

(7) 遵医嘱穴位贴敷,根据病情需要,可选择中脘、气海、关元、神阙穴等穴位。

【健康指导】

1. 生活起居

(1) 病室环境安静、整洁,空气流通、温湿度适宜。避免花粉及刺激性气体的吸入。

(2) 在寒冷季节或气候转变时,及时增减衣物,勿汗出当风,在呼吸道传染病流行期间,尽量避免去人群密集的公共场所,避免感受外邪诱发或加重病情。

(3) 卧床休息,不易疲劳及过度活动,喘证发作时取半卧位或端坐卧位,胸前可置枕头等物,使之趴伏,以减轻疲劳。

(4) 经常做深呼吸,腹式呼吸和缩唇呼气联合应用,提高肺活量,改善呼吸功能。

2. 饮食指导

(1) 饮食宜清淡、易消化、富营养为宜,并补充适量无机盐,同时避免摄入过多碳水化合物及易产气食物。多吃蔬菜和水果,食物烹饪以蒸、煮为宜,食物宜软烂,以利于消化吸收,同时忌辛辣、肥腻、过甜、过咸及煎炸之品。

(2) 外寒内饮证:宜进食宣肺散寒的食物,如白果、核桃仁等。

(3) 风热犯肺证:宜进食疏风清热、宣肺化痰的食物,如金银花茶。

(4) 痰浊壅肺证:忌过甜、过凉的食物,可选用雪梨银耳百合汤等。

(5) 肺气郁闭证:忌食豆类、番薯等产气的食物,可选用杏仁粥、萝卜生姜汁等。

3. 情志调理

(1) 本病缠绵难愈,患者精神负担较重,应多与患者交谈、解释病情,指导排痰和呼吸功能锻炼,鼓励患者积极防治,消除消极悲观态度及焦虑情绪。

(2)"怒则气上",喘证患者尤应戒怒,以免加重病情。鼓励家属多陪伴患者,给予患者情感支持,增强其治疗疾病的信心。

4. 功能锻炼

(1)根据病情轻重程度,适当安排活动量,不宜过度疲劳。

(2)按摩保健穴位:重点选用擦丹田、擦鼻等锻炼。擦丹田时手掌稍用力,并匀速绕动摩擦。肺开窍于鼻,通过擦迎香穴时,可以宣降肺气。

(3)足底按摩:取肾、输尿管、膀胱、肺、喉、气管、肾上腺等反射区,每个反射区按摩 3 分钟,每天 3 次。

(4)叩齿保健:指导患者叩齿,每天早晚各一次,每次 3 分钟左右。叩齿时可用双手指有节律的搓双侧耳孔,提拉双耳郭直至发热为止。

(5)传统养生操:可选择五禽戏、太极拳或八段锦,每周进行 3 次以上,每次 15 分钟。

【护理评价】

通过治疗和护理患者:

(1)喘息气短能否得到缓解或控制。

(2)营养需要能否满足,体重是否得以维持。

(3)焦虑、抑郁是否减轻,情绪是否稳定,能否配合治疗和护理。

任务四　肺　胀

案例导入

邓某,女,58 岁,退休,2012 年 6 月 15 日就诊。患者咳喘、心慌 3 年,加重 2 周。患者 3 年前劳动汗出受冷后,开始咳嗽、气喘,经治疗后好转,但常有发作,并伴有心悸。2 周前症状加重,胸闷、气喘,动则为甚,心悸、气短,下肢逐渐浮肿,心下痞满,咳嗽痰多、色白,夹有淡黄粘稠痰,尿少,畏寒,舌苔腻而微黄,舌淡紫,有齿印,脉沉细。

请问:肺胀的诱因有哪些? 患者目前存在的主要护理问题是什么? 如何为该患者做好氧疗护理?

分析提示

患者有慢性咳喘疾患,反复发作,迁延不愈。近 2 周病情加重,胸闷气虚,痰量增多,夹有淡黄黏稠痰,舌苔微黄而腻,为感受外邪,兼夹痰热。患者肺虚久病,卫外不固,六淫外邪每易乘袭,诱使本病发作。合理的氧疗是肺胀治疗的主要方法,护理时要注意氧疗的时间、氧浓度,加强鼻部护理。

肺胀是指多种慢性肺系疾患反复发作、迁延不愈,导致肺气胀满、不能敛降的一种病证。临床表现为胸部胀满、胀闷如塞,喘咳上气、痰多、烦躁、心慌、面色晦暗,或唇甲发绀、脘腹胀满、肢体浮肿等。其病程缠绵,时轻时重,严重者可出现神昏、惊厥、出血、喘脱等危重证候。多见于西医学中的肺气肿、慢性肺源性心脏病等。

【常见证候与治疗原则】

1. 肺脾气虚证　咳嗽或喘息、气短,动则加重;神疲、乏力或自汗,动则加重;恶风,易感冒;纳呆或食少;胃脘胀满或腹胀或便溏;舌体胖大或有齿痕,舌苔薄白或腻,脉沉细或沉缓或细弱。治以补肺健脾、降气化痰,方用六君子汤合玉屏风散加减。

2. 肺肾气虚证　喘息、气短,动则加重;乏力或自汗,动则加重;易感冒、恶风;腰膝酸软;耳鸣、头昏或面目虚浮;小便频数、夜尿多,或咳而遗尿;舌质淡、舌苔白,脉沉细或细弱。治以补肾益肺、纳气定喘,方用补肺汤合金匮肾气丸加减。

3. 肺肾气阴两虚证　喘息、气短,动则加重;自汗或乏力,动则加重;易感冒;腰膝酸软;耳鸣、头昏或头晕;干咳或少痰、咳痰不爽;盗汗,手足心热;舌质淡或红、舌苔薄少或花剥,脉沉细或细弱或细数。治以益气养阴滋肾、纳气定喘,方用四君子汤合生脉散加减。

【常见症状/证候施护】

1. 咳嗽咳痰

(1) 病室内应经常通风换气,温湿度适宜。

(2) 取舒适体位,指导患者有效咳嗽、咳痰、深呼吸的方法。卧床患者定时翻身拍背,痰液无力咳出者,予胸部叩击或振动排痰。

(3) 观察咳嗽的性质、程度、持续时间、规律,以及咳痰的颜色、性状、量及气味,有无喘促、发绀等伴随症状。

(4) 遵医嘱中药离子导入,离子导入的部位为背部湿啰音最明显处。

(5) 遵医嘱中药雾化。

2. 喘息气短

(1) 观察喘息气短的程度及有无发绀,遵医嘱给予氧疗,一般采用低流量、低浓度持续给氧,1～2 L/min。

(2) 取合适体位,如高枕卧位、半卧位或端坐位,指导采用放松术,如缓慢呼吸、全身肌肉放松、听音乐等。

(3) 指导患者进行呼吸功能锻炼,常用的锻炼方式有缩唇呼吸、腹式呼吸等。

(4) 遵医嘱穴位贴敷:取大椎、定喘、肺俞、脾俞、天突等穴位。

(5) 遵医嘱穴位按摩或艾灸:取大椎、肺俞、肾俞、气海、内关、关元、足三里等穴位。

3. 自汗、盗汗

(1) 根据气候变化适当增减衣被,避免汗出当风,汗出时及时擦干。衣着柔软、透气,便于穿脱。

(2) 遵医嘱耳穴贴压,取交感、肺、内分泌、肾上腺等穴位。

(3) 遵医嘱穴位贴敷,取神阙等穴位。

4. 腹胀纳呆

(1) 饮食宜清淡易消化,忌肥甘厚味、甜腻之品,少量多餐,避免在餐前和进餐时过多饮水,避免豆类、芋头、红薯等产气食物的摄入。

(2) 鼓励患者适当运动,促进肠蠕动,减轻腹胀。每天顺时针按摩腹部 10~20 分钟。

(3) 遵医嘱穴位贴敷,取中脘、气海、关元、神阙等穴位。

(4) 遵医嘱耳穴贴压(耳穴埋豆),根据病情需要,可选择脾、胃、三焦、胰、胆等穴位。

(5) 遵医嘱穴位按摩,取中脘、足三里等穴位。

【健康指导】

1. 生活起居

(1) 保持室内空气清新,温湿度适宜,室内勿摆放鲜花。

(2) 顺应四时,根据气温变化,及时增减衣物,勿汗出当风。呼吸道传染病流行期间,避免去公共场所,防止感受外邪诱发或加重病情。

2. 饮食指导

(1) 饮食宜少量多餐,以清淡、富营养为主,多食果蔬。忌食辛辣、生冷、煎炸或过甜、过咸之品。

(2) 肺脾气虚证可选山药、百合、薏苡仁、核桃等;肺肾气虚证宜食枸杞子、黑芝麻、紫河车粉等;肺肾气阴两虚证宜食益气养阴的食品,如莲子、牛乳、蛋类、百合、荸荠、鲜藕、雪梨、银耳等。

(3) 汗出较多者,可多饮淡盐水,进食含钾丰富的食物,如橘子、香蕉等;腹胀纳呆者可用山楂、炒麦芽少许代茶饮。

3. 情志调理

(1) 患者病程长,病情迁延难愈,宜产生抑郁、焦虑心理,应经常与患者沟通,了解其心理问题,及时予以心理疏导。

(2) 采取说理开导、顺情解郁、移情易性等方法对患者进行情志护理,并注意充分发挥患者社会支持系统的作用。

4. 功能锻炼

(1) 全身呼吸操练习:以缩唇呼气配合肢体动作为主,吸气用鼻,呼气用嘴。第一节:双手上举吸气,放下呼气,10~20 次;第二节:双手放于身体侧面,交替沿体侧上移下滑,10~20 次;第三节:双肘屈曲握拳,交替向斜前方击拳,出拳吸气,还原呼气,10~20 次;第四节:双腿交替抬起,屈曲 90°,抬起吸气,放下呼气;第五节:吹悬挂的小纸球训练。

(2) 病情较轻者鼓励下床活动,可每天散步 20~30 分钟或打太极拳等。病情较重者指导其在床上进行翻身、四肢活动等主动运动,或予四肢被动运动。

(3) 自我按摩印堂、迎香、合谷、内关、足三里、三阴交、涌泉等穴位,以促进气血运行,增强体质。

【护理评价】

通过治疗和护理患者:

（1）咳嗽喘息是否得到缓解或控制，能否叙述呼吸锻炼的方法。

（2）焦虑、抑郁是否减轻，情绪是否稳定，能否配合治疗护理。

学习效果评价·思考题 ....

1. 咳嗽的辨证原则是什么？

2. 肺胀与喘证如何鉴别？

3. 排痰困难应如何护理。

4. 风寒证与风热证感冒的临床表现有何异同？各自的施护措施如何？

项目二　心 系 病 证

基础知识回顾

【心的生理功能】

心位于胸中、隔膜之上，有心包裹护于外。

心的基本生理功能包括主血脉和主神志两个方面。心为神之居、血之主、脉之宗，在五行属火，配合其他所有脏腑功能活动，起着主宰生命的作用。故说："心者，君主之官"，"五脏六腑之大主"。

【心与形窍志液的关系】

1. 在体合脉，其华在面　在体合脉是指全身的血脉都归属于心。其华在面是指面部的血脉极为丰富，心的功能是否正常，可以显露于面部色泽的变化。

2. 在窍为舌　心开窍于舌，是指舌为心之外候，又称舌为"心之苗"。心与舌体通过经脉相互联系。心主血脉，而舌体血管丰富，外无表皮覆盖，故舌色能灵敏地反映气血的运行和判断心主血脉的生理功能。心之气血通过经脉上荣于舌，使之发挥鉴别五味的作用。

3. 在志为喜　喜乐愉悦有益于心主血脉的功能，"喜则气和志达，营卫通利"，但喜乐过度则可使心神受伤，"喜乐者，神惮散而不藏"，从心主神志的功能状况来分析，又有太过与不及的变化。

4. 在液为汗　心主血脉，血液与津液同源互化，汗为津液所化生，故又有"血汗同源"。心又藏神，汗液的生成与排泄又受心神的主宰与调节。

任务一　心　悸

案例导入

　　王某,女,63 岁,退休。患者反复心悸、胸闷,自觉乏力,时有口干、腰酸,平素夜寐较差易惊醒,胃纳可,大便通畅。苔薄,中剥,脉细。

　　请问:该患者入院后床位护士应从哪些方面对患者进行评估? 针对其心悸可给予哪些方面的护理干预措施? 如何为该患者做好护理?

分析提示

　　患者为老年女性,素体虚弱,久病失养,以致气血阴阳亏损,心失所养,心脉瘀阻,发为心悸,夜寐不安;心病久病及脾,脾虚运化无力,故乏力;苔薄,中剥,脉细是气血两虚,肾气亏损,阴阳之气不相顺接之象。该患者入院后,护士应通过望、闻、问、切全面收集患者相关资料,重点辨脉象变化,脉搏的节律异常是本病的特异征象,辨脉象可以帮助辨别心悸的寒热虚实属性。

　　心悸是因心失所养或邪扰心神所致。以心跳异常自觉心悸、心慌等为临床表现。西医学中各种心律失常症、神经官能症、甲状腺功能亢进,可参照本病护理。

　　【常见证候与治疗原则】

　　1. 气阴两虚证　心中悸动,五心烦热,失眠多梦,短气,咽干,口干烦躁。舌红少苔,脉细数或为促脉。治以滋阴清火、养心安神,方用天王补心丹或朱砂安神丸加减。

　　2. 心虚胆怯证　心悸怔忡,善惊易恐,坐卧不安,恶闻声响,多梦易醒。舌质淡红,苔薄白,脉虚弦。治以镇惊定志、养心安神,方用安神定志丸加减。

　　3. 痰热内扰证　心悸,睡眠不安,心烦懊恼,胸闷脘痞,口苦痰多,头晕目眩,胸闷或胸痛。舌红苔黄腻,脉弦滑数。治以镇心安神、清热化痰,方用黄连温胆汤加减。

　　4. 气虚血瘀证　心悸怔忡,气短乏力,胸闷心痛阵发,面色淡白,或面唇紫暗。舌质黯淡或有瘀斑,脉涩或结代。治以活血化瘀、理气通络,方用桃仁红花煎加减。

　　【常见症状与证候施护】

　　1. 心悸

　　(1) 严密观察心率、心律、呼吸、面色、血压等变化。重症患者遵医嘱持续心电监护。

　　(2) 心悸发作时,卧床休息,取舒适体位,尽量减少搬动患者;病室保持安静,避免噪声干扰,减少探视。

　　(3) 心悸因受惊恐而突发时,指导患者用屏气法,即深吸气后屏气几秒钟,再用力做呼气动作,以中止心悸发作。

　　(4) 遵医嘱穴位贴敷,取关元、气海、膻中、内关、神门等穴位。

（5）遵医嘱耳穴贴压，取心、肾、神门、皮质下等穴；伴失眠者可配交感、内分泌等穴位。

2. 气短乏力

（1）卧床休息，限制活动，减少探视。

（2）遵医嘱予低流量吸氧。

（3）遵医嘱穴位贴敷，取内关、神门、关元、气海等穴位。

3. 夜寐不安

（1）环境安静舒适，光线宜暗，床被松软适宜，避免噪声。

（2）遵医嘱穴位按摩，睡前按摩神门、三阴交、中脘等穴位。

（3）遵医嘱耳穴贴压，取心、脾、神门、三焦、皮质下、肝等穴位。

（4）每晚睡前半小时遵医嘱予中药泡足。

【健康指导】

1. 生活起居

（1）合理安排休息与活动，协助患者制订合理作息时间，不宜晚睡，睡前不宜过度兴奋。

（2）注意四时气候变化，适时增减衣被，防止外邪侵袭诱发或加重心悸。发作期静卧休息，缓解后逐渐恢复体力活动。

（3）指导患者养成每天定时排便习惯，排便时勿怒责，保持排便通畅。

2. 饮食指导

（1）气阴两虚证：宜食补气、性平、味甘或甘温，以及营养丰富、容易消化的食品，如大枣、花生、山药等。忌食破气耗气、生冷性凉、油腻厚味、辛辣的食品，避免煎炸食物。

（2）心虚胆怯证：宜食滋阴清热、养阴安神的食品，如柏子玉竹茶。忌食辛辣香燥食品。

（3）痰热内扰证：宜食清化痰热、补中益气、滋养心阴的食品，如荸荠、甘蔗等；也可选用薏苡仁、大枣、山药、莲子等熬粥食用。

（4）气虚血瘀证：宜食补气、化瘀通络、行气活血的食品，如山药、菱角、荔枝、鳝鱼等，也可食用桃仁、油菜等活血祛瘀之品。

3. 情志调理

（1）对心悸发作时自觉心慌、恐惧的患者专人守护，稳定情绪。

（2）指导患者平淡静志，避免七情过激和外界不良刺激。消除患者的紧张心理，树立战胜疾病的信心和勇气，以利于疾病的好转或康复。

（3）告知患者诱发心悸的各种因素，使患者对疾病有正确的认识，积极主动加强自我保健，提高患者的依从性。

4. 功能锻炼

（1）根据病情轻重程度，适当安排活动量，不宜过度疲劳。

（2）若病情好转，可适当进行户外活动，以提高机体的抗病能力，可进行气功锻炼、打太极拳、散步等。

（3）按摩心包经调养心神，可在每天晚上睡前闲暇之际，两手互换着从腋下开始，自下而上捏揉心包经的行走路径，沿着胳膊、手腕、手掌，最后到中指尖。每侧捏揉10分钟左右即可。

【护理评价】

通过治疗和护理患者：

（1）心悸、胸闷是否得到缓解或控制。

（2）夜寐不安是否得到改善。

（3）紧张、焦虑是否减轻、情绪是否稳定，能否配合治疗护理。

任务二　胸痹心痛

案例导入

患者，男，50岁，工程师。慢性支气管炎10余年。时当秋令，轻咳痰白。年轻时有胃病，近年偶有胃脘不适。1个月前，因时时心悸，夜间尤为严重，经常胸闷、发作性胸痛，活动则气短，上楼更加明显，因神疲乏力而住院，经多种检查，Holter试验发现室早1 546次/24小时，ECG发现室早二联律，偶发房早，多道ST改变，诊断为冠心病、心绞痛、心律失常，出院后继续服用西药，心绞痛发作较少较轻，但未消失，心悸气短，依然如故。来诊：面容消瘦，面色淡白，语声低，神气怯，脉弦，来盛去衰，重按力不足，80次/分，律不齐，有停搏，每分钟2次，舌色正常，苔厚腻微黄，BP 106/70 mmHg。

请问：该患者的观察要点？针对其胸闷、胸痛可给予哪些方面的护理干预措施？胸痹心痛与真心痛有何异同？

分析提示

患者慢性支气管炎10年，脾肺两虚，痰湿蕴肺，痰瘀已充斥百脉，脉弦为肝郁，肝气郁结，痰瘀停聚，结于胸中，阻碍心气运行，故见心悸胸痛，为胸痹症。该患者入院后，护士应注意观察胸痛的部位、持续时间、疼痛性质及伴随症状，及时辨明标本虚实及病势顺逆发展。

胸痹是因邪痹心络、气血不畅所致。以胸闷胸痛，甚则胸痛彻背、喘息不得卧为主要临床表现。西医学中冠状动脉粥样硬化性心脏病、心包炎、心肌病、心肌梗死等可参照本病护理。

【常见证候与治疗原则】

1. 心痛发作期

（1）寒凝血瘀证：遇冷则疼痛发作，或闷痛，舌淡暗、苔白腻、脉滑涩。治以芳香温通，方用苏合香丸。

（2）气滞血瘀证：疼痛剧烈多与情绪因素有关，舌暗或紫暗、苔白，脉弦滑。治以辛散温通、行气活血，方用速效救心丸。

2. 心痛缓解期

（1）气虚血瘀证：胸痛、胸闷，动则尤甚，休息时减轻，乏力、气短、心悸、汗出，舌体胖有齿痕，舌质暗有瘀斑或瘀点、苔薄白，脉弦或有间歇。治以益气活血，方用保元汤合桃红四物汤加减。

（2）气阴两虚、心血瘀阻证：胸闷隐痛、时作时止，心悸气短，倦怠懒言，面色少华，头晕目眩，遇劳则甚，舌暗红少津，脉细弱或结代。治以益气养阴、活血通脉，方用生脉饮加减。

（3）痰阻血瘀证：胸脘痞闷如窒而痛，或痛引肩背，气短，肢体沉重，形体肥胖痰多，纳呆恶心，舌暗苔浊腻，脉弦滑。治以通阳泄浊、活血化瘀，方用瓜蒌薤白半夏汤合桃红四物汤加减。

（4）气滞血瘀证：胸闷胸痛，时痛时止，窜行左右，疼痛多与情绪因素有关，伴有胁胀，喜叹息，舌暗或紫暗、苔白，脉弦。治以行气活血，方用血府逐瘀汤加减。

（5）热毒血瘀证：胸痛发作频繁、加重，口干口苦，口气浊臭，烦热，大便秘结，舌紫暗或暗红，苔黄厚腻，脉弦滑或滑数。治以清热解毒、活血化瘀，方用冠心Ⅱ号方加减。

【常见症状与证候施护】

1. 胸闷、胸痛

（1）严密观察患者胸闷、胸痛发作的时间、部位、性质、持续时间、诱发因素及伴随症状，监测心率、心律、脉搏、血压等变化。出现异常或胸痛加剧、汗出肢冷时，立即报告医师。

（2）急性发作时绝对卧床休息，缓解期根据患者的病情、体质，循序渐进适度活动。

（3）必要时给予氧气吸入，遵医嘱舌下含服麝香保心丸或硝酸甘油，观察服药后的效果及变化。

（4）保持大便通畅，忌怒责，避免诱发胸痛。便秘时及时给予通便治疗和护理。

（5）遵医嘱耳穴贴压（耳穴埋豆）：取穴心、神门、交感、内分泌、肾等穴位。

（6）遵医嘱中药泡洗：常选用当归、红花等活血化瘀药物。

（7）中药离子导入治疗：选择手少阴心经、手厥阴心包经、足太阳膀胱经的背俞穴等穴位。

（8）寒凝血瘀、气虚血瘀者取穴隔姜灸，选取心俞、膈俞、膻中、气海等穴位，每天交替施灸，也可取穴选用艾条灸，取穴足三里、内关等穴位。

2. 心悸、气短

（1）病室保持安静，避免噪声，室内光线柔和，减少探视，使患者保证充足的休息与睡眠。

（2）卧床休息，遵医嘱给氧。调节情志，保持心情舒畅、情绪稳定。

（3）观察心率、心律、血压、脉搏、呼吸频率、节律，面唇色泽及有无头晕、黑矇等伴随症状。

（4）遵医嘱穴位按摩：选取神门、心俞、肾俞、三阴交、内关等穴位。

(5) 遵医嘱耳穴贴压(耳穴埋豆)：选取心、肺、肾、神门、皮质下等穴位,伴失眠者配伍交感、内分泌等穴位。

3. 便秘

(1) 饮食宜清淡、富含纤维素,忌食辛辣厚味。晨起空腹饮淡盐水、蜂蜜水等有助于预防便秘的发生。

(2) 病情稳定后适量运动,避免久坐少动。每天 2~3 次腹部顺时针按摩,每次 15~20 分钟。

(3) 遵医嘱穴位贴敷：可用醋调大黄粉、吴茱萸粉或一捻金贴敷神阙穴。

(4) 遵医嘱穴位按摩：虚寒性便秘,取穴天枢、上巨虚等穴位；实热性便秘取穴足三里、支沟、上髎、次髎等穴位。

【健康指导】

1. 生活起居

(1) 环境安静、整洁,温湿度适宜,避免噪声刺激。

(2) 避免劳累、饱餐、情绪激动、寒冷、便秘、感染等诱发因素,戒烟限酒。

(3) 病情发作期应绝对卧床休息,以减少气血耗伤,第 2 周可在床上活动,第 3 周后待病情稳定可在室内缓步走动。

2. 饮食指导

(1) 饮食宜清淡低盐,避免过饥过饱,忌食膏粱厚味,戒烟酒。

(2) 寒凝血瘀者,可食少量干姜、川椒等调味,少食苦瓜等生冷、寒凉之品,酌情饮用少量米酒、山楂酒等,以温阳祛寒活络。

(3) 气滞血瘀者,宜少食多餐,切忌过饱,可选山药、陈皮、山楂、白萝卜等；少食红薯、豆浆等壅阻气机之品。

(4) 气虚血瘀者,宜食益气活血之品,如鸡肉、牛肉、山药、木耳、大枣等。

(5) 气阴两虚、心血瘀阻者,宜食益气养阴、活血通络之品,如莲子羹、百合粥、山药粥、红枣、桂圆等。

(6) 痰阻血瘀者,慎食辛辣刺激之品,忌肥甘厚味,以防助湿生痰。宜食水果、蔬菜和富含纤维素的食品,如白萝卜、薏苡仁、荸荠、冬瓜、柚子等。

(7) 热毒血瘀者,宜食清热解毒、活血化瘀之品,如百合、芹菜、苦瓜、绿豆、莲子芯等；忌食羊肉、荔枝、龙眼肉等温燥、动火之品。

3. 情志调理

(1) 做好解释劝导,消除患者思想顾虑,保持情绪稳定。

(2) 避免七情过极和外界不良刺激。鼓励患者表达内心感受,针对性给予心理支持。

(3) 指导患者掌握自我排解不良情绪的方法,如音乐疗法、谈心释放法、转移法。

4. 功能锻炼

(1) 根据自己的年龄、身体状况和环境选择适当的锻炼方法。锻炼前不宜饱餐,动静适度,以通络脉,如打太极拳、打乒乓球、健身操、练功十八法等。

（2）锻炼前后避免情绪激动。精神紧张、情绪激动均可诱发疾病，对于胸痛发作3天之内、真心痛后半年内的患者，不宜做比较剧烈的运动。

（3）晨起后1～2小时是胸痹发作的高峰期，锻炼应适度，早起后可散步、做操，晚间锻炼可根据自身情况选择适宜的项目进行。

（4）三线放松功：取平坐或靠背姿势，三线放松后，将意念停放在膻中，停留3分钟后，将意念随呼气下行至涌泉部位，每天3～4次，止息点是脚心（涌泉穴），一般每处止息1～2分钟即可。当三条线一个循环放松完后，再把意念集中到脐部，轻轻地意守，并保持安静状态5～10分钟，最后收功，每天早晚各做一次，每次15～30分钟。

【护理评价】

通过治疗和护理患者：

（1）胸闷、胸痛是否得到缓解或控制，能否叙述胸痛发作时的护理要点。

（2）便秘是否改善，能否叙述便秘时的护理方法。

（3）焦虑、紧张是否减轻，情绪是否稳定，能否配合治疗护理。

任务三　心　衰　病

案例导入

郑某，女，63岁。半个月前感受风寒，咳嗽流涕，痰白而稀，继而水肿，由足背开始，蔓延至腰腹，胸腹胀闷，纳减，尿少，完谷不化。近日病情加重，汗出，恶寒，肢冷，心悸，气急不能平卧。患者面色苍白，口唇青紫，神倦嗜卧，语声低微，颈脉怒张，舌色紫黯，苔白腻，脉细数，一息七至，叁伍不调，有不规律停搏。

请问：该患者入院后床位护士应从哪些方面对患者进行评估？针对其胸腹胀闷、浮肿可给予哪些方面的护理干预措施？如何为该患者做好护理？

分析提示

本病是比较严重的心力衰竭，中医辨证属亡阳重证，以《伤寒论》六经病分析，属于少阴病；且患者有明显的水肿，属于阳虚水泛。证属少阴阳虚水泛（心肾阳虚、阳虚水泛证），肾不纳气，兼有外感，肺气失宣。该患者入院后，护士应通过望、闻、问、切全面收集患者相关资料，包括现病史、既往史、诱发因素等进行评估，辨证施护，在做好病情观察和疾病护理的同时，注意预防诱发因素，加强膳食护理和用药指导，促进患者的转归。

心衰是因心病日久、阳气虚衰、运血无力或气滞血瘀、心脉不畅、血瘀水停所致，以喘息、心悸、不能平卧、咳吐痰涎、水肿、少尿为主要表现的疾病。西医学即为心力衰竭，各种心力衰竭均可参照本病护理。

【常见证候与治疗原则】

慢性稳定期：

1. 心肺气虚、血瘀饮停证　胸闷气喘、心悸，活动后诱发或加重，神疲乏力、咳嗽、咯白痰、面色苍白，或有紫绀。舌质淡或边有齿痕，或紫暗、有瘀点、瘀斑，脉沉细、虚数或涩、结代。治以补益心肺、活血化瘀，方用保元汤合桃红四物汤、葶苈大枣泻肺汤加减。

2. 气阴两虚、心血瘀阻证　胸闷、气喘、心悸，动则加重，乏力、自汗，两颧泛红、口燥咽干，五心烦热，失眠多梦，或有紫绀。舌红少苔，或紫暗，有瘀点、瘀斑，脉沉细、虚数或涩、结代。治以益气养阴、活血化瘀，方用生脉散合血府逐瘀汤加减。

3. 阳气亏虚、血瘀水停证　胸闷气喘、心悸、咳嗽、咯稀白痰，肢冷、畏寒，尿少浮肿，自汗，汗出湿冷，舌质暗淡或绛紫，苔白腻，脉沉细或涩、结代。治以益气温阳、化瘀利水，方用参附汤合丹参饮、苓桂术甘汤加味。

4. 肾精亏损、阴阳两虚证　心悸，动辄气短，时尿少肢肿，或夜卧高。腰膝酸软，头晕耳鸣，四肢不温，步履无力，或口干咽燥。舌淡红质胖，苔少，或舌红胖，苔薄白乏津，脉沉细无力或数，或结代。治以填精化气、益阴通阳，方用左、右归丸合生脉散加减。

急性加重期：

1. 阳虚水泛证　喘促气急，痰涎上涌，咳嗽，吐粉红色泡沫样痰，口唇青紫，汗出肢冷，烦躁不安，舌质暗红，苔白腻，脉细促。治以温阳利水、泻肺平喘，方用真武汤合葶苈大枣泻肺汤加减。

2. 阳虚喘脱证　面色晦暗，喘悸不休，烦躁不安，或额汗如油，四肢厥冷，尿少肢肿，面色苍白，舌淡苔白，脉微细欲绝或疾数无力。治以回阳固脱，方用参附龙牡汤加味。

3. 痰浊壅肺证　咳喘痰多，或发热形寒，倚息不得平卧；心悸气短、胸闷，动则尤甚，尿少肢肿，或颈脉显露。舌淡或略青，苔白腻，脉沉或弦滑。治以宣肺化痰、蠲饮平喘，方用三子养亲汤合真武汤加减。

【常见症状与证候施护】

1. 喘促

(1) 观察喘促发作的持续时间、诱发因素及心率、心律变化，如出现张口抬肩、烦躁不安、面色灰白或面青唇紫、汗出肢冷、咳吐粉红色泡沫样痰等喘脱现象立即通知医生，做好抢救准备。

(2) 给予半卧位，严重者取端坐位，双腿下垂，遵医嘱吸氧，以减轻呼吸困难。

(3) 遵医嘱准确使用解痉平喘药物。使用强心药物后，注意观察患者有无洋地黄中毒症状，注意控制输液速度及总量。

(4) 遵医嘱艾灸天突、膻中、气海等穴位。

2. 胸闷、心悸

(1) 协助患者取舒适卧位，限制探视，保证充足的睡眠，减少气血耗损。

(2) 保持情绪稳定，避免不良的情绪刺激，加强沟通，消除其焦虑、紧张。

(3) 遵医嘱耳穴埋豆，取心、神门、肝、肾、交感、皮质下等穴位。

3. 尿少肢肿

(1) 保持床单位平整干燥,定时更换体位,水肿严重者要注意预防压疮。下肢水肿者,可抬高双下肢,利于血液回流。

(2) 控制液体入量,准确记录 24 小时出入量。

(3) 饮食宜少盐、易消化,选用有利尿作用的食品,如芹菜、海带、赤小豆、西瓜等,也可用玉米须煎水代茶饮。

(4) 遵医嘱正确应用利尿剂,观察用药后反应,观察有无水、电解质紊乱。多食含钾丰富的食物,如鲜橙汁、香蕉等。

(5) 形寒肢冷者注意保温,可艾叶煎水浴足,温阳通脉促进血液循环。

(6) 中药汤剂宜浓煎,少量多次温服,攻下逐水药宜白天空腹服用。

【健康指导】

1. 生活起居

(1) 居室环境温湿度适宜,注意防寒保暖。气候转冷时须注意加强室内保暖,防止上呼吸道感染而诱发心衰。

(2) 保证患者夜间睡眠充足,避免患者过度劳累,如果患者心衰较重,高枕或半卧位姿势睡眠。病情缓解、医生允许后,患者可在陪同下进行适度下床活动,如小范围散步,以促进身心健康;康复活动宜适量、适度。

2. 饮食指导

(1) 饮食以低热量、清淡易消化为主,并摄入充足维生素和碳水化合物,少食多餐。忌食辛辣、醇酒、咖啡之品。

(2) 心肺气虚、血瘀饮停证,饮食宜甘温,忌生冷肥腻之品;气阴两虚、心血瘀阻证,宜食甘凉,忌食辛辣、温燥、动火之食物;阳气亏虚、血瘀水停证,宜食温热,忌生冷、寒凉、粘腻食物;肾精亏虚、阴阳两虚证,宜食温,忌辛辣寒凉之物;阳虚水泛证,宜食温阳利水、泻肺平喘之品;痰浊壅肺证,宜食宣肺化痰之品。

(3) 对水肿者,应限制水和钠盐的摄入,减轻心脏负荷。24 小时入量比出量少 200～300 ml 为宜,控制钠盐摄入量,限制量视心衰的程度而定。遵医嘱轻度者每天供给食盐不超过 5 g,中度者每天不超过 3 g,重度者每天不超过 1 g。

3. 情志调理

(1) 避免七情过激和外界不良刺激,避免情绪波动。平时多向患者讲解,保持平和心态。

(2) 劝慰患者正确对待疾病,告知患者诱发心衰的各种因素,使患者对疾病有正确的认识,消除因病情缠绵难愈而致的忧郁心理,树立战胜疾病的信心和勇气,以利于疾病的好转或康复。

4. 功能锻炼

(1) 锻炼时应强调循序渐进、动静结合、量力而行,不可引起不适或症状加重,禁忌剧烈运动,并要有恰当的准备和结束活动。

(2) 心功能Ⅳ级者,体力活动应予限制,过多的体力活动会加重心脏负担、加剧病情。此期的重点以静为主、以动为辅。病情稳定后立即开始被动运动,活动肩、肘、膝关节,每次 5～10 分钟,1～2 次/天,不应有疲劳感。活动必须循序渐进,开始可以在床上伸展四肢,再缓慢下床,在床边、室内漫步;经过一段时间后再逐渐缓慢增加活动量;病情好转后,可到室外活动。如活动不引起胸闷、气喘,则表明活动的适度。要以轻体力、小活动量、长期坚持为原则。

(3) 恢复期可采用静坐调息法,有助降低基础代谢率,减少心脏耗氧量的功能。方法:患者取坐位,双手伸开,平放于大腿上,双脚分开与肩等宽,膝关节、髋关节匀成 90°沉肩坠肘,含胸收腹双眼微闭,全身放松。病重者可盘坐于床上。有意识的调整呼吸,采用自然腹式呼吸,要求呼吸做到深、长、细、匀、稳、悠。呼气时轻轻用力,使腹肌收缩、膈肌上抬。呼气完毕后不要憋气,立即吸气,使胸廓膨胀、膈肌下移、腹壁鼓起,要求做到自然柔和、缓慢松弛,避免紧张。呼气和吸气时间之比为 3∶2,每分钟呼气 10～15 次,疗程视病情而定。

【护理评价】

通过治疗和护理患者:

(1) 喘促、胸闷、气短是否得到缓解或控制,以及能否喘脱的护理方法。

(2) 出入水量是否平衡,水肿是否消退,能否配合治疗饮食。

(3) 恐惧、悲观是否减轻,情绪是否稳定,能否配合治疗护理。

学习效果评价·思考题

1. 心悸的发生与哪些因素有关?
2. 胸痹、心痛与真心痛辨证施护有何异同?
3. 试述胸痹的观察要点。
4. 心衰的饮食调护原则有哪些?

项目三 脾 胃 系 病 证

基础知识回顾

【脾的生理功能】

脾位于中焦,脾的基本生理功能包括主运化、主升清、主统血。胃主收纳、腐熟水谷,主通降,与脾相表里主升清,脾胃共为后天之本、气血生化之源,四肢百骸、五脏六腑皆赖以养。

【脾与形窍志液的关系】

1. 在体合肉,主四肢 全身肌肉和四肢都需要依靠所运化的水谷精微来营养,故脾在体合肉、主四肢。脾主运化功能正常,则肌肉丰满壮实,四肢活动轻松有力;反之,脾主运化功能障碍,必致肌肉瘦削。四肢软弱无力,甚至萎废不用。

2. 在窍为口,其华在唇 脾在窍为口是指饮食、口味等与脾主运化功能密切相关。脾主运化的功能正常,则口味、食欲正常;反之,脾主运化功能失常,则可出现食欲减退、口淡、口腻等表现。口唇的色泽与全身气血是否充盈有关,而脾为气血生化之源,所以脾主运化功能状态与口唇的色泽密切相关,即其华在唇。

3. 在志为思 思虑过度主要影响气的正常运动,导致气滞和气结。《素问·举痛论》指出:"四则心有所存……故气结矣。"气结于中,则影响脾主运化升清的功能,可出现不思饮食、脘腹胀闷、头目眩晕等,故脾在志为思。

4. 在液为涎 涎为口津,口为脾窍。脾主运化升清功能正常,则津液上行于口而为涎,以助饮食物的吞咽和消化。若脾运失和,则可导致涎液化生异常。

任务一 胃 脘 痛

案例导入

陈某,男,37 岁,2013 年 7 月 26 日就诊。患者中脘隐隐作痛,闷胀不舒,反复发作,由来已久。每于饥饿时尤甚,得食则痛缓解,但面色萎黄、神疲乏力、四肢困重、纳呆便溏,舌质淡、苔白腻,脉濡细。

请问:该患者入院后护士应从哪些方面对患者进行评估? 针对其胃脘隐痛闷胀给予哪些护理干预措施?

分析提示

患者胃脘隐痛反复发作,饥饿尤甚,得食痛减,面色萎黄,神疲乏力,舌淡脉细,均为脾胃亏虚之征,但无寒象,病情较缓。患者食后闷胀难受,四肢困重,纳呆便溏,苔腻脉濡,时值盛夏,暑多挟湿,属脾胃虚弱,湿阻中焦,以致健运失司。护士应通过望、闻、问、切全面收集患者相关资料,包括现病史、既往史等进行评估,辨证施护,在做好病情观察和疾病护理的同时,重视饮食调护,协助医生进行各项康复治疗。

胃脘痛又称"胃痛",是由外感邪气,内伤饮食,情志、脏腑功能失调而致,是临床最常见的病症。它主要包括西医学中的急慢性胃炎、胃神经官能症、胃及十二指肠溃疡、胃下垂等疾患。临床以胃脘部疼痛为主症,一年四季均可发生。

【常见证候与治疗原则】

1. 肝胃气滞证 胃脘胀满或胀痛、胁肋胀痛,症状因情绪因素诱发或加重,嗳气频作,胸闷不舒,舌苔薄白,脉弦。治以疏肝理气,方用柴胡疏肝散加减。

2. 肝胃郁热证　胃脘饥嘈不适或灼痛,心烦易怒,嘈杂反酸,口干口苦,大便干燥,舌质红苔黄,脉弦或弦数。治以疏肝清热,方用化肝煎合左金丸加减。

3. 脾胃湿热证　脘腹痞满,食少纳呆,口干口苦,身重困倦,小便短黄,恶心欲呕,舌质红,苔黄腻脉滑或数。治以清热化湿,方用黄连温胆汤加减。

4. 脾胃气虚证　胃脘胀满或胃痛隐隐,餐后明显,饮食不慎后易加重或发作,纳呆,疲倦乏力,少气懒言,四肢不温,大便溏薄,舌淡或有齿印,苔薄白,脉沉弱。治以健脾益气,方用香砂六君子汤加减。

5. 脾胃虚寒证　胃痛隐隐,绵绵不休,喜温喜按,劳累或受凉后发作或加重,泛吐清水,神疲纳呆,四肢倦怠,手足不温,大便溏薄,舌淡苔白,脉虚弱。治以温中健脾,方用黄芪健中汤合理中汤加减。

6. 胃阴不足证　胃脘灼热疼痛,胃中嘈杂,似饥而不欲食,口干舌燥,大便干结,舌红少津或有裂纹,苔少或无,脉细或数。治以养阴益胃,方用沙参麦冬汤加减。

7. 胃络瘀阻证　胃脘痞满或痛有定处,胃痛拒按,黑便,面色暗滞,舌质暗红或有瘀点、瘀斑,脉弦涩。治以活血通络,方用丹参饮合失笑散加减。

【常见症状与证候施护】

1. 胃脘疼痛、胀满

(1) 观察疼痛的部位、性质、时间、规律与饮食的关系,以及伴随症状。出现疼痛加剧,伴呕吐、烦躁,或出现厥脱先兆症状时应立即报告医师,采取应急处理措施。

(2) 急性发作时宜卧床休息,注意上腹部保暖。鼓励患者饭后适当运动,保持大便通畅。

(3) 饮食宜温热、少渣、清淡易消化的软食为宜,少食多餐,忌食辛辣、肥甘、煎炸之品,戒烟酒。

(4) 调摄精神,指导放松疗法,如深呼吸、全身肌肉放松、听音乐等。

(5) 遵医嘱穴位按摩,取中脘、内关、足三里和至阳穴位重压揉按。

(6) 遵医嘱药熨,脾胃虚寒者可用中药热奄包热熨胃脘部。

(7) 遵医嘱耳穴贴压,取穴神门、胃、交感、十二指肠、肝、脾。

(8) 遵医嘱艾灸,取穴:中脘、内关、足三里、神阙等。

(9) 腹部按摩:顺时针按摩,每次15~20分钟,每天2~3次。

2. 嗳气、反酸

(1) 观察嗳气、反酸的频率、程度、伴随症状,以及与饮食的关系。

(2) 指导患者饭后不宜立即平卧,发作时宜取坐位,可饮用温开水;若空腹时出现,应立即进食,以缓解不适。

(3) 忌生冷饮食,少食甜、酸之品,戒烟酒。

(4) 遵医嘱穴位注射,取双侧足三里、内关、合谷等穴位。

(5) 遵医嘱穴位按摩,取穴内关、胃俞、合谷、膈俞等。

(6) 遵医嘱艾灸,取穴神阙、中脘、天枢、足三里等。

3. 纳呆

(1) 观察患者饮食状况、口腔气味、口中感觉、伴随症状及舌质舌苔的变化,保持口腔清洁。

（2）指导患者少食多餐，宜进高热量、高优质蛋白、高维生素、易消化的饮食，忌肥甘厚味、煎炸之品。

（3）遵医嘱穴位按摩，取穴足三里、内关、丰隆、合谷、中脘、阳陵泉等。

（4）遵医嘱艾灸，取穴脾俞、中脘、足三里等。

【健康指导】

1. 生活起居

（1）病室环境安静、整洁、空气清新、温湿度适宜。

（2）注意胃脘部保暖，根据气候变化及时增减衣服，避免风寒侵袭。

（3）生活规律，劳逸结合，适当运动，保证睡眠。急性发作时宜卧床休息。

2. 饮食指导

（1）饮食以质软、少渣、易消化、定时进食、少量、多餐为宜，忌食辛辣、肥甘、过咸、过酸、生冷之品，戒烟酒、浓茶、咖啡。

（2）肝胃气滞证：进食疏肝理气的食物，如山楂、萝卜、生姜等。忌食壅阻气机的食物，如豆类、红薯、南瓜等。

（3）肝胃郁热证：勿食辛辣刺激之品，严禁饮酒。可选杏仁、薏苡仁、莲子等。

（4）脾胃湿热证：进食清热除湿的食物，如荸荠、百合、马齿苋、赤小豆等。

（5）脾胃气虚证：忌生冷瓜果，进食补中健胃的食物，如扁豆、莲子、大枣、桂圆、鸡蛋、瘦猪肉、牛奶等。

（6）脾胃虚寒证：进食温中健脾的食物，如猪肚、鱼肉、羊肉、鸡肉、桂圆、大枣、莲子、生姜等。

（7）胃阴不足证：饮食忌辛辣、煎炸，忌浓茶、咖啡等刺激性饮料，多食润燥生津的食品，如番茄、梨、荸荠、甘蔗汁、杨梅、白木耳等。

（8）胃络瘀阻证：忌粗糙、坚硬、油炸、厚味之品，忌食生冷性寒之物，选桃仁、山楂、大枣、赤小豆、生姜等。

3. 情志调理

（1）病情反复发作者易出现紧张、忧虑等不良情绪，引起肝气郁滞，致胃痛发作。应积极疏导患者，消除不良情志，保持心情舒畅。

（2）指导患者采用移情相制疗法，转移注意力，淡化、甚至消除不良情志；针对患者焦虑或抑郁的情绪变化，可采用暗示疗法或顺情从欲法。

（3）指导患者和家属了解本病的性质，掌握控制疼痛的简单方法，减轻身体痛苦和精神压力。

4. 功能锻炼护理

（1）每天2次腹部按摩法，防治胃脘痛的发生。取仰卧位，用手掌在胃脘部顺时针方向按摩200次，或感觉到局部发热舒适为度。每天早晚各1次。

（2）以手常摩腹部（患侧痛处），按胃肠走向顺时针旋转运行，手法由轻而重，可自上而下，直至腹部发热、疼痛缓解为度。四指（除拇指外）并拢、指尖朝上，用指腹紧贴胃脘部,从剑突下开始向下至肚脐缓缓滑行,共10遍。另一手随即重复此法,交替进行。

【护理评价】

通过治疗和护理患者:

(1)胃脘疼痛、胀满是否得到缓解或控制。

(2)胃纳情况是否改善,能否配合饮食治疗要求。

(3)情绪是否稳定,能否配合治疗护理。

任务二 呕 吐

案例导入

单某,女,21岁。某日食山芋,次日始觉胃脘不适,继则呃逆频作,呕吐未消化食物,医投降逆之品,呃逆已止,然食后即觉胃气上冲,每天必吐3次,病经4个月,中西药治疗无效,食少纳呆,舌尖红,脉细数弦。

请问:该患者入院后床位护士应从哪些方面对患者进行评估?针对其呕吐呃逆可给予哪些方面的护理干预措施?如何为该患者做好护理?

分析提示

本例属于顽固性呕吐范畴,按常规治疗疗效不佳,需从心论治,体现了中医五脏相关的学术思想。心脾相关、心火偏盛、脾胃升降失司、胃失和降,则见呕吐;进食减少,则见消瘦;心火下降小肠,则便结。舌尖红尤其提示心火偏盛。护士应通过望、闻、问、切全面收集患者相关资料,包括现病史、既往史等进行评估,根据呕吐物的性质辨别不同的证型,重视情志和饮食护理,协助医生进行各项康复治疗。

呕吐是指由于胃失和降、气逆于上所致,是以胃内容物上逆经口而出为主要临床表现的病症。古代医家认为呕与吐有别,称"声物皆出谓之呕"、"物出而无声谓之吐"、"声出而无物谓之干呕"。但呕与吐多同时发生,很难截然分开,故一般以呕吐并称。呕吐与干呕虽有区别,但在辨证施护上大致相同,故一并讨论。呕吐是内科常见病症,常伴有脘腹不适、恶心、纳呆、反酸嘈杂等,一年四季均可发生。

【常见证候与治疗原则】

1. **饮食伤胃证** 呕吐酸腐,胃脘疼痛,脘腹胀满,恶心,厌食,嗳气,大便不爽,舌质红或暗红,苔厚腻,脉滑。治以消食导滞、降逆止呕,方用保和丸加减。

2. **风寒袭胃证** 突然呕吐,胃脘剧痛,吐出物清稀而无酸腐,头身疼痛,恶寒发热,口淡不渴,大便不调,或伴有肠鸣泄泻,舌质淡红或舌尖红,苔白或白腻,脉弦。治以疏风散邪、温中止呕,方用香苏散加减。

3. 暑湿伤胃证 胸脘满闷疼痛,恶心呕吐,头身重痛,发热汗出,口渴或口中粘腻,小便短赤,大便不爽,舌质红,苔白腻或黄腻,脉濡。治以清暑化湿、益胃止呕,方用藿香正气散加减。

4. 浊毒犯胃证 呕吐频繁,胃脘灼热疼痛或痞闷,心烦不寐,口干口苦,大便秘结,小便短赤,舌红或暗红,苔黄厚腻,脉滑或滑数。治以化浊解毒、和胃止呕,方用连朴饮合黄连温胆汤加减。

5. 湿浊中阻证 恶心呕吐,脘痞不食,头身困重,胸膈满闷,或心悸头眩,身热不扬,大便粘腻不爽,舌淡红或暗红,苔白腻,脉滑。治以化湿泄浊、理气止呕,方用三仁汤加减。

6. 脾胃虚弱证 呕吐清水,胃脘隐痛,或脘腹痞闷,纳谷不振,神疲乏力,大便稀溏,舌淡红,苔薄白,脉细弱。治以健脾养胃、调中止呕,方用香砂六君子汤加减。

【常见症状与证候施护】

1. 呕吐

(1) 观察和记录呕吐物颜色、气味、性质、量、次数及伴随症状。呕吐剧烈、量多,或呕吐物中带咖啡样物或鲜血时,及时报告医师,并配合处理。

(2) 呕吐时帮助患者坐起或侧卧,头偏向一侧以免误吸。呕吐后给予漱口,更换污染的衣被。呕吐剧烈者,用鲜姜汁每次 10~15 ml,频频米汤送服。

(3) 应用放松技术,如深呼吸、交谈、听音乐等方法转移患者注意力,减少呕吐的发生。

(4) 遵医嘱穴位注射,取穴足三里或内关。

(5) 遵医嘱穴位贴敷,取中脘、双侧内关、脾俞、胃俞、天枢、气海等穴位。

2. 胃脘疼痛

(1) 观察疼痛的部位、性质、程度、持续时间、诱发因素及伴随症状。出现疼痛加剧、冷汗、面色苍白时应立即报告医师,采取应急处理措施。

(2) 急性发作时宜卧床休息,给予精神安慰;伴有呕血或便血时立即报告医师,指导患者暂禁饮食,避免活动及精神紧张。

(3) 遵医嘱胃脘部热敷、药熨,或艾灸中脘、内关、足三里等穴位。

(4) 遵医嘱穴位按摩,取中脘、胃俞、脾俞、足三里、内关、梁丘等穴位。

(5) 遵医嘱耳穴贴压,取脾、胃、交感、神门、内分泌等穴位。

3. 脘腹胀满

(1) 观察胀满的部位、性质、程度、时间、诱发因素及伴随症状。

(2) 鼓励患者饭后半小时适当运动,如慢走,以不超过 20 分钟为宜。保持大便通畅。

(3) 遵医嘱穴位按摩,取穴中脘、内关、足三里和至阳重压揉按。

(4) 腹部按摩:顺时针按摩,每次 15~20 分钟,每天 2~3 次。

(5) 遵医嘱艾灸,取穴中脘、内关、足三里、神阙等。

【健康指导】

1. 生活起居

（1）呕吐严重者，卧床休息，不宜过多翻身，吐后不宜立即进食。

（2）呕吐时宜取侧卧位，轻拍其背，吐后用温水漱口。卧床不起神志不清者，可将头偏向一侧。

（3）指导患者注意保暖，避免腹部受凉，根据气候变化及时增减衣服。

2. 饮食指导

（1）本病多有饮食不节之诱因，发病后尤宜选择易消化、新鲜、无刺激性的食物，勿食过冷、过热、肥腻、甜腻、辛辣的食物。

（2）呕吐严重者可暂缓进食，待病情缓解后，稍予米汤小量试服，再逐渐加服稀粥、蛋羹等品，循序渐进，以机体能够耐受、无特殊不适为度。

（3）饮食伤胃，宜食消食导滞的食品，如山楂、炒麦芽、陈皮、萝卜等；风寒袭胃，可用鲜生姜煎汤加红糖适量热服，宜食散寒、温中、降逆之品，如生姜、苏叶、萝卜等；暑湿伤胃宜食清暑化湿的食品，如赤小豆、山药、茯苓等；浊毒犯胃宜食清淡梳利之品，如苇根、荸荠、竹茹、绿豆、冬瓜、苦瓜等；脾胃虚弱者宜食健脾养胃的食品，可适当食用生姜；湿浊中阻者宜食利湿化浊的食品，如砂仁、白豆蔻、红豆、荷叶、薏苡仁等，忌油炸食物、羊肉、辣椒、酒类等助火之品。

3. 情志调理

（1）采用移情相制疗法，转移其注意力。

（2）呕吐发病与胃、脾、肝三脏关系密切，应尽量避免愤怒、惊恐等不良情绪。肝气犯胃者，保持心情舒畅，防止因情绪变化导致发病。

（3）鼓励病友间多沟通，交流疾病防治经验。

4. 功能锻炼　根据自己的年龄、身体状况和环境选择适当的锻炼方法。锻炼前不宜饱餐，动静适度，以通络脉，如打太极拳、乒乓球、健身操、练功十八法等。

【护理评价】

通过治疗和护理患者：

（1）呕吐是否得到缓解或控制。

（2）胃脘疼痛、胀满是否得到改善，进食能否满足机体需要。

（3）紧张、焦虑是否减轻，情绪是否稳定，能否配合治疗护理。

任务三　吐　酸

案例导入

巨某，男，42 岁。2012 年 9 月 8 日初诊。患者多年来时有胃脘疼痛，近 20 多天来胃脘隐痛频作，反酸，吐酸苦水，口渴干苦，纳差，大便干，小便黄。舌边紫，苔黄腻，脉弦。

请问：该患者的观察要点？针对其乏酸、吐酸苦水可给予哪些方面的护理干预措施？

分析提示

脾胃功能正常与肝气疏泄有关，土壅木郁或肝气犯胃所导致的肝脾不和或脾胃不和是临床常见病理。本案系因肝胃不和、气血瘀阻所致，患者胃脘隐痛频作，且泛酸、吐酸苦水，治疗以制酸、疏肝理气、化瘀止痛为主。护理上要注意胃食管反流患者往往存在一定程度的肝气郁结之象，所以保持心情舒畅尤为重要，宜疏导患者，注意修养，保持积极乐观的心态，及时调节好心情，以利疾病早日康复。

吐酸是指胃中酸水上泛，又称泛酸。若随即咽下称为吞酸，若随即吐出称为吐酸，可单独出现，但常与胃痛兼见。西医学中胃食管反流病等可参照本病护理。

【常见证候与治疗原则】

1. 肝胃郁热证　烧心、反酸，胸骨后灼痛，胃脘灼痛，脘腹胀满，嗳气反食，心烦易怒，嘈杂易饥，舌红苔黄，脉弦。治以疏肝泄热、和胃降逆，方用柴胡疏肝散合左金丸加减。

2. 胆热犯胃证　口苦咽干、烧心，脘胁胀痛，胸痛背痛，反酸，嗳气反流，心烦失眠，嘈杂易饥，舌红苔黄腻，脉弦滑。治以清化胆热、降气和胃，方用柴芩温胆汤加减。

3. 中虚气逆证　反酸或泛吐清水，嗳气反流，胃脘隐痛，胃痞胀满，食欲不振，神疲乏力，大便溏薄，舌淡苔薄，脉细弱。治以健脾和胃、疏肝降逆，方用六君子汤合四逆散加减。

4. 气郁痰阻证　咽喉不适如有痰梗，胸膺不适，嗳气或反流，吞咽困难，声音嘶哑，半夜呛咳，舌苔白腻，脉弦滑。治以开郁化痰、降气和胃，方用旋覆代赭汤合半夏厚朴汤加减。

5. 瘀血阻络证　胸骨后灼痛或刺痛，后背痛，呕血或黑便，烧心、反酸，嗳气，胃脘隐痛，舌质紫暗或有瘀斑，脉涩。治以活血化瘀、行气通络，方用血府逐瘀汤加减。

【常见症状与证候施护】

1. 烧心、反酸、嘈杂

(1) 病室环境安静，避免增加腹压的各种动作和姿势，避免穿紧身衣及束紧腰带，有助于防止反流。

(2) 少吃多餐，餐后30分钟内不宜平卧，睡前4小时不宜进食，就寝时宜抬高床头。反酸明显者，用温淡盐水漱口。口苦、口臭、牙龈肿痛者宜做好口腔护理，可遵医嘱应用中药含漱。

(3) 观察胃灼热、反酸的频率、程度，以及伴随症状与饮食的关系。

(4) 遵医嘱耳穴贴压，取脾、胃、神门等穴位。

(5) 遵医嘱穴位贴敷，取天枢、中脘、膈俞、天突等穴位。

（6）遵医嘱穴位注射，取足三里、合谷等穴位。

2. 胸骨后灼痛

（1）观察疼痛的部位、性质、程度、持续时间、诱发因素。

（2）注意休息，少量饮温开水，可自上而下按摩胃脘部，使气顺而痛缓。

（3）遵医嘱艾灸，取中脘、气海、关元、足三里等穴位。

（4）遵医嘱穴位按摩，取膻中、中脘、胃俞等穴位。

3. 嗳气、胃脘胀满

（1）忌辛辣刺激性食物，如辣椒、生蒜、芥末等；避免油炸食物、豆类等。

（2）调畅情志，性情沉闷者应及时疏导。

（3）腹部按摩，用手在上腹逆时针按揉，在晚上睡觉之前做最佳。

（4）遵医嘱穴位贴敷，取中脘、天枢、胃俞等穴位。

（5）遵医嘱穴位注射，取足三里、合谷等穴位。

【健康指导】

1. 生活起居

（1）平时着衣宜宽松，避免经常弯腰和重体力劳动。肥胖的患者，要减轻体重。

（2）餐后不宜立即卧床，由于反流易发生在夜间，睡眠时应抬高床头 30°。

2. 饮食指导

（1）避免进食过冷、过热及甜酸辛辣等刺激性食物，以防疼痛症状加重，导致病情反复。减少高脂肪膳食的摄入。

（2）不宜过饱或过量饮水；控制饮食摄入量，可进少量清淡易消化流质。忌食咖啡、巧克力、薄荷，并禁烟、酒。

（3）肝胃郁热者宜食疏肝解郁、和胃清热的食品，如金橘根、猪肚；肝气犯胃者宜食理气降气的食品，如萝卜、佛手、生姜等；胆热犯胃者宜食疏肝利胆、清热和胃的食品，如猕猴桃、白菜、蚌肉、生姜等；中虚气逆者宜食补中益气、健脾和胃的食品，如粳米、莲藕、香菇、山药等；气郁痰阻者宜食理气止郁、健脾化痰的食品，如扁豆、佛手、萝卜等；瘀血阻络者宜食活血化瘀、理气通络的食品，如莲藕、丝瓜等。

3. 情志调理

（1）胃食管反流患者往往存在一定程度的肝气郁结之象，所以保持心情舒畅尤为重要，宜疏导患者，注意修养，保持积极乐观的心态，及时调节好心情，以利疾病早日康复。

（2）鼓励家属多陪伴患者，给予患者心理支持。针对患者不良情绪，采用移情相制疗法，转移其注意力，淡化、消除不良情志；针对患者焦虑或抑郁的情绪变化，采用暗示疗法，如言语暗示、药物暗示、情境暗示等，解除患者心理上的压力和负担。

4. 功能锻炼

（1）餐后：宜取直立位或 0.5～1.5 小时后进行散步，运动时间 30～40 分钟，以身体发热、微汗、不感到疲劳为宜。

（2）睡前：不进食，晚餐与入睡的间隔不少于 3 小时；腹部按摩：仰卧位双腿屈曲，用右手的掌心在腹部按顺时针方向做绕圈按摩,也可从上腹往下腹缓缓按摩,每天进行3～4次,每次5～10分钟。

【护理评价】

通过治疗和护理患者:

(1) 胃灼热、反酸、嘈杂是否得到缓解或控制。

(2) 营养是否满足机体需要。

(3) 焦虑、紧张是否减轻,情绪是否稳定,能否配合治疗护理。

学习效果评价·思考题 ··················

1. 脾胃病证的饮食护理原则有哪些?

2. 胃脘痛的中医特色护理技术有哪些?

3. 试述呕吐患者的一般护理。

4. 吐酸的常见证候有哪些? 其临床特征、治法有何不同?

项目四 肝 系 病 证

基础知识回顾

【肝的生理功能】

肝位于腹腔、横膈之下、右胁之内。

肝的主要生理功能是主疏泄和主藏血。肝的生理特性是主升主动,喜条达而恶抑郁,故称之为“刚脏”。《素问·灵兰秘典论》说:“肝者,将军之官,谋虑出焉”。

【肝与形窍志液的关系】

1. 在体合筋,其华在爪 筋,即筋膜、肌腱,附着于骨而聚于关节,联结关节、肌肉和骨筋。筋膜的正常活动有赖于肝血的滋养。肝血充足,筋得血养,爪甲红润。若肝血亏虚,可导致筋膜失儒养,指甲变薄变脆,或凹陷变形,则可见筋脉拘急、屈伸不利。

2. 在窍为目 目为视觉器官,足厥阴肝之脉上连于目系,目的视物功能有赖于肝血的滋养,故目为肝之窍。肝的功能正常,则视物清晰,故有“肝受血而能视”的理论。若肝血不足、目窍失养,则两目干涩、视物不清或夜盲;肝阳上亢,则头晕目眩;肝风内动,则目斜或目睛上视;肝经风热,则目赤痒痛;肝火上炎,则目赤生翳。

3. 在志为怒 肝主疏泄,主阳气升发,亦为肝之用,故说“肝在志为怒”。怒则气逆,肝先受累,严重时可见呕血。

4. 在液为泪　肝开窍于目,泪有濡润、保护眼睛的功能。肝阴充足、滋润目窍,则视物清晰、泪不外溢;若肝的阴血不足、泪液分泌减少,则两目干涩,甚则视物不清;肝经湿热、风火赤眼,可见目眵增多、迎风流泪,其则目赤肿痛等。

任务一　胁　痛

案例导入

　　李某某,男,45 岁,职员,2012 年 2 月 12 日初诊。既往有乙型肝炎病史 3 年,半年前因丧偶一直郁郁寡欢,近 5 个月来反复肝区胀痛,疼痛每因情志变化而增减,部位走窜不定,因工作忙,未予诊治。近 2 周来肝区胀痛加重,伴乏力、饮食减少、嗳气频作,遂来就诊。神志清,体态偏瘦,舌质淡红,苔薄,脉弦。

　　请问:该患者入院后床位护士应从哪些方面对患者进行评估? 针对其疼痛可给予哪些方面的护理干预措施? 如何为该患者做好护理?

分析提示

　　患者近来因情志刺激、肝气失于条达,阻于胁络,而成胁痛。气属无形,时聚时散,聚散无常,故疼痛走窜不定。情志变化与气之郁结关系密切,故疼痛随情志变化而有所增减。肝气横逆,易犯脾胃,故食少嗳气。脉弦为肝郁之象。李某某入院后,护士应通过望、闻、问、切全面收集患者相关资料,包括现病史、既往史等进行评估,辨证施护,在做好病情观察和疾病护理的同时,重视情志和膳食护理,协助医生进行各项康复治疗。

　　胁痛是以一侧或两侧胁肋部疼痛为主要临床表现的病证。胁痛病位在肝胆,与脾、胃、肾相关。外感内伤,皆可引起肝胆疏泄失常、气机郁结、脉络失和,引发胁痛,有虚实两类,以实证居多。

　　现代医学中的急性和慢性肝炎、肝硬化、肝脓肿、肝癌、胆囊炎、胆石症、胆道蛔虫、肋间神经痛等,凡以胁痛为主要临床表现者,均可参考本证辨证施护。

【常见证候与治疗原则】

1. 肝郁气滞证　胁肋胀痛,走窜不定,月经不调,乳房胀痛,苔薄,脉弦。治以疏肝理气,方用柴胡疏肝散加减。

2. 肝胆湿热证　胁肋灼热,胀痛拒按,口苦咽干,厌食油腻,胸闷纳呆,恶心呕吐,或身黄目黄,或寒热往来,小便黄赤。舌苔黄腻,脉弦数。治以清热利湿,方用龙胆泻肝汤加减。

3. 瘀血阻络证　胁肋刺痛,痛处因定,按之痛剧,入夜尤甚,胁下或见痞块,舌质紫暗,或有瘀斑,脉沉涩。治以祛瘀通络,方用血府逐瘀汤或复元活血汤加减。

4. 肝络失养证　胁肋隐痛,绵绵不休,遇劳加重苔,脉弦细数。治以养阴柔肝,方用一贯煎加减。

【常见症状与证候施护】

1. 疼痛

(1) 观察疼痛的部位、性质、程度、持续时间、诱发及缓解因素,与饮食体位、睡眠的关系。若疼痛剧烈、可能有出血或出现休克现象者,立即报告医生。

(2) 急性发作时宜卧床休息,给予精神安慰;禁饮食,密切观察病情变化。

(3) 遵医嘱穴位贴敷,取胆囊穴、章门、期门等穴位。

(4) 遵医嘱穴位按摩,取肝俞、胆俞、太冲、侠溪等穴位。

(5) 遵医嘱耳穴贴压,取肝、胆、交感、神门等穴位。

(6) 遵医嘱穴位注射,取胆囊等穴位。

(7) 遵医嘱肝病治疗仪治疗。

2. 胀满不适

(1) 观察胀满的部位、性质、程度、时间、诱发因素及伴随症状。

(2) 鼓励患者饭后适当运动,保持大便通畅。

(3) 腹部行顺时针方向按摩。

(4) 遵医嘱穴位贴敷,取脾俞、胃俞、神阙、中脘等穴位。

(5) 遵医嘱穴位注射,取足三里、胆囊等穴位。

(6) 遵医嘱耳穴贴压,取肝、胆、大肠、交感等穴位。

(7) 遵医嘱穴位按摩,取胆囊、天枢等穴位。

3. 嗳气、恶心、呕吐

(1) 观察嗳气、恶心、呕吐的频率、程度与饮食的关系。

(2) 指导患者饭后不宜立即平卧。

(3) 呕吐患者汤药宜少量频服,服药前用生姜汁数滴滴于舌面或姜片含于舌下,以减轻呕吐。

(4) 遵医嘱穴位注射,取双侧足三里、胆囊等穴位。

(5) 遵医嘱穴位按摩,取合谷、中脘、胆囊等穴位。

(6) 遵医嘱耳穴贴压,取胆囊、胃、内分泌、交感、神门等穴位。

(7) 遵医嘱艾灸,取脾俞、胃俞、中脘、足三里等穴位。

(8) 遵医嘱穴位贴敷,取肝俞、胆俞、中脘、足三里等穴位。

4. 纳呆

(1) 观察患者饮食状况、口腔气味及舌质、舌苔的变化,保持口腔清洁。

(2) 遵医嘱穴位按摩,取脾俞、胃俞、中脘、阳陵泉等穴位。

(3) 遵医嘱耳穴贴压,取脾、胃、小肠、大肠、神门等穴位。

(4) 遵医嘱穴位贴敷,取中脘、胃俞、足三里等穴位。

5. 发热

(1) 观察体温变化。

(2) 保持皮肤清洁,汗出后及时擦干皮肤、更换衣被,忌汗出当风。

(3) 遵医嘱穴位注射,取曲池等穴位。

【健康指导】

1. 生活起居

(1) 病室安静、整洁、空气清新,温湿度适宜。

(2) 急性发作时宜卧床休息。

2. 饮食指导

(1) 肝郁气滞证:宜疏肝利胆的食品,如苦瓜、芹菜、白菜、丝瓜等;忌壅阻气机的食品,如豆类、红薯、南瓜等。

(2) 肝胆湿热证:宜清热利湿的食品,如薏苡仁、黄瓜、芹菜、冬瓜等。

(3) 瘀血阻络证:宜清淡,营养丰富食品,忌过冷、过热、硬固食品。可用藕汁、梨汁适量服。

(4) 肝络失养证:宜清淡,营养丰富食品,如瘦肉、鱼、银耳、梨、藕等;忌辛辣、香燥、烟酒等食品,可用鲜生地粥(鲜生地 50 g、粳米适量,煮粥服食)。口燥咽干者,用鲜石则泡茶饮。

3. 情志调理

(1) 多与患者沟通,了解其心理状态,指导其保持乐观情绪。

(2) 指导患者采用移情相制疗法,转移其注意力。针对患者焦虑或抑郁的情绪变化,可采用暗示疗法或顺情从欲法。

(3) 鼓励家属多陪伴患者,给予患者心理支持。指导患者和家属了解本病的相关知识,掌握控制疼痛的简单方法,如深呼吸、全身肌肉放松、听音乐等。

(4) 鼓励病友间多沟通,交流疾病防治经验,提高认识,增强治疗信心。

4. 功能锻炼

(1) 可选用动静结合的保健功、五禽戏等进行功能锻炼。

(2) 内养功:姿势以端坐为主,体力不支时,可改用侧卧式和仰卧式等。意念默念字句多用"我健康"。气滞胸胁者,宜选用"气机通畅,疏肝理气",有助于开胸下气。

【护理评价】

通过治疗和护理患者:

(1) 疼痛是否得到缓解或控制,能否叙述自我缓解疼痛的方法。

(2) 营养需要能否满足,体重是否得以维持。

(3) 焦虑、抑郁是否减轻,情绪是否稳定,能否配合治疗护理。

任务二　眩　晕

案例导入

　　马某,女,54 岁,眩晕伴有头痛、咽痛、口干、耳鸣、尿赤已 4 年,症状逐渐加剧。诊查:患者来诊之时,面红而光,腰酸而痛,舌绛苔少,脉象细数。

　　请问:该患者入院后床位护士应从哪些方面对患者进行评估? 针对其眩晕及头痛、咽痛、口干等症状可给予哪些方面的护理干预措施? 如何为该患者做好护理?

分析提示

　　患者乃壬癸不足,丙丁炽张之象,益肾亏则精血难生,故头晕,腰酸而痛,且其面赤、舌绛、脉细数等象,皆由阴虚火旺所致,该患者入院后,护士应通过望、闻、问、切全面收集患者相关资料,包括现病史、既往史等进行评估,辨证施护,在做好病情观察和疾病护理的同时,重视情志和膳食护理,协助医生进行各项康复治疗。

　　眩晕是由风阳上扰、痰瘀内阻等导致脑窍失养、脑髓不充,以头晕目眩、视物旋转为主要表现。

　　西医学中内耳性眩晕、颈椎病、椎-基底动脉系统病变,以及高血压病、脑动脉硬化、贫血可参照本病护理。

【常见证候与治疗原则】

　　1. 肾气亏虚证　腰脊酸痛(外伤性除外),胫酸膝软和足跟痛,耳鸣或耳聋,心悸或气短,发脱或齿摇,夜尿频、尿后有余沥或失禁。舌淡苔白、脉沉细弱。治以补肾滋阴、补肾助阳,方用右归丸加减。

　　2. 痰瘀互结证　头如裹,胸闷,呕吐痰涎,胸痛(刺痛、痛有定处或拒按),脉络瘀血,皮下瘀斑,肢体麻木或偏瘫,口淡食少。舌胖苔腻脉滑,或舌质紫暗有瘀斑瘀点,脉涩。治以燥湿祛痰、健脾和胃,方用半夏白术天麻汤加减。

　　3. 肝火亢盛证　眩晕,头痛,急躁易怒,面红,目赤,口干,口苦,便秘,溲赤。舌红苔黄,脉弦数。治以平肝潜阳、滋养肝肾,方用天麻钩藤饮加减。

　　4. 阴虚阳亢证　腰酸,膝软,五心烦热,心悸,失眠,耳鸣,健忘。舌红少苔,脉弦细而数。治以补养气血、健运脾胃,方用归脾汤加减。

【常见症状与证候施护】

　　1. 眩晕

　　(1)眩晕发作时应卧床休息,病室保持安静,光线尽量暗些,空气流通。起床活动时应动作缓慢,防止跌倒,尽量不做转体活动,如弯腰、旋转等动作。

　　(2)观察眩晕发作的次数、持续时间、伴随症状及血压等变化。

（3）监测血压并做好记录。若出现血压持续上升或伴有眩晕加重、头痛剧烈、呕吐、言语謇涩、肢体麻木或活动不便者，要立即报告医师，并做好抢救准备。

（4）遵医嘱耳穴贴压（耳穴埋豆），可选择神门、肝、肾、降压沟、心、交感等穴位。

（5）遵医嘱穴位按摩，可选择百会、风池、风府、太阳、印堂等穴位，每次20分钟，每晚睡前1次。

（6）中药泡足，根据不同证型，选用相应中药制剂，每天1次。

2. 头痛

（1）病室安静，避免噪声，避免用脑过度，使患者保证充足的睡眠与休息。头痛发作时宜卧床休息，抬高床头，改变体位时如起、坐、下床动作要缓慢，必要时有人扶持。

（2）观察头痛的性质、程度、持续时间、发作次数及伴随症状；观察血压、神志等变化，血压异常及时报告医师处理。

（3）避免劳累、情绪激动、精神紧张、环境嘈杂等不良因素。

（4）遵医嘱穴位按摩，常用穴位有太阳、印堂、风池、百会等穴位。

（5）遵医嘱耳穴贴压（耳穴埋豆），可选择内分泌、神门、皮质下、交感、降压沟等穴位。隔日更换1次，双耳交替。

（6）遵医嘱穴位贴敷：贴敷两侧太阳穴。

（7）目赤心烦、头痛者，可用菊花泡水代茶饮。

3. 心悸气短

（1）观察心悸发作是否与情志、进食、体力活动等变化有关。

（2）心悸发作时卧床休息，观察患者心率、心律、血压、呼吸、神色、汗出等变化。

（3）心悸发作有恐惧感者，应有专人陪伴，并给予心理安慰。必要时遵医嘱给予镇静安神类药物。

（4）遵医嘱耳穴贴压（耳穴埋豆），可选择心、交感、神门、枕等穴位。

（5）遵医嘱穴位按摩：可选择内关、通里，配穴取大陵、心俞、膻中、劳宫、照海等穴位。

4. 呕吐痰涎

（1）急性发作呕吐剧烈者暂禁食，呕吐停止后可给予流质或半流质易消化饮食。

（2）呕吐时帮助患者坐起或侧卧，头偏向一侧以免误吸。呕吐后给予漱口，更换污染的衣被。呕吐剧烈者，用鲜姜汁每次10~15 ml，频频米汤送服。

（3）呕吐甚者，应用放松技术，如深呼吸、交谈、听音乐等方法转移患者注意力，减少呕吐的发生。

（4）饮食宜细软温热素食，如生姜枇杷叶粥或生姜陈皮饮，忌食生冷、肥甘、甜腻生痰之品。

（5）遵医嘱穴位注射，取穴足三里或内关。

【健康指导】

1. 生活起居

（1）保持病室安静、舒适，避免噪声，因眩晕患者常因噪声而加重病情。室内光线不宜太强,以柔和为宜。保证充分的睡眠,注意劳逸结合。

(2) 眩晕发作时,应卧床休息,少做或不做旋转、弯腰等动作,以免诱发或加重眩晕。

(3) 外出时佩戴变色眼镜,避免强光刺激,不宜从事高空作业。

2. 饮食指导

(1) 饮食以清淡、易消化、低热量、低脂肪、低胆固醇、低盐为宜。少吃多餐,多吃蔬菜、水果,禁烟酒辛辣刺激及肥甘厚味之品。

(2) 肾气亏虚者饮食宜富营养,如甲鱼、淡菜、银耳、黑芝麻等,痰瘀互结、肝火亢盛者少食肥甘厚腻、生冷荤腥;阴虚阳亢者饮食宜清淡和富于营养、低盐,多吃新鲜蔬菜、水果;脾虚眩晕者可常食红枣、赤豆等,肾虚眩晕者可常食用黑芝麻、胡桃肉、山药等。

(3) 素体肥胖者适当控制饮食,高血压病患者饮食不宜过饱,急性发作呕吐剧烈者暂时禁食,呕吐停止后可给予半流质饮食。

3. 情志调理

(1) 多与患者沟通,了解其心理状态,进行有效针对指导。

(2) 肝阳上亢情绪易激动者,讲明情绪激动对疾病的不良影响,指导患者学会自我情绪控制。

(3) 眩晕较重、心烦焦虑者,减少探视人群,给患者提供安静的休养空间,鼓励患者听舒缓音乐,分散心烦焦虑感。

(4) 对眩晕较重,易心烦、焦虑者,介绍有关疾病知识和治疗成功的经验,以增强其信心。

4. 功能锻炼护理

(1) 根据患者病情,在医师指导下可适当选择舌操、降压操等进行功能锻炼,重点锻炼耳功、搓腰、擦涌泉等功法。

(2) 锻炼耳功时,重点做鸣天鼓一势。搓腰时,将两手搓热,捂于双侧肾俞穴上,再以命门穴和肾俞穴为中心左右搓腰 18 次,可上下搓,也可左右搓。擦涌泉以涌泉穴为中心,用左手中食指擦右足心 100 次,再以右手中食指擦左足心 100 次。擦涌泉时稍用力,令脚掌发热为度。

【护理评价】

通过治疗和护理患者:

(1) 眩晕是否得到缓解或控制,能否叙述自我缓解眩晕的方法。

(2) 是否明白情绪对于疾病的影响,能否适当控制负面情绪。

(3) 情绪是否稳定,能否配合治疗护理。

任务三 积 聚

案例导入

肖某某,男,41岁。2012年5月12日初诊。患者有饮酒史20年,每天饮白酒约200 ml,近上半年来经常右侧胁腹刺痛、纳减、食后腹胀、倦怠乏力、便溏、尿黄、面色萎黄、形体消瘦、肝掌、颈胸见数枚蜘蛛痣,右上腹可扪及肝脏,质硬,有触痛。舌质暗淡,苔微白腻,脉弦弱。

请问:该患者入院后床位护士应从哪些方面对患者进行评估? 患者的主要护理问题有哪些? 护理要点有哪些?

分析提示

患者长期酗酒,损伤肝脾,肝失疏泄,血行不畅,淤血内停于胁腹乃成积证,故见胁腹刺痛,扪之有块物,质硬,有触痛,伴有肝掌和蜘蛛痣。脾失健运,水谷运化无权,气血生化无源,故纳减、食后腹胀,倦怠乏力,便溏,面色萎黄,形体消瘦。舌质暗淡,苔微白腻,脉弦弱为气虚血瘀之象。病变脏腑在肝、脾。病理性质为虚实夹杂,虚为气虚,实为淤血。患者因纳减以及消化吸收障碍,营养低于机体需要量,护士在做好病情观察和疾病护理的同时,重视情志和膳食护理,协助医生进行各项康复治疗。

积聚是腹内结块,或痛或胀的病证。积属有形,结块固定不移,痛有定处,病在血分,是为脏病;聚属无形,包块聚散无常,痛无定处,病在气分,是为腑病。因积与聚关系密切,故两者往往一并论述。临床多种原因引起的肝脾大、腹腔及盆腔肿瘤多数瘀积范畴;而肠功能紊乱、肠痉挛、幽门梗阻、不完全性肠梗阻则属于聚证范围。

【常见证候与治疗原则】

1. 湿热内阻证　皮目黄染,黄色鲜明,恶心或呕吐,口干苦或口臭,胁肋灼痛,脘闷,或纳呆,或腹胀,小便黄赤,大便秘结或黏滞不畅,舌苔黄腻,脉弦滑或滑数。治以清热利湿,方用茵陈蒿汤或中满分消丸加减。

2. 肝脾血瘀证　胁痛如刺,痛处不移,朱砂掌,或蜘蛛痣色暗,或毛细血管扩张,胁下积块,胁肋久痛,面色晦暗,舌质紫暗,或有瘀斑瘀点,脉涩。治以活血软坚,方用膈下逐瘀汤加减。

3. 肝郁脾虚证　胁肋胀痛或窜痛,急躁易怒,喜太息,口干口苦,或咽部有异物感,纳差或食后胃脘胀满,腹胀,嗳气,乳房胀痛或结块,便溏,舌质淡红,苔薄白或薄黄,脉弦。治以疏肝健脾,方用柴胡疏肝散合四君子汤加减。

4. 脾虚湿盛证　纳差或食后胃脘胀满,便溏或黏滞不畅,腹胀,气短,乏力,恶心或呕吐,自汗,口淡不欲饮,面色萎黄,舌质淡,舌体胖或齿痕多,苔薄白或腻,脉沉细或细弱。治以健脾利湿,方用参苓白术散加减。

5. 肝肾阴虚证　腰痛或腰酸腿软,眼干涩,五心烦热或低烧,耳鸣、耳聋、头晕、眼花,胁肋隐痛,劳累加重,口干咽燥,小便短赤,大便干结,舌红少苔,脉细或细数。治以滋养肝肾,方用一贯煎加减。

6. 脾肾阳虚型　五更泻,腰痛或腰酸腿软,阳痿,早泄,耳鸣、耳聋,形寒肢冷,小便清长或夜尿频数,舌质淡胖,苔润,脉沉细或迟。治以温补脾肾,方用附子理中丸合济生肾气丸加减。

【常见症状与证候施护】

1. 胁痛

(1) 病情发作时卧床休息,病情缓解后逐渐恢复活动。

(2) 观察疼痛的部位、性质、程度、发作的时间、伴随症状,以及与气候、饮食、情志、劳倦的关系,避免疼痛的诱发因素。

(3) 遵医嘱药熨,热熨疼痛部位。湿热内阻证不宜用此法。

(4) 遵医嘱穴位贴敷,取肝俞、章门、阳陵泉等穴位。

(5) 遵医嘱肝病治疗仪治疗。

(6) 遵医嘱耳穴贴压,选取肝、胆、脾、胃、三焦、神门、交感等穴位。

2. 腹胀

(1) 鼓励患者作肢体伸曲活动,以促进肠蠕动。少食多餐,多食蔬菜等高纤维素之品,避免易产气之品,如豆类、牛奶、坚果等,餐后协助患者适当活动,以缓解症状。

(2) 观察腹胀的部位、性质、程度、时间、诱发因素,以及伴随症状,观察腹胀发作的规律,定期测量腹围及体重。

(3) 保持大便通畅,予腹部按摩,顺时针方向环形按摩,每次 15～20 分钟,每天 2～3 次,便秘者遵医嘱保留灌肠。

(4) 遵医嘱艾灸,取足三里、中脘、天枢等穴位。遵医嘱穴位贴敷,取神阙穴。

(5) 遵医嘱耳穴贴压,取肝、胃、大肠等穴位。

3. 黄疸

(1) 观察患者肌肤、木睛黄疸浅深进退情况,注意大小便的色、质、量,如果出现黄疸迅速加深,伴高热、腹水、神志恍惚、烦躁等急黄证,及时报告医师,积极配合抢救。

(2) 注意皮肤和口腔清洁,如并发皮肤瘙痒时,指导患者着棉质宽松透气衣裤,避免用力抓挠,防止皮肤破溃,洗澡时禁用肥皂或浴液等碱性用品。经常用淡盐水或漱口液漱口,预防口腔炎。

(3) 保持大便通畅,便秘者遵医嘱口服通便药物,禁止使用碱性液体灌肠。

(4) 遵医嘱中药保留灌肠。

(5) 遵医嘱中药熏洗。

4. 纳呆

(1) 观察患者饮食情况、口腔气味、口中感觉、伴随症状及舌质舌苔的变化,保持口腔清洁。

(2) 保持病室空气新鲜,及时清除呕吐物、排泄物,避免不良气味刺激。

（3）遵医嘱穴位按摩，取足三里、脾俞、中脘等穴位。

（4）遵医嘱艾灸，取脾俞、中脘、足三里等穴位。

【健康指导】

1. 生活起居

（1）病室环境安静整洁，空气清新，起居有常，避免劳累。

（2）包块较大、腹痛较甚者应卧床休息，一般可适当活动，长期卧床者，做好口腔及皮肤护理。

（3）积极治疗原发疾病，戒酒，纠正不良生活习惯。在医师指导下用药，避免加重肝脏负担和损害肝功能。

2. 饮食指导

（1）湿热内阻者饮食宜清淡易消化，可选西瓜、绿豆、冬瓜、荸荠等清热祛湿之品；肝脾血瘀者饮食宜稀软，宜食理气活血化瘀的食品，如金橘、柚子、橙子、扁豆、山楂等；肝郁脾虚者宜食疏肝健脾之品，如黑豆、莲藕、山楂、黑鱼等；脾虚湿盛者宜食红枣、莲子、薏苡仁、甘薯、赤小豆等健脾利湿之品；肝肾阴虚者宜食百合、枸杞、栗子、鸭肉、瘦肉等；脾肾阳虚者宜食韭菜、胡桃、山药、羊肉等温补脾肾之品。

（2）饮食以清淡、易消化为宜，不食山芋、土豆等胀气食物，勿暴饮暴食，忌食生冷辛辣、煎炸油腻、粗硬之品，禁烟酒。

（3）并发肝性脑病者予低蛋白饮食，禁食动物蛋白；长期使用利尿剂者，摄入含钾高的食物，如柑橘、橘汁、蘑菇等。

3. 情志调理

（1）因病情缠绵迁移，患者多有恐惧、悲观情绪，护理时要注意多与患者沟通，安慰、关心患者，针对病情恰当解释，使患者和家属对疾病有正确的认识，积极配合治疗。

（2）向患者介绍成功病例，增强患者治疗的信心；向患者说明疾病和情志的关系，鼓励患者积极面对疾病，提高患者治疗的依从性；采用移情易性、澄心静志疗法，以疏导情志、稳定情绪。

（3）鼓励患者积极参与社会活动，多与家人、同事、朋友沟通，建立良好的人际关系，争取社会支持，以利康复。

4. 功能锻炼　根据体质、病情耐受情况，注意休息，逐步增加活动量。可适当参加体育锻炼，选择合适的锻炼方法，如练气功、打太极拳等，以放松功为主，动静结合。经常进行腹式呼吸，以保养肝脏。

【护理评价】

通过治疗和护理患者：

（1）胁痛、腹胀是否得到缓解或控制。

（2）营养需要能否满足，体重是否得以维持。

（3）悲观、抑郁是否减轻，情绪是否稳定，能否配合治疗护理。

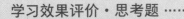

学习效果评价·思考题 ····································

1. 胁痛的原因是什么？应怎样注意生活起居？

2. 如何观察和护理积聚患者？

3. 如何预防眩晕？

4. 眩晕的常见证候有哪些？

项目五　肾 系 病 证

基础知识回顾

【肾的生理功能】

肾位于腰部,脊柱两侧,左右各一。《素问·脉要精微论》曰:"腰者,肾之府也"。肾的主要生理功能是藏精、主水和纳气。肾又称为"先天之本"、"五脏阴阳之本"、"封藏之本"(《素问·六节藏象论》)。肾的生理特性是主蛰首位。主蛰喻指肾有潜藏、封藏、闭藏,是对肾藏精功能的高度概括。《医碥·杂症·气》曰:"肾以闭藏为职"。

【肾与形窍志液的关系】

1. *在体合骨,生髓,其华在发*　骨髓为肾精所化生,骨骼的生长、发育、修复均赖于肾精的滋养。肾精充足,则骨髓充盈,骨骼充实健壮,肢体活动轻劲有力,耳目聪慧,思维敏捷;反之,肾精不足、骨髓空虚,则会引起骨骼发育不良,如小儿囟门迟闭、骨软无力,老人则神疲乏力、思维迟钝、骨质脆弱易骨折,骨伤后也不易愈合。发的生长有赖于精、血滋养,肾藏精、肝藏血,精血又可互化,故发的生长与脱落、润泽与枯槁,与精血的衰旺密切相关,故称"发为血之余"。

2. *在窍为耳及二阴*　耳及二阴的功能均与肾精、肾气的盛衰密切相关。肾的功能正常,上濡耳窍,则听觉聪慧,反应敏捷;肾精亏损,髓海不足,则出现听力减退,或耳鸣耳聋、头晕目眩,反应迟缓或站立不稳等。肾精、肾气充盛,则生殖功能旺盛,阴阳合而有子;肾气固摄等功能失常,则见尿频、遗尿、尿失禁、尿少、便秘或大便失禁、久泄滑脱等二便异常之证,以及男性的阳痿、早泄、遗精、滑精、不育等,女性的月经异常及不孕等。

3. *在志为恐*　肾主藏精而位居下焦,肾精化生的肾气必须通过中上二焦,才能上布全身。恐则使肾气不得上行、反而下走,影响了肾气的正常布散,故有"恐伤肾"、"恐则气下"。

4. *在液为唾*　唾源于肾精,若咽而不吐,则能回滋肾精,故古人有"吞唾"以养肾精之说,有"金津"、"玉液"之称;若多唾久唾,则能耗伤肾精。肾的病理变化常导致唾的分泌异常,如肾虚肾寒见多唾,肾阴亏虚见唾液分泌不足而口舌干燥。

任务一　劳淋（再发性尿路感染）

案例导入

刘某某,女,35 岁,工人,已婚。2013 年 7 月 12 日就诊。既往有尿路感染史。一年前因家事扰神出现尿频、尿急,无尿痛,曾到社区卫生服务中心就诊(检查情况不详),诊断为急性泌尿系统感染,给予抗感染治疗后缓解。近一周因过度劳累,又出现尿频、尿急、尿灼热感,伴腰酸乏力、口干舌燥,遂来我院就诊。检查尿常规:白细胞(＋＋),红细胞(＋＋),诊断为劳淋、慢性泌尿系统感染急性发作。症见:神志清,面色红润,无面目浮肿,舌质红,少苔,脉滑数。

请问:床位护士对该患者应从哪几方面进行评估? 针对其尿频、尿急等可给予哪些护理干预措施? 如何为该患者做好护理?

分析提示

患者素体肾阴不足,加之近日劳累过度、湿热蕴结下焦,以致膀胱气化不利,故见尿频、尿急、尿灼热感。腰为肾之府,肾虚则腰酸乏力,不耐劳累。湿热内蕴,可见口干舌燥。湿性黏滞,故病势缠绵难愈,时轻时重,遇劳加重或诱发。舌红、少苔、脉滑数,皆为湿热之症。病位在膀胱和肾。

护士应通过望、闻、问、切方法收集患者的现病史、既往史等相关资料,进行全面、整体地评估,分析其病因、病位、病性。辨证施护中,在病情观察和疾病护理的同时,应重视生活起居指导和健康宣教,配合医生进行药物等治疗。

劳淋是以小便淋沥不断、涩痛不甚、遇劳即发为主要临床表现的病证。病位在膀胱与肾、与脾相关。病因为外感湿邪、饮食不节、情志不遂、禀赋不足等,病机为劳伤日久累及脾肾,或脾胃素虚复逢劳累,或淋证日久肾阴耗伤,或阴损及阳,阳损及阴等。病久不愈,时作时止,遇劳即发,气血大亏,终成劳淋。淋证有六淋之分,各种淋证之间存在着一定的联系,虚、实之间可互相转化,如实证的热淋、血淋、气淋可转化为虚证的劳淋,反之,虚证的劳淋也可能兼夹实证的热淋、血淋、气淋。

现代医学中的急性尿路感染、(慢性)再发性尿路感染等,凡以劳淋为主要表现者,均可参考本证辨证施护。

【常见证候与治疗原则】

1. 气阴两虚,膀胱湿热证　主症为尿频、倦怠乏力、小腹不适。次症为尿色黄赤,遇劳加重或复发,手足心热。舌质红、少津,脉沉细或弦数或滑数。治以益气养阴、清利湿热,方用清心莲子饮加减。

2. 肾阴不足,膀胱湿热证　主症为尿频而短、腰酸痛、手足心热、小腹不适;次症为尿热、口干舌燥、小便涩痛。舌红、少苔,脉细数或滑数。治以滋补肾阴、清利湿热,方用知柏地黄丸加减。

3. 阴阳两虚,湿热下注证 主症为尿频、欲出不尽,遇冷加重;次症为小腹凉、腰酸痛、夜尿频。舌质淡苔薄白,脉细弱或沉细。治以滋阴助阳、清利湿热,方用肾气丸加减。

【常见症状与证候施护】

1. 尿路刺激征(尿频、尿急、尿痛)

(1) 观察排尿次数、尿量、尿色,评估尿频、尿急、尿痛程度(轻、中、重度),以及患者的心理状态、治疗、睡眠情况。注意伴随症状,如发热、腰痛等。

(2) 急性发作期间注意休息,勿劳累。尽量放松心情,分散注意力,减轻焦虑情绪。另外,各项治疗、护理操作宜集中进行,以尽量减少对患者的干扰。

(3) 无禁忌证的情况下尽量多饮水、勤排尿,保持每天尿量在 2 500～3 000 ml,以不断冲洗尿道、减少细菌在尿道的停留时间。

(4) 做好个人卫生,经常洗澡,勤换内裤,保持会阴部清洁。女性经期应增加外阴清洗次数,禁用盆浴,提倡淋浴。

(5) 遵医嘱实施中医特色护理技术

1) 穴位贴敷、穴位按摩:取气海、关元、中极、曲骨、足三里、命门等穴位。贴敷药物(膏)时,厚薄要摊制均匀,一般以 0.2～0.3 cm 为宜,并保持一定的湿度。观察局部及全身情况,若出现红疹、瘙痒、水泡等过敏情况,应停止贴敷,报告医师并予以处理。

2) 中药热熨:将药熨的药物或粗盐装入布袋中,制成温度为 60～70℃ 的中药热奄包,热熨会阴部;年老及感觉障碍者的药袋温度不宜超过 50℃,以患者能耐受为宜,以免烫伤。热熨过程中,保持药袋的温度,冷却后应及时更换或加热。观察药熨部位的皮肤情况,如有疼痛、红疹、瘙痒、水泡,应立即停止操作,报告医师,配合处理。

2. 小腹不适

(1) 症状较重时宜卧床休息,避免劳累。

(2) 多饮水或绿茶,鲜芦根煎汤或金钱草代茶饮,以通淋下泄。

(3) 多食蔬菜,以碱化尿液;进食瘦肉、鸡肉等,以酸化尿液。可选食赤小豆薏仁粥、冬瓜汤等,多吃新鲜水果。

(4) 遵医嘱实施中医特色护理技术

1) 热敷法:在膀胱区或膀胱俞、肾俞穴作热敷,以缓解小腹不适等症状。

2) 穴位按摩:取穴脾俞、肾俞、太溪、三阴交、中极、关元、气海,或足内、外侧及足底部的肝、脾、肾、输尿管、膀胱、胃、尿道、前列腺等反射区进行按摩。常用拇指推、按、叩击等手法,注意轻重快慢适宜,用力需均匀。一般在 15 分钟,每天 1～2 次。

3. 腰酸痛,动则乏力

(1) 保持病室舒适、清静,避免不良刺激,慎避外邪防复发。如梅雨季节不慎外感湿邪,累及脾肾,又逢劳累,则可致病症复发或久病不愈。

(2) 腰酸乏力甚者,注意休息,保证睡眠,避免劳累。睡眠时,可在腰下垫一棉垫,以减轻腰部酸痛。

(3) 饮食宜清淡、富营养、易消化,多食水果和蔬菜,食用黑芝麻粥、人参大枣粥、枸杞酒等,以培补正气。忌肥腻、辛辣、煎炸、动火之品,戒除烟酒。

（4）遵医嘱实施中医特色护理技术

1）热敷、热熨：肾虚腰痛者可在肾、膀胱区进行局部热敷、热熨，以缓解症状。注意热敷、热熨温度，一般为 60～70℃，年老及感觉障碍者温度不宜超过 50℃，以患者能耐受为宜，以免烫伤。治疗过程中，注意保持热敷、热熨的温度，观察局部皮肤有无疼痛、红疹、瘙痒、水泡等情况。

2）拔火罐：取肾俞、关元、气海穴进行拔罐，留罐 15 分钟，防止烫伤。拔罐过程中观察火罐吸附情况、皮肤颜色，注意患者不适主诉。一般局部皮肤呈现红晕或发绀（瘀血），为正常现象，会自行消退。

【健康指导】

1. 生活起居

（1）应注意休息，避免劳累。生活规律，保证睡眠时间和质量，节制房事。

（2）做好个人卫生，保持会阴部清洁。平时穿棉质内裤，不穿紧身裤。常洗澡，勤换内裤。女性经期、孕期应增加外阴清洗次数，禁用盆浴，提倡淋浴。

2. 饮食指导

（1）饮食宜清淡，注意饮食宜忌，多食蔬菜、水果，多饮水。忌食辛辣、煎炸、肥腻、刺激之品。戒除烟酒。

（2）茶疗方：①茴香葱白茶：茴香 5 g、葱白 4 茎，捣烂，水煎，去渣，代茶饮。②绿豆芽汁茶：鲜绿豆芽 500 g，榨汁，加白糖适量，代茶饮。③甘竹茶：甘草梢 9 g，竹叶 5 g，共为粗末，沸水冲泡，代茶频饮。

3. 情志调理　情志不遂，肝气郁结，膀胱气滞，或气郁化火，气火郁于膀胱，遇劳即发。故安慰患者，给予心理疏导，让患者了解有关知识及日常生活注意事项，消除紧张、急躁或悲观情绪，积极配合治疗。

4. 功能锻炼

（1）轻拍腰腹：一手在前拍小腹部，另一手在后拍腰部。两手前后交换各拍 30～40 次。

（2）按摩功：两手搓热，两掌相叠，沿剑突至耻骨，上下推摩（丹田穴）10～20 次；再顺时针（沿肠蠕动方向）绕脐揉摩 40 次，右手四指按揉关元穴 40 次。两手拇指点按同侧阴陵泉、三阴交穴各 10～20 次。

【护理评价】

通过治疗和护理患者：

（1）尿频、尿急、尿痛症状是否得到改善，能否叙述日常生活中的注意事项。

（2）腰酸、乏力、口干、舌燥是否得到缓解，情绪是否稳定，对健康生活方式的依从性是否提高。

（3）有无水肿、癃闭、水气凌心等并发症发生。

任务二 肾风（IgA 肾病）

案例导入

　　林某某，男，25 岁，学生，未婚。2013 年 9 月 12 日就诊。既往无其他病史。年幼时经常扁桃体发炎，半年前又有类似发作，治疗过程中发现有血尿、蛋白尿，在外院做检查，肾穿刺检查显示：IgA 肾病，系膜增生型；尿常规：尿蛋白（＋＋），红细胞（＋＋）；查 24 小时尿蛋白定量3.6 g。尿相差显微镜示：变型红细胞 71%；血肝肾功能正常。曾服用激素药物，日前慕名来求治，诊断为肾风/IgA 肾病。症见：激素面容，体倦乏力，口干目涩，咽略红，手足心热，无面目浮肿，双下肢轻度水肿，舌红苔薄，舌体胖、边有齿痕，脉细。

　　请问：床位护士对该患者应从哪几方面进行评估？针对其蛋白尿、血尿、肢体水肿等可给予哪些护理干预措施？如何为该患者做好护理？

分析提示

　　该患者属气阴两虚证，气虚病位在脾，阴虚病位在肾。脾气虚损，脾不摄精，脾不统血，故见血尿、蛋白尿；脾虚，运化失司，故见体倦乏力；外感风热之邪，内蕴不解，故见咽红咽痛，口干喜饮；肾阴虚，故见手足心热、口干目涩；脾阳不振，运化无权，土不制水，则肢体水肿。舌红苔薄、舌体胖、边有齿痕、脉细为气阴两虚之象。

　　患者入院后，护士应通过望、闻、问、切、现病史、既往史等，收集相关资料，进行全面评估。在做好疾病护理的同时，重视病情观察和辨证施护，协助医生进行各项检查、治疗。

　　肾风是以泡沫尿或尿血、眼睑及足跗浮肿、腰酸腰痛、尿血、眩晕为主要临床表现的病证。六淫、劳倦内伤为主要病因，内因为主（禀赋不足、劳倦内伤、七情郁结或宿食不化生毒），外因侵犯（风、寒、湿、热等）引动内在邪毒，以致互结而发。病初为邪实，日久使气阴不足；气虚易挟湿，阴虚生内热，湿热互结，则气阴两虚兼夹邪实。病久必有瘀滞，亦多见瘀血。病位在肾，以肾为本，以肺、脾、三焦为标。

　　现代医学中的 IgA 肾病、肾病综合征、急性和慢性肾炎等，凡以肾风为主要临床表现者，均可参考本证辨证施护。

【常见证候与治疗原则】

　　1. 气阴两虚证　主症：泡沫尿（尿检蛋白）或尿血（尿检镜下红细胞增多）。次症：腰酸、乏力、口干、目涩、手足心热，眼睑或足跗浮肿，夜尿多。舌红苔薄，舌体胖，舌边有齿痕，脉细或兼微数。治以益气养阴，方用参芪地黄汤加减。

　　2. 脉络瘀阻证　主症：血尿（包括镜下红细胞尿），腰部刺痛，或久病（反复迁延不愈病程 1 年以上）。次症：面色黧黑、肌肤甲错、皮肤赤丝红缕、蟹爪纹络。舌有瘀点、瘀斑，或舌下脉络瘀滞，脉涩。治以活血通络，方用下瘀血汤加减。

　　3. 风湿内扰证　主症：泡沫尿（24 小时尿蛋白定量＞1.0 g）或尿血（肉眼或镜下红

细胞尿)。次症:水肿、腰痛、困重、头身/肌肉/肢节酸楚,皮肤瘙痒,恶风。舌苔薄腻,脉弦或弦细或沉。治以祛风除湿,方用防己黄芪汤加减。

4.(合并)风热扰络证 发热,咽痛,咳嗽,尿血,腰酸。舌苔薄白或薄黄,脉浮数。治以疏风散热、凉血止血,方用银翘散加减。

5.(合并)湿浊犯脾证 腹痛,腹泻,或伴恶心,纳呆。舌苔白腻,脉滑。治以芳香化浊、醒脾利湿,方用藿香正气散加减。

6.(合并)下焦湿热证 血尿,尿频不爽。舌质红,苔黄腻,脉濡数。治以化湿清热、止血宁络,方用小蓟饮子加减。

【常见症状与证候施护】

1. 泡沫尿(蛋白尿)

(1) 注意休息,以不疲劳为度。慎避风寒,防感染。

(2) 观察尿液性质(泡沫量及消散时间),以及有无外感、伤食、气滞、湿困等征象,注意发热、剧烈运动、体位改变等因素与泡沫尿(蛋白尿)的相关性。

(3) 饮食清淡,注意优质蛋白的摄入,勿食辛辣、刺激性食物,戒除烟酒。

(4) 应正确留取标本,避免尿液过度稀释或浓缩,并及时送检,以防标本污染或变性。

(5) 遵医嘱实施中医特色护理技术:温灸足三里、气海等穴位,以补益正气、强肾固本,防止六淫邪气的侵袭。

2. 血尿

(1) 注意休息,动静相宜,以不疲劳为度;症状严重时需卧床休息,避风寒,防感染。

(2) 辨尿色(肉眼血尿、镜下血尿)、观性状(凝血块、血丝),注意疼痛、全程血尿等临床特征。必要时监测血压、体温,评估出血量,并观察伴随情况,如皮肤、口腔、牙龈有无出血,以及与日常活动、睡眠、疲劳等的相关性。

(3) 鼓励多饮水,也可用金银花煎液漱口清洁口腔,或遵医嘱中药雾化。

3. 水肿

(1) 注意休息,保证睡眠。重症患者宜卧床休息,定时翻身;严重胸水、腹水时宜取半卧位。

(2) 保持口腔、皮肤的清洁卫生,勤洗澡、勤换衣、勤刷牙,防止皮肤破损、感染等。头面、眼睑水肿者可将枕头垫高,下肢水肿明显者可抬高足部,阴囊水肿时用阴囊托托起。

(3) 监测体重、腹围、尿量及 24 小时出入量等情况,评估水肿程度。必要时,重点观察血压、心率、呼吸及肾功能等变化。使用攻下逐水或利尿药时,应重点监测血压、尿量、大便(次数和量)等情况,防止水、电解质代谢紊乱。

(4) 根据水肿程度,给予无盐或低盐饮食,摄入优质蛋白(占 50% 以上),保持出入量的适当平衡。蛋白质摄入量的计算:$1.45 \times P + 1.0 \, g/kg \cdot d$(P 代表 24 小时尿蛋白排出量)。

(5) 遵医嘱实施中医特色护理技术

1) 中药外敷:对肾络瘀痹、风湿内扰者选择用荞麦包外敷。每次敷药 8～12 小时,每天 1 次。

2) 中药药浴:患者除头颈部外,全部浸没于浴液中,水温 40～42℃,每次 30～45 分钟,其间不断揉搓全身。观察患者病情及全身情况,注意不适主诉。

3) 中药熏蒸、中药泡洗:改善局部或全身性水肿。一般每次熏蒸时间为 20 分钟,最高熏蒸温度不高于 42℃,每天 1 次。

4. 头晕、血压增高

(1) 肝风内扰证早期症状隐匿,应加强血压监测。眩晕者尽量卧床休息。若有头痛剧烈、呕吐、脉弦滑数、血压明显升高、视物模糊等,应立即报告医师,做好抢救准备。

(2) 肝阳亢盛者有郁怒、躁动等变化,应避免言语、行为、环境等不良因素的刺激。应用降压药物时,应重点观察服药后血压的动态变化、肾功能情况等。

(3) 饮食宜清淡,少食肥甘厚味,用盐量遵医嘱。

(4) 遵医嘱实施中医特色护理技术

1) 耳穴贴压(耳穴埋豆):取神门、肝、降压沟、心、交感等耳部穴位,以改善睡眠,降低血压。

2) 穴位按摩:可取风池、百会、太阳等穴位,按摩 5～10 分钟,可缓解头晕头痛症状。

5. 尿量异常(少尿、无尿、多尿、夜尿)

(1) 对少尿、无尿者,应观察血压、心率、呼吸、神志、舌象、脉象、24 小时出入量等变化,尤其关注有无高钾、高血容量、酸中毒及对心肺功能的影响。

(2) 对多尿、夜尿者,应观察排尿次数、尿量、尿比重、尿渗透压等变化。

(3) 多尿、夜尿者肾气(阳)虚弱、摄纳无权,应注意休息,活动适度。

(4) 出现水气凌心危象时,应协助患者取半坐卧位,吸氧等,并做好各种抢救准备。

(5) 遵医嘱实施中医特色护理技术

1) 艾条艾灸:温灸肾俞、关元、足三里与命门、气海、三阴交两组穴位交替、间歇应用,有益肾气、补精气之功效,可改善多尿、夜尿症状。

2) 神阙穴贴敷:取白胡椒粉 2 g、白商陆粉 5 g,研末合一,调以适量蜂蜜,贴敷于神阙穴,对少尿或无尿者有利尿作用。

3) 中药全结肠灌洗:灌洗前先做好肠道准备,患者取左侧卧位,先清洁灌肠,后结肠灌洗。置管时动作宜轻柔,置管深度 50 cm,避免损伤肠腔。灌洗时,药液温度以 37～39℃为宜;治疗过程中应观察生命体征、面色及患者感受。治疗结束后,做好肛周清洁卫生,防止出现破溃或湿疹,并观察排便、肠功能情况。

6. 腰痛、腰酸

(1) 对腰痛者,应详细了解病史,观察疼痛的性质、部位及伴随症状,注意与肾外因素所致腰痛的区别。

(2) 行肾穿刺术后,患者可有腰酸胀痛情况,应观察尿色、尿量及血压等变化。一般在术后 3 天内避免在腰部行各项物理治疗。

（3）遵医嘱实施中医特色护理技术

1）耳穴贴压(耳穴埋豆)：取肾、腰骶穴，用王不留行籽附在耳穴部位，定时按压刺激，每次 1～3 分钟。

2）艾条艾灸：选取肾俞、气海俞、关元等穴位，予艾条温和灸，每穴灸 15 分钟。

【健康指导】

1. 生活起居

（1）生活规律，起居有时。安卧静养(急性期)，适劳逸，戒七情，慎房事，勿劳累，保证睡眠质量。

（2）避风寒，防感冒。保持口腔、皮肤、会阴清洁，防止感染。水肿严重者，应注意抬高肢体，保护皮肤。

（3）定时测体温、血压，查舌象、脉象，记录液体出入量、二便情况等。避免肾损害加重因素，如扁桃体症状明显且反复发作者，可于急性炎症控制后，择期手术摘除；慎用肾损害药物等。

（4）适当运动，有利于增强体质，如太极运动等，积极预防感冒。

（5）采用中医特色的自我保健方法，如按摩足三里、肾俞穴等，以补益肾气。

2. 饮食指导　优质低蛋白、低盐、低脂、低磷饮食，宜清淡，忌食辛辣肥甘之品，戒除烟酒。

（1）注意食盐的摄入量。初期一般无盐饮食，肿势渐消后可改为低盐饮食，逐步恢复普食。水肿者，食盐每天 1～2 g(或酱油 10 ml)；水肿严重者，钠盐摄入量限制在每天 0.5 g，并禁食酱豆腐、咸蛋、咸菜等含盐食品，以及含碱主食、含钠量高的蔬菜。含钠量高的食物有白萝卜、菠菜、小白菜、油菜、松花蛋；含钠较低的食物有牛肉、猪肉、鸡肉、大白菜、菜花、冬瓜、西瓜、南瓜、西红柿、芋头、橙子、苹果、梨等。

（2）肾风慢性肾脏病 3 期以上患者，宜选择优质低蛋白饮食，如鱼、肉、蛋、奶等。

（3）辨证施膳

1）肾气阴两虚证，宜食莲子、红枣、山药、木耳等益气养阴之物，忌辛辣、生冷、油腻之品。

2）肾络瘀痹证，宜选用山楂、香菇、大蒜、葱、姜等活血散结、补气行气的食物。

3）风湿内扰证，可选用薏苡仁、冬瓜、茯苓、丝瓜、苦瓜等，以祛风除湿。少食肥甘厚味，忌过饱。

（4）食疗：①黑豆 25 g，小米 30 g，黄精 25 g，水洗后共放铁锅内，煮烂食之。②玉米须 50 g，加水 600 ml，煎煮 20 分钟，即可饮用。③黄芪 30～60 g，水煎，日服一剂，有利尿消肿作用。④益母草 20～30 g，水煎，代茶饮，有利尿消肿作用。

3. 情志调理　保持心情舒畅，避免烦躁、焦虑等不良情绪。

（1）顺情从欲：患者因病程长、病情反复，易抑郁善忧、情绪不宁，应积极疏导、化郁为畅、疏泄情志，消除患者的不良情绪。

（2）说理开导：应多与患者沟通，了解患者心理状况，尤其是对特殊用药(使用激素、免疫抑制剂)的患者，要做好针对性的用药指导与解释工作，给予心理支持。

（3）自我放松：采用一些自我放松的方法，如听音乐、放松操等，达到怡养心神、舒畅情志的效果。

（4）分心移情：鼓励患者培养个人的生活情趣，如种花植草、烹饪、棋艺等，参与力所能及的家务和社会活动。

4. 功能锻炼

（1）仰卧摆腰：仰卧，双手枕于脑后，两腿自然伸直，以肩背和脚跟着地，腰腹左右摆动 20～30 次。

（2）俯卧摆腰：俯卧，两小臂交叉垫于颈前，两腿自然伸直，以臂和脚背着地，腰腹左右摆动 20～30 次。

（3）提肛塌腰：仰卧，全身放松，两腿交叉自然伸直，臀部和大腿用力夹紧缓缓用力上提，同时肛门收缩，两腰眼向下与床相触呈塌腰状。一紧一松，20～30 次。

【护理评价】

通过治疗和护理患者：

（1）血尿、蛋白尿是否得到控制，能否叙述尿液及排尿异常的观察方法。

（2）体倦乏力、下肢水肿、口干目涩、咽红、手足心热等症状是否得到缓解，特殊饮食及营养需要能否得以满足。

（3）情绪是否稳定，能否配合治疗护理。

学习效果评价·思考题

1. 何谓劳淋？何谓肾风？

2. 劳淋、肾风的证候特征是什么？

3. 劳淋的病位在膀胱与肾、脾，试以肾虚为本、膀胱热为标的辨证为要点，说明之。

4. 肾风的病位以肾为本，以肺、脾、三焦为标。试以瘀滞、瘀血的辨证为要点，说明之。

5. 劳淋的气阴两虚、肾阴不足、阴阳两虚证如何辨证与施护？

6. 肾风的气阴两虚、脉络瘀阻、风湿内扰证，以及合并风热、湿热证如何辨证与施护。

项目六 其他系病证

基础知识回顾

【三焦的生理功能】

三焦为六腑之一,是上焦、中焦、下焦的合称。上焦,为膈以上,包括心、肺和头面部;中焦,为横膈以下到脐,包括脾与胃肝、胆;下焦,为脐以下至二阴,包括肾、大小肠、膀胱、女子胞等。

三焦的功能实际上是五脏六腑全部功能的总体。主升降诸气、通行元气、疏通水道和运行水谷。《难经·六十六难》说:"三焦者,原气之别使也。"《素问·灵兰秘典论》曰:"三焦者,决渎之官,水道出焉。"《灵枢·营卫生会》概括其功能:"上焦如雾"、"中焦如沤"、"下焦如渎"。"上焦如雾",若雾露之溉,即接纳精微而布散。"中焦如沤",即有腐熟水谷、运化精微功能。"下焦如渎",即有向下疏通、向外排泄废物之势。

【三焦与形窍志液的关系】

三焦与形窍志液的关系,即心、肺、脾、肝、肾五脏与形、窍、志、液的关系。详见相关病证的"基础知识回顾"。

任务一 消渴病(2型糖尿病)

案例导入

谭某某,女,45岁,职员,2014年4月18日入院。患者平素喜食甘甜。4月前无明显诱因下出现易饥多食、口干多饮、喜冷饮,每天饮水量达5 L,伴五心烦热、少寐多梦、溲赤便秘,到社区地段医院就诊。查尿常规:尿糖(++),尿蛋白(++),经呋塞米、螺内酯口服利尿消肿后,双下肢水肿减轻。今来我院就诊,复查尿常规示:尿糖(++++),尿蛋白(++),尿酮(-);查血糖34.6 mmol/L,血钾4.7 mmol/L,血钠123 mmol/L,氯83 mmol/L。症见:精神可,形体消瘦,双下肢轻度水肿,舌红,少苔,脉细数。

请问:该患者入院后床位护士应从哪些方面对患者进行评估?针对其易饥多食、口干多饮等可给予哪些方面的护理干预措施?如何为该患者做好护理?

分析提示

患者平素喜食甘甜,甘甜滋湿、困顿脾胃、久蕴化热,胃热则致消谷善饥,易饥多食。肺主气为水之上源,敷布津液,肺受燥热所伤不布津,则口干多饮;热灼津伤,胃津不足则喜冷饮、溲赤;大肠失其濡润,则大便秘结。五心烦热、少寐多梦,舌红少苔、脉数,皆为阴虚火旺之象。

谭某某入院后,护士应通过望、闻、问、切收集患者相关资料,包括现病史、既往史等进行评估,实施辨证施护。在做好病情观察和疾病护理的同时,重视饮食控制、保证营养和情志调摄,协助医生进行各项治疗与辅助检查。

消渴是以多饮、多食、多尿、形体消瘦或尿有甜味为主要临床表现的一种病证。消渴的病位主要在肺、脾(胃)、肾,尤以肾为主。禀赋不足、饮食失节、情志失调、劳欲过度等均可导致消渴。根据本病症状的不同特点,分为上消、中消、下消三种,其中以口渴多饮为主者,称为"上消";消谷善饥为主者,称为"中消";小溲多而频,或浑浊为特点者,称为"下消"。三者也可并见。病机方面:上消多肺燥,中消多胃热,下消多肾虚,且肾虚为本,上中燥热为标,三消可能互相传变、合并发病。

现代医学中的糖尿病等,凡以消渴为主要临床表现者,均可参考本证辨证施护。

【常见证候与治疗原则】

1. 肝胃郁热证　脘腹痞满,胸胁胀闷,面色红赤,形体偏胖,腹部胀大,心烦易怒,口干口苦,大便干,小便色黄,舌质红,苔黄,脉弦数。治以开郁清热,方用大柴胡汤加减。

2. 胃肠实热证　脘腹胀满,痞塞不适,大便秘结,口干口苦,或有口臭,或咽痛,或牙龈出血,口渴喜冷饮,饮水量多,多食易饥,舌红,边有瘀斑,舌下络脉青紫,苔黄,脉滑数。治以通腑泄热,方用大黄黄连泻心汤加减。

3. 脾虚胃热证　心下痞满,胀闷呕恶,呃逆,水谷不消,纳呆,便溏,或肠鸣下利,或虚烦不眠,或头眩心悸,或痰多,舌淡胖,舌下络脉瘀阻,苔白腻,脉弦滑无力。治以辛开苦降,方用半夏泻心汤加减。

4. 上热下寒证　心烦口苦,胃脘灼热,痞满不痛,或干呕呕吐,肠鸣下利,手足及下肢冷甚,舌红,苔黄根部腐腻,舌下络脉瘀阻,脉弦滑。治以清上温下,方用乌梅丸加减。

5. 阴虚火旺证　五心烦热,急躁易怒,口干口渴,渴喜冷饮,易饥多食,时时汗出,少寐多梦,溲赤便秘,舌红赤,少苔,脉虚细数。治以滋阴降火,方用知柏地黄丸、白虎汤加减。

6. 气阴两虚证　消瘦,倦怠乏力,气短懒言,易汗出,胸闷憋气,脘腹胀满,腰膝酸软,虚浮便溏,口干口苦,舌淡体胖,苔薄白干或少苔,脉虚细无力。治以益气养阴,方用参芪麦味地黄汤加减。

7. 阴阳两虚证　小便频数,夜尿增多,浑浊如脂如膏,甚至饮一溲一,五心烦热,口干咽燥,耳轮干枯,面色黧黑;畏寒肢凉,面色苍白,神疲乏力,腰膝酸软,脘腹胀满,食纳不香,阳痿,面目浮肿,五更泄泻,舌淡体胖,苔白而干,脉沉细无力。治以阴阳双补,方用金匮肾气丸加减。

【常见症状与证候施护】

1. 多食易饥、形体消瘦

(1) 观察胃纳、每天(餐)饮食量,注意神志、面色、脉象、体重、汗出等,记录身高、体重、腹围、臀围。

(2) 观察血糖、尿糖、尿酮等指标的变化。重症患者应注意酮症酸中毒等并发症,如出现头痛头晕、恶心呕吐、烦躁不安,甚至神志改变、呼气有烂苹果气味等,应立即报告医生,积极采取抢救措施。

(3) 饮食宜清淡,少食多餐,细嚼慢咽。在保证机体热量需要的前提下,根据患者标准体重、现有体重、年龄及活动量,计算每天饮食量,定时定量进餐。

(4) 保持良好的饮食习惯,每餐搭配合理(粗细粮、食品种类),如主食(可用南瓜、玉米替代主食)、蔬菜、肉蛋类等。注意饮食宜忌,多食杂粮,少食精粮;多食蔬菜、瘦肉、豆类、含糖低的瓜果,忌食糖类及含糖量高的水果、厚味、腌盐制品,戒烟酒、浓茶、咖啡。适当增加膳食纤维的摄入,以饱腹充饥、延缓食物吸收、稳定血糖。病情较重时则适量限制纤维素摄入。

(5) 保证休息与充足睡眠,注意劳逸结合。病情较重者应卧床休息。

(6) 注意降糖药物的功效、用量、用药时间、用药途径和方法,以及不良反应等,防止低血糖反应。

(7) 遵医嘱实施中医特色护理技术

1) 耳穴贴压(耳穴埋豆):根据病情需要选择皮质下、内分泌、糖尿病点,以及脾、胰、饥点等耳部穴位。常规以单耳为宜,每天按压 3～5 次(每次 1～2 分钟),一般留置 3～7天,两耳交替使用。观察症状是否缓解或减轻、耳部皮肤情况等。

2) 穴位按摩:双手拇指同时点按足三里穴,也可用双手中指点按,以酸胀为度。持续时间 1～2 分钟,稍停 3～5 分钟,可以再重复操作一次,以调整脾胃运化功能,对于中消更为适宜。

2. 口干多饮、尿量增多

(1) 观察口干口渴、日饮水量,以及排尿频次和尿液的色、质、量、气味等。必要时,遵医嘱记录 24 小时液体进出量或尿量、小便次数,准确留取尿液标本及时送检。

(2) 观察血糖、尿糖、尿酮等指标的变化,注意降糖药物的用量、用药时间、用药途径及方法、不良反应等,防止低血糖反应。

(3) 保持病室温湿度适宜。可饮用苦丁茶、菊花玉竹茶,或选用鲜芦根煎汤代茶饮,或口含乌梅等,以缓解口干口渴症状。

(4) 注意饮食调理,多食百合、西葫芦、凉拌黄瓜等生津润燥类食物,选用葛根鱼汤、蓝莓山药等食疗方,以缓解口渴症状。适当进食芡实、枸杞等补肾之品,选食芡实瘦肉汤等食疗方。

(5) 保持外阴、肛周的清洁,勤换内裤,防止尿路感染。女性尤应注意经期卫生,勤换经垫,每天清洗会阴部,禁用盆浴。

(6) 遵医嘱实施中医特色护理技术。

1) 耳穴贴压(耳穴埋豆),根据病情需要可选择皮质下、内分泌、糖尿病点,以及脾、胰、三焦等耳部穴位。常规以单耳为宜,每天按压 3～5 次(每次 1～2 分钟),一般留置3～7 天,两耳交替使用。观察症状是否缓解或减轻、耳部皮肤情况等。

2）穴位按摩:擦涌泉穴（属足少阴肾经）。先用左手指腹擦右足心100次,再以右手指腹擦左足心100次。擦时稍用力,令脚掌发热为度,具有消除多尿等良好的作用。

3. 皮肤瘙痒

（1）观察瘙痒的部位、性质、时间、皮肤颜色、有无出血点等,以及伴随症状。

（2）注意饮食清淡,少食辛辣、油腻及海鲜之品。

（3）注意皮肤清洁卫生,避免不良刺激。平素宜穿棉质内衣,勤洗澡、勤换内衣,经常修剪指（趾）甲,避免搔抓皮肤;洗澡时忌用刺激性强的皂液、忌热水烫洗,皮肤可涂抹无刺激性的润肤露。

（4）瘙痒较甚者,遵医嘱给予苦参、苍术、黄柏、白花蛇草、连翘等煎汤外洗,以清热燥湿。

4. 倦怠乏力、腰膝酸软

（1）注意休息,起居有规律,避免劳累。病情稳定者可适量运动。

（2）可选食山药或山药炖排骨、香菇或香菇木耳汤、鱼肉、乌鸡汤等补中益气类食物,或选食枸杞、黑豆及韭菜炒虾仁、山药芡实瘦肉（食疗方）等固肾之品。

（3）遵医嘱实施中医特色护理技术

1）采用艾灸疗法,取关元、气海、肾俞、足三里、三阴交等穴位。施灸时,一般宜先上后下,先灸背部,再灸腹部、四肢。

2）穴位贴敷:取肾俞、脾俞、足三里等穴位,以调节脏腑气血功能。

3）耳穴贴压（耳穴埋豆）:可根据病情选择皮质下、内分泌、糖尿病点、肾、胰等穴位。

4）穴位按摩:按摩腰背部及气海、关元穴、涌泉等穴位。

5）中药保留灌肠:遵医嘱选用解毒泄浊之剂。适用于合并肾脏损害者。

6）耳穴贴压（耳穴埋豆）:根据病情需要选择耳穴。

5. 视物模糊

（1）注意视力变化,定期检查眼底。对有高血压病、心脏病及高龄患者,还须观察血压、心律等变化,注意其他伴随症状。

（2）注意休息,闭目养神,少用目力,减少阅读、看电视及使用电脑。宜饮用菊花茶或银杞明目汤等。

（3）评估跌倒高危因素,落实防跌倒等安全措施。

（4）遵医嘱实施中医特色护理技术

1）眼部穴位按摩:取睛明、四白、丝竹空等穴位,以辅助通络明目。按摩时令患者闭眼,用双手食指指端放于眼部,轻柔按压,每次1～3分钟,每天1～3次。

2）眼部雾化或熏洗:给予眼部中药雾化,或将煎好的药液趁热倒入保温杯中,将眼部凑近杯口,取其热气熏之,或滴眼液,以改善症状。

3）中药药枕:取菊花、决明子、荞麦皮、绿豆皮、葛根碎片、白术等药材,将其装入布套制成药枕,垫于头部,通过药物的发散作用达到清肝明目之功效。

【健康指导】

消渴病的教育内容非常广泛,贯穿于疾病整个防治过程。让患者了解疾病治疗的重要性及不达标的危害性,掌握生活起居、饮食、运动等自我调理与保健方法,学会血糖监测、降糖药使用,防止并发症的危险因素等等。

1. 生活起居

(1) 居住环境温湿度适宜,顺应四时季节变化,及时增减衣物。

(2) 起居有常,做到定时起床、定时进餐、定时运动、定时睡觉。

(3) 保持口腔、会阴、皮肤等清洁卫生。鞋袜穿着舒适、合脚。

(4) 随身携带急救卡,备好糖果或饼干等易于吸收的含碳水化合物食品,以备低血糖时食用。

(5) 预防糖尿病足

1) 经常进行足部检查,包括足部有否畸形、胼胝、溃疡、皮肤颜色及温度等变化,足背动脉和胫后动脉搏动、皮肤感觉有否异常等,识别并消除糖尿病足的危险因素。

2) 重视足部保护,去除引起损伤、破溃的不良因素。鞋袜穿着适宜,透气性、柔软性好。避免赤足,不用热水袋、电热器等直接暖足,勿自行修剪或用化学制剂处理胼胝。足部皮肤干燥者可使用油膏类护肤品。

3) 保持足部清洁,每日用温水洗脚,水温宜保持在 37～40℃。洗后用干净毛巾擦干,尤其注意趾间要擦干。

4) 定期做足部按摩,可取涌泉、三阴交、足三里、阳陵泉等穴位。按摩时稍用力,令局部皮肤发热为度,切勿损伤足部皮肤。

2. 饮食指导

(1) 根据自身的身高、体重、年龄、体力活动强度,计算每天总热量,每餐热量合理分配。

1) 每日总热量中碳水化合物占 50％～60％,蛋白质占 15％～20％,脂肪占 20％～30％,饱和脂肪酸＜10％,不宜摄入反式脂肪酸,胆固醇摄入量＜300 mg。

2) 主食量分配:早餐 25％、午餐 40％、晚餐 35％,或全日主食分为 5 等分,早餐为 1/5,中餐和晚餐各 2/5。

(2) 饮食有节,定时定量进餐,并提倡适量膳食纤维、优质蛋白、植物脂肪,少食动物内脏、肥肉、蛋黄等高脂肪、高胆固醇之品,达到膳食均衡。

1) 多食杂粮,少食精粮;多食蔬菜、瘦肉、豆类、含糖低的瓜果(黄瓜等),忌食甜食糖类及含糖量高的水果、厚味、腌盐制品,少食坚果、油炸类之物。

2) 食盐摄入量限制在每天 6 g 以内,伴高血压、水肿者每天摄入盐量＜2 g。

3) 戒烟限酒。因为烟可促发大血管病变或使之加重;酒精可诱发磺酰脲类或胰岛素用药患者的低血糖风险。

(3) 基于中医食物性味及搭配要求,结合自身情况辨证施膳:①肝胃郁热证:宜食黄瓜、丝瓜、苦瓜、芹菜、银耳、莲子等开郁清热之品,配合凉拌黄瓜、丝瓜炒蘑菇、苦瓜山药烧豆腐等食疗。②胃肠实热证:宜食冬瓜、苦瓜、马齿苋、芦荟、荞麦、燕麦片等清利胃肠实热之品,配合凉拌马齿苋、冬瓜炒竹笋、苦丁茶等食疗。③脾虚胃热证:宜食菠菜、山药、粟米、高粱、鱼肉、赤小豆等补脾清胃热之品,配合山药芡实瘦肉饮等食疗。④上热下寒证:宜食白萝卜、鲜芦根等清上温下之品,配合白萝卜汁等食疗。⑤阴虚火旺证:宜食莲子、百合、银耳、枸杞子、老鸭、甲鱼等滋阴降火之品,配合菊花茶、枸杞茶、银耳莲子百合饮等食疗。⑥气阴两虚证:宜食蛋类、瘦肉、鱼肉、山药等益气养阴之品,配合皮蛋瘦肉粥等食疗。⑦阴阳两虚证:宜食牛肉、羊肉、虾仁、猪胰、韭菜、黑豆、黑芝麻、干姜等温益肾阳、补肾滋阴之品,配合韭菜炒虾仁、香菇木耳汤等食疗。

(4) 常用食疗方

1) 清炒苦瓜、苦瓜蚌肉汤:苦瓜含有类胰岛素物质。

2) 南瓜粥:南瓜含大量果胶纤维素,可调节糖分的人体吸收。

3) 枸杞粥:有滋养肾阴功效。

3. 情志调理　人的心理状态、精神情绪对保持健康、病情转归等发挥着重要作用。情志过激,超越生理调节限度,使脏腑、阴阳、气血功能失调,气机升降失司,可诱发疾病,或使疾病加重或恶化。"喜则气和志达,营卫通利"精神愉悦、正气旺盛以利战胜疾病。

(1) 建立良好的护患沟通渠道,引导患者调整心态,保持乐观情绪和战胜疾病的信心,消除不良情绪的影响,积极主动地配合治疗与护理。

(2) 应用中医的七情归属评估患者的心理情志状态,采用移情易性方法,分散患者对疾病的注意力,改变其不良习性。

(3) 组织形式多样、寓教于乐的病友活动、健康讲座等,开展同伴支持教育,鼓励参与社会活动。通过成功病例的介绍等,进一步增强其治疗的信心。

4. 功能锻炼

(1) 根据自身的血糖水平和并发症情况,确定相应的运动强度与频次。每次运动时间15～30分钟,每周至少150分钟。运动强度应达到靶心率,即运动量可按心率来衡量。锻炼时应注意:①运动有规律,注意安全性,强度由低到高,以运动后周身发热、微微出汗、精神愉悦为宜。②运动锻炼宜在饭后1小时左右进行。③运动前后监测血糖变化。血糖水平>16.7 mmol/L、合并糖尿病急性代谢并发症及各种心、肾等器官严重慢性并发症者,暂不宜运动;血糖水平<5.5 mmol/L时,运动前需补充适量的含糖食物如饼干、面包等。有效心率的计算方法:男性最高心率＝205－年龄/2;女性最高心率＝220－年龄/2。最适合的运动心率范围,应控制在最高心率的60％～85％。

(2) 根据身体情况,坚持方式多样、内容丰富的运动与锻炼,日常可选择散步、步行(中速或快速)、慢跑,以及广播操、打太极拳、游泳、打球、滑冰、划船、骑自行车等。一般提倡较温和的有氧运动锻炼,避免过度激烈。运动必须个体化,尤其是老年或有较严重并发症者,应量力而行。

(3) 运动治疗:以适量、经常性和个体化为原则,以保持健康为目的,坚持有氧运动。包括每天至少30分钟中等强度的体力活动,其他有散步、广播操、打太极拳、游泳、打球、滑冰、划船、骑自行车等。

(4) 气功疗法:根据病情选择八段锦、六字诀、易筋经、五禽戏、丹田呼吸法等锻炼,配合中医心理治疗仪、中医音乐治疗仪和子午流注治疗仪等。

5. 疾病教育

（1）低血糖及酮症酸中毒的预防与处理

1）了解低血糖、酮症酸中毒的诱因、临床表现及应急救护措施。

2）学会自我规范的血糖监测方法，使血糖得到良好控制。一般监测 5 点血糖，即空腹、三餐后 2 小时和睡前血糖。

3）学会测量血压、体重、腰围、臀围等，并做好记录。

4）每 3 个月检查糖化血红蛋白、心电图，每 6 个月检查肝肾功能、血脂、尿微量蛋白等。每年至少筛查 1 次眼底及外周血管、周围神经病变等。

5）定时定量进餐，不可擅自停用胰岛素及口服降糖药。

6）外出时随身携带急救卡，备好糖果、饼干等。运动量增加时，应适当增加碳水化合物摄入，定时监测血糖变化。

7）注意低血糖症状，如心慌、头晕、大汗、手抖、面色苍白、饥饿等。一旦发生，意识清醒者应立即口服含糖食物，15 分钟后监测血糖；情况仍未改善，或意识障碍者，应立即送医急救，给予静脉注射 50% 葡萄糖 20 ml 等。

（2）提高健康生活方式与规范用药的依从性：多数患者可因社会、家庭各方面的压力而无法进入患者角色。老年患者可因听力、视力、记忆力减退，接受新知识能力下降或易丧失信心。加之多年养成的不良生活、饮食习惯不能得到纠正，导致疾病转归不理想。故应结合患者的个性特点、生活方式、文化程度等，采用个性化的指导方式来提高患者自我管理的依从性。①利用平面、电视、网络媒体等，以形象生动、通俗易懂、情景互动的形式，引导患者学习了解疾病的相关知识，如饮食、生活起居、情志等与疾病的相关性，以提高防病治病能力。②采用日历、图标、时间表、定时器、单剂量储药盒等方式，提醒患者按时服药。教会患者安全用药的方法，如在药品包装上贴上清晰明显的标识，分开放置外包装或片型相似的药物，用不同颜色药杯分装不同时间段的药物等，以免发生服药错误。③为患者建立通讯录，定期进行随访，提供健康生活咨询服务等。

【护理评价】

通过治疗和护理患者：

（1）易饥多食、口干多饮症状是否得到改善或控制，能否叙述饮食控制的自我管理方法。

（2）五心烦热、少寐多梦、溲赤便秘是否得到缓解或改善，饮食营养能否满足，体重是否维持正常。

（3）情绪是否稳定，治疗护理能否配合，对健康生活方式的依从性是否提高。

（4）血糖控制是否理想，有无低血糖、酮症酸中毒等并发症发生。

任务二　消渴病痹症（糖尿病周围神经病变）

案例导入

张某某，男，59岁，职员，已婚。2014年7月10日就诊。患糖尿病5年余，现多食善饥、口干欲饮，伴肢体麻木、腿足挛急疼痛、夜间为甚，五心烦热、失眠多梦、腰膝酸软、便秘。复查空腹血糖11.1mmol/L，尿糖（＋＋＋），尿比重1.023，尿酮（－）。症见：精神可，形体消瘦，舌淡红，苔花剥少津，脉细数。

请问：该患者入院后床位护士应从哪些方面对患者进行评估？针对其多食善饥、肢体麻木、腿足挛急疼痛等，应给予哪些护理措施？

分析提示

患者禀赋不足，消渴病多年，阴虚火旺，胃火杀谷，引食自救，则多食善饥。肺主气为水之上源，敷布津液，肺燥伤津，则口干多饮。肺胃燥热，病之入络，血脉瘀滞，不通则痛，故肢体麻木、腿足挛急疼痛，夜间为甚。热灼津伤，肠胃坚燥失润，则大便秘结。食入于胃，化而不收，谷气下泄，肌肉失养，则形体消瘦。肾虚外府失养，则腰膝酸软。五心烦热、失眠多梦、舌淡红、苔花剥少津、脉数，皆为肾中阴亏火旺之征。

患者入院后，护士通过望、闻、问、切的相关资料，结合其现病史、既往史等进行评估，实施辨证施护。在做好病情观察和饮食护理的同时，应重视足部护理、下肢运动和情志调摄，协助医生进行各项治疗与辅助检查。

消渴病痹症是指有消渴基础病史，伴四肢远端感觉、运动障碍，以肢体麻木、挛急疼痛、肌肉无力和萎缩等为主要临床表现的病证。消渴病痹症的病位在肢体筋骨、肌肉、经脉，内责于肺、脾、肝、肾。素体阴虚、饮食不节、情志失调、劳欲过度致正气不足、卫外不固，感受风、寒、湿、热之邪，使肌肉、关节、经络痹阻而致病。病机以阴虚为本、血瘀为标。

现代医学中的糖尿病周围神经病变（DPN）等，以消渴痹症为主要临床表现者，均可参考本证辨证施护。

【常见证候与治疗原则】

1. 气虚血瘀证　肢体麻木，如有蚁行感，肢末时痛，多呈刺痛，下肢为主，入夜痛甚；气短乏力，神疲倦怠，自汗畏风，易于感冒，舌质淡暗，或有瘀点，苔薄白，脉细涩。治以补气活血、化瘀通痹，方用补阳还五汤加减。

2. 阴虚血瘀证　肢体麻木，腿足挛急，酸胀疼痛，或小腿抽搐，夜间为甚，或灼热疼痛，五心烦热，失眠多梦，皮肤干燥，腰膝酸软，头晕耳鸣；口干不欲饮，便秘，舌质嫩红或淡红，苔花剥少津，脉细数或细涩。治以滋阴活血、柔筋缓急，方用芍药甘草汤合桃红四物汤加减。

3. 寒凝血瘀证　肢体麻木不仁，四末冷痛，得温痛减，遇寒痛增，下肢为著，入夜更甚;神疲乏力,畏寒怕冷,尿清便溏,或尿少浮肿,舌质淡暗或有瘀点,苔白滑,脉沉细涩。治以温经散寒、通络止痛,方用当归四逆汤加减。

4. 痰瘀阻络证　肢体麻木不止,常有定处,足如踩棉,肢体困倦,头重如裹,昏蒙不清,体多肥胖,口粘乏味,胸闷纳呆,腹胀不适,大便粘滞。舌质紫暗,舌体胖大有齿痕,苔白厚腻,脉沉滑或沉涩。治以化痰活血、宣痹通络,方用指迷茯苓丸合活络效灵丹加减。

5. 肝肾亏虚证　肢体痿软无力,肌肉萎缩,甚者萎废不用,腰膝酸软,阳痿不举,骨松齿摇,头晕耳鸣,舌质淡,少苔或无苔,脉沉细无力。治以滋补肝肾、填髓充肉,方用壮骨丸加减。

【常见症状与证候施护】

1. 肢体麻木、挛急、疼痛

(1) 观察四肢末端皮肤颜色、知觉、温度变化,有无破溃及足背动脉搏动。注意震动觉、压力觉、痛觉、温度觉的缺失,以及跟腱反射减弱或消失等情况。

(2) 观察疼痛发作的时间、性质、程度。

(3) 可进食黄鳝、木耳等食物,或以洋葱、黄鳝作食疗,以活血化瘀。

(4) 注意肢体及足部保暖,做好足部护理,预防足部溃疡及压疮的发生。

(5) 遵医嘱实施中医特色护理技术

1) 熏洗(蒸)法:以透骨草、桂枝、川椒等药物共为细末,可采用足疗仪等智能治疗仪,每次取 100 g 加温水 1 200 ml 浸泡患处。水温为 40℃,熏洗时间每次 20～30 分钟,每天 1～2 次(14 天为 1 个疗程)。浸泡过程中注意有无烫伤、肢体肿胀、皮肤瘙痒及头晕不适等情况。此方法适用于各种证型,对阳虚寒凝证尤为适宜,过敏体质、皮肤有破损者禁忌。

2) 足部中药泡洗:下肢麻木、发凉、疼痛、水肿者,采用祛风通络、活血通脉的中药汤剂泡洗,以促进血流、改善脉络瘀阻。药液温度 38～40℃为宜,时间 15～20 分钟,严防烫伤。洗净后用柔软干净的毛巾轻轻擦干,尤要注意擦干趾间;干燥皮肤可涂以油膏护肤。

3) 穴位按摩:适用于各种证型。合并严重骨科疾病等不宜进行推拿。

上肢:取肩井、手三里、合谷、肩髃、曲池等穴位,按摩、搓揉来回数遍。每次 20～30 分钟,每天 1～2 次,14 次为 1 个疗程。

下肢:取阴廉、腰阳关、环跳、足三里、太溪、阳陵泉、三阴交、涌泉等穴位。按摩时手劲刚柔相济。每次 20～30 分钟,每天 1～2 次,14 次为 1 个疗程。

4) 穴位贴敷:取涌泉等穴位。首次贴敷 2 小时左右即可,以后每天 1 次,每次保留 4 小时,10～14 天为 1 个疗程。

5) 中药外敷:选用芳香辟秽、清热解毒的中药,研末加工后双足心贴敷。

6) 中药离子导入:适用于各种证型,对气虚血瘀证、寒凝血瘀证疗效尤为显著。选用足三里、地机、太溪、涌泉等穴位,根据具体情况辨证用药,取水煎浓缩后行中频离子导入治疗。注意灼伤、过敏等不良反应。

7) 耳穴贴压(耳穴埋豆):根据病情需要可选取内分泌、皮质下、糖尿病点、脾、腰、足等耳部穴位。常规以单耳为宜,每天按压 3～5 次(每次 1～2 分钟),一般留置 3～7 天,两耳交替使用。观察症状是否缓解或减轻、耳部皮肤情况等。

2. 肢体痿软无力

(1) 起居时,避免劳累,卧床休息为主。

(2) 根据病情指导并协助功能锻炼,防止肌肉萎缩。病情稳定后适量运动,循序渐进。

(3) 注意安全,做好预防措施防止跌倒。

(4) 遵医嘱实施中医特色护理技术

1) 艾灸:取气海、关元、足三里、三阴交等穴位。

2) 穴位贴敷:取肾俞、脾俞、足三里等穴。首次贴敷 2 小时左右即可,以后每天 1 次,每次保留 4 小时,10～14 天为 1 个疗程。

3. 腰膝酸软

(1) 遵医嘱监测血糖,观察有无低血糖发生。

(2) 遵医嘱实施中医特色护理技术

1) 艾灸:取肾俞、神阙、气海、关元、三阴交等穴位。

2) 穴位按摩:取气海、关元、委中、涌泉等穴位。

3) 耳穴贴压:取皮质下、内分泌、脾、胰等穴位。

【健康指导】

1. 生活起居

(1) 顺应四时季节变化,慎起居、避风寒,及时增添衣物。

(2) 注意休息,避免劳累。戒烟限酒。

(3) 重视足部保护及检查。

1) 足部自我检查,每天观察双足 1～2 次,检查足部皮肤颜色、温度、干燥度,以及趾间、趾甲、足底皮肤有无水肿、红肿、胼胝、甲沟炎、溃疡、坏死等,注意足部皮肤感觉(麻木、刺痛程度)、足背动脉搏动等情况。

2) 选择宽松而适中的鞋袜。鞋子宜轻巧、柔软、透气性好,不建议穿皮鞋;袜子以透气、弹性及散热性好的棉毛质地为佳。

3) 经常足部穴位按摩,取足三里、三阴交、地机、涌泉等穴位。每天进行适度运动,如散步、起坐等,以促进足部血液循环。冬天注意保暖,避免用热水袋、电热器等直接暖足,谨防烫伤皮肤引发感染。

4) 保持足部清洁,勤换鞋袜,避免感染。每天用中性皂水或温水泡脚,水温以 38～40℃为宜(用水温计试温,勿直接用脚试温),时间 15～20 分钟,洗后用清洁、柔软的毛巾轻轻擦干,尤其注意趾间要擦干。趾甲修剪不宜过短,不随意自行剔除胼胝。皮肤干燥可用油膏类护肤品。

5) 预防足部外伤,穿鞋前先检查鞋内有无异物或异常,不要赤脚或穿拖鞋走路,以防扎伤;平时可穿白色棉袜,用白色毛巾擦脚,以便及时发现足部小破溃,如有足部疾患应及时就医治疗。

6）提高老年患者自我足部护理的依从性，以少文字、大图片等方式反复强化教育，指导简单易行的足部护理方法；对居家患者进行电话随访与督促指导。

2. 饮食指导　按消渴病饮食要求，提倡适量膳食纤维、优质蛋白、植物脂肪，少食动物内脏、肥肉、蛋黄等高脂肪、高胆固醇之物，达到膳食均衡、食物热量合理分配。可基于中医食物性味及搭配要求，结合自身情况辨证施膳。

（1）气虚血瘀证：宜食山药等益气活血之品。

（2）阴虚血瘀证：宜食百合、银耳、黑木耳、黑芝麻等滋阴化瘀之品。

（3）寒凝血瘀证：宜食肉桂、茴香、花椒等温经通络之品。

（4）痰瘀阻络证：宜食山楂、陈皮、金橘等化痰活血之品。

（5）肝肾亏虚证：宜食枸杞子、甲鱼、老鸭、银耳等滋补肝肾之品。

（6）肢体萎软者，宜食山药、鱼肉、香菇等补中益气类之品。

（7）腰膝酸软者，适当食用枸杞、黑豆等固肾之品。

3. 情志调理　人的心理状态、精神情绪对保持健康、疾病发生、病情转归等发挥着重要作用。

（1）关心开导患者，鼓励表达内心感受，通过与患者、家属沟通了解其心理情志变化，引导积极向上的心态，以解除不必要的恐惧、焦躁和消极悲观情绪，增强战胜疾病的信心。

（2）组织形式多样、寓教于乐的病友活动、健康讲座等，开展同伴支持教育，介绍成功的病例，鼓励参与社会活动，以进一步增强治疗信心。

（3）可采用耳穴埋豆法、足底按压法、听舒缓的音乐等来改善心理症状，转移患者对疾病的注意力，积极配合治疗。

4. 功能锻炼　以适量、经常性和个体化为原则，做到量力而行、循序渐进、持之以恒，确保安全。

（1）根据自身情况选择合适的有氧运动，如打太极拳、八段锦、散步、游泳等。运动时随身携带糖果，不宜空腹运动；血糖<5.5 mmol/L 时，运动前需补充适量含糖食物如饼干、面包等。血糖>16.7 mmol/L，肢体痿软无力严重，合并糖尿病急性代谢并发症，或合并各种心、肾等器官严重慢性并发症者，暂不宜运动。

安全运动强度的简易计算法：运动后心率（次/分钟）＝170－年龄（次/分钟）。

（2）运动锻炼宜在饭后 1 小时左右进行。运动时间每次 30 分钟，以运动后周身发热、微微出汗、精神愉悦为宜，每周至少 150 分钟。

（3）肢体麻木者指导做主动活动，防止局部受压；肢体萎缩或无力者，协助正确的体位移动。使肢体处于功能位，防止足下垂，配合肌肉按摩，防止肌肉进一步萎缩。

（4）有糖尿病神经或血管病变，出现足部麻木、发凉等不适者，应注意足部保暖，每天做 5 分钟足部操，具体方法：①平卧，患肢伸直抬高 45°，足趾作背伸跖屈；②平卧，患肢伸直抬高 45°，踝关节作伸屈活动；③平卧，患侧靠床边，患肢伸直抬高 45°并维持 1～2 分钟，再垂于床边 1～2 分钟。

（5）气功疗法：可根据病情选择八段锦、六字诀、易筋经、五禽戏、丹田呼吸法等。

八段锦"两手攀足固腰肾"功法：松静站立，两足平开，与肩同宽。两臂平举自体侧缓缓抬起至头顶上方转掌心朝上，向上作托举。稍停顿，两腿绷直，以腰为轴，身体前俯，双手顺势攀足，稍作停顿，将身体缓缓直起，双手顺势起于头顶之上，两臂伸直，掌心向前，再自身体两侧缓缓下落于体侧。

【护理评价】

通过治疗和护理患者：

（1）易饥多食、口干不欲饮症状是否得到改善或控制，饮食营养能否满足，体重是否维持正常，能否叙述饮食控制的自我管理方法。

（2）肢体麻木、腿足挛急疼痛（夜间为甚）症状是否得到改善或缓解，能否叙述足部保护与护理的方法。

（3）五心烦热、失眠多梦、腰膝酸软、便秘是否得到改善或缓解，情绪是否稳定，对健康生活方式的依从性是否提高。

（4）血糖控制是否理想，有无低血糖、酮症酸中毒等其他并发症的发生。

学习效果评价·思考题

1. 何谓消渴病？何谓消渴病痹症？

2. 消渴、消渴痹症的证候特征是什么？

3. 消渴的病位在肺、脾（胃）、肾，试以肺燥、胃热、肾虚的辨证为要点，予以说明。

4. 消渴痹症的病位在肢体筋骨、肌肉、经脉，也责于五脏，试以阴虚、血瘀的辨证为要点说明之。

5. 消渴的肝胃郁热、胃肠实热、脾虚胃热、上热下寒、阴虚火旺、气阴两虚、阴阳两虚证如何辨证与施护？

6. 消渴痹症的气虚血瘀、阴虚血瘀、寒凝血瘀、痰瘀阻络、肝肾亏虚证如何辨证与施护？

（孙 青 周俭美）

第十二章　外科病证体系

学习目标

1. 学会应用外科各病证的定义和范围。
2. 学会应用中医临床思维方法,对外科各病症的病因病机、临床表现进行辨证分型。
3. 理解外科各病证的施护原则、预防及康复调养。
4. 识记外科各病证的症候施护要点和健康指导。
5. 识记中医特色护理技术在外科护理中的运用。

项目一　疮 疡 病 证

基础知识回顾

【疮疡的定义】

疮疡是指致病因素作用于人体之后引起的体表化脓性感染,包括疖、疔、痈、疽、丹毒、瘰疬等多种疾病。临床特点:在肿疡阶段以红、肿、热、痛为主,在溃疡阶段多以溃腐流脓和机体组织损伤为主要症状,可伴有功能障碍及全身中毒症状。

【疮疡的病因病机】

1. 外感六淫邪毒　蕴久化热所引起的疮疡,以"热毒"、"火毒"最为多见。

2. 内伤引起的疮疡　大多因虚致病,且多属于慢性,如肾虚络空,易为风寒痰浊侵袭而成流痰;肺肾阴亏,虚火上炎,灼津为痰而成瘰疬;七情内伤,可郁而化火,产生热毒,外发而为疮疡。

3. 恣食肥甘厚味、辛辣之品　导致脾胃损伤,湿热火毒内生而引起疮疡,如消渴病合并疖、有头疽等。

4. 疮疡邪毒炽盛时　可通过经络传导内攻或内陷脏腑,引起脏腑功能失调,而产生一系列全身症状。轻者发热、口渴、便秘、溲赤等,重者恶心呕吐、烦躁不安、神昏谵语、咳嗽痰血等,甚者危及生命。

任务一　疖

案例导入

李某,男,40 岁,建筑工人,2014 年 7 月 30 日初诊。无既往史,在工地工作时暴晒了 2 天,背部出现 2 个小疖肿,红肿间可见小脓肿,局部有疼痛,次日在原发灶周围出现 10 余个小脓肿,遂至我科就诊。检查:神清,体温 38.5℃,伴口渴,溲赤,便秘,舌质红,苔黄,脉数。

请问:该患者入院后床位护士应从哪些方面对患者进行评估？针对其小疖肿可给予哪些方面的护理干预措施？如何为该患者做好护理？

分析提示

患者近来因高温下户外工作,暴晒后感受暑湿热毒之邪,热毒蕴阻肌肤而成暑疖,体内热气不得外泄,湿热内郁而致发热、口渴、溲赤、便秘等症,舌质红,苔黄,脉数,证属热毒蕴结之证。患者入院后,护士应通过望、闻、问、切全面收集患者相关资料,综合现病史、既往史等进行评估,并开展辨证施护,做好病情观察和皮肤护理,重视情志、饮食调护及防温降暑,协助医生进行各项治疗。

因外感暑毒、热毒蕴结、体虚毒恋而致疖,病位在皮肤。其临床特点为局部皮肤色红、灼热、疼痛、突起根浅,肿势局限,范围较小,出脓即愈。单个毛囊及其皮脂腺或汗腺的急性化脓性炎症等,均可参照本证施护。

【常见证候与治疗原则】

1. 热毒蕴结证　好发于项后发际、背部、臀部。轻者疖肿只有 1～2 个,多者可散发全身,或簇集一处,或此愈彼起;伴发热、口渴、溲赤等;舌质红,苔黄,脉数。治拟清热解毒,方用五味消毒饮加减。

2. 暑热浸淫证　好发于夏秋季节,局部皮肤红肿结块、灼热疼痛,伴发热、口干、便干、溲赤等;舌苔薄腻,脉滑数。治拟清暑化湿解毒,方用清暑汤加减。

3. 体虚毒恋证　多见消渴病或脾胃虚弱者。疖肿可散发全身各处,疖肿较大,常伴低热、乏力、肢软,舌质红,苔薄黄,脉细数。治拟养阴清热解毒,方用仙方活命饮合增液汤或五神汤合参苓白术散。

【常见症状与证候施护】

1. 红肿热痛

(1) 卧床休息,避免劳累。戒烟、酒。避免穿化纤及毛织品,以减少摩擦、搔抓,避免强烈阳光直射患部皮肤。

(2) 观察局部肿痛大小、化脓情况,以及舌苔、脉象变化。切忌自行挤压或用针挑。

(3) 初期宜用消肿散结之品箍围消肿,脓成后可遵医嘱切开排脓,及时换药,保持创面干燥及引流通畅,观察局部病灶的肿势及脓水的量、色泽。

(4) 遵医嘱采用中药外敷、耳穴贴压(取枕、神门、肾上腺、皮质下等穴位)、穴位按摩(取合谷、内关、足三里等穴位)。

2. 溲赤便秘

(1) 评估二便的次数、量、性质,养成定时排便的习惯。

(2) 溲赤者,鼓励多饮水或清凉饮料,以泻热除邪;大便干结者,遵医嘱汤药中加生大黄,以泻热通腑。

(3) 腹部按摩:取平卧位,以肚脐为中心,顺时针方向按摩腹部。

(4) 遵医嘱穴位按摩(取胃俞、脾俞、关元、中脘、支沟、天枢等穴);耳穴贴压(取大肠、直肠、肺、便秘点等穴位)。

3. 发热

(1) 高热者,应卧床休息,汗出及时擦干并更换衣被。

(2) 鼓励多饮水或清凉饮料,如金银花露、绿豆米仁汤等以清热祛火。

(3) 根据医嘱可针灸大椎、曲池、合谷等穴,以清热泻毒降温。

【健康指导】

1. 生活起居

(1) 炎夏季节做好防暑降温,避免烈日暴晒,病室宜通风、凉爽。

(2) 注意个人卫生,修剪指甲,保持局部皮肤清洁,汗出及时更换衣服,衣服以宽松柔软。

(3) 避免挤压未成熟的疖肿,特别是口鼻危险三角区内的疖肿,以免脓毒弥散。

(4) 有糖尿病及体质虚弱者,应积极治疗原发病,以增强体质。

2. 饮食指导

(1) 热毒蕴结证:易进流质及半流质饮食,可多饮清凉饮料,如:金银花、鲜藿香、菊花、生甘草等煎汤代茶饮。可常食绿豆薏仁粥。

(2) 暑热浸淫证:夏季多吃西瓜等富含水分的水果及绿豆汤、冰镇百合银耳汤、金银花露、菊花露等清热解暑之品。

(3) 体虚毒恋证:忌油腻和辛辣食品。多饮用地骨皮露、西瓜汁。不可过食生冷之品,以防伤及脾胃。

3. 情志调理

(1) 关心、体贴患者,根据不同心理予以开导,让患者了解病情,做好心理疏导。

(2) 保持心情舒畅,避免精神紧张。

4. 运动处方　鼓励体虚者适当运动,如慢跑、打太极拳及气功等。

【护理评价】

通过治疗和护理患者:

(1) 患者是否了解致病因素。

(2) 局部或全身皮肤病灶的炎症反应是否减轻。

(3) 疖肿红肿热痛症状是否已得到改善或消失,有无出现新皮损。

（4）患者是否了解本病预后及避免再复发的有关常识。

任务二　痈

案例导入

李某,男,54 岁,工人,平素喜食油腻之品,一周前左手臂包块逐渐增大,患处肿胀感明显,伴疼痛、发热,最高体温达 39.0℃,遂来院就诊。患者神清,舌苔黄腻,脉洪数。

请问:该患者入院后床位护士应从哪些方面对患者进行评估? 针对其发热、疼痛可给予哪些方面的护理干预措施? 如何为该患者做好护理?

分析提示

患者由于平素过食油腻之品,脾胃运化失司,湿浊内生,化热化火,火毒结聚肌肤而成痈。李先生入院后,护士应通过望、闻、问、切全面收集患者相关资料,综合现病史、既往史等进行评估,开展辨证施护,做好病情观察和疾病护理的同时,重视膳食及皮肤护理,协助医生进行各项综合治疗。

痈多为风热毒邪侵袭、热毒结聚、气滞血瘀所致。以患病部位红肿热痛、光软无头、寒热口渴、易肿、易脓、易溃、易敛为主要表现。病位在肌肤。皮肤浅表脓肿、急性化脓性疾病、急性化脓性淋巴结炎等病可参照本证施护。

【常见证候与治疗原则】

1. 热毒蕴盛证　局部肿胀疼痛,皮肤焮红,肿块高突,触之痛甚,伴有恶寒、发热全身不适及疼痛等症状。舌苔黄腻,脉洪数。治拟清热解毒、行瘀活血,方用仙方活命饮。

2. 热盛肉腐证　局部肿块肿势高突,皮色发亮焮红,疼痛加剧,痛如鸡啄,肿块渐变软,按之有波动感,伴有全身发热、口干。舌红、苔黄腻、脉数。治拟合营清热、透脓托毒,方用仙方活命饮和五味消毒饮。

3. 气血两虚证　肿块僵硬不消或溃后脓虽尽,但周围肿硬生肌迟缓,舌质淡红、苔薄白、脉细数。治拟益气养血、托毒生肌,方用托里消毒散。

【常见症状与证候施护】

1. 红肿疼痛

（1）注意休息,避免劳累。

（2）唇痈患者可取头高卧位休息,给予流质,减少说话,严禁挤压。上肢痈者宜三角巾悬吊,下肢痈者宜抬高患肢,并减少活动。

（3）观察红赤肿胀部位的色质、肿痛,患部制动,防止炎症扩散。

（4）外敷膏药宜紧贴患部,箍围药宜保持一定的湿度,掺药宜散布均匀。红肿处禁用热敷,避免局部挤压,以免发生毒邪内陷。

(5) 遵医嘱予以中药泡洗(未溃期)、中药外敷、中药湿敷、中药熏洗、中药熏蒸、艾条灸(取曲池等穴)等。

2. 发热

(1) 高热时应多卧床休息,并多饮水,可用菊花、金银花等泡水代茶饮。

(2) 药物降温汗出多时,应及时擦干更换衣被,以防外感风寒加重病情。

(3) 遵医嘱穴位按摩,取大椎、合谷、曲池等穴位,按摩手法用泻法,以清热泻毒降温。

3. 便秘

(1) 遵医嘱用大黄冲服或番泻叶泡水,也可用金银花、菊花、甘草等泡茶饮。

(2) 按摩腹部以助排便,保持大便通畅。

4. 溃脓

(1) 予以切开排脓,注意引流通畅,记录脓液的色、质、量。

(2) 溃破伤口外敷药膏注意湿度,不宜过厚,以免局部皮肤汗泄不畅,不利透发而致毒邪旁窜。

(3) 敷料应及时更换,保持疮口周围皮肤清洁干燥,以免并发湿疹样皮炎。

【健康指导】

1. 生活起居

(1) 病室定期开窗通风,保持空气清新,温湿度适宜。

(2) 勤洗澡更衣,保持皮肤清洁,修剪指甲。

(3) 避免外伤,防止蚊虫叮咬及皮肤毛囊的感染。

(4) 气血两虚者注意保暖,避免感受外邪。积极治疗消渴病、营养不良及贫血等病证。

2. 饮食指导

(1) 热盛肉腐证:饮食忌辛辣刺激性之物,如辣椒、大蒜、洋葱、茴香、咖喱、烟酒等。饮食清淡易消化之品,可多饮清凉饮料,多食蔬菜、水果,高热患者给予半流质或流质。

(2) 热毒壅滞证:忌食鱼腥发物和肥厚油腻食物,如公鸡、鳗鱼、猪头肉、牛肉、动物内脏、奶油蛋黄等,宜清淡易消化之品,多食白菜、绿豆、黄瓜等解毒之品,多饮清凉饮料,高热患者给予半流质或流质。

(3) 气血两虚证:宜补益气血,可食乌鸡、阿胶、黄精、桂圆、红枣之物。可用当归、党参、地黄、山药、大枣、黑米等煮粥、炖肉,以补益正气,多食蔬菜、水果。

3. 情志调理

(1) 讲解本病相关知识,放松心情,积极配合治疗。

(2) 学会自我调适心理,控制情绪,以防气郁化火。

4. 运动处方　鼓励体虚者适当运动,如散步、慢跑、太极拳及八段锦等。

【护理评价】

通过治疗和护理患者:

（1）患者是否了解致病因素。

（2）局部或全身皮肤病灶的炎症反应是否减轻，是否继发感染或其他并发症。

（3）肿痛等不适是否已得到改善或消失。

（4）患者是否了解本病预后及避免再复发的有关常识。

任务三 丹 毒

案例导入

　　王某，男，35岁，职员，2014年1月7日初诊。既往有足癣病史两年，未予正规治疗，2天前出现右下肢红肿胀痛，皮温偏高，伴有畏寒、发热，体温最高39.0℃，遂来就诊。检查：神清，发热，舌红、苔黄腻，脉滑数。

　　请问：该患者入院后床位护士应从哪些方面对患者进行评估？针对其下肢肿痛和发热可给予哪些方面的护理干预措施？如何为该患者做好护理？

分析提示

　　王先生近来脚癣发作，皮肤黏膜破损，毒邪乘隙侵入蕴阻肌肤，不得外泄而致发病。入院后，护士应通过望、闻、问、切全面收集患者相关资料，综合现病史、既往史等进行评估，开展辨证施护，做好病情观察和疾病护理，重视皮肤和膳食护理，协助医生进行各项综合治疗。

　　丹毒是由于皮肤、黏膜破损，外受火毒与血热搏结，蕴阻肌肤，不得外泄所致，以患部突然皮肤鲜红成片、色如涂丹、灼热肿胀、迅速蔓延为主要特征的皮肤疾病。急性网状淋巴管炎等病可参照本证施护。

【常见证候与治疗原则】

1. 风热毒蕴证　好发于头面部，有头痛、口干渴、心烦急、恶寒、发热，皮肤鲜红灼热、肿胀疼痛，甚则发生水疱，眼胞肿胀难睁。局部皮肤红肿、发热，疼痛剧烈，边界清楚，尿赤短，便干燥。舌质红，苔薄黄，脉浮数。治拟疏风清热解毒，方用普济消毒饮加减。

2. 湿热毒蕴证　好发于下肢，局部红赤肿胀、灼热疼痛，亦可发生水疱、紫斑，甚至结毒化脓或皮肤坏死。舌质红，苔黄腻，脉洪数。治拟利湿清热解毒，方用五神汤合萆薢渗湿汤加减。

3. 胎火蕴毒证　发生于新生儿，多见于臀部，局部红肿灼热，伴壮热烦躁等，舌质红绛、苔薄，脉数。治拟凉血清热解毒，方用犀角地黄汤合黄连解毒汤加减。

【常见症状与证候施护】

1. 红赤肿胀

（1）卧床休息，避免劳累，多饮水。

（2）下肢丹毒,可抬高患肢;头面部丹毒,可适当抬高头部,减轻肿胀。

（3）观察红赤肿胀的部位、性质、程度及体温,若红肿斑片由四肢或头面向胸部蔓延时,及时告知医师,并配合处理。

（4）外敷中药时,观察局部皮肤有无破溃、红疹或瘙痒,避免局部挤压,防止炎症扩散。

（5）遵医嘱予以中药泡洗(未溃期)、中药外敷、中药湿敷、中药熏洗、中药熏蒸。

2. 疼痛

（1）观察疼痛的性质、部位、程度、持续时间。

（2）唇及峡部丹毒,应少讲话、少咀嚼,以减轻疼痛。

（3）遵医嘱予以穴位按摩(取合谷、内关、足三里等穴位)、耳穴贴压(取神门、脑、交感、枕、肾上腺、皮质下等穴位)、中药外敷、中药湿敷、中药溻渍等。

3. 发热

（1）监测体温等情况。寒战者注意保暖,加盖衣被。高热者遵医嘱采取相应的退热措施。

（2）鼓励患者多饮水,遵医嘱可选用清热解毒中药煎汤代茶频频饮服,如菊花、金银花等。

（3）出现壮热烦躁、神昏谵语、恶心呕吐时,及时通知医生并协助处理。

（4）遵医嘱采用穴位按摩,取大椎、合谷、曲池等穴位,按摩手法用泻法。高热患者遵医嘱给予针刺合谷、曲池等穴位。

4. 水疱

（1）发生水疱或血疱,充分暴露患处,防止感染。水疱直径＞3 cm者,遵医嘱抽吸疱液。

（2）嘱患者着宽松柔软的棉质内衣。保持局部皮肤清洁,忌用强刺激性沐浴品及热水烫洗局部皮肤,避免摩擦、搔抓及强烈阳光直接照射皮肤等。

（3）遵医嘱中药外敷。

【健康指导】

1. 生活起居

（1）急性期卧床休息,不宜多走、多站。

（2）注意隔离,洁具专用,忌用热水烫洗局部皮肤。

（3）修剪指甲,颜面部丹毒,应避免挖鼻、耳,抓挠皮肤等。

（4）保持大便通畅。避免呼吸道感染,积极治疗鼻炎、足癣等局部病灶。

2. 饮食指导

（1）风热毒蕴证:宜进少渣糊状食物,多食清凉饮料,以利清热解毒,忌发物。

（2）湿热毒蕴证:给予营养丰富、易消化的半流质,可食冬瓜海带汤以利湿去火,多食新鲜蔬菜、水果,忌油腻及辛辣、刺激性食物。

（3）胎火蕴毒证:饮食宜清淡,多食健脾、益肾之物,可以绿豆汤、芦根汤代茶饮。

3. 情志调理

（1）多与患者及其家属沟通,说明治疗方法,保持患者心情平静,配合治疗。

（2）对待焦虑、抑郁的患者，采用言语开导法及移情疗法，分散对疾病的注意力。

4. 运动处方　指导患者练习各种养生保健操，如放松操、打太极拳和八段锦等。

【护理评价】

通过治疗和护理患者：

（1）患者是否了解致病因素。

（2）局部或全身皮肤病灶的炎症反应是否减轻，有否继发感染或并发症发生。

（3）肿痛等不适是否已得到改善或消失。

（4）患者是否了解本病预后及避免再复发的有关常识。

学习效果评价·思考题 ······························

1. 何为疮疡病证？

2. 丹毒的证候特征是什么？

3. 痈、疖的常见症状及施护是什么？

4. 疮疡病证的健康教育内容是什么？

项目二　皮　肤　病　证

基础知识回顾

【皮肤的生理功能】

1. 皮肤的主要生理功能是保护、感觉、调节体温，以及分泌和排泄、吸收、代谢和免疫作用。

2. 皮肤病是指发生于人体皮肤、黏膜及皮肤附属器的疾病。

【皮肤与脏腑、气血、津液的关系】

1. 与脏腑的关系　肺主皮毛、主燥，肺经阴伤血燥，则皮毛粗糙，发生诸如狐尿刺等皮肤病。肺开窍于鼻，肺经血热，则生酒渣鼻、肺风粉刺。

2. 与气血的关系　气血内则五脏六腑，外则皮肤肌腠，人体各种功能活动，全赖于此。气血之间，血的生化及运行有赖于气的推动，气也有赖于血的滋养，气血相互依存，一旦气血失常，则易导致疾病的产生。

3. 与津液的关系　人体的津液具有滋润和濡养作用，津液布散于肌表，滋养肌肤毛发。若津液亏损，则见皮肤干燥、瘙痒、鳞屑、毛发枯槁、舌光红无苔或少苔；若津液的输布排泄障碍，则易致痰饮凝聚肌表而形成皮肤囊肿等病。

任务一　药　毒

案例导入

王某,女,25岁,2014年6月8日初诊。患者于1天前因上呼吸道感染输注阿奇霉素后出现全身散在红色斑疹,自觉瘙痒,并有轻微腹泻。曾至我院急诊,予抗过敏等对症治疗后,症情未缓解,全身仍有散在红色斑疹,伴发热,遂来就诊。检查:神清,斑疹色红稠密满布,瘙痒严重,无汗,恶寒,口干欲饮,大便干结,舌质红,苔白腻,脉浮数。

请问:该患者入院后床位护士应从哪些方面对患者进行评估?针对其瘙痒、疼痛、发热可给予哪些方面的护理干预措施?如何为该患者做好护理?

分析提示

该患者药疹之特点为疹出稠密,瘙痒甚剧,外可见恶寒、无汗、脉浮,内可见口干便秘、舌红苔腻,证属湿毒蕴肤、表里俱实之象。患者入院后,护士应通过望、闻、问、切全面收集患者相关资料,综合现病史、既往史等进行评估,开展辨证施护,做好病情观察和皮肤护理的同时,重视情志和膳食护理,协助医生进行各项综合治疗。

药毒是由湿热内蕴、禀赋不足、复加药毒入血、外泛于肌肤而成。病位在肌肤,以发病前有接触药物史,皮疹潮红、肿胀、作痒,伴发热、神疲、纳呆等为临床症候。药物性皮炎可参照本证施护。

【常见证候与治疗原则】

1. 湿毒蕴肤证　皮疹为红斑、丘疹、水疱,甚至有糜烂渗液,表皮剥脱,伴有灼热、烦躁、口干,自觉瘙痒,大便燥结或溏薄,小便黄赤。舌质红,苔薄白或黄,脉滑数。治拟清热利湿解毒,方用清热除湿汤。

2. 热毒入营证　皮疹鲜红或紫红,甚则紫斑、大疱、血疱;高热烦躁,神志不清,口唇干燥,口渴不欲饮,大便干,小便短赤。舌质红绛,苔少或镜面舌,脉洪数。治拟清营解毒,方用清营汤或犀角地黄汤加减。

3. 气阴两虚证　热毒后期,皮疹消退,低热,口渴,乏力,气短,大便干,尿黄,舌红、少苔,脉细数。治拟益气养阴清热,方用增液汤合益胃汤加减。

【常见症状与证候施护】

1. 皮疹潮红肿胀

(1) 停用一切可疑致敏药物,鼓励多饮水,促进致敏药物的排出。

(2) 观察疱疹的部位、性质、范围,有无渗出。

(3) 局部皮肤可用粉剂,以保持皮肤清洁、干燥,有糜烂或渗液不多时,用消毒棉签蘸炉甘石洗剂外涂;渗液较多时,在创面上用油纱布覆盖,保持创面干爽,防止感染。

（4）做好眼部、口腔及会阴护理。恢复期皮肤呈大片脱屑时勿撕扯皮屑。

（5）密切监护患者的生命体征、皮疹及局部渗出情况，监测水、电解质，以及肾功能和酸碱平衡变化，准确记录 24 h 出入量，尤其是尿量。

（6）遵医嘱中药外敷或每天用远红外线治疗仪照射皮肤两次，减少渗出。

2. 发热

（1）监测体温等情况。寒战者注意保暖，加盖衣被。高热者遵医嘱采取相应的退热措施。

（2）鼓励患者多饮水，遵医嘱可选用清热解毒中药煎汤代茶频频饮服，如菊花、金银花等。

（3）遵医嘱穴位按摩，取大椎、合谷、曲池等穴位，用泻法。

3. 疼痛

（1）观察疼痛的性质、部位、程度、持续时间。

（2）遵医嘱穴位按摩，取合谷、内关、足三里等穴位。

4. 皮肤瘙痒

（1）保持患者安静，及时修剪指甲，防止搔抓皮肤引起损伤。

（2）可遵医嘱给予薄荷炉甘石洗剂外擦止痒，切记勿用热水烫洗止痒。

（3）沐浴时不用碱性的肥皂及沐浴露，以免引起皮肤干燥而加重瘙痒。

【健康指导】

1. 生活起居

（1）采取保护性的隔离措施，病室每天紫外线消毒，定期开窗通风，保持空气新鲜。

（2）每天用消毒毛巾擦拭桌椅，使用专用拖把，防止交叉感染。

（3）严格限制探视人数，安排单独病室，保持环境清洁干燥。

2. 饮食指导

（1）湿毒蕴肤证：宜食清热利湿、富含维生素之品，如扁豆、赤小豆、绿豆、冬瓜、苦瓜、猕猴桃、鲜油菜叶、番茄等。忌辛辣、醇酒、煎炸、油腻等热性食物，鼓励多饮水及果汁。

（2）热毒入营证：选择高维生素、清淡易消化之品。鼓励患者多饮水，多食冬瓜、苦瓜、黄瓜等清热利尿之品。进食困难的患者，可给予鼻饲或静脉高营养。

（3）气阴两虚证：宜食高蛋白、高维生素之品，如绿叶蔬菜和瓜果及瘦肉、蛋类、奶制品等。忌食辛辣刺激、肥甘厚味之品，如羊肉、鲐鱼、香椿、虾、蟹、葱、蒜、辣椒等。

3. 情志调理

（1）告知患者及家属疾病的起因和病情的发展过程及转归，让其对治疗充满信心，消除顾虑，主动配合治疗和护理。

（2）焦虑、抑郁的患者，宜采用言语开导法及移情疗法。

【护理评价】

通过治疗和护理患者：

（1）患者是否了解引起药毒的药物名称。

（2）局部或全身皮肤病灶的炎症反应是否减轻。有否继发感染或并发症发生。

（3）瘙痒等不适是否已得到改善或消失。

（4）患者是否了解防范药毒发生的相关知识。

任务二 瘾 疹

案例导入

王某,女,56 岁,退休,2014 年 6 月 26 日初诊,因 1 天前吹风后出现全身瘙痒,随之出现大小不等的水肿性红斑、风团,半小时后皮损骤消,不留痕迹,夜晚上述症状再次出现,伴有胃脘胀满感,偶有恶心、呕吐,遂来就诊。查体:神清,舌质红,苔薄黄,脉浮数。

请问:该患者入院后床位护士应从哪些方面对患者进行评估? 针对其灼热瘙痒可给予哪些方面的护理干预措施? 如何为该患者做好护理?

分析提示

患者因先天体虚、卫表不固、风热之邪外袭、客于肌表,致使营卫失调而致瘾疹,舌红,苔薄黄,脉浮数,证属风热犯表证。入院后,护士应通过望、闻、问、切全面收集患者相关资料,综合现病史、既往史等进行评估,开展辨证施护,做好病情观察和疾病护理,重视皮肤和膳食护理,协助医生进行各项综合治疗。

瘾疹主要是因禀赋不耐、正气不足,加之饮食不慎、昆虫叮咬或七情内伤,复感风寒风热、血虚生燥等所致。病位在肌腠,与脏腑、气血密切相关。主要以皮肤上出现红色或苍白色风团、瘙痒、发无定处、骤起骤退、退后不留痕迹为临床特征。荨麻疹可参照本证施护。

【常见证候与治疗原则】

1. **风热犯表证** 多发于夏秋季,发病急骤,风团色红,灼热瘙痒,或伴恶寒、咽喉肿痛;遇热加重,得冷则减轻。舌质红,苔薄黄,脉浮数。治拟疏风清热,方用消风散或桑菊饮加减。

2. **风寒束表证** 多发于冬春季,风团色白或淡,遇冷或风吹则加剧,得热则减轻,口不渴。舌质淡胖,苔薄白,脉浮紧,迟或濡缓。治拟疏风散寒,方用桂枝汤或麻黄桂枝各半汤加减。

3. **胃肠湿热证** 风疹块发作时伴有脘腹疼痛、腹胀、大便秘结或便溏,神疲纳呆,瘙痒剧烈,甚至恶心、呕吐,舌红,苔黄腻,脉滑数。治拟通腑泄热、除湿止痒,方用茵陈蒿汤合防风通圣散加减。

4. **血虚风燥证** 风团色淡红,反复发作,迁延数月或数年,午后或夜间发作加剧,伴心烦易怒、手足心热、口干。舌质红少津,脉沉细。治拟养血祛风、润燥止痒,方用当归饮子加减。

【常见症状与证候施护】

1. 红色风团

(1)嘱患者卧床休息,风团处忌过度搔抓、热水烫洗和肥皂等碱性物刺激。

(2)注意观察皮疹的变化及腹痛的部位、程度、性质,有腹泻的注意观察大便的性质、颜色、量及次数。

(3)根据医嘱采用中药洗剂,可用中药(羌活、荆芥、防风、浮萍、苦参等)煎煮外洗。

2. 胃胀呕吐

(1)观察和记录呕吐物颜色、气味、性质、量、次数及伴随症状。

(3)遵医嘱采用穴位注射(以曲池为主穴,配合风池、合谷或足三里)、艾灸(取中脘、内关、足三里等穴位)。根据不同证型采用大椎、风门、肺俞、膈俞、脾俞、胃俞、曲池、神阙、血海、足三里等穴位拔罐,神阙穴用闪罐法。

3. 皮肤瘙痒

(1)评估瘙痒程度,观察皮肤有无抓痕、血痂、感染,是否影响睡眠等。

(2)宜选用干净柔软的纯棉衣服,保持皮肤清洁,选用温和、刺激性小的洗涤用品,水温适宜。

(3)遵医嘱可擦外用止痒水或使用含有抗生素与类固醇成分的止痒软膏、止痒药膏等。

(4)遵医嘱采用中药涂药、艾条灸法、耳穴压丸(取神门、皮质下、交感等穴位)或手指点穴(取三阴焦、太溪穴位)。

【健康指导】

1. 生活起居

(1)指导患者生活规律,起居有常,戒烟戒酒,避免外伤和滥用药物。

(2)避免接触过敏原、尘埃和烟煤,适当户外活动,增强抗病能力。

2. 饮食指导

(1)风热犯表证:宜食清咽利喉之品,如常饮三花茶(金银花、菊花、茉莉花),多食水果等。

(2)风寒束表证:忌冷水、冷风,多喝热茶或姜糖苏叶饮,常食白术苡仁粥等。

(3)胃肠湿热证:宜食清淡利湿食物及蔬菜,如莜麦、玉米、薏米、苦瓜、黄瓜及空心菜、金针菜、苋菜、莴苣、茭白等,常食赤小豆薏米饮等。

(4)血虚风燥证:多食新鲜蔬菜和水果,如莲子、柑橘、金橘等。宜进清补、平补之品,如:莲子、百合、绿豆、荞麦、梨、苹果、香蕉、冬瓜等。

3. 情志调理

(1)情志疏导,分散注意力,保持情绪稳定。

(2)多与患者沟通,可采用倾听、安慰患者的方法,避免精神紧张,配合治疗护理。

4. 运动疗法　根据自身情况适当参加慢跑、散步、舞蹈、太极拳及八段锦等活动,提高机体抗病能力。

【护理评价】

通过治疗和护理患者：

（1）患者是否了解病因及各种诱发因素。

（2）瘙痒等症状是否得到缓解或控制，能否叙述自我缓解的方法。

（3）急性症状是否得到及时准确地处理，有无继发感染。

（4）患者是否了解如何预防相关措施。

任务三 湿 疮

案例导入

患者黄某，男，53岁，私营业主，2014年5月6日初诊。无既往史，平时喜食麻辣烫、烧烤等食物。3天前出现双下肢散在粟粒大小的红色丘疹、水疱，水疱自溃后出现渗出，自觉瘙痒剧烈伴有灼热感，夜间加剧，搔抓、热水洗后皮损加重，遂来就诊。刻下神清，舌质红，苔薄，脉数。

请问：该患者入院后床位护士应从哪些方面对患者进行评估？针对其瘙痒可给予哪些方面的护理干预措施？如何为该患者做好护理？

分析提示

该患者平时喜食麻辣烫、烧烤等食物，饮食失节，伤及脾胃，脾失健运，致使湿热内蕴，阻于腠理，浸淫肌肤而发病。舌质红，苔薄，脉数，证属湿热浸淫证。患者入院后，护士应通过望、闻、问、切全面收集患者相关资料，综合现病史、既往史等进行评估，开展辨证施护，做好病情观察和皮肤护理，重视情志和膳食护理，协助医生进行各项综合治疗。

湿疮主要是因患者禀赋不耐，饮食失节，或过食腥荤发物等，风湿热蕴于肌肤而致。病位在肌肤，其临床表现具有对称性、渗出性、瘙痒性、多发性和复发性等特点。湿疹可参照本证辨证施护。

【常见证候与治疗原则】

1. 湿热浸淫证 发病急，皮损潮红灼热，丘疹及丘疱疹分布密集，瘙痒无休，抓破滋汁淋漓。伴身热、心烦、口渴、大便干、尿短赤。舌质红，苔薄或黄，脉滑或数。治拟清热利湿，方用龙胆泻肝汤合萆薢渗湿汤。

2. 脾虚湿蕴证 发病较缓，皮损潮红，瘙痒，抓后糜烂渗液，可见鳞屑；伴纳少神疲，腹胀便溏。舌淡胖，苔白或腻，脉弦缓。治拟健脾利湿，方用除湿胃苓汤或参苓白术散。

3. 血虚风燥证 反复发作，病程较长，皮损色暗或色素沉着，剧烈瘙痒，或皮损粗糙肥厚、苔藓样变、血痂、脱屑。伴口干不欲饮、头晕乏力、腹胀。舌淡苔白,脉弦细。治拟养血润肤、祛风止痒,方用当归饮子或四物消风饮。

【常见症状与证候施护】

1. 皮损红斑

(1) 观察皮疹部位、颜色、形状、有无出血点及同形反应。如突然出现全身弥漫性潮红,并伴有高热等症状或皮肤痛痒剧烈时,立即报告医生。

(2) 禁用热水烫洗皮肤,忌用肥皂等刺激物洗患处。避免搔抓。

(3) 遵医嘱采用中药涂药或中药湿敷。

2. 皮肤瘙痒

(1) 评估瘙痒程度,观察皮肤有无抓痕、血痂、感染,是否影响睡眠等。

(2) 宜选用干净柔软的纯棉衣服,保持皮肤清洁。

(3) 选用温和、刺激性小的洗涤用品,忌热水烫洗止痒和碱性的肥皂及沐浴露。

(4) 遵医嘱中药涂药、艾条灸法耳穴压(取神门、皮质下、交感等穴位)、手指点穴(取三阴焦、太溪穴)。

3. 水疱

(1) 水疱直径>3 cm者,遵医嘱抽吸疱液。

(2) 保持局部皮肤清洁,忌用强刺激性沐浴品及热水烫洗局部皮肤,避免摩擦、搔抓及强烈阳光直接照射皮肤等。

(3) 遵医嘱中药外敷。

【健康指导】

1. 生活起居

(1) 温湿度适宜。

(2) 劳逸结合勿劳累。穿棉质衣服。

(3) 保持皮肤清洁,清洗患处时,动作轻柔,不要强行剥离皮屑,以免造成局部感染,避免搔抓皮肤。

(4) 禁用热水及肥皂水烫洗。不可滥用止痒和刺激性的外用物。

2. 饮食指导

(1) 湿热浸淫证:饮食宜清热利湿之品,如冬瓜、黄瓜、莴笋、绿豆汤。

(2) 脾虚湿蕴证:饮食宜进健脾利湿之品,如山药、百合、苦瓜、芹菜等。

(3) 血虚风燥证:宜食黑芝麻、青菜、芹菜、胡萝卜等之品,常饮沙参麦冬饮等以养血祛风止痒。

3. 情志调理　勤与患者沟通,避免急躁、忌怒,心情舒畅,保持良好情绪,使其配合治疗。

4. 运动疗法　根据自身情况适当进行身体锻炼,提高机体抗病能力。年轻人宜慢跑、舞蹈;老年人宜打太极拳、八段锦。

【护理评价】

通过治疗和护理患者:

（1）患者是否了解致病因素。

（2）局部或全身皮肤病灶的炎症反应是否减轻。有否继发感染或并发症发生。

（3）瘙痒等症状是否得到缓解，有否损伤皮肤，能否叙述自我缓解瘙痒的方法。

（4）患者是否了解如何保护皮肤及避免复发的有关常识。

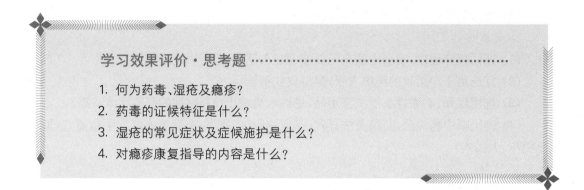

学习效果评价·思考题 ……………………………………………

1. 何为药毒、湿疮及瘾疹？
2. 药毒的证候特征是什么？
3. 湿疮的常见症状及症候施护是什么？
4. 对瘾疹康复指导的内容是什么？

项目三　乳房病证

基础知识回顾

【乳房的生理功能】

乳房位于胸前的第 2 肋骨和第 6 肋骨水平之间，分乳房、乳晕、乳头及乳络。

乳房的主要生理功能是孕育后分泌乳汁而哺乳。

【乳房与脏腑经络的关系】

1. 与肝的关系　人体经络中，乳头在足厥阴肝经上，中医认为肝又主疏泄，能调节乳汁的分泌，如果情绪抑郁，则肝气不舒，引起气滞，发生壅滞，继而结为肿块，日久郁积化热成脓。

2. 与脾胃的关系　乳房在人体经络中属足阳明胃经，中医认为乳汁与血同源，而血又是由食物运化产生的，产妇如果过多进食油腻、高脂肪、高蛋白的食物而脾胃运化无力，会使胃部积热，导致气血凝滞，继而妨碍乳汁流通，产生乳痈。

3. 与经络的关系　在《黄帝内经》中就有关于乳房与经络关系的记载，如："足阳明胃经，行贯乳中；足太阴脾经，络胃上膈，布于胸中；足厥阴肝经上膈，布胸胁绕乳头而行；足少阴肾经，上贯肝膈而与乳联；冲任二脉起于胸中，任脉循腹里，上关元至胸中；冲脉挟脐上行，至胸中而散"。乳房为诸络之余，首先犯之，故成乳疾。

任务一 乳 痈

案例导入

刘某,女,29岁,文员,2014年7月7日初诊。主诉:产后2个月,两侧乳房结块伴胀痛2天。产后哺乳中,乳汁足量,婴儿未能饮之,2天前出现两侧乳房外上象限结节,伴胀痛、皮肤红肿明显,全身酸痛感,自行热敷按摩后未见好转,伴发热,最高体温38.6℃,左乳肿痛,乳汁排出不畅,左乳外下象限可及约18 cm×15 cm肿块,触痛明显,波动感(＋),食欲欠佳,夜寐欠佳,二便调。双乳B超提示:左乳外下可见大片低回声区,脓肿形成,遂来就诊。刻下神清,舌红,苔黄,少津,脉细数。

请问:该患者入院后床位护士应从哪些方面对患者进行评估? 针对其乳房胀痛及发热等可给予哪些方面的护理干预措施? 如何为该患者做好护理?

分析提示

患者由于乳汁足量,婴儿未能饮之,导致乳汁郁积、乳络不通、乳汁排出不畅而气血瘀滞,久郁发热,热毒壅盛致病。舌红,苔黄,少津,脉细数,证属热毒炽盛证。患者入院后,护士应通过望、闻、问、切全面收集患者相关资料,综合现病史、既往史等进行评估,开展辨证施护,做好病情观察和疾病护理,重视情志、膳食及乳房皮肤护理,协助医生进行各项综合治疗。

乳痈多因乳头破碎、风邪外袭,或乳汁淤积、乳络阻滞、郁久化热而成。以乳房部结块肿胀疼痛、溃后脓出稠厚为特征。常发生于哺乳期妇女,尤以尚未满月的初产妇多见。急性乳腺炎等,可参考本证施护。

【常见证候与治疗原则】

1. 气滞热壅证 乳房部肿胀疼痛,肿块或有或无,皮色不变或微红,乳汁排泄不畅。伴恶寒发热、头痛骨楚、口渴、便秘,舌淡红或红,苔薄黄,脉浮数或弦数。治拟疏肝清胃、通乳消肿,方用瓜蒌牛蒡汤加减。

2. 热毒炽盛证 肿块逐渐增大,皮肤猩红,灼热,疼痛如鸡啄,肿块中央渐软,有应指感;可伴壮热,口渴饮冷,面红目赤,烦躁不宁,大便秘结,小便短赤;舌红,苔黄干,脉数或滑数。治拟清热解毒、托毒透脓,方用透脓散加味。

3. 正虚毒恋证 溃破后乳房肿痛减轻,但疮口脓水不断,脓汁清稀,愈合缓慢,或乳汁从疮口溢出形成乳漏;面色少华,全身乏力,头晕目眩,或低热不退,食欲不振;舌淡,苔薄,脉弱无力。治拟益气和营托毒,方用托里消毒散加减。

【常见症状与证候施护】

1. 皮肤发红

(1) 停止哺乳,告知患者穿宽松的胸罩,避免乳房受压。

（2）根据医嘱采用中药外敷、热敷或中药熏洗疗法。

2. 乳房胀痛

（1）观察患乳肿胀范围、皮肤色泽、温度和局部红、肿、热、痛的症状及皮肤的完整性。

（2）乳痛初期，局部疼痛明显者，根据医嘱采取冷热疗、排空乳汁或局部给予消肿止痛的中草药外敷。疼痛严重时，可根据医嘱予以中药回乳。

（3）脓肿形成时，在波动感和脓腔的低垂位及时切开排脓，保证引流通畅，观察引流液的色、质、量。

（4）减少患部活动，可用三角巾或胸罩托起患乳，避免牵拉痛。

3. 寒战发热

（1）畏寒者注意保暖避风。全身症状明显者，宜卧床休息。

（2）高热者，保持口腔清洁，做好皮肤护理，汗出及时更换衣被，以免外感风邪。

（3）严密观察神志、体温、呼吸等病情变化。

【健康指导】

1. 生活起居

（1）病室安静、整洁、空气清新，温湿度适宜。

（2）按时哺乳，及时用吸乳器吸尽多余乳汁。

（3）保持乳头清洁，如有乳头皲裂、擦伤应及时治疗。

（4）若乳房切开排脓，取半卧位或患侧卧位，以利脓液排出。

2. 饮食指导

（1）气滞热壅证：可选用蒲公英薄荷饮，以加强理气清热、通乳消肿之功。

（2）热毒炽盛证：鼓励多饮水，高热者宜食绿豆粥、大枣，以及蔬菜、水果等健脾益气之品。

（3）正虚毒恋证：多食高营养、易消化之品，如黑鱼山药汤、黄芪粥、当归牛肉汤等补益气血。

3. 情志调理

（1）及时与患者沟通，告知疾病的病因和预后，做好心理疏导，使患者积极配合治疗。

（2）保持情志舒畅，切忌发怒、抑郁、悲伤等，以免肝气郁结影响泌乳和排乳。

4. 运动疗法　指导患者进行乳房按摩，从上至下顺腺管方向按摩，也可按摩两肋肝经、两腿前侧胃经、两臂外侧三焦经部位，以畅通经络，预防乳腺炎。

【护理评价】

通过治疗和护理患者：

（1）乳痛全身症状是否控制。

（2）积乳是否有效排出，切口引流是否通畅。肿块是否消散，疮口是否愈合。

（3）体温是否恢复正常，产妇是否有产褥热。

（4）疼痛是否得到缓解或控制，能否叙述自我缓解疼痛的方法。

（5）是否了解哺乳期卫生保健知识及乳痛防范措施。

任务二　乳　癖

案例导入

患者,刘某,女,34 岁。2014 年 5 月 22 日初诊,2 年前双侧乳房胀痛,经前尤甚,月经周期及经期正常,但经色暗,喜生闷气,失眠多梦,纳食、二便正常。曾就诊外院治疗,效果欠缺,遂来就诊。刻下神清,舌质红,苔薄黄,脉弦细。

请问:该患者入院后床位护士应从哪些方面对患者进行评估? 针对其乳房胀痛等不适,可给予哪些方面的护理干预措施? 如何为该患者做好辨证施护?

分析提示

患者平时喜生闷气,而致肝气郁结痰凝、气机阻滞,阻于乳络而成癖。舌质红,苔薄黄,脉弦细,证属肝郁痰凝证。患者入院后,护士应通过望、闻、问、切全面收集患者相关资料,综合现病史、既往史等进行评估,开展辨证施护,做好病情观察和疾病护理,重视情志护理,协助医生进行各项综合治疗及康复指导。

乳癖是由情志内伤、冲任失调、痰瘀凝结而成。临床上以乳房胀痛及乳房肿块为主要表现,病位在乳房,与月经周期相关。乳腺增生病可参照本证施护。

【常见证候与治疗原则】

1. 肝郁痰凝证　多见于青壮年妇女。乳房胀痛或刺痛,乳房肿块随喜怒消长。伴胸闷胁胀,善郁易怒,失眠多梦。舌质淡红,苔薄白,脉弦和细涩。治拟疏肝解郁、化痰散结,方用逍遥蒌贝散加减。

2. 冲任失调证　多见于中年妇女。乳房肿块或胀痛,经前加重,经后缓减;伴腰酸乏力、神疲倦怠、头晕,月经先后失调,量少色淡,甚或经闭。舌质淡,苔白,脉沉细。治拟调摄冲任,方用加味二仙汤加减。

【常见症状与证候施护】

1. 乳房胀痛

(1) 乳房疼痛者,可用胸罩托起,以减轻疼痛。

(2) 根据医嘱可采用穴位贴敷,采用磁贴,选取膻中、乳根、期门及乳房局部阿是穴等穴;耳穴贴压王不留行子或磁珠,选取内分泌、胸椎、肝、皮质下、子宫等耳穴。

2. 乳房肿块

(1) 根据医嘱采用中药离子导入、温和灸,选取乳中、足三里等穴位。

(2) 推拿疗法:常选用内关、公孙、三阴交、阴陵泉、足三里、膻中、乳根、手三里、背俞穴、太溪和阿是穴等穴位,可用揉法、点法、按法、提拿法、按揉法、振腹法等手法治疗。

3. 月经异常

（1）观察月经周期、量、色、质等。经量多或腹痛时，应卧床休息，避免剧烈活动，以防晕厥。

（2）注意经期卫生及保健，不浸渍冷水，不宜盆浴、坐浴，保持外阴清洁干燥。

（3）根据医嘱采用针灸疗法，虚证用补法，实证用泻法。经期伴小腹胀痛者，可用暖水袋温熨。或用王不留行子行耳穴贴压，选子宫、肝、脾和肾等耳穴。

【健康指导】

1. 生活起居

（1）生活规律，起居有常，劳逸结合，适当参加体育运动。

（2）适时婚育，提倡母乳喂养。

（3）家庭和睦，夫妻生活和谐。

（4）慎用含雌激素的保健品及美容护肤品。

（5）重视乳房疾病普查与自我检查。

2. 饮食指导

（1）肝郁痰凝证：宜多食浮小麦、酸枣、百合、莲子等；平时多吃九制陈皮或佛手片等疏肝理气之品。

（2）冲任失调证：宜食红枣、桂圆等温补气血的食物，忌食生冷、酸类食物，可常饮天合红枣茶。

3. 情志调理

（1）鼓励患者倾诉内心不适，解除心理压力，保持心情舒畅，以调畅情志、疏通经脉，有助于减少乳癖的发生。

（2）鼓励病友间多沟通，交流疾病防治经验，提高认识，增强治疗信心。

【护理评价】

通过治疗和护理患者：

（1）乳癖症状是否控制。

（2）患者是否了解癌变的相关知识。

（3）患者能否叙述定期自我乳房检查的方法，是否知道定期门诊复查。

（4）患者情绪是否稳定，是否配合治疗及护理。

（5）是否了解卫生保健，康复防范措施。

学习效果评价·思考题

1. 何谓乳痈、乳癖？
2. 乳痈、乳癖的证候特征是什么？
3. 简述自我乳房检查的方法。
4. 乳癖、乳痈的证候施护如何？

项目四 肛 肠 病 证

基础知识回顾

【肛肠的生理功能】

肛门与直肠的主要生理功能有排便、吸收水分和部分药物。正常情况下,当储存于乙状结肠的粪便经肠蠕动下行到直肠内时,使直肠下端膨胀产生便意,同时外括约肌松弛,肛提肌收缩使粪便排出。

肛肠疾病是指与肛门、直肠、结肠有关的疾病。

【肛肠病证的病因病机】

(1)风性善行而数变,风热为患,损伤肠络,血不循经而外溢向下,故引起便血,其色泽较鲜红,下血较急或呈喷射状。

(2)湿与热结,蕴于肛门,经络阻塞,气血凝滞,热胜肉腐,易形成肛痈。湿热注于大肠,气血凝滞,易发为直肠息肉,本有痔疮,复感湿热之邪,可引起痔核肿痛。

(3)热结肠燥则大便秘结,大便努挣,则肛门撕裂,导致肛裂。热盛迫血妄行,则便血,或发生血栓外痔。热与湿结,蕴于肛门导致肛痈。

(4)因过食辛辣、炙博之品,燥热内生,耗伤津液,肠失濡润,则大便秘结,便时努挣,则易擦破痔核或肛门引起内痔出血或肛裂出血和复发。

(5)气虚则行血无力、气血瘀滞,加之便时久蹲,则气血更加瘀滞不行,经脉横解,发为内外痔。

(6)血虚则生燥,燥邪内生,肠失潘润则便秘。血虚则新肉难生,故肛瘘久不愈合,或术后伤口新肉生长缓慢。

任务一 混 合 痔

案例导入

瞿某,男,38 岁,职员,2014 年 6 月 26 日初诊。患者 8 年前无明显诱因下出现便后肛门块物脱出,难以自行回纳,伴便血,量多色鲜红,无腹胀腹痛,自用药后症状稍缓解,但反复发作,遂来就诊。刻下神清,无发热,大便日行 1 次,质软,小便正常,纳可寐安。舌质红,苔薄黄,脉滑。

请问:该患者入院后床位护士应从哪些方面对患者进行评估? 针对其症状,应该怎样进行辨证施护及调摄?

分析提示

　　患者便后肛门块物脱出伴便血,此系患者劳累过度,饮食不节,脾失健运,湿热内生,气血瘀滞,冲突为痔,热盛迫血妄行,下溢肛门则成便血,舌质红,苔薄黄,脉滑,证属湿热下注之证。患者入院后,护士应通过望、闻、问、切全面收集患者相关资料,综合现病史、既往史等进行评估,开展辨证施护,做好病情观察和疾病护理,重视起居、饮食、情志的调摄,协助医生进行各项综合治疗。

　　因阴阳失调、脏腑气血虚损,再加湿、热、风、燥等邪之作用和情志内伤、饮食起居等影响,导致内、外痔静脉丛曲张而引发混合痔。以便血、肛门有肿物、坠胀、异物感或疼痛为主要临床表现。

【常见证候与治疗原则】

　　1. 风伤肠络证　　大便滴血、射血或带血,血色鲜红,大便干结,肛门瘙痒,口干咽燥。舌红,苔黄,脉浮数。治拟清热凉血祛风,方用凉血地黄汤或槐角丸加减。

　　2. 湿热下注证　　便血色鲜红,量较多。肛门肿物外脱、肿胀、灼热疼痛或有滋水。便干或溏,小便短赤。舌质红,苔黄腻,脉浮数。治拟清热利湿止血,方用止痛如神汤加减。

　　3. 气滞血瘀证　　肿物脱出肛外、水肿,内有血栓形成,或有嵌顿,表面紫暗、糜烂、渗液,疼痛剧烈,触痛明显,肛管紧缩,大便秘结,小便不利。舌质紫暗或有瘀斑,脉弦或涩。治拟理气活血化瘀,方用活血化瘀汤加减。

　　4. 脾虚气陷证　　肿物脱出肛外,不易复位,肛门坠胀,排便乏力,便血色淡。面色少华,头晕神疲,食少乏力,少气懒言。舌淡胖,苔薄白,脉细弱。治拟健脾益气,方用补中益气汤加减。

【常见症状与证候施护】

　　1. 肛门疼痛

　　(1) 观察疼痛部位、性质、强度、伴随症状和持续时间。

　　(2) 协助患者取舒适体位。发作期要侧卧休息。保持肛门及会阴清洁。

　　(3) 根据医嘱采用中药敷药法,消痔膏外敷患处,以清热消肿止痛。同时配合针灸治疗(取次髎、长强、承山、二白、会阳等穴位)。

　　(4) 排便时如有痔核脱出,应及时还纳。回纳后嘱患者卧床休息,不做剧烈运动。

　　(5) 指导患者采用放松疗法,如缓慢呼吸、全身肌肉放松、听舒缓的音乐。

　　2. 便秘

　　(1) 采用中药制剂如消肿合剂、润肠通便合剂口服对症治疗,同时观察排便的频次。

　　(2) 进食富含纤维素的食物和足够的水分,忌辛辣刺激,保持排便通畅。便秘者大便干结时,指导患者每天清晨空腹时喝一杯淡盐水(高血压病、水肿患者除外),以清肠泻火。

（3）遵医嘱采用中药保留灌肠、穴位按摩（取天枢、胃俞、足三里、中脘、支沟等穴位）、艾灸（取气海、三阴交、足三里等穴位）、耳穴贴压（取直肠、大肠、脾、胃、皮质下等穴位）或刮痧。

3. 便血

（1）观察出血的色、质、量及伴随症状。若出现面色苍白、脉搏加快、血压下降、头晕、心慌等，及时报告医师，协助处理。

（2）注意肛周卫生，根据医嘱采用白头翁、金银花、五倍子、桑寄生、艾叶等中药熏洗坐浴。

（3）减少增加腹压的姿态，如下蹲、屏气。忌久坐、久立、久行和劳累过度。

（4）养成定时大便的习惯，大便以成型软便为佳，忌排便努挣。

（5）遵医嘱给予中药熏洗。

4. 肿物脱出

（1）观察脱出物的大小、颜色，以及痔核表面有无糜烂、分泌物和坏死等。

（2）急性发作期宜采取侧卧位休息。

（3）出现痔核轻微脱出时，指导患者手指涂抹润滑油，轻轻将其回纳，回纳后平卧休息 20 分钟；如发生嵌顿或突发血栓外痔，及时报告医生，协助处理。

（4）遵医嘱中药熏洗或中药外敷。

5. 肛周瘙痒

（1）指导患者穿宽松清洁内衣，如有污染及时更换。

（2）指导患者保持局部皮肤清洁干燥，勿抓挠瘙痒部位。

（3）遵医嘱中药熏洗及中药外敷。

6. 围手术期护理

（1）术后当日注意出血和小便情况，活动出血应及时通知医生并协助处理。

（2）观察伤口情况，术后 1 周，应注意肛门功能情况，注意有无肛门狭窄。

（3）术后排尿困难者，遵医嘱艾灸，取关元、气海、中极等穴位，或遵医嘱穴位按摩，取中极、气海、三阴交、足三里、阴陵泉等穴位。

（4）首次排便后，遵医嘱中药熏洗及中药外敷，也可选用肛肠综合治疗仪、超声雾化熏洗仪、熏蒸床（坐式）和智能肛周熏洗仪。

【健康指导】

1. 生活起居

（1）注意休息，忌久坐、久立或久蹲，最好选用软坐垫。

（2）勿负重远行，防止过度劳倦，进行适当锻炼。

（3）软化大便，保持大便通畅，切勿努挣。保持肛门清洁，坚持每晚热水或中药液坐浴。

（4）避免肛门局部刺激，便纸宜柔软，不穿紧身裤和粗糙材质的内裤。

2. 饮食指导

（1）风伤肠络证：饮食宜清热凉血润肠，可选用豆浆、红萝卜菊花茶、芝麻糊等。鼓励患者多饮水,每天晨起空腹喝淡盐水适量,平时用凉开水冲蜂蜜。

(2)湿热下注证:饮食宜清热化湿止血,多饮水及清凉饮料,忌食辛辣燥热海腥发物,如辣椒、大蒜、胡椒等。可用大黄、番泻叶泡水代茶。常食拌马齿苋,亦可饮用冬瓜荷叶汤、苦瓜瘦肉汤。

(3)气滞血瘀证:饮食宜清热利湿、活血理气之品,如雪梨、苦瓜、番茄、松仁、核桃仁等。忌辛辣刺激之品,如辣椒、虾、蟹等。

(4)脾虚气陷证:饮食宜健脾补中益气,可多吃养血益气之品,如鱼、猪瘦肉、牛奶、泥鳅、大枣、海参、鸡肉等。常食党参无花果猪瘦肉汤。

3. 情志调理

(1)注意调畅情志,保持情绪稳定,静心调养。

(2)平时多向患者讲解紧张、恐惧、激动、思虑对病情的不良影响,指导患者掌握自我排解不良情绪的方法。

4. 运动疗法

(1)腹式呼吸:取仰卧位,全身尽量放松,双手重叠于小腹上,做腹式深呼吸,呼气时腹部鼓起,吸气时腹部凹陷,重复 10～20 次。

(2)提肛运动:站立,全身放松,臀部及大腿用力夹紧,吸气,舌顶上腭,同时肛门向上提起,收紧,然后呼气,全身放松。每天早晚各做 10 次以锻炼肛门括约肌,起到提升中气的作用,促进局部血液循环,防止痔疮复发。

(3)两腿蹬踏:卧位,两条腿轮流屈伸,模仿踏自行车动作,先慢后快,每次做 2～3 分钟后,再举两腿由内向外划圆圈 10 次左右。

【护理评价】

通过治疗和护理患者:

(1)便秘、便血及疼痛等症状是否得到缓解或控制,能否叙述自我缓解的方法。

(2)患者症状是否消失,痔核是否消失或全部萎缩有效。

(3)术后并发症是否能得到预防或及时发现处理。

(4)患者是否了解痔的相关预防保健常识。

(5)患者是否掌握加强肛门括约肌锻炼方法,如提肛运动及两腿蹬踏等。

任务二 肛　瘘

案例导入

吴某,男,54 岁,教师,2014 年 6 月 25 日初诊。既往有阑尾炎行阑尾切除术史,患者半月前无明显诱因下出现肛门旁肿痛,未经正规治疗,自行溃破流脓血,之后肿痛流脓反复发作,遂来就诊。刻下神清,肛旁肿痛,流脓血,无发热、恶寒,大小便调,纳可寐安。舌质红,苔薄黄,脉滑。

请问:该患者入院后床位护士应从哪些方面对患者进行评估？针对其症状及体征如何进行辨证施护？同时可给予哪些方面的护理干预措施和健康指导？

分析提示

患者因劳累过度,饮食不节,损伤脾胃,脾失健运,湿热内生,下迫肛门,气血瘀滞不通,故肛旁肿痛,血败肉腐,脓出成漏,故反复肛旁流脓。舌质红,苔薄黄,脉滑,证属湿热下注之证。患者入院后,护士应通过望、闻、问、切全面收集患者相关资料,综合现病史、既往史等进行评估,开展辨证施护,做好病情观察和疾病护理,重视情志、饮食和肛周皮肤的护理,协助医生进行各项综合治疗及康复指导。

因肛痈溃后久不收口,湿热余毒未尽;或痨虫内侵,脾、肺、肾三脏亏损;或因肛裂损伤日久染毒而致肛瘘。以局部反复流出脓水或粪汁,伴疼痛、瘙痒为主要临床表现。

【常见证候与治疗原则】

1. 湿热下注证　肛周经常流脓,色黄质稠,肛门胀痛,局部灼热,肛固有溃口,按之有条索状通向肛内。口干口苦,舌质红,苔黄腻,脉弦滑。治拟清热利湿,方用二妙丸或萆薢渗湿汤加减。

2. 正虚邪恋证　肛周反复流稀薄脓水不愈,肛周溃口隐痛、凹陷,局部常五条索状硬物扪及。潮热盗汗,心烦口干,舌质红,少苔,脉细数。治拟养阴清热,方用托里消毒饮加减。

3. 阴液亏虚型　临床表现为瘘管外口凹陷,周围皮肤颜色晦暗,脓水清稀,按之索状物通向肛门内。可伴有潮热盗汗,心烦不寐,口干,食欲不振、舌质红,少苔,脉细数无力。治拟养阴托毒,方用青蒿鳖甲汤加减。

【常见症状与证候施护】

1. 肛周流脓

(1) 嘱患者在便后及换药前需温水坐浴,以防瘘口感染。

(2) 保持肛门清洁,便后及时中药坐浴或熏洗。

(3) 必要时根据医嘱进行手术治疗。

2. 肛周疼痛

(1) 热情安慰患者,多与患者交流,放松情绪,缓解疼痛。

(2) 采取分散患者注意力的方法,协助患者取舒适卧位。

(3) 对疼痛剧烈者,可遵医嘱予以止痛。

3. 肛周瘙痒

(1) 修剪指甲。

(2) 避免久站、久坐、久蹲,勿穿紧身内裤。

(3) 养成每日定时排便好习惯,便后及时中药坐浴或熏洗。

4. 术后护理

(1) 术后根据创面情况控制排便 48 小时,在每次排便后,根据医嘱予以熏洗坐浴。

(2) 定时换药,保持创面清洁。

(3) 根据病情及临床实际,可选用肛肠综合治疗仪、智能肛周熏洗仪等。

【健康指导】

1. 生活起居

(1) 病室宜安静,避免嘈杂。

(2) 起居有常,劳逸结合,具有良好的卫生习惯,保持肛门清洁。

(3) 保持大便规律、通畅,防止腹泻或便秘,以减少粪便对肛瘘内口的刺激。

(4) 积极治疗肛痈,以防止肛瘘。

2. 饮食指导

(1) 湿热内蕴型:可选食健脾清热利湿之品,如双花粥、蒲公英粥、清炖香蕉、绿豆粥、芦根、野菊花等煎汤代茶饮,有通利湿热之功效。

(2) 正虚邪恋型:平时可常饮黄芪红枣汤,脾胃虚弱者不宜多食滋补油腻之品,可食牛奶、山药、香菇等平补类食物以育阴和中。

(3) 阴液亏虚型:宜食清热养阴生津之品,如银耳、莲子、百合粥、桂圆、红枣粥、甲鱼汤等。

3. 情志调理

(1) 对患者进行疾病宣教,介绍本病知识,鼓励患者增强战胜疾病信心,使之配合治疗。

(2) 保持心情舒畅,避免急躁、恼怒。

4. 运动疗法

(1) 指导患者行提肛运动每天 3~5 次,吸气时提肛呼气时放松肛门如此反复 5~10 次,可增加肛门括约肌的收缩功能。

(2) 指导练习提肛消痔功治疗痔疮,以增强盆腔肌肉的力量,改善肛周血液循环,抵抗痔静脉扩张充血。

【护理评价】

通过治疗和护理患者:

(1) 瘙痒、疼痛不适的程度是否减轻。

(2) 肛瘘瘘管是否消失,肿痛流脓症状是否消失,手术创口是否基本愈合,排便功能是否恢复正常。

(3) 并发症是否得到预防或及时发现处理。

(4) 患者是否了解防痔的相关知识,如腹部按摩方法及提肛运动。

任务三 肛 痛

案例导入

耿某,男,45 岁,干部,2014 年 1 月 1 日初诊。患者 3 天前无明显诱因下出现肛门旁肿痛,无发热、恶寒,当时未予重视而未行诊治,现因肿痛加剧,难以忍受,遂来就诊。刻下神清,肛门旁肿痛,无发热,二便调,纳寐安,舌质红,苔薄黄,脉滑。

请问:该患者入院后床位护士应从哪些方面对患者进行评估? 针对其疼痛可给予哪些方面的护理干预措施? 如何为该患者做好护理?

分析提示

患者劳累过度、饮食不节、损伤脾胃、脾失健运、湿热内生、下迫肛门、气血瘀滞、血败肉腐成脓所致,舌质红,苔薄黄,脉滑,证属湿热下注之证。患者入院后,护士应通过望、闻、问、切全面收集患者相关资料,综合现病史、既往史等进行评估,开展辨证进行施护,做好病情观察和疾病护理,重视情志、膳食和肛周皮肤护理,协助医生进行各项综合治疗及康复指导。

肛痈因饮食不洁,多食厚味、辛辣,引起湿热内生,热毒结聚或因肛门破损染毒,致经络阻隔、气血凝滞而成。以肛周突然肿胀、疼痛、有结块,伴发热、全身倦怠、便秘、成脓,溃后流脓为主要临床表现。病位在肛周,涉及大肠腑及肺、脾、肾。肛门直肠周围脓肿可参照本证施护。

【常见证候与治疗原则】

1. 湿热蕴结证　肛门周围突然肿痛,逐渐加剧,肛周压痛或见红肿、伴恶寒、发热,口干尿黄,舌红,苔黄腻,脉数。治拟清热、利湿、解毒,方用萆薢渗湿汤合黄连解毒汤加减。

2. 热毒炽盛证　肛门肿痛剧烈,持续数日,痛如鸡啄,难以入寐,肛周红肿热痛,按之有应指感,或穿刺时有脓液。有恶寒、发热、口干、便秘、小便黄。舌质红、苔黄、脉弦滑。治拟清热解毒透脓,方用透脓散加减。

3. 阴虚毒恋证　肛门肿痛,日久不消,皮色暗红,成脓时间长,溃脓稀薄,疮口难敛,伴午后潮热、心烦口干。舌红、少苔、脉细数。治拟养阴清热解毒,方用青蒿鳖甲汤合三妙丸加减。

【常见症状与证候施护】

1. 肛周肿痛

(1) 肛门坠胀者肛内纳入三黄栓 1 枚,清热通便。

(2) 局部疼痛,外敷三黄膏,以清热散瘀止痛消肿。

(3) 脓肿已成,需手术切开排脓,低位引流,切开排脓 48 小时后,每天坐浴 2 次,伤口冲洗并换药。

2. 发热

(1) 发热甚者给针刺合谷、曲池、大椎等穴位。

(2) 嘱患者多饮水,观察创面情况,局部有波动感,及早切开引流,避免脓肿向深部和周围组织蔓延。

(3) 疼痛持续加剧,伴有发热者,可卧床休息,保证睡眠,遵医嘱配合针刺治疗。

3. 破溃流脓

(1) 破溃期每天熏洗坐浴 2 次,或在每次排便后要熏洗坐浴。

(2) 定期换药,保持创面清洁。

(3) 根据病情及临床实际,可选用肛肠综合治疗仪、超声雾化熏洗仪、熏蒸床(坐式)、智能肛周熏洗仪等。

【健康指导】

1. 生活起居

(1) 病室宜空气清新、温湿度适宜,嘱患者注意休息,不应过度劳累。

(2) 注意肛门清洁,防治便秘或腹泻。

(3) 积极预防和治疗肠炎、内外痔及肛裂等肛门直肠疾病,以防感染而致脓肿。

2. 饮食指导

(1) 湿热蕴结证:以清热解毒利湿为主,给予清淡无刺激性的饮食,如冬瓜、西瓜、荠菜、豆腐、绿豆粥、青菜等。便秘者多吃水果,溏泻者少吃粗纤维素蔬菜。

(2) 热毒炽盛证:多食冬瓜、丝瓜、黄花菜、香蕉、芹菜等。疼痛剧烈者,可予少渣流质或半流质。

(3) 阴虚毒恋证:平时多食生梨、香蕉、瘦肉、绿豆等,也可用菊花、麦冬泡饮代茶或淡盐水饮服防止阴液耗伤。

3. 情志调理

(1) 做好疾病的解释工作,消除忧虑,使患者树立战胜疾病的信心。

(2) 保持心情舒畅,解除烦恼。

4. 运动疗法

(1) 定期做提肛运动,卧位、站位均可,每天 50 次左右,以锻炼肛门括约肌起到提升中气的作用。

(2) 慢跑、打太极拳或八段锦等运动锻炼,以提高机体抵抗力。

【护理评价】

通过治疗和护理患者:

(1) 疼痛是否得到缓解或控制,能否叙述自我缓解疼痛的方法。

(2) 感染是否得到及时控制。

(3) 脓肿形成后,是否及时进行切口引流排脓。

(4) 脓肿切开后引流是否通畅,有无继发感染或并发症的发生。

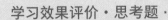

学习效果评价·思考题 ··

1. 何谓肛瘘?
2. 肛痈的证候特征是什么?
3. 简述混合痔的证候施护。
4. 简述肛肠病症的运动疗法及康复预防措施。

项目五 骨 伤 病 证

基础知识回顾

【骨伤病的定义】

骨伤病是根据祖国基础医学知识和临床医学的共同论据,来研究人体皮肉、筋骨、气血、脏腑、经络等由于外伤及其他原因所致的伤害和疾病,以理、法、方、药的辨证治疗为原则,具体运用手法、手术操作,促进机体能恢复的一门学科。

【骨伤病与情志气血脏腑的关系】

1. 与情志的关系 在骨伤病中,喜、怒、忧、思、悲、恐、惊七情变化与病情有着密切关系。如严重外伤患者的疼痛、恐惧、焦虑等都可造成"惊则其乱,怒则气下";慢性骨与关节疾患中,情绪抑郁,则内耗气血,若长期忧虑过度,则影响创伤的修复与病情的好转。

2. 与气血的关系 气血是人体生命活动的物质基础,气血外可充养皮肉筋骨,内可灌溉五脏六腑。损伤后气血不得流畅,皮肉筋骨与五脏六腑均失去濡养,而致病程迁延,影响功能的恢复。

3. 与经络的关系 经络是经脉与络脉的总称。经络通畅,则气血调和,濡养周身,筋骨强健,关节通利。损伤时局部经络阻塞,导致气血凝滞而发病,可出现"气伤痛,形伤肿"、"不通则痛",以及损伤部位运动障碍等症候。

4. 与脏腑的关系 损伤疾患可由皮肉筋骨病损而引起经络阻塞、气血凝滞,津液亏损或瘀血邪毒由表入里,导致脏腑病变。亦可由于脏腑不和,由里及表,引起经络、气血、津液的病变,导致皮肉筋骨病损。

任务一　颈　椎　病

案例导入

患者,朱某,女,52 岁,会计退休,2014 年 3 月 12 日初诊。半年前无明显诱因下开始出现间歇性颈项部酸痛未予重视,近 1 个月颈项部疼痛加重,自觉肩颈部板硬不舒,劳累受凉后加重,无头晕头痛、恶心呕吐,无黑矇,无上肢放射痛,遂来就诊。刻下神清,颈项部疼痛,颈项部板滞感,肩颈部板滞不舒,遇寒湿天气症情加重,二便调,纳可,夜寐安。舌质暗,苔薄白,脉弦涩。

请问:该患者入院后床位护士应从哪些方面对患者进行评估? 针对其颈项部疼痛不适可给予哪些方面的护理干预措施? 如何为该患者做好护理?

分析提示

患者因长期于电脑前工作,致损伤颈部筋脉、局部气血循行不畅,瘀血留着颈部,经络气血不通、不通则痛,出现颈项部疼痛、颈项部板滞感、肩颈部板滞不舒,遇寒湿天气症情加重,舌质暗,苔薄白,脉弦涩为痹症之象。患者入院后,护士应通过望、闻、问、切全面收集患者相关资料,综合现病史、既往史等进行评估,并辨证施护,做好病情观察和疾病护理,同时配合进行各项康复锻炼治疗及护理。

颈椎病又称颈椎综合征,是因风寒湿邪、肌肉劳损、脾肾气虚,引起瘀血阻脉、血运不畅、气血筋骨失养而引发。临床以颈肩部疼痛、筋急、项强等症状为主要表现,病位在颈项,与肝、脾、肾相关。有虚实两类,实证属痹症,虚证属痿证,以实证居多。

【常见证候与治疗原则】

1. 风寒痹阻证　颈、肩、上肢窜痛麻木,以痛为主,头有沉重感,颈部僵硬,活动不利,恶寒畏风。舌淡红,苔薄白,脉弦紧。治拟祛风散寒、温经通络,方用麻桂温经汤加减。

2. 气滞血瘀证　颈肩部、上肢刺痛,痛处固定,伴有肢体麻木。舌质暗,脉弦。治拟活血化瘀、温经活血,方用桂枝葛根汤或鹰痹汤加减。

3. 痰湿阻络证　头晕目眩,头重如裹,四肢麻木,纳呆。舌暗红,苔厚腻,脉弦滑。治拟涤痰祛湿,方用温胆汤加减。

4. 肝肾不足证　眩晕头痛,耳鸣耳聋,失眠多梦,肢体麻木,面红目赤。舌红少苔,脉弦。治拟补益肝肾,方用六味地黄汤或芍药甘草汤加减。

5. 气血亏虚证　头晕目眩,面色苍白,心悸气短,四肢麻木,倦怠乏力。舌淡苔少,脉细弱。治拟补益气血,方用补中益气汤或四君子汤加减。

【常见症状与证候施护】

1. 颈肩部疼痛

(1) 主要休息,不宜使用高枕;避风寒,防风寒阻络致经脉不通,引发疼痛。

(2) 配合医师行颈椎牵引,了解牵引效果及颈肩部疼痛情况。

(3) 遵医嘱行中药熏蒸、中药塌渍、中药外敷、中药离子导入、拔火罐等治疗。痛点处可行穴位揉药或涂擦治疗。

(4) 遵医嘱正确应用镇痛药,并观察用药后反应及效果。

2. 眩晕

(1) 保持正确的姿势或体位,指导患者正确佩戴颈托,以免诱发或加重眩晕。

(2) 注意安全,外出有人陪同,动作应缓慢,避免快速转头、低头,防猝倒。

(3) 遵医嘱给予耳穴贴压(耳穴埋豆)、中药离子导入等治疗。

3. 肢体麻木

(1) 按摩肌肉,鼓励主动活动各关节,可用梅花针或指尖叩击、拍打按摩麻木部位,减轻或缓解症状。

(2) 注意肢体保暖。

(3) 遵医嘱给予中药熏蒸、理疗、电针、刮痧等治疗,避免烫伤或意外损伤。

(4) 遵医嘱行颈椎牵引,及时巡视观察患者有无不适,如有麻木加重,告知医师,适当调整牵引角度、重量、时间等。

4. 颈肩及上肢活动受限

(1) 指导协助患者正确的体位移动,按摩活动受限肢体,宜提高患者舒适度。

(2) 指导并协助四肢关节功能锻炼,防肌肉萎缩。

(3) 遵医嘱进行中药熏蒸、中药离子导入、艾灸等治疗,注意防烫伤。

5. 不寐

(1) 枕头高度适宜,避免颈部悬空。

(2) 保持病房安静、整洁,通风良好。

(3) 睡前饮热牛奶、温水泡脚,按摩双侧太阳穴、印堂穴,听舒缓轻音乐,不宜饮浓茶或咖啡。

(4) 遵医嘱行开天门、耳穴贴压(耳穴埋豆)等治疗,或应用镇静安神药物。

(5) 因夜间疼痛影响睡眠时可给予颈椎小重量持续牵引。

6. 牵引护理

(1) 牵引过程中要注意牵引的姿势、位置及重量。牵引的重量应从小到大。

(2) 观察患者是否有不良反应,如出现头晕、恶心、心悸、疼痛加重、肢体麻木等,尤其是牵引初期,应调整牵引力线、角度、枕垫、牵引带松紧度等。

【健康指导】

1. 生活起居

(1) 病室安静、整洁,空气清新,温湿度适宜。

(2) 痛时宜静卧休息,减少活动。

（3）工作、生活中尽量保证颈椎的平直，避免颈部过伸过屈；保持正确的睡觉姿势与适当高度的枕头。

（4）平时经常活动颈部，松弛肌肉，舒缓其疲劳度；防风寒、潮湿，注意颈部保暖。

2. 饮食指导

（1）风寒痹阻证：宜进祛风散寒温性食物，如大豆、羊肉、狗肉、胡椒、花椒等。可食鳝鱼汤、当归红枣煲羊肉等。忌食凉性食物及生冷瓜果、冷饮，多饮温热茶。

（2）血瘀气滞证：宜食行气活血、化瘀解毒之品，如山楂、白萝卜、木耳等。可食醋泡花生等。避免煎炸、肥腻、厚味。

（3）痰湿阻络证：宜进健脾除湿之品，如山药、薏苡仁、赤小豆等。可食冬瓜排骨汤等。忌食辛辣、燥热、肥腻等生痰助湿之品。

（4）肝肾不足证

1）肝肾阴虚者宜进食滋阴填精、滋养肝肾之品，如枸杞子等。药膳方：虫草全鸭汤，忌辛辣香燥之品。

2）肝肾阳虚者宜进食温壮肾阳、补精髓之品，如黑豆、核桃、杏仁、腰果等。忌生冷瓜果及寒凉食物。

（5）气血亏虚：宜食益气养阴之品，如莲子、红枣、桂圆等。可食桂圆莲子汤、大枣圆肉煲鸡汤等。

3. 情志调理

（1）关注患者情志，及时疏导患者情绪，安神定志，使气血易通。

（2）介绍成功病例，帮助患者树立战胜疾病的信心。

（3）给患者必要的生活协助，鼓励家属参与。

4. 运动处方

（1）拔项法：吸气时头顶向上伸展，下颌微收，双肩下沉，使颈部后方肌肉紧张用力，坚持3秒，然后呼气放松。

（2）项臂争力：两手交叉，屈肘上举，用手掌抱颈项部，用力向前，同时头颈尽量用力向后伸，使两力相对抗，随着一呼一吸，有节奏地进行锻炼。

（3）保健"米字操"：身体直立，双手自然下垂，挺胸、抬头，目视前方，颈部向左侧屈，吸气，复原时呼气，再向右侧屈。颈前屈，下颌贴胸。颈后伸到最大限度。头向左斜上方摆动至最大限度，再向右斜上方摆动至最大限度，配合呼吸。向左斜下方摆头至最大范围，再向右斜下方摆动至最大范围。

【护理评价】

通过治疗和护理患者：

（1）治疗后疼痛等症状是否得到缓解或控制，颈椎活动是否恢复正常。

（2）能否叙述自我保健的方法，如工间操、正确的体位放置等。

（3）患者是否学会牵引、推拿按摩的方法，并了解相关注意事项。

（4）能否坚持正确的康复功能锻炼，如颈椎操、八段锦等。

任务二　腰椎间盘突出症

案例导入

患者，王某，女，31 岁，文员，2014 年 6 月 18 日初诊。4 年前患者无明显外伤诱因后出现腰痛，偶有左下肢大腿后侧缘牵涉痛，近日由于久坐出现腰痛进行性加重，伴背部牵拉痛，左下肢大腿后侧缘牵涉痛，遂来就诊。刻下神清、腰痛，伴左下肢大腿后侧缘牵涉痛，二便调，纳可，夜寐安。舌质暗，苔薄白，脉弦涩。

请问：该患者入院后床位护士应从哪些方面对患者进行评估？针对其颈项部疼痛不适可给予哪些方面的护理干预措施？如何为该患者做好护理？

分析提示

患者近日由于久坐，腰臀部经络受损，脉络不通，气血运行不畅，局部气滞血瘀，不通则痛，故见腰痛，伴左下肢大腿后侧缘牵涉痛，舌暗，苔薄白，脉弦涩，证属寒湿痹阻之证。患者入院后，护士应通过望、闻、问、切全面收集患者相关资料，综合现病史、既往史等进行评估，并予辨证施护，做好病情观察和疾病护理，重视避风寒、畅情志、调饮食、慎起居，协助医生进行各项康复治疗。

因外伤、劳损、寒湿风邪皆可引起瘀血阻脉，肾气虚损，筋脉失养，引发腰突症。临床以腰腿痛为主要临床表现。病位在腰部，与肝、肾相关。有虚实两类，实证属痹症，虚证属痿证，以实证居多。

【常见证候与治疗原则】

1. 血瘀气滞证　腰腿痛剧烈，痛有定处，腰部僵硬，俯仰活动艰难，舌质暗紫，或有瘀斑，舌苔薄白或薄黄。治拟活血化瘀、行气止痛，方用舒经活血汤或鹬痹汤加减。

2. 寒湿痹阻证　腰腿部冷痛重着，转侧不利，虽静卧亦不减或反而加重，遇寒痛增，得热则减，伴下肢活动受限，舌质胖淡，苔白腻。治拟散寒除湿、温经通络，方用麻桂温经汤加减。

3. 湿热痹阻证　腰筋腿痛，痛处伴有热感，或见肢节红肿、活动受限、口渴不欲饮，苔黄腻。治拟清热利湿，方用乌头汤加减。

4. 肝肾亏虚证　腰腿痛缠绵日久、反复发作、乏力、劳则加重、卧则减轻；包括肝肾阴虚及肝肾阳虚证。阴虚证症见：心烦失眠，口苦咽干，舌红少津。阳虚证症见：四肢不温，形寒畏冷，舌质淡胖。治拟补益肝肾，阴虚证方用四物汤加左归丸加减，阳虚证方用四物汤加右归丸加减。

【常见症状与证候施护】

1. 疼痛

（1）急性期，严格卧床休息，卧硬板床，保持脊柱平直。恢复期，下床活动时佩戴腰托加以保护和支撑,注意起床姿势,忌腰部用力,避免体位的突然改变。

（2）做好腰部、腿部保暖,防止受凉。

（3）遵医嘱,腰部予中药贴敷、中药热熨、拔火罐、中药熏蒸、中药离子导入等治疗或耳穴贴压（取神门、交感、皮质下、肝、肾等穴位）。

（4）给予骨盆牵引,牵引重量是患者体重的 $1/3\sim1/2$,也可根据患者的耐受进行牵引重量调节。

2. 肢体麻木

（1）协助患者按摩或拍打麻木肢体,力度适中,增进患者舒适度。

（2）麻木肢体做好保暖,指导患者进行双下肢关节屈伸运动,促进血液循环。

（3）遵医嘱局部予中药熏洗、中药塌渍、艾灸等穴位注射（取足三里、环跳、委中、承山等穴位）治疗。

3. 下肢活动受限

（1）对肌力下降与步态不稳者,可使用辅助工具行走,防止跌倒及其他意外事件发生。

（2）保持病室环境安全,物品放置有序,协助患者生活料理。

（3）卧床期间或活动困难患者,指导患者进行四肢关节主动运动及腰背肌运动,提高肌肉强度和耐力。

（4）遵医嘱予物理治疗,如中频脉冲、激光、微波等,或采用中药热熨、中药熏洗、穴位贴敷等治疗。

【健康指导】

1. 生活起居

（1）多卧床休息,劳逸结合,不宜久坐,防寒保暖。

（2）做好腰部保护,防止腰部受到外伤,尽量不弯腰提重物,减轻腰部负荷。

（3）指导患者正确咳嗽、打喷嚏的方法,注意保护腰部,避免诱发和加重疼痛。

（4）在睡觉时保持正确的睡姿,坚持睡硬板床、坐硬板凳,不要坐过低的椅子,坐下时应以髋膝各屈 90°,双脚刚好着地为宜。

2. 饮食指导

（1）血瘀气滞证:宜食活血化瘀之品,如黑木耳、金针菇、桃仁等。

（2）寒湿痹阻证:宜食温经散寒,祛湿通络之品,如砂仁、羊肉、蛇酒等。药膳方:肉桂瘦肉汤、鳝鱼汤、当归红枣煲羊肉。忌凉性食物及生冷瓜果、冷饮。

（3）湿热痹阻证:宜清热利湿通络之品,如丝瓜、冬瓜、赤小豆、玉米须等。药膳方:丝瓜瘦肉汤。忌辛辣燥热之品,如葱、蒜、胡椒等。

（4）肝肾亏虚证

1）肝肾阴虚者,宜滋阴填精、滋养肝肾之品,如枸杞子、黑芝麻、黑白木耳等。药膳方:莲子百合煲瘦肉汤。忌辛辣香燥之品。

2）肝肾阳虚者,宜温壮肾阳、补精髓之品,如黑豆、核桃、杏仁、腰果、黑芝麻等。食疗方:干姜煲羊肉。忌生冷瓜果及寒凉食物。

3. 情志调理

（1）使用言语开导法做好安慰工作，保持情绪平和，使之配合治疗和护理。

（2）用移情疗法，转移或改变患者的情绪和意志，舒畅气机、怡养心神。

4. 运动处方

（1）游泳疗法：可每天游泳 20～30 分钟，注意保暖，一般在夏季执行。

（2）仰卧架桥：仰卧位，双手叉腰，双膝屈曲达 90°，双足掌平放床上，挺起躯干，以头后枕部及双肘支撑上半身，双足支撑下半身，呈半拱桥形，当挺起躯干架桥时，双膝稍向两侧分开。每天 2 次，每次重复 10～20 次。

（3）飞燕式：患者俯卧，依次以下动作；①两腿交替向后做过伸动作；②两腿同时做过伸动作；③两腿不动，上身躯体向后背伸；④上身与两腿同时背伸；⑤还原。每个动作重复 10～20 次。

【护理评价】

通过治疗和护理患者：

（1）评价患者心态是否平稳，是否安全无意外。

（2）腰腿痛及相关症状、体征是否得到缓解或控制，能否叙述自我缓解疼痛的方法。

（3）是否学会正确的功能锻炼，如卧位直腿抬高、交叉蹬腿及五点支撑和飞燕式等加强腰背肌功能锻炼。

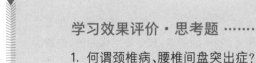

学习效果评价·思考题 ∙∙∙∙∙∙∙∙∙∙∙∙∙∙∙∙∙∙∙∙∙∙∙∙∙∙

1. 何谓颈椎病、腰椎间盘突出症？

2. 颈椎病、腰椎间盘突出症的证候特征是什么？

3. 血瘀气滞、寒湿痹阻的施护如何？

项目六　其 他 病 证

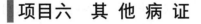

任务一　肠　痛

基础知识回顾

【阑尾的解剖生理】

阑尾起于盲肠根部，外形呈蚯蚓状，其体表投影约在脐与右髂前上棘连续中外 1/3

交界处,称为麦氏点,由于阑尾位置随盲肠的位置改变而多变。

【肠痈的病因病机】

1. 与饮食的关系 饮食不节暴饮暴食,嗜进生冷、油腻之食,损伤脾胃,导致肠道功能失调,糟粕积滞,湿热内生,瘀结肠道而成痈。

2. 与运动的关系 饱食后急剧奔走或跌打损伤,致气血瘀滞,肠道运化失司,败血浊气壅遏而成痈。

3. 与气候的关系 寒温不适外邪侵入肠中,经络受阻,郁久化热成痈。

4. 与情志的关系 情志所伤郁怒伤肝,肝失疏泄,忧思伤脾,气机不畅,肠内痞塞,食积痰凝,瘀结化热而成痈。

案例导入

赵某,男,30岁,文员,2014年3月5日初诊。前一天,因同学聚会,饮酒多食肥甘厚味,晚12时出现中上腹疼痛,呈阵发性,伴恶心、呕吐。晨起8时渐转移至右下腹痛,位置固定,疼痛加重,轻度发热,无畏寒、寒战,无腹泻及黏冻、脓血便,无泛酸,遂来院就诊。刻下神清,舌红苔薄黄腻,脉弦数。

请问:该患者入院后床位护士应从哪些方面对患者进行评估?针对其疼痛可给予哪些方面的护理干预措施?如何为该患者做好护理?

分析提示

患者同学聚会,饮酒多食肥甘,导致肠道功能不调、传化不利、运化失职、糟粕积滞、生湿生热、湿热壅积、瘀滞不散,热盛肉腐则成肠痈。痈阻肠道,不通则痛,故见右下腹剧痛、位置固定。湿热内蕴,而见发热。舌红苔薄黄腻、脉弦数,为湿热壅积之征象。入院后,护士应通过望、闻、问、切全面收集患者相关资料,综合现病史、既往史等进行评估,并予辨证施护,做好病情观察和疾病护理,重视情志护理,协助医生进行各项综合治疗,必要时作好术前准备。

肠痈因饮食不节、湿热内阻,致败血浊气壅于阑门而致。病位在肠,临床以转移性右下腹痛、持续性胀痛、阵发性加剧为主要临床表现。阑尾炎可参考本证施护。

【常见证候与治疗原则】

1. 气血瘀滞证 脘腹闷胀,嗳气纳呆、恶心反胃、气滞重、腹痛无定处,血瘀重则痛有定处大便正常或秘结,尿清或黄,舌苔白,脉弦紧或涩或细。治拟行气活血化瘀,方用阑尾化瘀汤加减。

2. 湿热蕴结证 腹痛重,低热,口渴不欲饮,胸脘痞闷,无力,呕吐,食欲不振,大便不爽,尿黄浊,舌质红,苔黄腻或黄干,脉弦数或滑数。治拟清肠化湿、通腑泄热,方用阑尾清化汤加减。

3. 毒热炽盛证 发热、恶寒,口干渴、面红目赤、唇干舌燥、腹胀痛拒按、恶心、呕吐、大便秘结、小便赤涩,脉洪数或弦数,舌质红绛或舌质红,舌苔黄燥或黄腻。治拟清热解毒、通里攻下,方用阑尾清解汤加减。

【常见症状与证候施护】

1. 腹痛腹胀

(1) 密切观察腹痛的部位、性质、程度、时间、腹肌紧张的变化,观察生命体征、二便情况并做好记录。

(2) 急性发作时宜卧床休息,给予精神安慰,禁饮食,密切观察病情变化。

(3) 腹痛甚者根据医嘱在右下腹以芒硝 100 g 湿敷,并予针刺足三里、阑尾穴;腹胀配大肠俞,用泻法。

2. 恶心呕吐

(1) 观察呕吐的性质、次数及呕吐物的性状、颜色、气味和量,及时报告医生。

(2) 协助患者取适宜体位,保持口腔清洁。

(3) 汤药宜少量频服,服药前用生姜汁数滴滴于舌面或姜片含于舌下,以减轻呕吐。

(4) 根据医嘱针刺或按摩内关、中脘等穴位以缓解症状。

3. 发热

(1) 多饮温开水,或用金银花、野菊花各 15 g 煎汤代茶以清热解毒。

(2) 观察体温变化。保持皮肤清洁,汗出后及时擦干皮肤,更换衣被,忌汗出当风。

(3) 根据医嘱针刺(取足三里、关元、阑尾穴、天枢穴、曲池、大椎等穴位)、穴位注射(取曲池等穴位),中药擦浴或头部冷敷等物理降温方法,局部予大黄、芒硝各 30 g 与醋调成糊状湿敷。

4. 术后护理

(1) 观察生命体征,病情稳定后鼓励患者早期下床活动。

(2) 给予清淡流质,保持大便通畅。

【健康指导】

1. 生活起居

(1) 病室安静、整洁、空气清新,温湿度适宜,环境安静。

(2) 急性发作时宜卧床休息,禁做剧烈活动。

2. 饮食指导

(1) 气血瘀滞证:非手术期间根据病情予半流质,以清淡易消化、富营养为宜。如大米粥、莲子粥,也可食山药粥、大枣粥、银耳汤等健脾润燥之品,禁辛辣、油腻、生冷食物。

(2) 湿热蕴结证:急性期应根据医嘱禁食,稳定期可根据病情给予流质或半流质,忌辛辣、油腻、生冷食物,鼓励患者多喝水,也可予西瓜等水果汁饮用。腹胀、恶心者少食多餐,忌辛辣之品。

(3) 毒热炽盛证:根据病情予少量流质或禁食。服中药期间禁忌大温大热之品,性温果品也应少食或不食。恢复期进食鱼、肉、蛋、奶及新鲜蔬菜、水果等。

3. 情志调理

(1) 保持情绪稳定,避免过度紧张等不良情绪刺激。

（2）采取交谈、听音乐等方式转移其注意力，使患者气机条达、缓解疼痛。

（3）根据医嘱做好术前准备，做好解释工作，解除患者对手术的顾虑和恐惧感。

4. 运动处方　可选用气功、打太极拳及八段锦等，以助气血运行，提高机体抵抗力。

【护理评价】

通过治疗和护理患者：

（1）疼痛是得到缓解或控制，能否叙述自我缓解疼痛的方法。

（2）体温是否恢复至正常。

（3）是否补充足够的补液。

（4）炎症是否得到有效的控制。

（5）有无继发感染或并发症的发生。

学习效果评价·思考题 ·······················

1. 何谓肠痈？
2. 肠痈的证候特征是什么？
3. 肠痈的辨证分析及证候施护？

（吴继萍）

第十三章 妇科病证体系

学习目标

1. 识记常见妇科病症的护理要点。
2. 理解常见妇科病症的定义和证候特征。
3. 学会应用妇科病症的证候特征,证候分型的病证论治。

项目一 月 经 病 证

基础知识回顾

【月经的生理病理】

1. 月经　胞宫周期性出血,月月如期,经常不变,称为"月经"。月经具有周期性、节律性,是女性生殖生理过程中肾阴阳消长、气血盈亏的规律性变化的体现,包括行经期、经后期、经间期、经前期四个不同时期的生理节律,以 28 天为 1 个月经周期,其中经前期阴盛阳生渐至重阳,即经周期阴阳消长节律中阳生的高峰时期,此时阴阳俱盛,以备种子育胎。

2. 月经病　凡月经周期、经期、经量的异常或伴经色、经质的异常,月经的非生理性停闭,或多次伴随月经周期,或于绝经前后所出现的有关症状为特征的一类疾病,称为月经病。是妇科临床的多发病。主要机制是脏腑功能失调、气血不和,导致冲任二脉的损伤。

3. 常见的月经病　有月经先期、月经后期、月经先后无定期、月经过多、月经过少、经期延长、经间期出血、崩漏、闭经、痛经、经行发热、经行头痛、经行吐衄、经行泄泻、经行乳房胀痛、经行情志异常、经断前后诸证、经断复来等。

【月经与气血脏腑经络的关系】

1. 气血与月经

(1)《灵枢》云:"妇人之生,有余于气,不足于血",妇人以血为本,月经的物质基础是血,气为血之帅,血为气之母,血依赖气的升降出入运动而周流。气血和调,经候如常。

(2)因经、孕、产、乳各种病症,均累耗于血,继伤于气而致病。

2. 月经与脏腑关系

（1）《黄帝内经释译》云："女子七岁，肾气盛，齿更发长；二七而天癸至，任脉通，太冲脉盛，月事以时下，故有子；……肾脏主水，受五脏六腑之精而藏之，故五藏盛，乃能泻"。肾藏精，为先天之根，主生殖，系胞络，为调经之本。肾精化血，是月经的主要成分，故肾精充盛，则气血旺盛；而肾气盛衰是天癸至竭的关键因素。

（2）《素问》有"女子以肝为先天"之说，肝具有储藏血液、调节血量和疏泄气机的作用。在月经的产生中，肝血下注冲脉，司血海之定期蓄溢，参与月经周期、经期及经量的调节。

（3）脾胃为后天之本、气血生化之源，主中气，具有统摄血液、固摄子宫之权。《圣济总录》说："妇人纯阴，以血为本，以气为用，在上为乳饮，在下为月事"。脾气健运，血循常道，血旺而经调，脾胃久虚，则经水断绝不行。

3. 月经与情志

（1）《素问·五脏生成》云："诸血者，皆属于心"。在月经病中，若心神不宁，不但影响神明本身，出现情志精神症状，亦能影响脏腑气血，继而影响月经的正常生成、疏泄而致病。

（2）抑郁忿怒，常使气滞、气逆，进而引起血分病变，可致月经后期痛经、闭经、经行吐衄等。

（3）忧思不解，每使气结，气血瘀滞，可致闭经、月经不调等。

（4）惊恐过度，常使气下、气乱，失去对血的统摄和调控，可致月经过多、崩漏等。

任务一　痛　经

案例导入

王某，女，20岁，大学生，2014年4月5日初诊。患者近2年来，每于经期第2～3天小腹疼痛剧烈，经色暗红，有血块，排除血块及腐肉片样物后腹痛减轻，伴面色苍白、汗出肢冷、恶心呕吐，经前乳房胀痛，心烦急躁，遂至我科就诊。刻下神清，为经期第2天，小腹疼痛剧烈难忍。舌暗有瘀斑，苔薄白，脉弦细。

请问：该患者入院后床位护士应怎样进行辨证分析，其病名、诊断、证型、病位、病机、治法？针对其辨证分析给予哪些方面的护理干预措施？如何为该患者做好宣教指导？

分析提示

该患者因瘀血阻滞胞脉不通，不通则痛，故见经期小腹疼痛，色暗红，有血块，病证属实，故痛势剧烈。排除血块及腐肉片样物后气机暂时得以舒展，故腹痛减轻。阳气郁闭于里，不能外达，故伴面色苍白、汗出肢冷、肝气郁结、肝经不利，故见经前乳房胀痛，舌暗有瘀斑，脉弦细，均为气滞血瘀之象。患者入院后，护士应通过望、闻、问、切全面收集患者相关资料，综合现病史、既往史等进行评估，并予辨证施护，做好病情观察和疾病护理，重视生活起居、情志和膳食护理，协助医生进行各项综合治疗。

痛经是因情志损伤及六淫为害,导致冲任脉气血运行不畅,胞宫经血流通受阻或因冲任胞宫失于濡养,致月经前后或行经期间下腹及腰部有疼痛、坠胀感,严重时伴有恶心、呕吐、肢冷等症状。病位在冲任、胞宫,与肾、脾、肝三脏密切相关,变化在气血,表现为痛症。原发性痛经和继发性痛经均可参考本证辨证施护。

【常见证候与治疗原则】

1. 寒湿凝滞证　经前或经期少腹冷痛,或绞痛拒按,得热痛减,形寒肢冷,月经量少,苔白腻,脉沉紧或弦。治拟温经暖宫、化瘀止痛,方用温经汤。

2. 气滞血瘀证　经前或经期少腹胀痛、刺痛拒按,月经量少而淋漓不畅,伴有瘀块,快下痛减,胸胁胀痛。舌紫暗有瘀点,脉弦或弦涩。治拟理气活血、化瘀止痛,方用血府逐瘀汤加减。

3. 肝肾亏虚证　经期或经后小腹绵绵作痛、下腹下坠,喜按,经行量少,色暗红,质稀薄,腰骶酸痛,或头晕耳鸣潮热,舌淡红,脉细弦。治拟补肾益气、调经止痛,方用仙灵化瘀汤加减。

4. 湿热蕴结证　经前或经期小腹疼痛或痛引腰骶,腹内灼热,经行量多质稠,色红或紫,有小血块,伴胸胁胀痛、小便短赤,平素白带量多、质稠、色黄,舌红或苔黄腻,脉弦数或滑数。治拟清热除湿、化瘀止痛,方用清热调经汤加减。

【常见症状与证候施护】

1. 经行腹痛

(1) 观察痛经性质、程度、时间、部位,以及月经的量、色、质,以辨血瘀之性质。痛经剧烈时,注意观察面色、汗出、脉搏、血压等情况。

(2) 急性发作时宜卧床休息,给予精神安慰。

(3) 痛经严重者可按压穴位并针灸。下腹冷痛拒按者,可热敷小腹部,或神阙穴隔姜灸。

2. 倦怠乏力

(1) 经期注意休息,运动时间不要过长,不宜剧烈活动或重体力活动。

(2) 保持外阴清洁,注意个人卫生。

(3) 小腹冷感时,应注意脘腹部保暖,或用热水袋热敷避免受寒。头晕目眩者要安卧静养,稍安毋躁。

(4) 可根据医嘱予以中药保留灌肠或穴位贴敷、脐疗等疗法。

3. 经行呕恶

(1) 观察患者饮食状况、口腔气味及舌质、舌苔的变化,保持口腔清洁。

(2) 指导患者饭后不宜立即平卧。

(3) 可指压内关、合谷等穴位,或用生姜汁数滴滴于舌面或姜片含于舌下,以减轻症状。

(4) 遵医嘱穴位贴敷(取中脘、胃俞、足三里等穴位),耳穴贴压(取脾、胃、小肠、大肠、神门等穴位),穴位按摩(取脾俞、胃俞、中脘、阳陵泉等穴位)。

【健康指导】

1. 生活起居

(1) 病室安静、整洁、空气清新,温湿度适宜。

（2）保证充足的睡眠，劳逸结合，经期注意防寒保暖，以免因寒而滞。寒凝血瘀者应避免淋雨、寒冷刺激及剧烈运动，以免耗伤正气。

（3）行经期间绝对禁止房事。注意个人卫生及外阴清洁，勤换卫生垫及内裤。

（4）坚持周期性治疗，积极治疗原发病。

2. 饮食指导

（1）寒湿凝滞证：少吃生冷、寒凉之物，多食生姜、大葱、八角、扁豆、荔枝、羊肉等祛寒除湿、温经通脉之品。忌食虾、蟹及柿子等寒性之品。

（2）气滞血瘀证：宜食理气活血之品，如橘皮、佛手泡茶饮，多食如白萝卜、荠菜、香菜、胡萝卜及水果等。

（3）肝肾亏虚证：加强营养，多进补益肝肾之食，如羊肉、狗肉、鸡肉、枸杞、甲鱼等，以补肝益肾。

（4）湿热蕴结证：饮食宜食清热利湿之品，如薏米仁、苦瓜、冬瓜等，如羊肉粥、海参、鸡肉、大枣、黑豆等。

3. 情志调理

（1）注意保持心境平和、情绪稳定、精神舒畅，克服和避免情绪波动。

（2）多聆听欢快音乐，并外出散步，分散注意力，以减轻其情绪反应，保持心平气和。

4. 运动疗法

（1）适当锻炼，如气功体疗，进行慢走、慢跑等有氧运动，以增强体质，调畅气血。

（2）指导患者进行放松训练，又称松弛疗法，如冥想型瑜伽、初级的形体操，或做一些简单的伸展动作，以舒经通络、缓解压力、减轻疼痛。

【护理评价】

通过治疗和护理患者：

（1）治疗后经行腹痛是否得到缓解或控制，痛经程度是否减轻，能否叙述自我缓解疼痛的方法。

（2）患者焦虑、抑郁是否减轻，情绪是否稳定，能否配合治疗护理。

（3）患者是否对疾病认识程度有所提高及饮食嗜好的纠正。

任务二　崩　漏

案例导入

某女，14岁，初中学生，2011年8月29日初诊。患者近3个月来经乱无期，停闭数月后经来不尽。末次月经5月20日至今3月余不能止血，量多少不一，曾有经来如注，继而淋漓不断，经色鲜红，质略稠，遂至我科就诊。刻下神清，为经期第2天，头晕耳鸣、腰膝酸软、五心烦热、夜寐不宁。舌红少苔，脉细数。

请问:该患者入院后床位护士应怎样进行辨证分析,针对其辨证分析给予哪些方面的护理干预措施? 如何为该患者做好宣教指导?

分析提示

该患者因肾气未充,天癸未裕。肾阴不足,虚火内炽,热伏冲任,迫血妄行,故经血非时而下,出血量少或多,淋漓不断;阴虚内热,故血色鲜红、质稠;肾阴不足,精血衰少,不能上荣空窍,故头晕耳鸣;精亏血少,不能濡养外府,故腰腿酸软;阴虚内热,则手足心热;虚热上浮,则颧赤唇红。舌红,苔少,脉细数,也为肾阴亏虚之征。患者入院后,护士应通过望、闻、问、切全面收集患者相关资料,综合现病史、既往史等进行评估,并开展辨证施护,做好病情观察和疾病护理,重视生活起居、情志和膳食护理,协助医生进行各项综合治疗。

崩漏因血热、脾虚、肾虚、血瘀等导致冲任损伤,不能约制经血,非时而下。量多如注者为崩,量少淋漓不尽者为漏,两者常交替出现。相当于"功能性子宫出血"。

【常见证候与治疗原则】

1. 血热内扰证　经血量多,或淋漓不净,色深红或紫红,质粘稠,夹有少量血块。面赤头晕,烦躁易怒,口干喜饮,便秘尿赤。舌质红,苔黄,脉弦数或滑数。治拟清热凉血、止血调经,方用清热固经汤。

2. 气不摄血证　经血量多,或淋漓不净,色淡质稀。神疲懒言,面色萎黄,动则气促,头晕心悸,纳呆便溏。舌质淡胖或边有齿印,舌苔薄润,脉芤或细无力。治宜补气摄血、养血调经。方用固冲汤。

3. 肾阳亏虚证　经血量多,或淋漓不净,色淡质稀。精神不振,面色晦暗,肢冷畏寒,腰膝酸软,小便清长。舌质淡,苔薄润,脉沉细无力,尺部尤弱。治拟温肾固冲、止血调经。方用大补元煎。

4. 肾阴亏虚证　经血时多时少,色鲜红。头晕耳鸣,五心烦热,夜寐不安。舌质红或有裂纹,苔少或无苔,脉细数。治拟滋肾养阴、止血调经,方用左归丸。

5. 瘀滞胞宫证　经漏淋漓不绝,或骤然暴下,色暗或黑,夹有瘀块,小腹疼痛,块下痛减。舌质紫暗或边有瘀斑,脉沉涩或弦紧。治拟活血化瘀、止经调经,方用逐瘀止崩汤。

【常见症状与证候施护】

1. 阴道出血

(1) 观察阴道出血的量、色、质及气味、神色、血压、呼吸等变化。

(2) 出血量多时,应绝对卧床休息,遵医嘱给予止血药。

(3) 密切观察病情变化,若面色苍白、汗出肢冷、烦躁不安,报告医师,并做好抢救准备。

(4) 保持外阴清洁,换宽松内衣裤,及时更换卫生巾。

2. 头晕、心悸

(1) 安卧静养,稍安毋躁,以调和气血。

(2) 保持外阴清洁,注意个人卫生。

(3) 动作宜缓慢,勿独自沐浴以防发生意外。

【健康指导】

1. 生活起居

(1) 注意劳逸适度,保证充足的睡眠,勿劳累,以防损伤心、脾。

(2) 注意经期卫生,要保暖,勿冒雨涉水。

(3) 在调经期,必须严格按医嘱服药,不得盲目停药或增减药量,以免再次出血。

(4) 做好计划生育,避免房劳多产。

(5) 及早治疗月经先期、月经后期、月经先后不定期、漏下等月经病,以免造成崩漏急症。

2. 饮食指导

(1) 血热内扰证:大便干结者可食新鲜水果及多饮水,适当食用水果和蔬菜,多食赤小豆、莲藕、猪肉、花生、黑木耳、菠菜等。

(2) 气不摄血证:中药汤剂宜热服,平时可食桂圆、红枣、乌骨鸡等,冬季可食狗肉、生姜羊肉汤以祛寒助阳。

(3) 肾阳亏虚证:饮食应热服,可食薏米、羊肉、狗肉、山药、生姜、莲子、红枣等补益气血之物,或食核桃仁粳米粥、枸杞粥、阿胶粳米粥等。

(4) 肾阴亏虚证:忌食辛辣动火刺激之品,以清养、滋补肾阴为主,如藕汁、梨汁、淡菜、甲鱼、黑木耳等。

(5) 瘀滞胞宫证:可食鲜豆浆、核桃仁、粳米粥、阿胶粥等。

3. 情志调理

(1) 关心患者,并介绍疾病的相关知识,消除思想顾虑,以利心身调养。

(2) 疏导患者不良心理,养心神畅情志,学会调节生活,遇事从容,保持健康心态,以利心身气血调和。

4. 运动疗法

(1) 适当进行锻炼以增强体质,如散步、打太极拳、瑜伽等可使月经规律、经量正常。

(2) 运动按摩轮,由按摩轮带动的下肢整体协调运动,并重点针对足底和足侧产生按摩效果,可有效调节人体的生理功能,提高免疫系统功能,缓解月经失调。

【护理评价】

通过治疗和护理患者:

(1) 痛经是否得到缓解或控制,能否叙述自我缓解疼痛的方法。

(2) 营养需要能否满足,体重是否得以维持。

(3) 焦虑、抑郁是否减轻,情绪是否稳定,能否配合治疗护理。

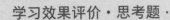

学习效果评价·思考题 ··

1. 何谓痛经？
2. 崩漏的证候特征是什么？
3. 痛经的辨证以气血为要点，试说明之。
4. 肾阳亏虚、湿热下注、气不摄血的施护如何？

项目二　带　下　病

基础知识回顾

【带下的病理生理】

（1）带下是女子生而即有的，也是女性的生理特征之一。带下色白无臭味，平时一般是少量，在青春期、月经期前后及妊娠期相对增多，在绝经期后则逐渐减少，直至干涸无带。

（2）当阴道、宫颈或内生殖器发生病变时，带下量明显增多，并且色、质和气味异常，伴全身或局部症状者，称为"带下病"。

（3）本病主要由于湿邪影响任、带二脉，以致带脉失约、任脉不固所形成。湿邪有内外之别，外湿指外感湿邪；内湿，多因脾虚失运、肾虚失固所致。

【带下与肾、脾二脏及任、带二脉的关系】

1. 带下与带脉和任脉　《难经》："带脉者，起于季胁，回身一周"。《奇经八脉考》："带脉则横围于腰，状如束带，所以总约诸脉者也"。带脉主宰开阖，带下的固泄受命于带脉之约束。任脉通调，带脉开阖固泄是带下正常生理形成的必要条件。

2. 带下与肾、脾二脏　带下由肾中精气所化，肾中精气旺盛则肾精施化。任脉通调，肾精下施，布泽胞中，化作带下润泽阴道。然先天之精的充盛，必须有赖后天之精的充养，只有后天之精不断充养先天之精，才能使肾中之精气旺盛，施化有源，带下生化津津常润。

案例导入

宋某，女，25 岁。2014 年 4 月 28 日初诊。带下明显增多 1 年多，以月经中期尤为明显，色黄，质黏稠，臭秽，月经周期正常，经量中等，经行第 2 天常出现右下腹疼痛，放射腰背，按之痛减，经血夹块，遂至我科就诊。刻下为经净后第 3 天，带下量少，色黄，偶有腰痛，纳食、二便正常，已婚 1 年，未避孕迄今未孕，舌尖边红，苔薄黄，脉细弦。

请问：该患者入院后床位护士应从哪些方面对患者进行评估？针对其疼痛可给予哪些方面的护理干预措施？如何为该患者做好护理？

分析提示

湿热蕴积下焦、胞宫，损伤任带之脉，气血运行受阻，瘀血内生，湿瘀夹杂为患，故带下量多，经行腹痛；湿热郁遏，煎熬津液，故带下色黄；湿瘀内阻，气机不畅，胞脉闭塞，故难以受孕。舌尖边红，苔薄黄，脉细弦，证属湿瘀带下。患者入院后，护士应通过望、闻、问、切全面收集患者相关资料，综合现病史、既往史等进行评估，开展辨证施护，重视生活起居、情志和膳食护理，协助医生进行各项综合治疗。

带下病是由于湿邪影响任、带，以致带脉失约，任脉不固所致。以带下量明显增多或减少，色、质、气味发生异常，或伴有全身或局部症状为主要临床表现。阴道炎、宫颈炎、盆腔炎性疾病等所致带下异常均可参照本证施护。

【常见证候与治疗原则】

1. 脾虚湿困证　分泌物色白或淡黄，量多如涕，无臭，绵绵不断。恶心纳少，腰酸神倦。面色㿠白或萎黄，大便欠实。舌淡胖，苔白腻，脉缓弱。治拟健脾益气、升阳除湿，方用完带汤加减。

2. 肾阴亏虚证　分泌物色黄或兼赤，质黏无臭。阴户灼热，五心烦热，腰酸耳鸣，头晕心悸，失眠多梦，口干便燥，小溲黄赤。舌红，苔少，脉细数。治以益肾滋阴、清热止带，方用知柏地黄汤加减。

3. 肾阳亏虚证　分泌物量多，清稀如水，或透明如鸡子清，绵绵不绝，腰酸腹冷，小便频数清长，夜间尤甚。舌质淡，苔薄白，脉沉迟。治拟温肾培元、固涩止滞，方用内补丸加减。

4. 湿热下注证　分泌物量多，色黄或兼绿，质粘稠，或如豆渣，或似泡沫，气秽或臭，阴户灼热瘙痒，小便短赤，或伴有腹部掣痛。舌质红，苔黄腻，脉濡数，兼肝胆湿热者，出现乳胁胀痛，头痛口苦，烦躁易怒，大便干结。舌质红，苔黄，脉弦数。治拟清热利湿、解毒杀虫，方用止带方加减。

【常见症状与证候施护】

1. 带下异常

(1) 注意观察白带的量、色、气味等。

(2) 保持外阴清洁，注意个人卫生，不可使用刺激性肥皂或药物。

(3) 遵医嘱采用中药离子疗法、中药溻渍。

2. 外阴瘙痒

(1) 定期更换内裤，局部禁用热水烫洗。

(2) 修剪指甲，勿搔抓外阴或皮肤。

(3) 遵医嘱采用外阴中药熏洗或阴道冲洗等。

3. 小腹坠胀酸痛

(1) 注意休息,劳逸结合。

(2) 小腹有冷感者,可用热水袋热敷局部,热敷温度以患者能承受为宜,防止烫伤。

(3) 遵医嘱采用中药滴入灌肠、中药贴敷疗法和神灯照疗。

【健康指导】

1. 生活起居

(1) 保持生活环境的舒适、干燥,空气新鲜,光线柔和。

(2) 对带下伴阴痒或有滴虫、真菌等病原体感染者,所用器械、用物等必须做好消毒隔离工作,防止交叉感染。

(3) 保持外阴清洁,注意患者的个人卫生。每日可用温水或中药洗剂清洗外阴。勤剪指甲、勤洗手,不搔抓外阴部或皮肤。

2. 饮食指导

(1) 脾虚湿困证:饮食宜清淡、富有营养,除瘦肉、蛋类外,可食山药粥、莲子薏仁粥等。

(2) 肾阴亏虚证:忌烟、酒等动火之食品,可选食淡菜、菱角、鲜蘑菇等,忌动火食物。

(3) 肾阳亏虚证:加强饮食营养,可食桂圆红枣汤,以及羊肉、狗肉、雀肉等暖性之品。

(4) 湿热下注证:宜多食藕、冬瓜、扁豆及新鲜的水果。平时可饮用绿茶,或以绿豆薏仁汤代茶饮用,以清热利湿。

3. 情志调理

(1) 与患者保持良好沟通,倾听患者主诉,给予解释、安慰、疏导,调畅情志,以消除顾虑,树立信心,配合治疗。

4. 运动处方

(1) 湿热下注证者可于每天清晨和晚间临睡前做提肛运动,每天50～100次,刚开始可量力而行,循序渐进,逐量增加提肛次数,达到提升中气的作用。

(2) 适当锻炼,可配合气功体疗或八段锦等,以增强体质,调畅气血。

【护理评价】

通过治疗和护理患者:

(1) 带下是否得到缓解或控制,能否叙述自我护理的方法。

(2) 营养需要能否满足,体重是否得以维持。

(3) 焦虑、抑郁是否减轻,情绪是否稳定,能否配合治疗护理。

学习效果评价·思考题

1. 何谓带下病?

2. 带下病的证候特征及其治疗原则是什么?

3. 带下病的证候施护如何?

项目三 妊娠病证

基础知识回顾

【女子胞的生理功能】

女子胞,又称胞官,即子官,位于带脉以下、小腹正中、盆腔中央,前邻膀胱,后为直肠,下口连接阴道。

子宫的主要生理功能是主行月经、泌带液、种子育胎、发动分娩、排泄恶露,其功能实现须在肾气全盛、天癸泌至、冲任通盛的生理条件下才能发挥。《素问·评热病论》曰:"月事不来者胞脉闭也。胞脉者,属心而络于胞中","胞络者系于肾",《灵枢·五音五味》记载:"冲脉、任脉皆起于胞中"。所以胞脉、胞络是隶属于胞官的脉络,胞官通过胞脉、胞络与脏腑、经络可直接或间接地相通,人体的卫、气、营、血、津、液、精、神达于胞官,在女性特定的年龄阶段,则行使其行经、胎孕的生理功能。

【女子胞的生理因素】

1. **"天癸"的作用** 生殖器官的发育,全赖于"天癸"。天癸是肾中精气充盈到一定程度时的产物,具有促进性腺发育而至成熟的生理效应。在"天癸"的促发下,女子生殖器官才能发育成熟,月经来潮,为孕育胎儿准备条件。进入老年,"天癸"随之而衰少,甚至衰竭,则进入绝经期,"形坏而无子"。

2. **冲、任二脉的作用** 冲、任二脉同起于胞中。冲脉与肾经并行,与阳明脉相通,能调节十二经脉的气血,有"冲为血海"之称;任主胞胎,在小腹部与足三阴经相会,能调节全身的阴经,有"阴脉之海"之称。冲任二脉的盛衰,受着"天癸"的调节。幼年时期,肾中精气为盛,"天癸"未至,故任脉未通,冲脉未盛,没有月经;人至老年,由于"天癸"逐渐衰竭,冲、任二脉的气血逐渐衰少,出现月经紊乱,已至绝经。

3. **心、肝、脾三脏的作用** 心主血、肝藏血、脾为气血生化之源而统血,对全身血液化生和运行均有调节作用。月经的来潮和周期,以及孕育胎儿,均离不开气血充盈和血液的正常调节。因此,月经的来潮与心、肝、脾三脏的生理功能状态有关。

任务一 妊 娠 恶 阻

案例导入

赵某某,女,27 岁,文员。该患者停经 60 余天,近半个月来,自觉头晕目眩,呕吐痰涎,量多,色白,口中淡腻,胸闷不思饮食,心悸气短,舌质淡、苔白腻、脉滑缓、脉弦。

查体:体温 36.7℃,脉搏 88 次/分,血压 135/80 mmHg。形体较胖,精神不振,面色略黄。

辅助检查:尿妊娠试验(＋);B超检查示子宫体增大,宫内妊囊。

请问:该患者入院后床位护士应从哪些方面对患者进行评估? 针对其症状可给予哪些方面的护理干预措施? 如何为该患者做好护理?

分析提示

根据病证分析,该患者体形偏胖,属于痰湿之体,孕后血壅气盛,冲气夹痰上逆,故呕吐痰涎;痰阻中焦,则不思饮食;饮邪上扰清窍,故头晕目眩。舌质淡、苔白腻、脉滑均是痰饮之特征。患者入院后,护士应通过望、闻、问、切全面收集患者相关资料,正确评估,辨证施护,在做好病情观察和疾病护理的同时,重视情志和膳食护理,协助医生进行各项治疗。

妊娠早期出现食欲减退、恶心、呕吐等,短时间内即可停止,常不需治疗。若出现严重的恶心、呕吐、头晕、厌食,影响身体健康者,称为"妊娠恶阻",又称"妊娠呕吐"。胃虚、肝热、痰滞等均可导致"冲气上逆、胃失和降"而致病。

现代医学中的妊娠呕吐、妊娠剧吐可参照本证辨证施护。

【常见证候与治疗原则】

1. 脾胃虚弱证　妊娠早期,恶心呕吐,甚者食入即吐,脘腹闷胀,不思饮食,头晕体倦,懒言思睡,舌淡苔白,脉缓滑无力。治以健胃和中、降逆止呕,方用香砂六君子汤去木香加白芍。

2. 肝胃不和证　妊娠早期,呕吐酸水或苦水,胸闷胁胀,嗳气叹息,头晕目眩,精神抑郁,烦渴口苦,便秘溲赤,舌红苔黄,脉弦滑数。治以清肝和胃、降逆止呕,方用加味温胆汤去枳实,加苏梗。

3. 痰湿阻滞证　妊娠早期,呕吐痰涎,胸脘满闷,口中淡腻,不思饮食,舌苔白腻,脉滑。治以化痰除湿、降逆止呕,方用半夏茯苓汤去甘草加生姜。

4. 气阴两亏证:妊娠早期,呕吐剧烈,甚至吐黄苦水或兼血丝,精神萎靡,身体消瘦,目眶下陷,发热口渴,唇舌干燥,尿少便秘,苔薄黄而干或花剥,脉细滑数无力。治以益气养阴、和胃止呕,方用生脉散和增液汤加乌梅、芦根、竹茹。

【常见症状与证候施护】

1. 嗳气、恶心、呕吐

(1) 观察嗳气、恶心、呕吐的频率、程度与饮食的关系。

(2) 指导患者饭后不宜立即平卧。

(3) 呕吐患者汤药宜少量频服,服药前用生姜汁数滴滴于舌面或姜片含于舌下,以减轻呕吐。

(4) 遵医嘱指压双侧内关,轻柔足三里,或按摩脾俞穴、胃俞穴,以健脾止呕。

2. 胀满不适

(1) 观察胀满的部位、性质、程度、时间、诱发因素及伴随症状。

（2）鼓励患者饭后适当运动，保持大便通畅。

（3）遵医嘱针刺内关、足三里、丰隆穴。

3. 纳呆

（1）观察患者饮食状况、口腔气味及舌质、舌苔的变化，保持口腔清洁。

（2）遵医嘱针刺内关、足三里、三阴交、阴陵泉穴。

【健康指导】

1. 生活起居

（1）保持病室空气流通，温、湿度适宜，避免烟熏等异味刺激。

（2）头胀而晕者宜卧床休息，保证睡眠充足，避免抑郁、恼怒。

（3）做好口腔护理，保持良好的口腔卫生。

（4）可听轻松愉快的音乐，看有益于身心健康的书籍。保持心情舒畅，有利于胎儿发育。

（5）适当活动，如做保健操、散步等，注意孕期卫生。同时节房事、慎起居，预防感冒发热。

（6）保持大便通畅，可早晚冲服蜂蜜1匙。多食新鲜蔬菜、水果、牛奶、鸡蛋等营养丰富的食物。

（7）定期孕期检查。

2. 饮食指导

（1）脾胃虚弱证：饮食随孕妇嗜好进食，呕吐剧烈者可用适量伏龙肝、生姜煎汤频服。

（2）肝胃不和证：多吃新鲜蔬菜、水果。心烦者可用适量菊花或黄芩煎水代茶饮，避免食用易引起呕吐的食物。

（3）痰湿阻滞证：适量生姜煎汤频服，或食茯苓陈皮粥，忌甜食及肥甘、油腻食物。

（4）气阴两亏证：适量参须、麦门冬泡茶饮，亦可食黄芪粥、莲子粥，或木耳、香菇等，忌生冷、油腻食物。

3. 情志调理

（1）学习孕育知识，了解妊娠生理现象和正常反应，消除紧张、畏惧、顾虑。

（2）促进患者与家属、朋友间的相互交流，获得精神鼓励，以减轻紧张情绪。

（3）患者可欣赏轻松愉快的音乐和影视文学作品，在环境优美的区域散步，放松自我，维持轻松愉快的心情。

4. 康复指导

（1）使患者了解妊娠恶阻是可愈性疾病，消除思想顾虑，积极配合治疗。

（2）注意劳逸适度，在身体状况较好的时间内尽量保持一定的活动量（不疲劳为限），如散步，有益于胃肠运动和全身气血调畅。

（3）生活起居规律，保证充足的睡眠，避免诱发因素。

（4）注意饮食调理，保证营养，避免异味刺激。

（5）注意起居冷暖，避风寒，防外感。

【护理评价】

通过治疗和护理患者：

（1）呕吐是否得到缓解或控制，能否叙述自我缓解呕吐的方法。

（2）营养需要能否满足，体重是否得以维持。

（3）情绪是否稳定，能否配合治疗护理。

任务二 胎 动 不 安

案例导入

钱某某，30岁，教师。患者停经2个月余，由于劳累，没有适当休息，阴道少量出血4天，色鲜红，头晕腰酸，小腹隐痛、有下坠感，常感疲乏。舌色稍淡，但尖边较红，脉细滑，略弦。查体：体温37.0℃，脉搏84次/分，血压130/90 mmHg。体形稍瘦，精神倦怠。辅助检查：尿妊娠试验阳性；B超检查示子宫体增大，宫内妊囊。

请问：该患者入院后床位护士应从哪些方面对患者进行评估？针对其症状可给予哪些方面的护理干预措施？如何为该患者做好护理？

分析提示

根据病证分析，该患者肾阴不足，兼有肝经湿热。患者入院后，护士应通过望、闻、问、切全面收集患者相关资料，正确评估，辨证施护，在做好病情观察和疾病护理的同时，重视情志和膳食护理，协助医生进行各项治疗。

胎动不安时妊娠期出现腰酸腹痛、胎动下坠，或阴道少量流血。素体虚弱、孕后多病、房事不节、跌仆闪挫等，可损伤肝肾，使冲任气血失调，胎元不固，而致本病的发生。

现代医学中的先兆流产、习惯性流产等，可参考本证辨证施护。

【常见证候与治疗原则】

1. 肾气亏虚证　妊娠期间，腰酸腹痛，胎动下坠，阴道少量流血，色暗淡，头晕耳鸣，两膝酸软，小便频数，或曾屡有堕胎，舌淡苔白，脉沉细滑。治以补肾益气、固冲安胎，方用寿胎丸加党参、白术。

2. 气血虚弱证　妊娠期间，胎动下坠，阴道少量流血，色淡质稀，腰酸腹痛，小腹空坠，精神倦怠，头晕目眩，心悸气短，面色无华，舌淡苔薄白，脉细滑无力。治以补气养血、固肾安胎，方用胎元饮去当归，加桑葚。

3. 血热证　妊娠期，腰酸腹痛，胎动下坠，或阴道少量流血，血色深红或鲜红，心烦少寐，口干，咽燥，渴喜冷饮，大便干，小便黄，舌红苔薄黄而干，脉滑数或弦滑数。治以滋阴清热、养血安胎，方用保阴煎加苎麻根。

4. 血瘀证　妊娠期，跌仆闪挫，或劳力过度，继发腰腹疼痛、胎动下坠，或伴阴道流血、精神倦怠、脉滑无力。治以益气养血、固肾安胎，方用加味圣愈汤。

【常见症状与证候施护】

1. 阴道流血

（1）卧床休息，出血停止3～5天后，可下床适当活动，避免过度劳累。

（2）观察出血的色、质、量，并做好记录。阴道出血量较多，伴腰酸、腹痛阵阵加剧，且有下坠感和尿频，应报告医生并配合处理。

（3）观察胎动、神志、血压、脉象的变化。

（4）保持会阴部清洁，每天用温水清洗外阴。

2. 腰酸腹痛

（1）卧床休息，适当下床活动。

（2）观察疼痛的部位、性质、程度、持续时间。

（3）观察胎动、神志、血压、脉象的变化。

（4）严禁房事，防止损伤肾气。

【健康指导】

1. 生活起居

（1）卧床休息，病室安静、整洁、空气清新，温湿度适宜。

（2）避免过劳，严禁房事，戒烟戒酒。

（3）坐卧起立时，动作要缓慢，谨防跌仆损伤。

（4）注意观察阴道出血量，加强监护。

2. 饮食指导

（1）肾气亏虚证：饮食宜清淡、甘平，加强日常调养。如呕吐，可适量砂仁蒸鲫鱼汤。忌肥腻、辛热食物。

（2）气血虚弱证：加强营养，可食母鸡火腿汤、煮鸡蛋、莲子粥等。

（3）血热证：饮食宜温服、偏凉，宜食生津滋润、养阴清热食物及新鲜水果汁，忌热性食物。

（4）血瘀证：宜食补气养血食物，如马铃薯、红薯、香菇、山药、栗子、红枣、鸡肉等。

3. 情志调理

（1）针对胎动不安的因素，耐心向患者做好解释工作，消除思想顾虑，避免情绪紧张，以静心养胎。

（2）教患者放松疗法，如看电视、听音乐、看书等，保持情绪稳定。

（3）注意疼痛护理，减少焦虑不安，避免不良刺激，使患者积极配合治疗。

4. 康复指导

（1）保持稳定、轻松、开朗、愉快的情绪，避免刺激与情绪波动。

（2）注意起居冷暖，防止感冒。

（3）避免接触化学、物理等物质（如铅、二硫化碳、二甲苯、汽油等）。

（4）注意运动和劳动强度的控制，尽量减少爬高、负重等剧烈运动，避免跌仆外伤。

（5）尽量不用或少用各类药物，必要时，要在医生的指导下使用。

【护理评价】

通过治疗和护理患者：

（1）阴道出血是否得到缓解或控制。

（2）腰酸腹痛是否得到缓解或控制。

（3）焦虑是否改善，情绪是否稳定，能否配合治疗护理。

学习效果评价·思考题··

1. 何谓妊娠恶阻？何谓胎动不安？

2. 妊娠恶阻和胎动不安的证候特征是什么？

3. 妊娠恶阻和胎动不安的护理要点？

项目四　产 后 病 证

基础知识回顾

【产后生理】

分娩后，产妇全身各器官（除乳腺外）恢复或接近非孕状态的康复过程，称为产褥期，大约需 6～8 周时间。由于产时的体力消耗，产后 24 小时内体温可略升高，产后第 3～4 天时，乳房充盈，亦可伴低热，称为"蒸乳"，均可于 24 小时内自行恢复。分娩后子宫收缩，产后自阴道排出余血浊液，称为"恶露"。正常恶露有血腥味，但不臭。产后 7 天为红色恶露，以后转为淡红色浆液恶露，2 周左右变为白色恶露。

【产后病证特点】

产后病证的发生与体质、分娩、产褥因素有关。其发病机制可概括为三个方面：一是失血过多，亡血伤津；二是瘀血内阻，血性不畅；三是外感六淫或饮食劳倦所伤。

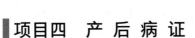 **任务一　产 后 发 热**

案例导入

王某某，女，22 岁，职员。该患者因产后外阴护理不洁而于产后 4 天出现高热寒战，小腹疼痛拒按，恶露量少，色紫暗，心烦，口渴喜饮，便干溲赤，舌红，苔黄而干，脉数有力。查体：体温 39.1℃，脉搏 110 次/分，血压 135/80 mmHg。辅助检查：红细胞 4.1×10^{12}/L，白细胞（成人）10.1×10^{9}/L。

请问：护士应从哪些方面对患者进行评估？针对其症状可给予哪些方面的护理干预措施？如何为该患者做好护理？

分析提示

根据病证分析,该患者产后血室正开,由于护理不洁,感染邪毒,邪毒直穿胞宫冲任,入里化热,导致产后发热。患者入院后,护士应通过望、闻、问、切全面收集患者相关资料,正确评估,辨证施护,在做好病情观察和疾病护理的同时,重视产后卫生宣教。

产褥期间,高热、寒战或发热持续不退,小腹疼痛拒按,称为"产后发热",常伴有腹痛及阴道分泌物的量、色、质及气味的变化。感染邪毒、正邪交争、外邪袭表、营卫不和、败血停滞、营卫不通等是本病发生的主要原因。

现代医学中的产褥感染可照本证辨证施护。

【常见证候与治疗原则】

1. 感染邪毒证 产后持续高热,伴寒战,小腹疼痛拒按,恶露或多或少,色黯秽臭,大便秘结,小便短赤,烦躁口渴。苔厚腻,舌质红,脉滑数。治以清热解毒、凉血化瘀,方用解毒活血汤去红花,加败酱草、蒲公英。

2. 外感证 产后恶寒、发热、头痛、无汗、四肢酸痛,或鼻塞流涕、咳嗽咯痰,苔薄,脉浮。治以养血疏风、辛散解表,方用荆防四物汤。

3. 血瘀证 产后寒热时作,恶露不下,色黯有块,小腹疼痛拒按,口燥而不欲饮。苔薄,青紫黯,脉弦涩。治以活血化瘀、和营退热,方用生化汤加牡丹皮、益母草。

4. 血虚证 产后身热缠绵、汗出不止、头晕目眩、面色苍白、心悸乏力,苔薄舌质淡、脉细数无力。治以补血益气、和营退热,方用六神汤。

【常见症状与证候施护】

1. 发热畏寒

(1) 卧床休息,避风保暖。

(2) 服用解表药后多饮热开水、热汤、热粥,以助微汗,祛邪外出。

(3) 观察体温、汗出情况。

(4) 遵医嘱针灸迎香、外关、列缺等穴位,毫针刺用泻法。

2. 恶露不下

(1) 恶露未尽者,取半卧位,以利恶露排出。

(2) 遵医嘱针刺三阴交、血海等穴位,毫针刺用泻法。

(3) 遵医嘱艾灸天枢、气海穴。

3. 小腹疼痛

(1) 观察疼痛的部位、性质、程度、持续时间。

(2) 遵医嘱针刺合谷、风池、曲池穴,亦可热敷小腹。

【健康指导】

1. 生活起居

(1) 保持病室空气流通,温、湿度适宜。

(2) 卧床休息,恶露未尽者,取半卧位,以利瘀浊排出。

(3) 加强口腔和皮肤护理,保持口腔清洁。

(4) 产后出汗较多者,擦干汗液,更换衣服,切忌汗出当风。

(5) 观察体温、神志、面色、血压、汗出、腹痛、恶露等变化。

(6) 出现神昏谵语、面色苍白、脉微而数、烦躁不安、表情呆滞、手足不温、血压下降时,应报告医生,并配合处理。

2. 饮食指导

(1) 感染邪毒证:宜营养丰富、易消化、清淡饮食,忌油腻辛辣之品;可选用绿豆汤,或用鲜果汁、西瓜汁等补充体液。

(2) 外感证:选用葱豉粥,如常法煮米做粥,将熟时入葱、豉煮沸即可服用;亦可服生姜红糖汤以助汗出。

(3) 血瘀证:选用山楂茶(山楂、生姜、红糖共煎)饮用。

(4) 血虚证:饮食宜富有营养为宜,给予高热量、高蛋白、高维生素、易消化之品,忌油腻、辛辣。可选用羊肉汤:将羊肉(去脂膜、切细)与当归 15 g,生姜适量放入砂锅内,炖烂,食肉喝汤。亦可食用母鸡汤、甲鱼汤等。

3. 情志调理　调畅情志,用疏导、劝慰等方法,尽可能减轻患者郁怒、烦恼等情绪,积极配合治疗。

4. 康复指导

(1) 注意个人卫生,使用消毒会阴垫,保持外阴清洁,以防外邪入侵。

(2) 取半卧位,有利于恶露排出。

(3) 暑天坐月子者,要注意房间通风,保持阴凉,严防中暑。

(4) 尽早下床活动,适当地做产后康复体操,以增强体质。

(5) 功能锻炼方法:产后康复体操。

1) 呼吸运动:去枕平卧,双手放在腹部,吸气时腹部肌肉尽量收缩,呼气时尽量放松。

2) 提肛运动:吸气时收缩肛门括约肌,呼气时尽量放松。

3) 臀部运动:吸气时臀部及骨盆底肌肉收缩,呼气时放松。

4) 抬头运动:吸气时下巴尽量上抬,呼气时下巴尽量向胸部靠拢。

5) 仰卧起坐:两腿屈曲,双手平伸,吸气时尽量使头和上半身抬离床面,并尽量靠向双腿,呼气时身体缓缓平躺。

6) 腿部运动:吸气时一脚底平贴床面、屈腿,脚后跟尽量靠近臀部,呼气时缓缓将腿伸直。然后换腿,动作同前。

【护理评价】

通过治疗和护理患者:

(1) 发热是否得到缓解或控制。

（2）腹痛、阴道分泌物的色、质、量、气味等异常改变是否好转或控制。

（3）情绪是否稳定，能否配合治疗护理。

任务二 恶露不绝

案例导入

李某某，25岁，女，司机。该患者产后2个月余，面色萎黄，腰酸肢软，恶露淋漓不尽，色红，头目昏花，乳水不足。舌质淡，苔薄白，脉细软稍带弦涩。

请问：护士应从哪些方面对患者进行评估？针对其症状可给予哪些方面的护理干预措施？如何为该患者做好护理？

分析提示

根据病证分析，该患者产后元气亏损，冲任损伤，气虚血行迟缓，加之旧血未去，新血难安，产后之病，多虚多瘀。患者入院后，护士应通过望、闻、问、切全面收集患者相关资料，正确评估，辨证施护，促进旧血去，新血安。

正常情况下，妇女分娩后2～3周内，有少量暗红色液体从阴道排出，称为"恶露"。恶露随产后天数的增加而逐渐减少，2周左右即可排尽。如果产后3周以上仍有阴道断续流血，称为"恶露不绝"，亦称"恶露不尽"。气血冲任不固，血热损伤冲任，血瘀冲任失畅，致血不归经，均可导致恶露不尽。

现代医学中的子宫复旧不良，胎盘、胎膜残留可参照本证辨证施护。

【常见证候与治疗原则】

1. 气虚证 产后恶露过期不止，淋漓不断，量多，色淡红，质稀，无臭味，小腹空坠，精神倦怠，气短懒言，面色无华，舌淡苔薄白，脉缓弱。治以补气摄血、固冲缩宫，方用补中益气汤加阿胶、艾叶、益母草、乌贼骨。

2. 血热证 产后恶露过期不止，量较多，色紫红，质粘稠，气臭秽，口燥咽干，面色潮红，舌红苔少，脉细数。治以活血化瘀、固冲止血，方用生化汤加益母草、炒蒲黄。

3. 血瘀证 产后恶露过期不止，淋漓量少，色暗有块，小腹疼痛拒按，舌紫暗或有瘀点，脉弦涩。治以养阴清热、凉血止血，方用保阴煎加茜草、乌贼骨、益母草。

【常见症状与证候施护】

1. 恶露不止

（1）注意休息，取半卧位，以利恶露排出。

（2）密切观察恶露的色、质、量、气味的变化。

（3）保持外阴清洁，忌盆浴，戒房事。

（4）遵医嘱艾灸天枢、气海、归来等穴位。

（5）遵医嘱针刺合谷、风池、曲池等穴位至微汗出。

2. 下腹坠胀疼痛

（1）观察疼痛的部位、性质、程度、持续时间。

（2）检查宫底高度、腹部压痛等，如有异常及时报告医生。

（3）遵医嘱艾灸天枢、气海穴，亦可热敷小腹部。

【健康指导】

1. 生活起居

（1）保持病室空气流通，温、湿度适宜。

（2）鼓励患者起床活动，有助于气血运行和积滞在胞宫内的余血浊液排出，促进子宫收缩。

（3）下血量多时宜卧床休息，取半卧位，以利恶露排出。

（4）注意个人卫生，保持外阴清洁。勤换内裤，严防邪毒内侵。忌盆浴，节房事。

（5）避免情绪激动，防止五志化火。

（6）恶露不止伴有其他症状时，及时就诊。

2. 饮食指导

（1）气虚证：加强营养，多吃鸡汤、鱼汤、桂圆汤等营养之品，亦可选用黄芪大枣粥服用。

（2）血热证：可服鲜藕粥，慎用辛辣温燥之品。

（3）血瘀证：饮食宜清淡而富有营养，如瘦肉汤、蛋汤、牛奶等，亦可选用益母草粥。

3. 情志调理　调畅情志，给予解释、疏导、关心，减轻患者郁闷、恼怒的情绪，以利于气血通畅。

4. 康复指导

（1）慎起居，注意休息。保持心情舒畅，忌郁怒。

（2）调适寒温，注意保暖，衣着厚薄要适当。

（3）饮食有节，宜食富有营养、补气益血的食物。

（4）注意个人卫生，产褥期严禁房事、盆浴。

（5）根据体力适当锻炼，以增强体质，如做产后康复操。

（6）功能锻炼方法：产后康复体操（同产后发热）。

【护理评价】

通过治疗和护理患者：

（1）阴道分泌物的色、质、量、气味等异常改变是否好转或控制。

（2）腹痛是否改善。

（3）情绪是否稳定，能否配合治疗护理。

学习效果评价·思考题 ···

1. 何谓产后发热？何谓恶露不绝？
2. 产后发热和恶露不绝的证候特征是什么？
3. 产后发热和恶露不绝的护理要点？

（吴继萍　崔　屹）

第十四章　儿科病证体系

学习目标

1. 学会应用儿科常见病证、时行病证、小儿杂证的证候特征及辨证论治。
2. 理解儿科常见病证、时行病证、小儿杂证的健康指导。
3. 识记儿科常见病证、时行病证、小儿杂证的证候施护。

基础知识回顾

【小儿生理特点】

小儿与成人相比在生理方面有许多不同之处,这些特点主要表现在两个方面:其一,儿童处于不断生长发育的过程之中,而成人则没有这种现象;其二,小儿的生理功能发育尚不完善,五脏六腑成而未全、全而未壮,需要成年以后,才能发育成熟。

历代儿科医家通过长期的观察和临床实践,提出了"纯阳"、"稚阴稚阳"和"阳常有余、阴常不足"学说,三者之间不是对立,而是统一的。阴阳这一哲学概念在不同的场合有着不同的含意。古代医家应用阴阳学说,从不同的角度、不同的侧面揭示了小儿的生理特点。若从小儿机体的物质充实、功能完善的角度看,小儿阴、阳都是不足的,即稚阴稚阳说;若从小儿阳气、阴液对比而言,常常相对阳气易旺、阴液易损,即阳常有余、阴常不足;若从阳气显示为生机活力而言,则小儿为纯阳之体。

【小儿病理特点】

小儿发病的病因与成人多数相同,但由于小儿具有自身的生理特点,因而小儿对不同病因的易感程度与成人有明显的差别。小儿病因以外感、食伤和先天因素居多,情志、意外因素及医源性伤害亦不能忽视。此外,不同年龄小儿对于不同病因的易感程度也不相同,如年龄越小对六淫邪气的易感程度越高,年龄越小因乳食所伤患病的情况越多,先天因素致病则常产生于胎儿期。

项目一　常见病证

任务一　肺炎喘嗽

案例导入

赵某,男,8岁,2014年2月12日初诊。患儿发热无汗,呼吸气急,咳嗽声重,鼻翼煽动,胸部发憋,吐出白痰,舌苔薄白,脉来浮紧。

请问:该患儿入院后床位护士应从哪些方面对患儿进行评估? 针对其症状可给予哪些方面的护理干预措施? 如何为该患儿做好护理?

分析提示

本案提出病由"风寒之邪外侵,肺气郁闭,不得宣通,气逆不降",主证"呼吸急促"。发热无汗、舌苔薄白、脉来浮紧,可见外感风寒;呼吸气急、咳嗽声重,可知病位在肺;观气急鼻煽、胸部发憋,此为肺气郁闭之象;吐出白痰,为痰滞于肺。此为风寒闭肺、肺气失宣、肃降失司。病在肺卫,以表寒证为主。护士应通过望、闻、问、切全面收集患者相关资料,正确评估,辨证施护,在做好病情观察和疾病护理的同时,重视证候施护,协助医生进行各项治疗。

肺炎喘嗽是因风邪犯肺,而致肺气闭塞,出现发热、咳嗽、气喘、鼻煽等症的疾病。其变证心阳虚衰若不及时救治,可危及生命。

现代医学中的"支气管肺炎"、"间质性肺炎"、"大叶性肺炎"、"毛细支气管炎",以及"慢性肺炎"均可参考本证辨证施护。

【常见证候与治疗原则】

1. 风寒闭肺证　恶寒发热,无汗不渴,咳嗽气急,痰稀色白。舌质淡白,苔薄白,脉浮紧。治以辛温宣肺、化痰平喘,方用小青龙汤、麻黄红辛附子汤加减。

2. 风热闭肺证　发热恶风,微有汗出,口渴欲饮,咳嗽,痰稠色黄,呼吸急促,咽红。舌质红,苔薄黄,脉浮数。治以辛凉泄热、化痰定喘,方用麻杏石甘汤加味。

3. 痰热闭肺证　壮热烦躁,喉间痰鸣,痰稠色黄,气促喘憋,鼻翼煽动,或口唇青紫。舌质红,少津,痰黄腻,脉滑数。治以清热泻腑、化痰平喘,方用麻杏石甘汤、葶苈大枣泻肺汤、一捻金加减。

4. 阴虚肺热证　病程延长,低热出汗,面色潮红,干咳无痰。舌质红而干,苔光剥,脉细数。治以养阴清肺,方用沙参麦冬汤加味。

5. 肺脾气虚证　病程延长,低热起伏,气短多汗,咳嗽无力,纳差,便溏,面色㿠白,神疲乏力,四肢欠温。舌质偏淡,苔薄白,脉细无力。治以益气健脾,方用玉屏风散、人参五味子汤加味。

6. 心阳虚衰证　气促喘憋,面色苍白,口唇青紫,烦躁不安,心率增快(140～160 次/分),肝脏进行性增大。舌质紫黯,脉微弱疾数。治以温振心阳、回阳救逆,方用参附龙牡救逆汤加味。

【常见症状与证候施护】

1. 发热

(1) 密切监测患儿体温变化。

(2) 高热患儿采取物理或药物降温,对体温不升的患儿注意保暖。

(3) 遵医嘱针刺少商、合谷、曲池、大椎、足三里穴。

(4) 遵医嘱推拿三关、六腑、天河水、肺经、肺俞、风池穴。

2. 咳嗽、咳痰

(1) 及时清除口鼻分泌物,分泌物粘稠者应用超声雾化或蒸汽吸入;分泌物过多影响呼吸时,应用吸引器吸痰。

(2) 帮助患儿取合适的体位,经常翻身拍背,以助痰液排出,防止坠积性肺炎。方法是五指并拢,稍向内合掌,由下向上、由外向内地轻拍背部。

(3) 根据病情或病变部位进行体位引流。

(4) 遵医嘱推拿肺经、内八卦、膻中、肺俞、脾俞、足三里。

【健康指导】

1. 生活起居

(1) 病室空气清新,保持安静。

(2) 呼吸急促时,应保持气道通畅,随时吸痰。

(3) 对于重症肺炎患儿要加强巡视,密切观察病情变化,及早发现变证。

2. 饮食指导

(1) 风寒闭肺证:进食宜温热,忌食凉菜及寒凉的瓜果。

(2) 风热闭肺证:饮食宜清淡可口,鼓励多饮水及梨汁等,也可用鲜芦根煎水代茶饮。

(3) 痰热闭肺证:饮食同风热闭肺证。

(4) 阴虚肺热证:饮食宜凉润、清淡,适合患儿口味,鼓励多饮西瓜汁、橙汁或淡盐水等。

(5) 肺脾气虚证:加强饮食调理,可服太子参与白术炖鸡汤、薏苡仁粥等。食欲差者,应少食多餐。

(6) 心阳虚衰证:应低盐饮食,少饮水。

3. 情志调理　根据患儿年龄、心理特征,给予解释、安慰或安抚等,避免婴幼儿哭吵。

4. 康复指导

(1) 注意环境及个人卫生,保持室内空气流通,温、湿度适宜。

(2) 加强对小儿合理喂养及饮食调理,平时亦可常服一些保健食物,如莲子、百合与鸡蛋同煮,饮汤食蛋,对体虚咳痰不利者有效。勿食生冷、甜腻食物。

（3）冬春季节呼吸道传染病流行时,小儿避免到公共场所活动,防止感受外邪。

（4）进行适当的体育锻炼及户外活动,多晒太阳,衣着冷暖要适宜。按时服药,定期门诊随访。

（5）功能锻炼方法:可做呼吸操。

1）立位呼吸:两手叉腰,深呼吸,延长呼气阶段,即吸与呼的时间比例是1:2。吸气用鼻,呼气用口,口唇缩起作吹口哨状,把气从齿缝或唇间呼出。

2）坐位呼吸:双手抱颈,左右扭转腰部,以保持和增强胸肋和腹部的灵活柔韧性,从而有助于呼吸的深长。动作要缓慢平稳,扭转幅度不可过大,尤其是遇到头晕时,更应减缓扭转速度,可有效缓解哮喘。

3）卧位呼吸:平卧,全身放松,双手轻轻置于腹部,呼气时双手稍稍用力按压腹部,以锻炼和增强呼吸肌的功能。

【护理效果评价】

通过治疗和护理患者:

（1）评价患儿是否能顺利有效地咳出痰液,呼吸道是否通畅。

（2）气促、发绀症状是否逐渐改善以至消失,呼吸是否平稳。

（3）住院期间体温及其他生命体征是否恢复正常。

（4）能否得到充足的营养。

任务二　哮　　喘

案例导入

　　杨某,男,6岁。1988年3月就诊。2岁时因高热、咳嗽、气喘,西医诊为喘型肺炎,经治痊愈,但其后经常咳嗽气喘,半个月或1个月即发,选用抗生素、激素未能根除。此次发作已2日,气喘不能平卧,咳嗽阵发,喉中痰嘶,声达户外,吐痰量多,面色发青,低热无汗,舌苔白腻,脉浮滑。

　　请问:该患儿入院后床位护士应从哪些方面对患儿进行评估? 针对其症状可给予哪些方面的护理干预措施? 如何为该患儿做好护理?

分析提示

　　患儿幼时有喘型肺炎病史,其后反复咳喘,抗感染、抗炎治疗效果欠佳,即为伏痰之证;本次初春发病,咳喘较剧,伴有痰多,面色青,舌苔白腻,脉浮滑等寒痰伏肺之证。痰伏于肺,复感风寒,肺失肃降,气机上逆,与痰饮互结气道,故见喉中痰嘶,吐痰量多;寒凝气滞,则见面色发青;寒束肌表,邪气不得外宣而郁于内,则低热无汗;舌苔白腻、脉浮滑均为佐证。此为表里俱寒证。护士应通过望、闻、问、切全面收集患者相关资料,正确评估,辨证施护,在做好病情观察和疾病护理的同时,重视健康指导,促进康复。

哮喘是小儿时期常见的一种反复发作的哮鸣气喘性肺系疾病。哮指声响言,喘指气息言,哮必兼喘,故通称哮喘。临床以反复发作性喘促气急,喉间哮鸣,呼气延长,严重者以不能平卧、张口抬肩、摇身撷肚、唇口青紫为特征。常在夜半至清晨发作或加剧。

现代医学中的喘息性支气管炎、支气管哮喘均可参考本证辨证施护。

【常见证候与治疗原则】

1. 发作期

(1) 寒饮停肺证:咳嗽哮鸣,恶寒怕冷,鼻流清涕,痰液清稀,四肢欠温,面色淡白。舌质淡胖,苔薄白或白腻,脉浮滑。治以温肺化痰定喘,方用小青龙汤和三子养亲汤加减。

(2) 痰热壅肺证:咳嗽哮喘,痰稠色黄,口干咽红,或发热面红。舌质红,苔薄黄或黄腻,脉滑数。治以清肺化痰定喘,方用麻杏石甘汤和葶苈大枣泻肺汤加减。

(3) 外寒肺热证:咳喘哮鸣,恶寒发热,流涕喷嚏,咽红,口渴,痰粘色黄。舌质偏红,苔薄白,脉滑数。治以解表清热化痰定喘,方用定喘汤或大青龙汤加味。

(4) 虚实夹杂证:哮喘持续发作,喘促胸满,端坐抬肩,不能平卧,面色晦滞带青,畏寒肢冷,神疲纳呆,小便清长。舌薄白,脉无力。治以温肺平喘、补肾摄纳,方用小青龙汤和参附龙牡汤加味。

2. 缓解期

(1) 肺气亏虚证:面色淡白,乏力自汗,易于感冒。舌质淡,苔薄白,脉细无力。治以补肺固表,方用玉屏风散加味。

(2) 脾气亏虚证:食少便溏,面色少华,倦怠乏力。舌质淡,苔少,脉缓无力。治以健脾化痰,方用六君子汤加味。

(3) 肾气亏虚证:动则气促,面色淡白,形寒畏冷,下肢欠温,小便清长。舌淡,苔薄,脉细无力。治以补肾固本,方用金匮肾气丸加味。

【常见症状与证候施护】

1. 喘息

(1) 明确过敏源者,尽快脱离过敏源环境。

(2) 提供安静、温湿度适宜的环境,保持室内清洁、空气流通。减少环境的不良刺激,特别是地面尘埃与烟雾的刺激。

(3) 室内不宜摆放花草,避免强光及有害气味的刺激。

(4) 根据病情提供舒适体位,如采用端坐位或半坐卧位,以利于呼吸或肺的扩张。

(5) 哮喘发作时,遵医嘱应予以氧气吸入,并做好氧疗护理。

(6) 遵医嘱针刺肺俞、膈俞、心俞、膻中、定喘穴。

2. 咳嗽、咳痰

(1) 适当补充水分,及时清除口鼻分泌物。分泌物黏稠者给予超声雾化或蒸汽吸入;必要时应用吸引器吸痰。

(2) 密切观察并记录痰液的色、质、量。

(3) 帮助患儿翻身拍背,促进痰液引流。

（4）遵医嘱推拿肺经、内八卦、膻中、肺俞、脾俞、足三里。

3. 呼吸困难

（1）遵医嘱给予面罩吸氧，氧流量 1～3 L/min。

（2）给氧过程中，注意监测动脉血气分析，使动脉血氧分压 PaO_2 维持在 70～90 mmHg（9.3～12 kPa）。

（3）遵医嘱针刺中府、足三里、水沟、肺俞、天突穴。

【健康指导】

1. 生活起居

（1）居室宜空气流通、阳光充足。冬季要保暖，夏季要凉爽通风。避免接触特殊气味。

（2）饮食宜清淡而富有营养，忌进生冷油腻、辛辣以及海鲜鱼虾等可能引起过敏的食物。

（3）注意呼吸、心率、脉象变化，防止哮喘大发作的发生。

2. 饮食指导

（1）寒饮停肺证：忌食生冷、寒性瓜果及冷饮。

（2）痰热壅肺证：痰多黄腻者，可多饮水或梨汁等。

（3）外寒肺热证：高热口渴患儿宜多饮水，避免汗出当风而复感外邪。

（4）虚实夹杂证：饮食宜清淡，忌食海腥、油腻食物，可食枇杷、橘子、梨、莲子、百合、大枣、核桃、蜂蜜等。

（5）肺气亏虚证：饮食宜温补。可食用百合汤、连心汤、太子参红枣汤等。

（6）脾气亏虚证：可食用山药粥、黄芪粥等调理脾胃，饮食不宜过硬、过饱、过冷，忌甜腻、厚味食物。

（7）肾气亏虚证：饮食可增加补肾的食物，如黑芝麻、核桃肉等。

3. 情志调理

（1）患儿哮喘发作、烦躁不安时给予心理支持和安慰，消除紧张和恐惧心理，避免情绪波动。

（2）帮助患儿树立战胜疾病的信心。

4. 康复指导

（1）注意四时气候变化，随时增减衣被，尤其注意颈部如天突、百劳穴等处的保暖，积极防治感染。

（2）观察患儿的生活规律，找出诱发因素，避免接触过敏源，如有刺激性的气体、粉尘、花草、毛织物、蟹、虾、海鲜等异性蛋白质。

（3）加强饮食调理，饥饱有度，忌冷饮及过甜、过咸食物。

（4）患儿及家属正确使用气雾剂疗法，含激素的气雾剂使用后应予漱口。

（5）适当进行户外运动，经常呼吸新鲜空气和多晒太阳以增强体质。

（6）功能锻炼方法：可做呼吸运动。

1）快而持续的从口中将肺部的空气吐尽，吐气时就像吹口哨一样，空气从嘴唇间吐出。做这个动作时,身体要完全放松,吐气时,腹部要尽量收缩。

2) 空气吐尽时,由鼻慢慢吸气,速度不要太快,使肺部充满空气而感到舒服为止。不可过于用力猛吸,身体仍然保持放松,吸气时腹部膨胀。

3) 吸满气后,屏气,做下面的动作:两大脚趾往前伸,两脚用力绷紧,胃部慢慢内缩,手尽量伸长。全身稍用力,保持这个动作。第1周维持3～4秒,第2周和第3周渐渐延长到6～7秒。时间的长短以感觉舒适为原则。

4) 吐气,如步骤:①吐气必须稳定而持续,不可过快。吐气时,身体逐渐放松,由右胸部开始,然后胃部、臀部、脚和手,吐气结束全身放松。此为一个周期,休息5～6秒,休息时用鼻自然呼气。

【护理效果评价】

通过治疗和护理患者:

(1) 哮喘是否得到缓解或控制。

(2) 能否主动坚持呼吸运动锻炼。

(3) 情绪是否稳定,能否配合治疗护理。

任务三　泄　泻

案例导入

许某某,男,1岁2个月。近日晚上睡觉受凉,腹泻每天3～4次,大便清稀带泡沫,晚上哭闹不安不能入睡,伴鼻塞流清涕,舌苔白滑,脉细沉,指纹淡红。

请问:该患儿入院后床位护士应从哪些方面对患儿进行评估? 针对其症状可给予哪些方面的护理干预措施? 如何为该患儿做好护理?

分析提示

案中所述病由晚上睡觉受凉所致,病因风寒邪气客于脾胃,运化失常,故见大便清稀带泡沫,兼见鼻塞流清涕等症。患儿晚上哭闹不安不能入睡,因夜属至阴,入夜则寒甚,寒主收引,寒凝气滞,则经络不畅,气血不行而肠鸣腹痛。综合其病史资料,本案符合风寒泻的证候特点。此证病由风寒之邪外袭,肺卫失和,脾运失司,胃失腐熟,水反为湿,谷反为滞,清浊不分,乃致合污下降而泄泻。病在肺脾胃,属于暴泻,病理性质属实属寒。护士应通过望、闻、问、切全面收集患者相关资料,正确评估,辨证施护,在做好病情观察和疾病护理的同时,重视膳食护理和生活起居,以利病情转归。

泄泻是指排便次数增多、粪便稀薄呈水样。感受寒、暑、湿邪,饮食不当,损伤脾胃;或脾胃虚弱、脾肾阳虚,均易引起泄泻。

现代医学中的急性和慢性肠炎、肠结核、消化不良等疾病,均可参考本证辨证施护。

【常见证候与治疗原则】

1. 伤食泻证 大便酸臭,或如败卵,腹部胀满,口臭纳呆,泻前腹痛哭闹,多伴恶心、呕吐。舌苔厚腻,脉滑有力。治以消食导滞,方用保和丸加减。

2. 风寒泻证 大便色淡,带有泡沫,无明显臭气,腹痛肠鸣;或伴闭塞,流涕,身热。舌苔白腻,脉滑有力。治以疏风散寒,方用藿香正气散或纯阳正气丸加减。

3. 湿热泻证 泻如水样,每天数次或数十次,色褐而臭,可有黏液,肛门灼热,小便短赤,发热口渴。舌质红,苔黄腻,脉数。治以清热利湿,方用葛根黄芩黄连汤加减。

4. 寒湿泻证 大便每天数次或数十次,色较淡,可伴有少量黏液,无臭气,不渴或渴不欲饮,腹满。舌苔白腻、脉濡。治以燥湿健脾,方用胃苓汤加减。

5. 脾虚泻证 久泻不止,或反复发作,大便稀薄,或呈水样,带有不消化食物残渣,神疲纳呆,面色少华。舌质偏淡,苔薄腻,脉弱无力。治以健脾益气,方用参苓白术散或七味白术散加减。

6. 脾肾阳虚泻证 大便稀溏,完谷不化,形体消瘦,或面目虚浮,四肢欠温。舌淡苔白,脉细无力。治以温肾固涩,方用附子理中汤或四神丸加减。

【常见症状与证候施护】

1. 腹泻

(1) 观察并记录大便次数、量、颜色、性状,采集标本时注意取有黏液脓血的部分,及时送检。做好动态观察,为治疗和制定输液方案提供可靠依据。

(2) 观察水、电解质和酸碱平衡紊乱症状,如脱水情况及其程度、代谢性酸中毒表现、低钾血症表现等。

(3) 摩腹:术者以四指或手掌置小儿腹部,作顺时针或逆时针方向环形移动,摩擦30次,一般初泻顺时针,久泻逆时针方向操作。

2. 发热

(1) 监测生命体征:如神志、体温、脉搏、呼吸、血压等。

(2) 密切观察体温变化,体温过高时应给患儿多饮水、擦干汗液,及时更换汗湿的衣服、头枕冰袋等。

(3) 遵医嘱针灸曲池、合谷、大椎穴。

【健康指导】

1. 生活起居

(1) 适当控制饮食,减轻脾胃负担。对吐泻严重及伤食泄泻患儿暂时禁食,以后随着病情好转,逐渐增加饮食量。忌食油腻、生冷及不易消化的食物。

(2) 保持皮肤清洁干燥,勤换尿布。每次大便后,要用温水清洗臀部,并扑上爽身粉,防止发生红臀。

(3) 密切观察病情变化,及早发现泄泻变证。

2. 饮食指导

(1) 伤食泻证:控制饮食,或暂禁食;腹泻控制后,以素流质、素半流质为宜,可给予山楂汁、橘红粥以消食导滞。忌食生冷瓜果、荤腥、油腻食物。

（2）风寒泻证：宜温服流质、半流质；亦可用生姜粥、生姜红糖汤或生姜当归羊肉汤以温中散寒；忌食生冷瓜果、荤腥、油腻食物。

（3）湿热泻证：以素流质、素半流质为宜，鼓励多饮糖盐水、山楂、橘子水；或用扁豆粥、茯苓粥、薏苡仁粥等以清利湿热。忌食荤腥、油腻食物。

（4）寒湿泻证：饮食可用炒焦薏苡仁和粳米加适量水煮粥调理。忌生冷、油腻食物。

（5）脾虚泻证：饮食以温热软烂、易消化为宜，少食多餐，不宜过饱，可选用藕粉、山药粥、薏苡仁粥等以健脾益气。忌食生冷瓜果、肥甘厚味食物。

（6）脾肾阳虚泻证：饮食宜热而软，清淡易消化，可选用莲子粥、芡实粥等以温补脾肾。忌食生冷、荤腥、油腻食物。

3. 情志调理　腹痛时应多与患儿交流，分散其注意力，以减轻疼痛。

4. 康复指导

（1）向家长讲解腹泻的相关知识。指导如何观察病情变化，以更好地配合治疗。

（2）指导合理喂养，宣传母乳喂养的优点，避免在夏季断奶，按时逐步添加辅食，防止饮食结构突然变动。注意饮食卫生，食物要新鲜，食具要定时消毒，培养小儿饭前便后洗手的卫生习惯。患儿的尿布和便盆要清洁消毒。

（3）加强体育锻炼，提高机体抵抗力；注意气候变化，防止受凉或过热；避免滥用广谱抗生素，以免引起肠道菌群失调。

（4）功能锻炼方法：可做腹部操。

腹部操：用一指禅推法推中脘、天枢、关元、气海，每穴约 2 分钟；用指按揉中脘、天枢、神阙、关元、气海，每穴约 2 分钟；掌摩法摩腹，约 6 分钟。

【护理效果评价】

通过治疗和护理患者：

（1）患儿大便及体温是否恢复正常。

（2）脱水是否得到纠正。

（3）臀部皮肤是否保持完整。

（4）患儿是否发生酸中毒、低血钾等并发症。

（5）家长能否掌握小儿喂养知识及腹泻的预防、护理知识。

学习效果评价·思考题

1. 何谓肺炎喘嗽？何谓哮喘？何谓泄泻？

2. 肺炎喘嗽、哮喘、泄泻的证候特征是什么？

3. 肺炎喘嗽、哮喘、泄泻的证候施护如何？

4. 肺炎喘嗽、哮喘、泄泻的健康指导是什么？

项目二　时 行 病 证

任务一　麻　疹

案例导入

何某某,男,1岁。因发热咳嗽流涕4天,皮肤出疹1天入院。证见痧子已现未透齐,壮热(体温40.2℃),流涕咽红,气喘咳逆,呕吐便泻,烦躁。舌淡红,脉浮数。

请问:该患儿入院后床位护士应从哪些方面对患儿进行评估? 针对其症状可给予哪些方面的护理干预措施? 如何为该患儿做好护理?

分析提示

本案患儿皮疹已现未透齐,伴见壮热目赤,气喘咳逆,呕吐便泻烦躁,舌淡红,脉浮数,当属麻疹之逆证,辨证为邪毒闭肺,病理性质属热属实。西医诊断为麻疹合并肺炎。

引起麻毒闭肺的原因可有多种,或麻毒壅盛内闭于肺,或他邪乘麻疹之机犯肺内闭,总与正不敌邪,或治疗失误,或调护不当有关,致使邪毒内陷,炼津成痰,阻于肺络,闭阻肺窍,发为肺炎喘嗽。结合本案壮热不退,皮疹透发不畅,气喘咳逆的临床特征,推知本案病因病机为邪毒炽盛,未能从肌肤顺利透发,肺气闭郁,形成本证。还需防病情发展,正气衰败,以致形成心阳虚衰至危证。护士应通过望、闻、问、切全面收集患者相关资料,正确评估,辨证施护,在做好病情观察和疾病护理的同时,加强隔离措施,重视生活起居和饮食指导。

麻疹是小儿最常见的一种急性发疹性传染病,以发热、咳嗽、鼻塞流涕、泪水汪汪,以及口腔麻疹黏膜斑,遍身出现红色疹点、稍见隆起、扪之碍手、状如麻粒为特征,故名麻疹。本病一年四季都有发生,但多流行于冬春季节,以1~4岁小儿发病率最高。毒邪由口鼻而入,主要侵犯肺、脾两经,阳邪热毒与气血相搏,郁于肌表,发于皮外,而成麻疹。

现代医学中的麻疹,均可参考本证辨证施护。

【常见证候与治疗原则】

1. 顺证　病程有明显的阶段性。

(1)邪犯肺卫(初热期):发热,2~3天后在口腔两颊近臼齿处可见麻疹黏膜斑,约为1.0 mm的白色小点,周围红晕,1~2天可累及整个颊黏膜。伴恶风,头身痛,鼻塞流涕,咳嗽,双目畏光、红赤,泪水汪汪,咽红肿痛,精神不振,纳食减少,舌边尖红,苔薄黄,脉浮数,指纹淡紫。治以辛凉透表、清宣肺卫,方用宣毒发表汤加减。

(2)邪入肺胃(见形期):发热,3~4天后于耳后、发际、颈项、头面、胸腹、四肢顺序出现红色斑丘疹、稠密、紫红,伴壮热、烦躁、咽红肿痛,咳嗽加重,目赤眵多,纳差,口渴欲饮,大便秘结,小便短赤,舌质红绛,苔黄腻,脉洪数,指纹紫。治以清热解毒、佐以透发,方用清解透表汤加减。

（3）阴津耗伤（收没期）：出疹后 3～4 天，皮疹按出疹顺序开始消退，皮肤有糠麸样脱屑和色素沉着，发热减退，神宁疲倦，纳食增加，口干少饮，咳嗽减轻，或声音嘶哑，大便干结，舌红少津，苔薄，脉细数。治以养阴生津、清解余邪，方用沙参麦冬汤加减。

2. 逆证　热度炽盛者，可出现下列严重证型。

（1）邪毒闭肺：壮热持续，烦躁，精神萎靡，咳嗽气喘、憋闷，鼻翼煽动，呼吸困难，喉间痰鸣，口唇紫绀，面色青灰，不思进食，皮疹融合、稠密、紫暗或见瘀斑，乍出乍没，大便秘结，小便短赤，舌质红绛，苔黄腻，脉滑数，指纹紫滞。治以清热解毒、宣肺化痰，方用麻黄杏仁甘草石膏汤加减。

（2）邪毒攻喉：高热不退，咽喉肿痛或溃烂，吞咽不利，饮水呛咳，声音嘶哑，咳声重浊，声如犬吠，喉间痰鸣，咳嗽气促，喘憋，呼吸困难，面唇紫绀，烦躁不安，皮疹融合、稠密、紫暗或见瘀斑，舌质红，苔黄腻，脉滑数，指纹紫。治以清热解毒、利咽消肿，方用清咽下痰汤加减。

（3）邪陷心肝：高热，烦躁，谵语，皮肤疹点密集成片，色紫红，或见鼻衄，甚则神昏抽搐。舌绛起紫，舌苔黄糙，脉数。治以清热解毒、熄风开窍，方用羚角钩藤汤加减。

【常见症状与证候施护】

1. 发热

（1）应绝对卧床休息至皮疹消退、体温正常。

（2）监测体温：处理麻疹时应兼顾透疹，不宜用药物及物理方法强行降温，尤其禁用冷敷及酒精擦浴，因体温骤降可引起末梢循环障碍而使皮疹突然隐退。如体温＞40℃时，可用小剂量退热药或温水擦浴，使体温稍降以免惊厥。

（3）遵医嘱推攒竹，按风池，揉肺俞区穴。

2. 咳嗽

（1）保持室内温度新鲜，温湿度适宜，避免直接吹风，防止受凉。

（2）经常拍背、翻身，必要时给氧、吸痰，保持呼吸道通畅。

（3）遵医嘱推太阳、擦迎香、按风池穴。

3. 结膜炎

（1）保持口腔、眼、耳、鼻部的清洁。

（2）眼部因炎性分泌物多而形成眼痂，应避免强光刺激眼睛，并用生理盐水清洗双眼，再滴入抗生素眼药水或眼膏。

4. 口腔麻疹黏膜斑及全身斑丘疹

（1）保持皮肤清洁，勤换内衣。

（2）观察皮疹的变化。脱屑时不能用手搔抓，避免引起皮肤感染。

（3）加强口腔护理，常用生理盐水或 2％的硼酸溶液洗漱口腔。

（4）遵医嘱熏洗：用麻黄、绛芫荽、西河柳、紫背浮萍布包煮沸，在患者床旁熏蒸，然后用药汁擦洗全身皮肤。

【健康指导】

1. 生活起居

(1) 卧室空气流通,温度、湿度适宜,避免直接吹风受寒和过强阳光刺激。

(2) 注意补足水分,饮食应清淡、易消化,见形期忌油腻辛辣之品,收没期根据食欲增加营养丰富的食物。

(3) 保持眼睛、鼻腔、口腔、皮肤的清洁卫生。

(4) 对于重症患儿要密切观察病情变化,早期发现合并症。

2. 饮食指导

(1) 邪犯肺卫证(初热期):饮食宜以清淡、富有营养、易消化的半流质或软食为主,忌酸味。此期多饮水,可用鲜芦根煎水代茶饮。

(2) 邪入肺胃证(见形期):饮食宜进清淡、易消化的流质或半流质,忌辛辣、油腻等助火之物。

(3) 阴津耗伤证(收没期):饮食应富有营养且易消化,并应避免饮食过量,忌生冷、发硬、油腻、不易消化的食物。

(4) 邪毒闭肺证:多饮水或用荸荠、鲜芦根、鲜茅根煎水代茶饮。

(5) 邪毒攻喉证:饮食以素流质为宜,如豆浆、米汤等。

(6) 邪陷心肝证:饮食宜素流质为宜,并用梨汁、西瓜汁频频灌服。

3. 情志调理

(1) 根据患儿的年龄、心理特征,多与患儿接触,给予关心及鼓励,可开展游戏、纸工、看图识字等多种形式活动。

(2) 分散患儿注意力,保持良好的情绪。

4. 康复指导

(1) 做好计划免疫接种,降低发病率。

(2) 做好卫生宣教,让家属了解本病的知识,选择适宜的饮食。

(3) 指导生活护理,防止发生目疾、声音嘶哑、哮喘等后遗症。

(4) 麻疹流行期间,易感儿童不宜去人群密集的场所。

(5) 做适当的体育运动,如:慢跑,时间不宜超过半小时。

【护理效果评价】

通过治疗和护理患者:

(1) 评价患儿体温是否降至正常,皮疹是否出齐、出透,皮肤是否完整,是否合并其他感染,能否得到充足的营养。

(2) 患儿家长是否了解麻疹的有关知识,能否配合作好消毒隔离、家庭护理等。

任务二　水　痘

案例导入

郝某,女,8 个月。周身见痘已 4 天,高热不退,1 天来抽风 1 次,嗜睡神倦,饮食不进,咳嗽流涕,大便溏薄,每天 3~4 次,小溲短黄,舌质红无苔,脉数有力。

请问:该患儿入院后床位护士应从哪些方面对患儿进行评估? 针对其症状可给予哪些方面的护理干预措施? 如何为该患儿做好护理?

分析提示

案中所述,周身见痘已 4 天,发热不退,1 天来抽风 1 次,嗜睡神倦,饮食不进,小溲短黄,舌质红无苔,脉数有力。可知患儿证属湿毒壅盛,夹有外邪。小儿感邪较重,或调护不当,邪盛正衰,邪毒炽盛,则内传气营。毒热化火,加之小儿肝常有余、心火易炎,邪热炽盛,扰动肝风,出现壮热不退、抽风 1 次、嗜睡,若不及时控制,有邪陷心肝之虞。护士应通过望、闻、问、切全面收集患者相关资料,正确评估,辨证施护,在做好病情观察和疾病护理的同时,重视证候施护,加强隔离措施。

水痘是由水痘时邪(水痘-带状疱疹病毒)引起,以发热,皮肤分批出现皮疹,丘疹、疱疹、结痂同时存在为特征的一种小儿常见发疹性时行疾病。因疱疹内含水液,形态椭圆,其形如豆,故名水痘。主要病因为时行邪毒及风热湿毒侵袭人体而引起,病变主要在肺脾二经。基本病机为时行邪毒与卫气交争,邪毒外发肌表,致痘疹外露;或邪毒入里,与内蕴湿热相搏,透达肌表,发为水痘。

现代医学认为,本病的病原体为水痘-带状疱疹病毒,存在于患儿的呼吸道分泌物、血液及疱疹浆液中。本病传染性极强,从发病之日起到皮疹全部干燥结痂前均有传染性,易在集体托幼机构发生流行。

【常见证候与治疗原则】

1. 风热袭表证　发热轻微,鼻塞流涕,偶有喷嚏及咳嗽。疹色淡红而润,疱浆清亮,点粒稀疏,躯干为多,二便如常。舌苔薄白,脉浮数或略数。治以疏风清热解毒,方用银翘散加减。

2. 热度炽盛证　壮热烦渴,面赤唇红,便秘溲赤,痘大而密,疹色红赤或紫暗,疱浆较混,根脚较硬,口、眼等处亦见疱疹或溃疡。舌苔黄糙而干,脉数。治以清热凉血解毒,方用清胃解毒汤或犀角地黄汤加减。

【常见症状与证候施护】

1. 发热

(1) 如患儿出现高热,可用物理降温(禁用酒精擦浴)或遵医嘱适量使用退热剂。

(2) 发热者忌用阿司匹林,以防诱发 Reye 综合征。避免服用肾上腺皮质激素类药物包括软膏。

2. 皮疹

（1）保持皮肤清洁，衣被要清洁、舒适、柔软，勤换内衣。

（2）剪短指甲，必要时小婴儿可戴连指手套或用布将手包裹，避免抓破皮疹，引起继发感染或留下瘢痕。

（3）观察皮疹透发的疏密、部位、形态、色泽等变化。

（4）遵医嘱蒲公英、黄芩、益母草、苦参各 20 g，黄连、黄柏各 10 g，水煎、外洗。

（5）皮肤破溃者遵医嘱青黛散外涂。

【健康指导】

1. 生活起居

（1）保持室内空气新鲜及皮肤清洁。

（2）正在使用肾上腺皮质激素的患儿，若发生水痘，应立即减量。对伴发热的患儿，应避免使用水杨酸制剂，以免发生 Reye 综合征。

（3）对重症水痘患儿应密切观察病情变化，及早发现变证。

2. 饮食指导

（1）风热袭表证：饮食以清内热食物为宜，如绿豆汤、绿豆粥等，可以鲜芦根或野菊花煎汤代茶饮。

（2）热度炽盛证：饮食宜高能量及富含维生素，也可用鲜萝卜或鲜芦根煎水代茶饮，多次喂服。

3. 情志调理　患儿因瘙痒严重而哭闹时，应转移患儿注意力，避免情绪激动。

4. 康复指导

（1）告知患儿家长无并发症者可在家进行隔离护理，向其介绍有关水痘的隔离及护理知识，嘱其遵医嘱用药。

（2）如患儿神志、体温、呼吸、皮疹情况出现异常改变时，应及时就诊。

（3）体弱多病者、孕妇及健康小儿不要接触水痘患儿。

【护理效果评价】

通过治疗和护理患者：

（1）发热是否得到缓解或控制。

（2）皮疹是否消退，皮肤是否完好。

任务三　痄　腮

案例导入

　　杜某，女，7 岁。旬余日来，头晕头痛，呕逆黄水，日来右颐肿大，给予普济消毒饮 1 剂服用，次晨病情似有转剧之象，体温 38.2℃，头痛嗜睡，呕吐 7～8 次，两耳下肿大如杏，并出现病理反射征阳性。舌苔薄黄，脉浮数。

　　请问：该患儿入院后床位护士应从哪些方面对患儿进行评估？针对其症状可给予哪些方面的护理干预措施？如何为该患儿做好护理？

分析提示

　　患儿旬余日来一直头晕头痛，呕逆黄水，正气已伤，加之邪毒未能经治驱除，反致热度炽盛、邪盛正衰、邪陷厥阴、扰动肝风、蒙蔽心包，致成邪陷心肝之变证。护士应通过望、闻、问、切全面收集患者相关资料，正确评估、辨证施护，在做好病情观察和疾病护理的同时，重视证候施护，防止并发症。

　　痄腮是由风温邪毒引起的急性传染病。本病发病急骤，以发热、耳下腮部肿胀疼痛为特征。一年四季均可散发，以冬春两季多见，学龄儿童发病率较高，一般预后良好。年长儿童可并发睾丸肿痛等症。民间称本病为"蛤蟆瘟"、"鸬鹚瘟"。一次患病后，可产生持久免疫。其病因为外感风温毒邪致气血郁滞所致。

　　现代医学"流行性腮腺炎"可参照本病证辨证施护。

【常见证候与治疗原则】

　　1. 温毒袭表证　发轻热，一侧或两侧耳下腮部肿大，压之疼痛有弹性感。舌尖红，苔薄白，脉浮数。治以疏风清热、散结消肿，方用银翘散加减。

　　2. 热毒蕴结证　壮热，头痛，烦躁，腮部漫肿，疼痛拒按。舌红苔黄，脉数有力。治以清热解毒、软坚散结，方用普济消毒饮加减。

　　3. 毒陷心肝证　腮部肿胀，高热不退，嗜睡，项强，呕吐，甚则昏迷，抽风。舌质红绛，苔黄糙，脉洪数。治以清热解毒、熄风镇痉为主，方用普济消毒饮、紫雪丹、至宝丹等加减选用。

　　4. 邪窜肝经证　腮部肿胀，发热，男性睾丸肿痛，女性少腹痛。舌质偏红，苔黄，脉弦数。治以清泻肝火、凉血镇痛，方用龙胆泻肝汤加减。

【常见症状与证候施护】

　　1. 发热

　　(1) 保持室内空气新鲜，定时测体温。

　　(2) 发热时卧床休息，限制活动量，以减少并发症发生。

　　(3) 鼓励患儿多饮水，以利于降温。

　　(4) 遵医嘱针刺翳风、颊车、合谷、外关、关冲、商阳、曲池、大椎等穴位。

　　2. 腮腺肿痛

　　(1) 保持口腔清洁，做好口腔护理。

　　(2) 根据患儿的咀嚼能力，给予易消化、清淡、有营养的流质、半流质或软食，避免吃酸、辣、硬等刺激性食物。

　　(3) 遵医嘱取鲜蒲公英、鲜马齿苋、鲜芙蓉花叶，可任选一种捣烂外敷患处。

3. 睾丸肿痛

(1) 卧床休息。

(2) 局部用"丁"字带或棉垫将阴囊托起,并做好会阴护理。

(3) 观察睾丸红、肿、热、痛情况,发现异常及时报告医生。

4. 少腹疼痛

(1) 卧床休息。

(2) 加强观察腹痛的部位、程度、性质和生命体征的变化,做好相应处理。

【健康指导】

1. 生活起居

(1) 病室宜安静舒适,空气流通。

(2) 做好隔离与消毒工作。

(3) 保持口腔清洁,预防口腔并发感染。

2. 饮食指导

(1) 温毒袭表证:以富有营养的饮食为宜。

(2) 热毒蕴结证:饮食宜进清淡流质。发热时,鼓励多饮水或用菊花泡茶饮。

(3) 毒陷心肝证:遵医嘱给予鼻饲或静脉滴注营养液。记录 24 小时出入量,并严密观察水、电解质平衡情况。注意有无呕吐及嗜睡、颈项强直等症状。

(4) 邪窜肝经证:饮食以温热为宜,不食生冷食物,尤其是少腹疼痛者。

3. 情志调理

(1) 组织轻症儿童游戏娱乐,以分散注意力,保持心情愉快,减少发作。

(2) 做好烦躁哭闹患儿的情绪调护,可采用患儿喜欢的方式,如讲故事、听儿歌等。

4. 康复指导

(1) 患儿应予隔离,不与易感人群接触,隔离至腮腺肿胀完全消退 5 天为止。

(2) 患儿用过的物品、食具应煮沸消毒,衣被也应经常洗晒。

(3) 疾病初愈,应注意休息,避免去公共场所。病愈后逐步进行体育活动,以增强体质。

(4) 饮食宜予清淡、易消化软食,忌食辛辣、粗糙之品。饭后漱口,并保持口腔清洁。

(5) 儿童应按时接受免疫接种。

【护理效果评价】

通过治疗和护理患者:

(1) 疼痛是否得到缓解或控制。

(2) 体温是否恢复正常。

(3) 腮腺红肿是否消退。

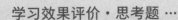

学习效果评价·思考题 ··

1. 何谓麻疹？何谓水痘？何谓痄腮？
2. 麻疹、水痘、痄腮的证候特征是什么？
3. 麻疹、水痘、痄腮的证候施护是什么？

项目三　小 儿 杂 病

任务一　过 敏 性 紫 癜

案例导入

陈某某,女,9 岁。就诊前 13 天起病。症见双下肢皮肤瘀点密集,色红紫相间,压之不褪色,伴腹痛、关节痛,病后饮食减少,夜眠不安,大便干,小便黄,面红唇红,舌质红,舌苔白厚,脉数有力。

分析提示

综合现有症状,如双下肢皮肤瘀点密集,色红紫,压之不退色,大便干,小便黄,脉数有力。可知本案病机为热入血分,迫血妄行,血液溢出,外渗肌肤,则为皮肤瘀点;热毒炽盛则瘀点色紫红;热邪伤津见大便干、小便黄;苔白厚提示有脾湿不化;湿热相搏流注关节,则关节疼痛。本症病理性质为实证、热证,证属血热妄行。护士应通过望、闻、问、切全面收集患者相关资料,正确评估,辨证施护,在做好病情观察和疾病护理的同时,重视证候施护和情志护理,协助医生进行各项治疗。

　　过敏性紫癜是一种以小血管炎为主要病变的全身性血管炎综合征,以皮肤紫癜、关节肿痛、腹痛、便血,以及血尿、蛋白尿等肾脏损伤的症状为主要临床表现。本病属于中医学"血证"、"肌衄"、"紫癜风"、"葡萄疫"等范畴。

　　【常见证候与治疗原则】

　　1. 风热伤络证　发热,微恶风寒,食欲不振,咳嗽,皮肤紫癜色鲜红,腰以下对称性分布,呈出血性斑、丘疹,可融合成片,或有瘙痒,或可见关节痛。舌质红,舌苔薄微黄,脉浮数。治宜疏风清热、凉血化瘀,方用银翘散合犀角地黄汤加减。

　　2. 血热妄行证　起病急骤,出血较重,除皮肤瘀斑、斑色深紫外,多伴有腹痛、便血、尿血或有关节酸痛,同时伴有壮热、面赤、烦躁、口渴,舌质红、舌苔黄,脉滑数。治宜清热解毒、凉血止血,方用清营汤或犀角地黄汤。

3. 气不摄血证　病程较长,紫癜反复发作,头面部瘀点或瘀斑颜色较淡,面色少华,纳呆腹胀,或腹痛隐隐。唇舌淡红,舌苔薄白,脉细。治宜益气摄血、补益心脾,方用归脾汤。

4. 阴虚火旺证　紫癜时发时止,低热盗汗,心烦不宁,口燥咽干。舌质红,少津,脉细数。治宜滋阴清热、凉血止血,方用茜根散合二至丸。

5. 气滞血瘀证　病程缠绵,出血反复不止,皮肤紫癜色暗,面色晦暗,腹痛剧烈。舌暗红,舌苔薄白,脉细涩。治宜活血化瘀、理气通络,方用桃红四物汤合失笑散。

【常见症状与证候施护】

1. 皮肤紫癜

(1) 观察皮疹的形态、颜色、数量、分布,每天详细记录皮疹变化情况。

(2) 保持皮肤清洁,避免擦伤和搔抓,如有破溃及时处理,防出血和感染。

(3) 衣着宽松、柔软,保持清洁、干燥。

(4) 避免接触可能的各种致敏原。

(5) 遵医嘱熏洗:苦参 40 g,枯矾 30 g,苏木 20 g,白藓皮 30 g,鸡血藤 30 g,羌活 30 g,独活 30 g,地肤子 30 g,皂角刺 20 g,荆芥 15 g。用水煎煮取药汁 6 000 ml,先熏蒸,待药液冷却至 40℃,开始浸泡,如药水温度下降至 37℃,可加适量热水至 40℃,每次浸泡 30 分钟,每天 1 次,10 次为 1 个疗程。

2. 便血

(1) 观察有无腹痛、便血等情况,同时注意腹部体征并及时处理。

(2) 有消化道出血时,应卧床休息,限制饮食,给予无渣流质,出血量多时要考虑输血并禁食,经静脉补充营养。

(3) 遵医嘱针刺曲池、足三里、合骨、血海穴。

3. 血尿

(1) 观察尿色、尿量、尿液性状及尿比重的改变。

(2) 定时做尿常规检查,若有血尿和蛋白尿,提示紫癜性肾炎,按肾炎护理。

(3) 遵医嘱针刺曲池、足三里、合骨、血海穴。

【健康指导】

1. 生活起居

(1) 病室宜安静,空气流通,病室内定期紫外线照射消毒,消毒时做好患儿的防护工作。

(2) 室内不宜摆放鲜花,急性期要卧床休息。

2. 饮食指导

(1) 风热伤络证:饮食宜清淡、易消化,少食多餐。

(2) 血热妄行证:热者宜多饮水、果汁、藕汁等。

(3) 气不摄血证:加强营养,少食多餐,可食适量红枣、赤小豆等。

（4）阴虚火旺证：饮食宜清润、可口，口燥咽干者可用银耳汤、百合汤等，也可以山楂或乌梅煎茶代饮。

（5）气滞血瘀证：饮食宜多食黄豆、黑豆、白菜、萝卜大枣排骨汤、海带、紫菜等。

3. 情志调理　根据患儿的不同年龄，耐心地做好安抚解释工作，使其能积极配合治疗。

4. 康复指导

（1）注意寒温调摄，适当参加户外活动，提高抗病能力，防止上呼吸道感染。

（2）积极防治扁桃体炎、龋病、鼻炎、外感病及肠道寄生虫病，消除诱发因素。

（3）注意饮食宜忌，避免摄入复发物，如鱼、虾等。

（4）指导患儿注意保护口、鼻腔黏膜，用软毛牙刷刷牙，戒除挖鼻恶习。

（5）出现鼻衄、便血、腹痛、发热等情况，及时就诊。

【护理效果评价】

通过治疗和护理患者：

（1）是否找到过敏源。

（2）出血是否得到控制。

（3）焦虑、恐惧是否减轻，情绪是否稳定，能否配合治疗护理。

任务二　维生素 D 缺乏性佝偻病

案例导入

邬某，女，5 个月。自汗盗汗，烦躁易惊，夜寐欠安，乳食难进，大便溏薄，病已月余。毛发稀少，舌淡苔薄，指纹浅淡，查尿钙（一）。

分析提示

小儿脾常不足，加之饮食不知自调，喂食不当，损伤脾胃，脾虚则运化失常，可见纳呆、便溏等症；发为血之余，脾虚气弱，则气血化生不足故毛发稀少；脾属土，肺属金，脾虚则土不生金，导致肺虚卫外不固而致多汗（自汗、盗汗或自汗盗汗并见），或见易反复感冒；脾虚及肝，故见烦躁易惊、夜寐不安；舌淡、指纹浅淡乃气虚之象。护士应通过望、闻、问、切全面收集患者相关资料，正确评估，辨证施护，在做好病情观察和疾病护理的同时，应重视膳食护理及生活起居指导。

维生素 D 缺乏性佝偻病简称佝偻病，是由于儿童体内维生素 D 不足，致使钙磷代谢失常的一种慢性营养缺乏性疾病，以正在生长的骨骺端软骨板不能正常钙化，造成骨骺病变为特征，以多汗、夜啼、烦躁、枕秃、肌肉松弛、囟门迟闭，甚至鸡胸肋翻、下肢弯曲等为主要临床表现。

西医学认为本病由于患儿光照不足,或维生素 D 摄入不足,或生长发育过快,或由于肝肾损害使维生素 D 的羟化作用发生障碍,导致钙磷代谢失常,引起一系列神经精神症状。如纠正不及时,最终导致骨骼发育障碍或畸形。

【常见证候与治疗原则】

1. 气阴不足证　见于发病初期。面色苍白,神志烦躁,夜寐不安,发稀枕秃,纳呆盗汗,肌肉松软,囟门迟闭。舌苔薄白、脉细软。治宜益气养阴,方用四君子汤合生脉散加减。

2. 脾肾亏虚证　见于发病极期。面白虚浮,多汗肢软,神情呆钝,语言迟发,齿升过缓,立迟行迟,头颅方大,肋骨串珠,甚至鸡胸、龟背、下肢弯曲等。舌质淡白,少苔,脉细无力。治宜健脾补肾,方用补中益气汤合补肾地黄丸加减。

【常见症状与证候施护】

1. 烦躁夜啼

(1) 注意居室环境舒适,减少刺激。

(2) 衣着宽松,床铺松软。

(3) 注意患儿卫生,减少汗液刺激。

(4) 遵医嘱洗浴法:草乌头、当归、地龙、木鳖子、紫草、椒目、葱须、荆芥各 30 g,将上药煎汤,洗浴。

2. 骨骼改变　方颅、肋骨串珠、肋膈沟、鸡胸。

(1) 增加户外活动,让小儿增加日光照射。

(2) 增加维生素 D 及矿物质的食用:如母乳、肝、蛋、蘑菇或强化维生素 D 的代乳品。

(3) 遵医嘱敷贴法:生蟹足骨 15 g(焙干),白蔹 15 g,捣碎,用乳汁和匀,贴骨缝上,每天贴 1 次。

【健康指导】

1. 生活起居

(1) 加强户外活动,多晒太阳,增强小儿体质。

(2) 患儿不要久坐、久站,防止发生骨骼变形。

2. 饮食指导

(1) 气阴不足证:宜食枸杞、梨、柿、柑橘、香蕉、香菇豆腐汤、扁豆粥。

(2) 脾肾亏虚证:可适当选用一些健脾益胃的食物,如薏苡仁、山楂等,并以温食为宜。

3. 情志调理　对激惹烦躁、哭闹不休或夜啼的患儿,要细心呵护,耐心照料。

4. 康复指导

(1) 坚持母乳喂养,加强孕母和乳母的营养,患儿应多晒太阳。

(2) 婴儿出生后 1～2 周开始服用预防量维生素 D,直至 2 周岁,未成熟儿头 3 个月内预防量应加倍。

(3) 强调日光照射的必要性,指导家属定时带患儿做户外活动,夏季可以在树荫下活动。活动期的患儿宜俯卧,减少站立和行走时间。

(4)功能锻炼方法:鸡胸保健操。

1)呼吸起落操:两脚与肩同宽站立,身体放松,微闭双眼,两臂轻轻向前平举至头顶,同时吸气,停一会儿,两臂自然下落,伴以深呼气,每天 3 次,每次 10 分钟。

2)俯卧撑或持哑铃做两臂前平举练习,每天 3 次,每次 10 分钟。

3)单双杠上翻筋头,每天清晨空腹进行,但不可过于劳累。

4)慢跑有助于增强内脏活动,扩大呼吸量,改善胸廓发育不良状况。

【护理效果评价】

通过治疗和护理患者:

(1)患儿家长是否了解佝偻病的预防及护理知识。

(2)营养需要是否均衡,阳光照射及维生素 D 的摄入是否充分。

(3)是否加强体格锻炼。

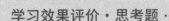

学习效果评价·思考题 ··

1. 何为过敏性紫癜? 过敏性紫癜证候分型?

2. 维生素 D 缺乏性佝偻病的证候施护?

(崔 屹)

第十五章　中医护理与养生总则

历代医家在长期的临证实践中非常重视护理在辨证论治中的重要作用。随着中医药学的发展,中医护理在养生、防病、健体中的作用得到了更为普遍的关注,并取得了长足的进步。以中医基本理论为指导,以颐养身心、防病强身为宗旨,遵循"预防为主"、"扶正祛邪"、"标本缓急"、"护病求本"、"正护反护"、"因人、因时、因地制宜"等原则,利用独特的中医护理技术对人的健康进行调护,在医学模式逐步转变的今天有着更为积极的现实意义。

▌项目一　养　生　原　则

养生,即保养生命、延年益寿之意。就是根据生命发展的规律,采取一定的手段和保健活动,达到保养身体、减少疾病、增进健康、延年益寿的目的。养生,又称摄生、道生、治身、保生、养性。所谓生,就是生命、生存、生长之意;所谓养,即保养、调养、培养、补养、护养之意。

在中医理论指导下,历代医家对养生的理论和方法从不同角度进行了阐述,丰富了中医养生的理论体系,成为中医学的重要组成部分。中医的养生方法有静神、动形、固精、调气、食养、药饵、运动及娱乐养生等方面。养生原则有扶正祛邪、标本缓急、护病求本、正护反护、三因制宜及预防为主等。

一、预防为主

预防为主,即以未病先防和既病防变为原则,掌握疾病传变途径,防止并发症或病情反复。中医历来重视预防疾病,认为预防是积极的、主要的措施,治疗相比较而言则是被动的,突出了中医的整体观。预防为主包括未病先防和既病防变两个方面。

1. 未病先防　是指预防疾病的发生,即在疾病未发生之前,做好各种预防工作以防止疾病的发生。养生与护理的内容有:调摄精神、调理饮食、适时起居、劳逸适度、药物调理、身体锻炼等。

2. 既病防变　是指在发生疾病以后要早期诊断、早期治疗,防止疾病的发展与传变。

所以,在防治疾病和护理中,要掌握疾病发生、发展及传变的规律,积极采取措施,做到早预防、早准备,以避免病情的加重或恶化。

二、扶正祛邪

扶正祛邪是指通过护理措施或手段达到扶助正气、祛除病邪的目的。"扶正"即扶助正气,增强体质,提高抗邪能力。"祛邪"即祛除病邪,使正胜、病退。疾病发生发展的全过程,从邪正关系上说是正气、邪气互相斗争的过程,其胜负决定疾病的进退,正胜于邪则病退,邪胜于正则病进。根据不同病情,可采用扶正为主或祛邪为主的护理措施。

"扶正",即"虚则补之"。适用于单纯正气虚而无外邪者,或邪气不盛的虚证。扶正的常用方法有补气、养血、滋阴等,措施方法有补充膳食营养、调摄精神、适当休息与锻炼,以及药膳或药物预防、气功等。

"祛邪",适用于邪实、邪盛为主而正气未衰的病证,即"实则泻之"。因不同的部位、不同的邪气,其护理方法也不尽相同,病邪在上用"催吐法",病邪在下用"攻下法",病邪在表用"发汗法"。

"扶正"、"祛邪"兼用,使扶正不留邪,祛邪不伤正,适用于正虚邪实证。但要辨清正虚为主还是邪实为主,当正虚较重时,应以扶正为主兼顾祛邪;当邪实为主时,要以祛邪为主,兼顾扶正。

三、标本缓急

标本缓急是指在复杂多变的病证中应辨别标、本的主次轻重,在护理中优先处置需紧急处理的标证,即"急则护其标","缓则护其本"、标本并重时采用"标本同护"。

"标"指现象,"本"指本质,两者是一个相对的概念,包含多方面的内容。一般情况下,用来说明病变过程中各种矛盾的主次关系。如对邪正关系而言,正气为本,邪气为标;对病因和症状而言,病因为本,症状为标;对人体部位而言,内脏为本,体表为标。因此,应辨别标、本,在护理中对需紧急处理的标证应采取紧急措施,以免造成不良后果。

急则护其标:当标证较急或危及生命时,应先解决标的护理问题,当脱离危险后再解决本的问题。如大出血时,应及时抢救,以免危及患者生命。

缓则护其本:在标证不急的情况下,或对标证已作妥善处理,以及病情稳定后,护理重点应依据病因而护本。

标本同护:在标证、本病同时处于较急重的状态下,而时间或条件又不允许单一护理标证或本病时,应采取标本同护法,以提高护理效果。

四、护病求本

护病求本是指在护理工作中必须抓住疾病的本质进行护理。《素问·阴阳应象大论》曰:"治病必求于本"。

本和标是相对而言,用来说明病变过程中各种矛盾的主次轻重关系。故应了解其患者的症状及体征、诱因、发病时间,以及饮食、睡眠等生活习惯,通过辨证分析找出其根本原因和护理问题,采取相应的护理措施优先处置。

一般情况下,临床表现与其原因、本质是一致的,但也有一些是相矛盾甚至相反的,故应掌握正护、反护等护理、养生的方法。

五、正护反护

1. 正护法　又称逆护法,是指疾病的临床表现与其疾病性质相一致的情况下所实施的护理方法,是逆其证候性质进行护理。如"热者寒之,寒者热之","虚则补之,实则泻之"等。

2. 反护法　又称从护法,是指当疾病的临床表现与其本质不一致的情况下所实施的护理方法,又称从护法,即顺从疾病假象进行护理。具体应用有"热因热用"、"寒因寒用"、"塞因塞用"、"通因通用"等方面。但实质上仍是在"护病求本"原则的指导下,对假象去伪存真求得其真相,针对疾病本质进行护理,故仍是遵循"护病求本"的原则。

(1) 热因热用:是指用温热药、温热法护理具有假热症状表现的方法,适用于真寒假热证。如内脏虚寒反见面红的"戴阳症"。应以温热法去护理其真寒,假热也就自然消失。

(2) 寒因寒用:是指用寒凉药、寒凉法护理具有假寒症状表现的方法。适用于真热假寒证。如阳盛于内、格阴于外的热厥证,应以寒凉法护其真热,则假寒证象亦随之消失。

(3) 塞因塞用:是指用补益法护理具有闭塞不通症状的方法,适用于真虚假实证。实质上塞而不通的塞证是其假象,故又称"假塞"、"假实证"。如中气不足、脾虚不运的便秘者,应以健脾益气法,使脾气健运则腹胀自消。

(4) 通因通用:是指用通利的方法护理具有实性通泄症状的方法,适用于真实假虚证。如积滞伤食所致的腹泻者,宜取攻下法。

3. 服药护理的反佐法　就是当疾病发展到阴阳格拒时,即采用"治寒证,在服温热性药物时取凉服法;治热证,在服寒凉性药物时取热服法",以免发生对大寒、大热证的用药,因单纯"以热治其真寒、以寒治其真热"而发生药物下咽即吐的格拒现象。

六、三因制宜

三因制宜(即因时、因地、因人制宜),是指在护理中要注意季节、时令、气候、地理环境及人的体质(禀赋)、年龄、性别等不同,采取不同的措施以调节机体同外界环境的统一,维护或促进健康。"因",就是根据,即根据四时气候变化进行调护。

疾病的发生、发展受多方面因素的影响,尤其是人体对疾病的反应、变化和预后的不同,故护理中要根据具体情况,做到知常达变,灵活运用。

因时制宜,就是根据不同季节气候特点确定保健、养生、用药、护理等。四时气候变化是有规律的,为适应气候变化规律,人体在生理上则会出现相应的改变。若气候变化超过人体的适应能力,或人体调节功能不能及时做出适应性调节时就会生病,故应根据季节特点采取不同的护理、养生措施。有时,还应注意人体昼夜间的不同变化给予不同的护理,如有些疾病是昼轻夜重,或夜间发病。

因人制宜,就是要重视个体差异,如年龄、性别、体质、生活习惯、精神状态、家庭经济状况、文化程度等，以及患病时表现出的不同病理反应，采取不同的护理方法。

　　因地制宜，就是根据地理环境、地区方域等特点采取相适宜的护理、养生措施。我国地域宽广，地理环境差异显著，在气候条件、风土人情、生活习惯等方面也各不相同，疾病表现也会不同，故在养生保健、用药、护理等要因地制宜。

项目二　食疗药膳养生法

案例导入

　　张某某，女，15岁，手脚凉，学习费力，记忆力差，经常感冒、发热。请辨证并分析，给予中医"治未病"的生活调理养生建议。

分析提示

　　患者阳虚生外寒，故手脚凉；女性开始每月按时来月经，导致肾气分流去支持身体的发育，而无力生髓通脑，故学习吃力、记忆力不好；肺主卫气，肺气不足，故卫气不能固表，所以经常感冒。试从如何食借药威、药助食性、相辅相成进行回答。

任务一　食疗药膳养生法

　　中国药膳是中医药学的重要组成部分，它是集滋养、保健、防病、治病、康复于一体的特殊食品，它不是食物与中药的简单相加，而是根据食用对象的个体体质、病情与阶段的不同，以及社会生活环境的变化，运用辨证配膳的理论，有针对性地选择食物、药物、调料等精制而成的疗效食品。

一、食疗药膳的概念

　　食疗：饮食疗法，利用食物（包括可食性的中药）以疗疾健身的方法。
　　药膳：利用药食不分的种类或一些没有毒副作用、口感较好的中药材制成的食物。

二、食疗药膳的功效

　　食疗药膳具有食、治、养结合的作用，但更注重调养，调养即为预防。

三、中医食疗的三大基本原则

（一）辨证施膳

辨证施治是中医治疗疾病的指导原则，即在临床治疗时要根据病情的寒热虚实，结合患者的体质给予相应的治疗。只有在正确辨证的基础上进行选食配膳,才能达到预期效果。否则,不仅于病无益,反而会加重病情。

(二)全面膳食

所谓全面膳食,就是要求在饮食内容上尽可能做到多样化,讲究荤素食、主副食、正餐和零食等之间的合理搭配。现代营养学认为人体所需要的各种营养素主要包括蛋白质、脂肪、糖类、维生素、矿物质、水和纤维素七类物质。这几大类营养素分别存在于不同类的食物中,如粮食类食物主要含有丰富的糖类,蔬菜、水果中含有大量的维生素、矿物质和纤维素,鱼、肉、奶、蛋类则是蛋白质的良好来源。

(三)饮食有节

饮食有节是指每天进食宜定时、定量、不偏食、不挑食。

四、食物的性能

(一)食物的四气

食物的四气指食物具有寒、热、温、凉4种性质,也称四性。

1. 寒凉性质的食物 具有清热泻火、凉血解毒、平肝安神、通利二便等作用,如西瓜、苦瓜、萝卜、梨子、紫菜、蚌蛤等,主要适用于热性病证。

2. 温热性质的食物 有温中散寒、助阳益气、通经活血等作用,如姜、葱、韭、蒜、辣椒、羊肉、狗肉等,适用于寒性病证。

(二)食物的五味

食物的五味,是指食物具有酸、辛、苦、甘、咸五味。五味的实际含义不只是味觉的概念,更主要的是还有功能的内涵。不同味的食物,其功效各异。

1. 酸味(涩味) 有敛汗、止泻、涩精等作用。

2. 苦味 有清热泻火、止咳平喘、泻下等作用。

3. 甘味 有补虚、和中、缓急止痛等作用。

4. 辛味(芳香,辛辣味) 有发汗解表、行气、活血、化湿、开胃等作用。

5. 咸味 主要有化痰软坚散结作用。

(三)食物的升降浮沉

1. 食性温热,食味辛甘淡食物 其属性为阳,其作用趋向多为升浮,如姜、蒜、花椒等。

2. 食性寒凉、食味酸苦咸的食物 其属性为阴,其作用趋向多为沉降,如杏仁、梅子、莲子、冬瓜等。

五、体质分类调理

(一)平和体质养生法

平和体质体型匀称健壮,面色、肤色润泽,头发稠密有光泽,目光有神,鼻色明润,嗅觉通利,唇色红润,不易疲劳,精力充沛,耐受寒热,睡眠良好,胃口好,二便正常,舌色淡红,苔薄白,脉平。

1. **饮食建议**　平和体质日常养生应采取中庸之道,不宜过饱过饥,也不能过冷过热。多吃五谷杂粮、蔬菜瓜果,少食过于油腻及辛辣之物。

2. **药膳调补**　茯苓大枣山药粥。

【配方】　茯苓 20 g,大枣 10 g,山药 20 g,粳米 50 g,枸杞少许,红糖适量。

【制法】　大枣去核,与茯苓、山药、粳米、枸杞同煮成粥,加适量红糖调味即可。

【功效】　健运脾胃,渗湿止泻。

(二)气虚体质养生法

气虚体质形体消瘦或偏胖,面色萎黄或苍暗,平素性情急躁易怒、容易激动,或忧郁寡欢、胸闷不舒、时欲太息,病则胸肋胀痛或窜痛;或乳房小腹胀痛、月经不调、痛经;或咽中梗阻,如有异物;或气上冲逆、头痛眩晕;或腹痛肠鸣、大便泄利不爽,舌淡红苔白,脉弦。

1. **饮食建议**　健脾益气,如食用小米、粳米、糯米、扁豆、红薯、猪肚、比目鱼、菜花、胡萝卜、香菇、豆腐、马铃薯等补气调养。

2. **药膳调补**　杏仁薏米粥。

【配方】　薏米 15 g,杏仁 5 g,冰糖适量。

【制法】　将薏米、杏仁洗干净待用;取沙锅加水适量,倒入洗干净的薏米,先用武火煮沸后,再改用文火煮至半熟,放进杏仁,继续以文火煮至粥成时,再将捣碎的冰糖放入,待溶化后即可。

【功效】　补肺益气。

(三)阳虚体质养生法

阳虚体质多形体白胖,肌肉不健壮,平素畏冷,手足不温,常感手脚发凉,衣服比别人穿得多,夏天不喜欢吹空调,喜安静,性格多沉静、内向,喜热饮食,精神不振,睡眠偏多;面色柔白,目胞晦暗,口唇色淡,毛发易落,易出汗,大便溏薄,小便清长,舌淡胖嫩边有齿痕、苔润,脉象沉迟而弱。

1. **饮食建议**　肾阳为一身阳气之本,故阳虚体质者宜适当多吃一些温阳壮阳的食物,以温补脾肾阳气为先。如羊肉、带鱼、狗肉、麻雀肉、鹿肉、鸡肉、黄鳝、猪肚、虾、刀豆、核桃、栗子、韭菜、茴香等。少吃西瓜等生冷食物。

2. **药膳调补**　羊肉羹。

【配方】　瘦羊肉 80 g。

【制法】　取煮熟的瘦羊肉,用刀背砍成泥状,置碗中,注入 60ml 羊肉汤,放少许鲜姜汁、蒜泥、料酒、味精、盐、淀粉,拌匀后置笼上蒸 45 分钟后食用。

【功效】　温补阳气。

(四)阴虚体质养生法

阴虚体质体形多瘦长,手足心热,冬寒易过,夏热难受,面色潮红、有烘热感,常感眼睛干涩、视物花,口干咽燥,总想喝水,多喜冷饮,唇红微干,皮肤干燥,常大便干结、小便短涩,易生皱纹,眩晕耳鸣,易失眠。舌红少苔,或无苔,脉细弦或数。

1. 饮食建议 肾阴为一身阴气之本,故阴虚质者应该多食一些滋补肾阴的食物,以滋阴潜阳为法。常选择的食物如芝麻、糯米、绿豆、乌贼、龟、鳖、牛奶、鸭肉、猪皮、豆腐、甘蔗、梨、百合、桃子、银耳、木瓜、菠菜、无花果、冰糖等,喝沙参粥、百合粥、枸杞粥、桑椹粥、山药粥;阴虚火旺之人,应少吃葱、姜、蒜、辣椒等辛辣之品。

2. 药膳调补 沙参玉竹炖猪心。

【配方】 猪心1个,沙参、玉竹各20 g,红枣8粒,盐适量。

【制法】

(1)猪心挤出血水,洗净,余烫备用。药材冲洗干净,红枣泡软。

(2)炖盅内加水,将全部材料放入,煮开后改小火炖煮约1小时,加盐调味即可。

【功效】 滋阴宁心。

(五)痰湿体质养生法

痰湿体质体形肥胖、腹部肥满松软,面部皮肤油脂较多,多汗且粘,胸闷,痰多,面色淡黄而暗,眼胞微浮,容易困倦,平素舌体胖大,舌苔白腻,口黏腻或甜,大便正常或不实,小便不多或微混。

1. 饮食建议 痰湿质之人要控制食量,吃饭七分饱,不暴饮暴食,速度不要过快,少吃盐,特别不要吃宵夜,但必须吃早餐。

饮食要忌肥甘厚味,少食甜粘油腻之品,少喝酒,多食健脾利湿、化痰祛湿的清淡食物,如白萝卜、葱、姜、白果、红小豆等。

2. 药膳调补 生姜枇杷叶粥。

【配方】 生姜10 g,蜜灸枇杷叶6 g,粳米100 g。

【制法】 枇杷叶用纱布包裹,加水烧煮去渣留汁,加粳米和生姜煮成粥食用。

【功效】 理气祛痰,和胃止呕。

(六)湿热体质养生法

湿热体质形体偏胖或苍瘦,面部、鼻尖总是油光发亮,脸上易生粉刺,皮肤易瘙痒,常感口苦、口臭,脾气较急躁,心烦懈怠,眼睛红赤。

1. 饮食建议 湿热质是以湿热内蕴为主要特征的体质状态。宜食用清利化湿的食品,如西红柿、草莓、黄瓜、薏苡仁、莲子、茯苓、红小豆、蚕豆、绿豆、鸭肉、苦瓜、芹菜、莲藕、空心菜等,多饮石竹茶,少喝酒,少吃葱、姜、蒜、辣椒等辛辣燥烈品。

2. 药膳调补 沙参知母粥。

【配方】 沙参、山药、莲子、薏苡仁、白茅根各20 g,知母10 g,糖适量,粳米50 g。

【制法】 先将山药切成小片,与知母、白茅根、沙参一起入净布包起,再加入所有材料,加水用火煮沸后,再用小火熬成粥。

【功效】 益气养阴、清热利湿。

(七)瘀血体质养生法

瘀血体质皮肤较粗糙,眼睛有血丝,牙龈易出血。皮肤偏暗或色素沉着,容易出现瘀斑,或身体某部刺痛,固定不移,或有包块,推之不动,舌质有瘀斑或瘀点,脉细涩,或结代。

1. 饮食建议　多吃活血养血的食品。瘀血质者具有血行不畅甚或瘀血内阻之虞,应选用具有活血化瘀功效的食物,如黑豆、黄豆、茄子、油菜、桃仁、慈姑红糖、丝瓜、玫瑰花、月季花、酒、桃仁等,宜喝山楂粥、花生粥。酒可少量常饮,醋可多吃。

2. 药膳调补　丹参炖田鸡。

【配方】　丹参15 g,田鸡250 g,红枣4枚。

【制法】　将田鸡去皮爪和内脏,红枣去核,与丹参一起放入砂锅,加水旺火烧沸,改文火炖煮2小时,加调料即成。

【功效】　活血化瘀,清热解毒。

(八) 气郁体质养生法

气郁体质体形偏瘦,常感到闷闷不乐、情绪低沉,常有胸闷,经常无缘无故地叹气,易失眠。舌淡红,苔薄白,脉象弦细。

1. 饮食建议　气郁质者具有气机郁结而不行的潜在倾向,甚至影响肝、心、肺、脾等脏的生理功能,肝主疏泄,调畅气机,并能促进脾胃运化。应选用具有理气解郁、调理脾胃功能的食物,如佛手、橙子、荞麦、韭菜、茴香菜、大蒜、高粱、刀豆、大麦、蘑菇、豆豉、柑橘、萝卜、洋葱、苦瓜、玫瑰花等,可适当喝一点酒。

2. 药膳调补　香附牛肉汤。

【配方】　香附15 g,牛肉100 g。

【制法】　将牛肉切成小块与香附(切洗)一起放入砂锅中,加水适量,文火煮1小时,加入盐、油等调料即可食用。每周1次。

【功效】　疏肝解郁,行气消涨。

(九) 特禀体质养生法

特禀体质是一类体质特殊的人群,多指由于先天性和遗传因素造成的一种体质缺陷。其中过敏体质的人易对药物、食物、气味、花粉、季节过敏。

1. 饮食建议　特禀质者应根据个体的实际情况制定不同的保健食谱。其中,过敏体质者要做好日常的预防和保养工作,避免食用各种致敏食物,减少发作机会。一般而言,饮食宜清淡,忌生冷、辛辣、肥甘油腻及各种发物,如酒、鱼、虾、蟹、辣椒、肥肉、浓茶、咖啡等,以免引动伏痰宿疾。

2. 药膳调补　荆芥薄荷茶。

【配方】　荆芥6 g,薄荷3 g。

【制法】　将药材放进过滤袋,然后放进冲泡壶中,第一泡是洗药材,所以倒入少许的热水冲泡后,倒出,接着,再倒入约600 ml的热水,闷盖10~15分钟,就可以饮用了,可再加水回冲,反复至没有味道为止。

【功效】　改善皮肤因风邪、温差、湿度改变引起的过敏问题。

任务二　药酒疗法

一、概述

酒与中药完美结合的产物为药酒。药酒是用白酒或黄酒为溶媒,与具有治疗和滋补性质的各种中药和食物,通过浸泡或煎煮等不同形式的结合而取得的含有药物有效成分的制剂;也有以药物和谷类及酒曲共同作为酿酒原料,以不同形式加以酿制而成的药酒。因为酒有"通血脉,行药势,温肠胃,御风寒"等作用,所以,酒和药配制可以增强药力,既可治疗疾病和预防疾病,又可用于病后的辅助治疗。滋补药酒还可以药之功,借酒之力,起到补虚强壮和抗衰益寿的作用。

二、常见疾病药酒疗法

(一) 慢性支气管炎

1. 橘红酒

【适用】　本酒适用于脾肺不和,湿痰久蕴而引起的喘嗽久痰,每逢感寒即复发不愈的慢性支气管炎患者饮用。

【配方】　橘红 200 g,白酒 2 500 ml。

【制法】　将橘红研成粗末,盛入布袋置入酒坛中,倒入白酒,密封坛口,浸泡 7 天即成。

【用法】　每天 1 次,晚睡前饮服,每次服 10~15 ml。

【功效】　理气散寒,化痰止咳。

2. 苏子酒

【适用】　本酒适用于慢性支气管炎患者饮用。

【配方】　紫苏子 60 g,黄酒 2 500 ml。

【制法】　将紫苏子 60 g 放入锅中用文火微炒,装入纱布袋,置于酒坛中,倒入黄酒,加盖密封。每天摇晃 1 次,浸泡 7 天后,弃去药袋即成。

【用法】　每天 2 次,每次饮服 10 ml。热性咳痰者不宜服用。

【功效】　止咳平喘,降气消痰。

(二) 支气管哮喘

1. 苏叶陈皮酒

【适用】　本酒适用于支气管哮喘患者饮服。

【配方】　干苏叶 180 g,陈皮 240 g,白酒 2 500 ml。

【制法】　将上药放入锅,再倒入白酒,将锅放入烧沸的开水中,隔水煎煮 30~60 分钟,去渣过滤,倒入酒坛即成。

【用法】　每天 2 次,温热饮服,每次服 20~30 ml。

【功效】　散寒燥湿,理气化痰。

2. 桑白皮酒

【适用】　本酒适用于肺热咳嗽痰多及支气管哮喘等患者饮服。

【配方】　桑白皮 500 g,黄酒 2 500 ml。

【制法】　将桑白皮切碎,放入酒坛中,倒入黄酒,加盖密封坛口,置于阴凉处,每天摇荡 1～2 次,7 天后即成。

【用法】　每天 3 次,每次服 15～20 ml。肺寒咳嗽者忌用。

【功效】　泻肺平喘。

(三) 高血压

1. 丹参降压酒

【适用】　本酒适用于头胀痛的高血压患者饮服。

【配方】　丹参 250 g,黄酒 1 000 ml。

【制法】　将丹参切碎,放入砂锅,加水过药面,浸泡 25 分钟,煮沸倒入酒坛,再倒黄酒,加盖密封坛口,浸泡 30 天后即成。

【用法】　每天 2 次,饭后饮用,每次服 10 ml。

【功效】　扩张血管,降压。防止血栓形成。

2. 香菇酒

【适用】　本酒适用于高血压病患者饮服。

【配方】　干香菇 50 g,蜂蜜 250 ml,柠檬 3 个,白酒 1 800 ml。

【制法】　将柠檬 3 个带皮切片,与香菇、蜂蜜一起放入酒坛内,倒入白酒,加盖密封坛口,置于阴凉处,每天摇荡 1～2 次,浸泡 30 天即成。

【用法】　每天 2 次,每次服 15～20 ml。

【功效】　降血压,降胆固醇,促进食欲。

(四) 高血脂

1. 降脂酒

【适用】　本酒适用于高血脂患者饮服。

【配方】　绿茶 150 g,蜂蜜 250 ml,米酒 1 000 ml。

【制法】　将绿茶、蜂蜜、米酒同放入酒坛内加盖密封,置于阴凉处,每天摇荡 2 次,浸泡 15 天后即成。

【用法】　每天 3 次,饭后每次服 10～20 ml。

【功效】　降压降脂,强心利尿。

2. 山楂酒

【适用】　本酒适用于高血脂患者饮服。

【配方】　山楂 500 g,蜂蜜 250 ml,白酒 1 800 ml。

【制法】　将山楂切成片与蜂蜜一起放入酒坛中,倒入白酒,加盖密封坛口,每天摇荡 2 次,浸泡 15 天后即成。

【用法】 每天 3 次,每次服 10～20 ml。

【功效】 软化血管,扩张冠状动脉,降低血脂。

(五)腹泻

1. 山楂桂圆酒

【适用】 本酒适用于慢性腹泻者饮服。

【配方】 山楂片、桂圆肉各 250 g,大枣、红糖各 30 g,黄酒 1 000 ml,姜汁 30 ml。

【制法】 将上药放入砂锅,加水过药面,煮沸 5 分钟,冷却后倒入酒坛,加入黄酒、姜汁,浸泡 7 天即成。

【用法】 每天 3 次,每次服 10～15 ml。

【功效】 消食化积,温中止泻。

2. 党参酒

【适用】 本酒适于脾虚泄泻、四肢无力、食欲不佳、脾虚气喘、头晕心慌者饮服。

【配方】 老条党参 5 条,白酒 2 500 ml。

【制法】 将党参拍出裂缝,置酒坛中,倒入白酒,密封坛口,浸泡 7 天后即成。

【用法】 每天 3 次,每次服 5～30 ml。

【功效】 补中益气,健脾止泻。

(六)便秘

1. 竹酒

【适用】 本酒适用于便秘、原发性高血压病、痔疮等患者饮服。

【配方】 嫩竹 300 g,白酒 2 500 ml。

【制法】 将嫩竹切成片状,放入酒坛,倒入白酒,密封坛口,浸泡 15 天即成。

【用法】 早晚各 1 次,每次服 20 ml。

【功效】 清热利窍。

2. 蜂蜜酒

【适用】 本酒适用于肠燥便秘、肺虚久咳,特别适于老年人,长期饮用对身体大有裨益。

【配方】 蜂蜜 1 000 g,红曲 100 g。

【制法】 将蜂蜜加水 2 000 g,再加入红曲混匀装入酒坛,密封坛口,发酵 50 天,过滤去渣即成。

【用法】 每天 3 次,每次服 30～50 ml。

【功效】 滑肠通便,润肺补中,缓急解毒。

(七)心绞痛

1. 心痛酒

【适用】 本酒适用于冠心病患者,有胸闷、心绞痛反复发作且血脂高症者饮服。

【配方】 丹参 30 g,赤芍 30 g,川芎 30 g,红花 30 g,降香 30 g,首乌 30 g,黄精 30 g,白酒 2 500 ml。

【制法】　将以上各药放入酒坛,倒入白酒加盖密封坛口,每天摇荡 1～2 次,浸泡 15 天后即成。

【用法】　每天 1～2 次,每次服 10～15 ml。

【功效】　活血祛瘀,养血安神。

2. 灵芝丹参酒

【适用】　本酒适用于神经衰弱、失眠,头晕、冠心病、心绞痛等患者饮服。

【配方】　灵芝 150 g,丹参、三七各 25 g,白酒 2 500 g。

【制法】　将上药洗净切片,放入酒坛内,倒入白酒,加盖密封坛口,每天摇荡 2 次,浸泡 15 天即成。

【用法】　每天 2 次,每次服 15～30 ml。

【功效】　治虚弱,益精神,活血化瘀。

(八) 慢性胃炎

1. 青梅酒

【适用】　本酒适用于慢性胃炎、食欲不振、消化不良性泄泻等症患者饮服。

【配方】　青梅 150 g,白酒 2 500 ml。

【制法】　将青梅洗净放入酒坛内,倒入白酒,密封坛口,每天摇晃 2 次,浸泡 10 天后即成。

【用法】　每天 3 次,每次服 15～30 ml。

【功效】　生津止渴,健脾开胃。

2. 甘凉健胃酒

【适用】　本酒适于慢性胃炎患者饮用。

【配方】　蒲公英 550 g,红枣 100 g,白糖 200 g,黄酒 1 800 ml。

【制法】　将蒲公英洗净沥干,枣剖开去核,然后 2 味同放入酒坛中,倒入黄酒,密封坛口,浸泡 10 天后加入白糖,再浸泡 5 天即成。

【用法】　每天 3 次,每次服 10～15 ml。

【功效】　清热解毒,消痛散结,健胃通便。

任务三　食 醋 疗 法

一、概述

食醋是古老的调味品之一,也是一种中药和保健品。中医认为,食醋性温味甘苦,具有开胃、养肝、散瘀、止血、解毒、杀虫等功效。现代医学研究证明,食醋含有丰富的营养物质,并可防治多种疾病。经常食用食醋可软化血管,降低血压,预防动脉硬化,治疗糖尿病;食醋还有减肥、美容、杀菌、抗癌等多种作用。

医食同源,以醋为药,肇与先民,代有发展。古今本草收载药醋方药甚多,融食疗与药疗治于一体,或主或辅,或作佐使,或助炮制以增效,或和合以成型,曲尽其用,使药醋疗法成为中医药学之重要组成部分。

二、常见疾病食醋疗法

(一)感冒

1. 神仙粥

【适用】 感冒初起,头痛发热,怕冷,周身酸痛,鼻塞流涕,也可用于年老体虚感冒。

【配方】 糯米 50 g,生姜 10 g,连须葱白 7～8 根,食醋 10 ml。

【制法】 先用水煮糯米至烂,加入捣烂的生姜,次加葱白,再加食醋和匀,趁热食粥。盖被取汗,以微微出汗为佳。

【用法】 每天服 2 次。

【功效】 解表散寒,扶正祛邪,开胃养肝。

2. 姜蒜醋方

【适用】 预防流行性感冒及其他呼吸道传染病。

【配方】 食醋 500 ml,生姜 100 g,大蒜 100 g。

【制法】 将姜、蒜洗净,切片,同浸于食醋中,加盖密封 30 天以上。

【用法】 在流感期间食用姜、蒜,亦可饭后饮醋 10 ml 左右,每天 2 次。

【功效】 温中散寒,杀菌止痛。

(二)高血压

1. 降压散

【适用】 原发性高血压病。

【配方】 白芥子、花椒、桃仁、红花、火麻仁、生大黄各等分,食醋适量。

【制法】 除醋外诸药研成细末,装瓶备用。

【用法】 每晚睡前温水洗脚后,取降压散 20 g,用食醋调成药饼,敷双足涌泉穴,早晨起床即除去,每天 1 次。

【功效】 引心火下降涌泉,使火归源。

2. 醋调茱萸散

【适用】 高血压病。

【配方】 吴茱萸 15～30 g,食醋适量。

【制法】 将吴茱萸研细末过筛。

【用法】 每晚临睡前取 15～30 g,用醋调贴敷双侧涌泉穴(亦可贴敷神阙穴),次日取下,10 天为 1 个疗程,连用 2 个疗程停用,随访观察 3 个月。

【功效】 引肝气下降,达到降压效果。

(三)高血脂

1. 醋蛋液

【适用】 高脂血症。

【配方】　新鲜红皮鸡蛋,食醋适量。

【制法】　将鸡蛋洗净晾干,按每 100 ml 米醋加入一只鸡蛋浸泡,盖严,放置 7 天。用两层纱布过滤浸泡液后,将软化的蛋壳挑破弃去。用食品搅拌机匀浆,制成醋蛋液原浆。在醋蛋液原浆中加入适量的蜂蜜,蛋白糖和香精,用凉开水按 1∶5 比例稀释后,制成醋蛋口服液。

【用法】　每天服 400 ml,分 2 次,连续服用 28 天。可降低血浆总胆固醇和三酰甘油(甘油三酯)含量,并可降低体重。

【功效】　调节血脂,抗氧化。

2. 醋制花生米

【适用】　高脂血症、高血压病。

【配方】　花生米、食醋各适量。

【制法】　用食醋浸泡花生米一昼夜即可。

【用法】　每天早、晚各服 10 粒。长期服用。

【功效】　软化血管,降低胆固醇,对高血压病、高脂血症有一定的疗效。

(四) 糖尿病

1. 醋炖公鸡方

【适用】　糖尿病。

【配方】　大公鸡 1 只,食醋 200 ml。

【制法】　将公鸡宰杀洗净,与醋一同炖熟,不加其他调料。

【用法】　每剂分 3 天吃完,连吃 3 只公鸡为 1 个疗程。

【功效】　降血糖。

2. 降糖醋蛋方

【适用】　糖尿病。

【组成】　鸡蛋 5 个,食醋 400 ml。

【制法】　将新鲜鸡蛋打碎,置碗中,加食醋 150 ml,调和后放置 36 小时,再加食醋 250ml,搅匀即成。

【用法】　分 3 次服。

【功效】　降血糖。

(五) 类风湿关节炎

1. 活络散

【适用】　类风湿关节炎。

【配方】　杜仲 30 g,川断 30 g,狗脊 30 g,黄芪 30 g,当归 30 g,羌活 15 g,桂枝 15 g,细辛 15 g,制川乌 15 g,白芥子 60 g,乳香 20 g,没药 20 g,延胡索(醋制)10 g,川芎 10 g,陈醋适量。

【制法】　将上药烘干研末过 82 目筛,装瓷缸备用。

【用法】　临用时取药末(按每个穴位 3 g,阿是穴适当加量),用陈醋调膏摊于

4 cm×5 cm 的塑料薄膜或敷料上,贴于一定腧穴,胶布固定。3～6 小时去药,每 10 天贴一次,连贴 3 次为 1 个疗程,疗程间隔 1 个月,用 2～4 个疗程后停药观察疗效。

【功效】 温经活络,活血止痛。

2. 野葛膏

【适用】 类风湿关节炎。

【配方】 野葛根 60 g,蛇含草 60 g,桔梗 60 g,茵芋 60 g,防风 60 g,川芎 60 g,川椒 60 g,羌活 60 g,川大黄 60 g,细辛 60 g,当归 60 g,乌头 30 g,升麻 30 g,附子 30 g,巴豆 30 枚,生姜汁 500 ml,大蒜汁 500 ml,食醋 500 ml。

【制法】 除大蒜汁及食醋之外,诸药研成细末,过 100 目筛。将姜汁、大蒜汁、食醋混匀后浓煎 600～700 ml,离火加上药末,调成糊状。

【用法】 用药时置膏药于夹棉消毒纱布上,厚约 0.5 cm,敷于患处,胶布固定,每天换药 1 次,30 天为 1 个疗程。

【功效】 祛风解毒,通经活络,益气活血。

(六) 痛风

1. 通风散

【适用】 急性痛风性关节炎。

【配方】 大黄、栀子各等分,食醋适量。

【制法】 大黄、栀子研成细末,过筛备用。

【用法】 视关节红肿热痛范围大小,取药末适量,用食醋调为糊状,敷于红肿热痛处,药厚 0.2～0.3 cm,用绷带包扎,每天换药 1 次。内服四妙汤加味。

【功效】 清热解毒,活血消肿。

2. 如意黄金散

【适用】 痛风性关节肿痛。

【配方】 天花粉、黄柏、大黄、姜黄、白芷、厚朴、陈皮、甘草、苍术、天南星各适量。

【制法】 将上药研成细末,醋调成糊状。

【用法】 外敷患部(范围略大于病灶部位),药干即换。

【功效】 清热解毒,消肿止痛,活血化瘀。

任务四　饮茶疗法

一、概述

茶疗是祖国医药宝库中的一个重要组成部分,也是历代医药学家极为宝贵的经验。由于茶的采制方式不同,茶叶品质特色各异,因而分类方法也不统一。按发酵程度不同可分为发酵茶(如红茶)、半发酵茶(如乌龙茶)和不发酵茶 3 类。按照黄烷醇

含量多少的次序,依干、湿及色泽的不同可分为:绿茶、黄茶、黑茶、白茶、青茶、红茶 6
类。按商品茶分类又分为:红茶、绿茶、乌龙茶、白茶、花茶和紧压茶六大类。我国历
代医药学家在长期的医疗实践中,在"茶与药"的配制和应用上,经过大量的临床研
究,对茶叶药用评价极高,认为茶叶有治痢、降火、解毒、清热、消暑、消食、利尿、强心
等功效。

二、常见疾病饮茶疗法

(一) 开郁利气方

1. 健胃茶

【适用】　虚寒型胃脘痛。

【配方】　徐长卿 4 g,麦冬 3 g,白芍 3 g,生甘草 2 g,玫瑰花 1.5 g,红茶 1.5 g。

【用法】　茶剂,每包 15 g,每次 1 包,日服 3 次,沸水冲服。

【功效】　理气,止痛,和胃。

2. 萝卜茶

【适用】　咳嗽痰多,纳食不香。

【配方】　白萝卜 100 g,茶叶 5 g,食盐少许。

【用法】　茶叶用沸水泡 5 分钟,取汁,白萝卜切片煮烂,加盐调味,倒入茶汁即可。

【功效】　清热化痰,理气开胃。

(二) 止咳化痰方

1. 紫款茶

【适用】　外感咳嗽久不愈,急慢性支气管炎咳喘不息。

【配方】　紫菀 5 g,款冬花 3 g,百部 3 g,花茶 3 g。

【用法】　用 300 ml 开水冲泡后饮用,冲饮至味淡。

【功效】　止咳祛痰。

2. 贝冬茶

【适用】　风寒咳嗽,慢性支气管炎。

【配方】　川贝母 3 g,款冬花 3 g,麻黄 1 g,杏仁 2 g,甘草 3 g,绿茶 5 g。

【用法】　用 350 ml 水煎煮川贝母、款冬花、麻黄、杏仁至水沸后,泡茶饮用。冲饮至
味淡。

【功效】　解表止嗽。

(三) 清肝明目方

1. 大黄绿茶

【适用】　肝火上扰型原发性青光眼、眼睛胀痛等。

【配方】　绿茶 2 g,生大黄 5 g(切片)。

【用法】　同置于杯中,沸水冲泡,盖浸 10 分钟即可频饮,可复泡 2~3 次。

【功效】　清肝泻火,降低眼压。

2. 白木耳绿茶

【适用】 风热内侵引起的急性结膜炎。

【配方】 绿茶 6 g,白木耳 10 g(泡发),冰糖 50 g。

【用法】 加水煎汤,吃木耳饮汤,每天 1 剂。

【功效】 清热,凉血,疏风,明目。

(四)降脂减肥方

1. 菊花山楂茶

【适用】 高血压、冠心病及高血脂。

【配方】 菊花 10 g,山楂 10 g,茶叶 10 g。

【用法】 用沸水冲饮。

【功效】 清热,消食健胃,降脂。

2. 复方乌龙茶

【适用】 肥胖病,高脂血症。

【配方】 乌龙茶 3 g,槐角 18 g,首乌 30 g,冬瓜皮 18 g,山楂肉 15 g。

【用法】 先将槐角,首乌,冬瓜皮,山楂肉四味加水煮沸 20 分钟,取汁冲泡乌龙茶,不拘时服饮。

【功效】 消脂减肥。

(五)抗菌抗病毒方

1. 龙角养生茶

【适用】 辅助治疗胃炎、胃溃疡、糖尿病等。

【配方】 芦荟(龙角)汁,绿茶颗粒,芦荟鲜叶切丝。

【用法】 芦荟汁与绿茶粉混合,再加入芦荟鲜叶丝,混合、浸泡、烘干。泡饮。

【功效】 增加巨噬细胞数量和对细菌、病毒的吞噬能力。

2. 醋茶

【适用】 腹泻、细菌性痢疾、肠炎等。

【配方】 绿茶 3 g,食醋 15 ml。

【用法】 在绿茶和醋中,冲入沸水 300 ml,浸泡 5 分钟后即成。

【功效】 收敛止泻,抗菌消炎。

(六)消食健胃方

1. 楂术茶

【适用】 饮食停积,腹胀,嗳气不舒。

【配方】 山楂 5 g,白术 3 g,神曲 1 g,花茶 3 g。

【用法】 用 250 ml 开水冲泡后饮用,冲饮至味淡。

【功效】 消食化积。

2. 谷芽茶

【适用】 宿食不化,胀满泄泻,不思饮食。

【配方】　谷芽 5 g,花茶 3 g。

【用法】　用 250 ml 水煎煮谷芽至水沸后,冲泡茶饮用。

【功效】　健脾开胃,和中消食。

(七) 清热解毒方

1. 金银花绿茶

【适用】　急慢性咽炎。

【配方】　绿茶 5 g,金银花 15 g,麦冬 10 g,元鼻 18 g,板蓝根 20 g。

【用法】　水煎服,每天 1 剂。

【功效】　清热解毒,消炎利咽。

2. 木耳绿茶

【适用】　急性结膜炎。

【配方】　绿茶 5 g,木耳 25 g(泡发),鸡蛋 2 枚。

【用法】　鸡蛋煮熟去壳,共加水 2 碗煮至 1 碗,一次服完,喝汤食蛋、木耳。

【功效】　清热润肺,解毒泻火。

(八) 醒酒方

1. 醒酒茶

【适用】　食积,醉酒。

【配方】　橘红 6 g,切碎,配绿茶 3 g。

【用法】　用开水冲泡,代茶频饮。

【功效】　醒酒,治食积。

2. 解酒护肝茶

【适用】　醉酒。

【配方】　葛花 50 g,熟决明子 100 g,黄山贡菊 50 g,红茶 10 g。

【用法】　按个人需求,取适量,用沸水冲泡,盖闷 5 分钟,代茶饮用。

【功效】　解酒,护肝,养胃。

(九) 治痢方

1. 二陈止痢茶

【适用】　热痢,下痢脓血。

【配方】　陈茶叶 10 g,陈皮 10 g,生姜 5 g。

【用法】　加水共煎 5~10 分钟,取汁温服,日 2~3 剂,不拘时。

【功效】　清热利湿,和中理气,止痢。

2. 姜梅茶

【适用】　细菌性痢疾和阿米巴痢疾。

【配方】　生姜 10 g,乌梅肉 30 g,绿茶 6 g,红糖适量。

【用法】　生姜、乌梅切细后,共沸水冲泡,浸泡半小时,再入红糖。每天 3 次,温服。

【功效】　清热生津,治痢消食。

学习效果评价·思考题 ·······································

1. 请简述食疗药膳的基本概念。
2. 试述食疗药膳在各种体质中的应用。

（周俭美）

参考文献

[1] 董慧娟,翟笑枫,金燕梅,等. 中医护理. 上海:上海第二军医大学出版社,2013.

[2] 彭怀晴,伍利民. 中医护理. 武汉:华中科技大学出版社,2011.

[3] 刘虹. 中医护理学基础. 北京:中国中医药出版社,2005.

[4] 陈佩仪. 中医护理学基础. 北京:人民卫生出版社,2012.

[5] 张新,孙玉勤. 我国中医护理教育的回顾与思考. 护理学报,2009,16(6A):16~18.

[6] 印会河,童谣. 中医基础理论. 第 2 版. 北京:人民卫生出版社,2006.

[7] 李荿梅. 中医护理概要. 长沙:湖南科学技术出版社,2005.

[8] 李德新. 李德新中医基础理论讲稿. 北京:人民卫生出版社,2008.

[9] 印会河,张伯讷. 中医基础理论. 上海:上海科学技术出版社,2014.

[10] 徐桂华,刘虹. 中医护理学基础. 第 9 版. 北京:中国中医药出版社,2012.

[11] 吴昌国,朱忠宝. 中医基础理论. 第 9 版. 上海:上海中医药大学出版社, 2002.

[12] 孙广仁,郑洪新. 中医基础理论. 北京:中国中医药出版社,2012.

[13] 邱茂良. 针灸学. 上海:上海科学技术出版社,1999.

[14] 温茂兴. 中医护理学. 第 3 版. 北京:人民卫生出版社,2014.

[15] 梁繁荣,赵吉平. 针灸学. 北京:人民卫生出版社,2012.

[16] 高树中. 针灸治疗学. 上海:上海科学技术出版社,2009.

[17] 陶汉华,徐凤琴,张甦颖. 中医病因病机学. 北京:中国医药科技出版社,2002.

[18] 赵存娥,李明奎. 中医病因病机学. 北京:科学出版社,2000.

[19] 迟华基. 中医基础学. 北京:科学出版社,2005.

[20] 胡冬裴. 中医病因病机学. 北京:中国协和医科大学出版社,2004.

[21] 李灿东,吴承玉中医诊断学. 北京:中国中医药出版社,2012.

[22] 池建淮,程维克. 中医护理学. 北京:人民卫生出版社,2011.

[23] 周仲英. 中医内科护理学. 第 2 版. 北京:中国中医药出版社,2013.

[24] 陈湘君. 中医内科学. 第 2 版. 上海:上海科学技术出版社,2008.

[25] 孙秋华,陈佩仪. 中医临床护理学. 第 2 版. 北京:中国中医药出版社,2012.

[26] 程琳,唐章全. 中医护理学. 北京:中国中医药出版社,2011.

[27] 吴霞. 实用中医护理学. 第 2 版. 北京:中国中医药出版社,2004.

[28] 周仲英. 蔡淦. 中医内科学. 第 2 版. 北京:人民卫生出版社,2010.

[29] 吕立江. 推拿功法学. 北京:中国中医药出版社,2012.

[30] 尤黎明. 吴瑛. 内科护理学. 第 5 版. 北京:人民卫生出版社,2013.

[31] 陈红风. 中医外科学. 上海:上海科学技术出版社,2007.

[32] 孙秋华. 中医护理学. 北京:人民卫生出版社,2012.

[33] 陈德宇. 中西医结合皮肤性病学. 北京:中国中医药出版社,2005.

[34] 樊粤光. 中医骨伤科学. 北京:高等教育出版社,2008.

[35] 肖乘惊. 中医妇科临床研究. 北京:人民卫生出版社,2009.

[36] 刘国华,张明岛. 上海市中医病证护理常规. 上海:上海中医药大学出版社,2004.

［37］梁伍今.儿科护理学.第2版.北京:中国中医药出版社,2012.

［38］崔焱.儿科护理学.第5版.北京:人民卫生出版社,2012.

［39］汪受传,虞坚尔.中医儿科学(案例版).北京:科学出版社,2007.

［40］汪受传,虞坚尔.中医儿科学.第3版.北京:中国中医药出版社,2012.

［41］汪受传.中医儿科学.北京:中国中医药出版社,2012.

［42］谭兴贵.中医药膳学.北京:中国中医药出版社,2013.

［43］顾景范,杜寿玢,查良锭,等.现代临床营养学.北京:科学出版社,2003.

［44］国家中医药管理局医政司.国家中医药局医政司24个专业105个病种中医诊疗方案(试行),2010.

［45］国家中医药管理局医政司.国家中医药局医政司24个专业104个病种中医诊疗方案(试行),2010.

［46］国家中医药管理局医政司.国家中医药局医政司24个专业95个病种中医诊疗方案(试行),2010.

图书在版编目(CIP)数据

中医护理/张雅丽主编.—上海:复旦大学出版社,2015.11(2020.11 重印)
全国高等医药院校护理系列教材
ISBN 978-7-309-11345-7

Ⅰ.中… Ⅱ.张… Ⅲ.中医学-护理学-高等职业教育-教材 Ⅳ.R248

中国版本图书馆 CIP 数据核字(2015)第 063227 号

中医护理
张雅丽 主编
责任编辑/肖 英

复旦大学出版社有限公司出版发行
上海市国权路 579 号 邮编:200433
网址:fupnet@ fudanpress.com http://www.fudanpress.com
门市零售:86-21-65102580 团体订购:86-21-65104505
外埠邮购:86-21-65642846 出版部电话:86-21-65642845
常熟市华顺印刷有限公司

开本 787×1092 1/16 印张 28.25 字数 586 千
2020 年 11 月第 1 版第 2 次印刷
印数 4 101—5 200

ISBN 978-7-309-11345-7/R·1456
定价:75.00 元